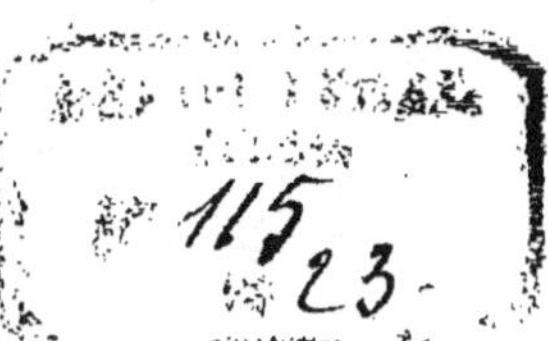

HISTOIRE

DE LA

MÉDECINE

PARIS
LIBRAIRIE LE FRANÇOIS
91, BOULEVARD SAINT-GERMAIN, 91
—
1924

HISTOIRE DE LA MÉDECINE

DEPUIS SES ORIGINES JUSQU'A NOS JOURS

DU MÊME AUTEUR :

Les trois livres de Jérôme Fracastor sur la contagion, les maladies contagieuses et leur traitement. Traduction et notes. Paris, Société d'éditions scientifiques, 1893, in-18, 372 pp.

Le traitement hygiénique des tuberculeux dans l'Ancienne Médecine (en collaboration avec le docteur A.-E. Plicque). (*Bulletin Médical* du 1er déc. 1900.)

J.-B. Van Helmont (1577-1644). (*Bulletin de la Société de Médecine de Gand*, 1901.)

Essai sur la peste au xvie siècle. (*Bulletin de la Société de Médecine de Gand*, 1901.)

Essai sur la syphilis au xvie siècle. (*Bulletin de la Société de Médecine de Gand*, 1901.)

Sur la contagion de la Phtisie depuis Hippocrate jusqu'à Koch. (*Bulletin de la Société de Médecine de Gand*, 1901.)

Régnier de Graaf (1641-1673). (*Janus*, 15 octobre 1901.)

Un grand praticien au xvie siècle. Le Hollandais Pierre Van Foreest (Petrus Forestus), 1522-1595. (*Janus*, livraisons VI, VII, IX, X, XI, XII, 1902.)

La Peste à Delft en 1557-1558 et en 1573. (*Janus*, 15 avril 1903.)

Le Médecin et la Médecine dans la « Collection Hippocratique ». (*Janus*, livraisons III et IV, 1904.)

Essai sur Galien et le Galénisme. (*Janus*, livraisons VI et VII, 1904.)

Les Premières injections intra-veineuses. (*Janus*, XIIe livraison, 1905.)

Déontologie médicale rétrospective. « La Politique du Médecin » de Roderic de Castro (1555-1637). (*Janus*, IXe et Xe livraisons, 1905.)

Cœlius Aurelianus. Maladies aiguës et maladies chroniques. Le Méthodisme. (*Janus*, IVe-Ve livr., 1906.)

Sur la Thérapeutique thermale au xvie siècle. (*Congrès de Rome*, 1903.)

« La Politique du Médecin » de Frédéric Hoffmann. (*Bulletin de la Société française de l'Histoire de la Médecine*, nos 2 et 3, 1902.)

La Thériaque. (*Bulletin de la Société française de l'Histoire de la Médecine*, nos 2 et 3, 1904.)

Histoire de la Médecine

Depuis ses origines
jusqu'à nos jours

PAR LE

Dr L. MEUNIER

MEMBRE DE LA SOCIÉTÉ FRANÇAISE D'HISTOIRE DE LA MÉDECINE

PRÉFACE par le professeur Gilbert **BALLET**

Président de la Société française d'Histoire de la Médecine

PARIS

LIBRAIRIE E. LE FRANÇOIS

91, BOULEVARD SAINT-GERMAIN, 91

—

1924

PRÉFACE

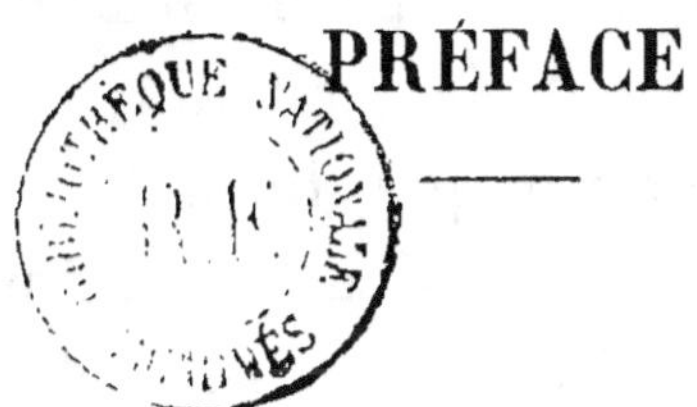

Je saisis avec empressement l'honneur qui m'échoit
de présenter au lecteur un livre d'Histoire de la Médecine. On répète volontiers qu'aujourd'hui les médecins
s'intéressent peu au passé, et que les progrès de la
technique chirurgicale et de la pratique médicale ont
fait tort à l'érudition. S'il en était ainsi ce serait fort
regrettable, car la nécessité de connaître les traditions
et de savoir comment et par quels liens compliqués le
passé se rattache au présent devient d'autant plus
impérieuse que le champ de nos connaissances s'élar-
git et que nous sommes obligés de limiter davantage
celui de notre action professionnelle.

Mais heureusement l'assertion est contestable. Sans
doute on ne peut pas méconnaître que l'accroissement
démesuré du nombre des médecins ait accru, c'était
fatal, celui des praticiens dédaigneux de la culture
générale et dont l'ambition se limite à être de simples
hommes de métier. Si le travers se généralisait, notre
profession y perdrait beaucoup en dignité et en dis-

tinction. Mais je ne crois pas que nous soyons sérieusement menacés de ce côté, à la condition toutefois de faire quelque effort pour prévenir le péril.

J'ai été personnellement à même de me convaincre que toute tentative pour entretenir ou raviver le goût des études historiques, trouve parmi les médecins un personnel nombreux pour la soutenir et l'encourager. Et il n'est pas douteux que, durant ces dernières années, on a pu constater au lieu de l'indifférence un goût assez, sinon généralement répandu pour les recherches qui concernent l'histoire. Soyons justes, si la masse des médecins ne s'intéresse pas davantage aux traditions c'est qu'on manque un peu de livres où les aller facilement chercher. Les traités, manuels ou précis d'histoire dont on dispose sont tous, à certains égards, défectueux. Quelques-uns sont vraiment trop laconiques, d'autres au contraire trop touffus. Il en est qu'on peut consulter avec fruit, comme l'Histoire des doctrines médicales de Bouchut, ou les leçons de Daremberg, ou encore la traduction de l'œuvre magistrale de Sprengel. Mais le livre de Sprengel manque de modernisme, celui de Bouchut vise trop exclusivement l'exposé philosophique des doctrines; quant à l'œuvre de Daremberg, s'il renferme des leçons vraiment maîtresses, il n'a pas une unité et une cohésion suffisantes. Le manuel de Guardia, qu'il faut citer parmi les meilleurs, est insuffisamment didactique.

Pour qu'un livre d'histoire de la médecine ait chance de trouver bon accueil auprès des médecins qui ne sont pas indifférents aux choses du passé, mais qui n'ont qu'un temps limité à consacrer à leur étude, il est nécessaire qu'il soit complet sans être trop long, clair dans sa concision forcée, que, sans rien négliger d'essentiel, il glisse sur beaucoup de faits d'intérêt secondaire pour mettre en relief ceux qui constituent vraiment les chaînons importants de la tradition. L'œuvre est difficile à réussir, mais je crois que, dans les limites où elle peut l'être, M. le Docteur Meunier est parvenu à la réaliser.

Je suis un peu coupable de ce livre, et je m'en félicite. Je connaissais de vieille date l'érudition de M. Meunier, qui a publié de divers côtés, dans le *Janus*, dans *le Bulletin de la Société de Médecine de Gand* et ailleurs, des travaux historiques pleins d'intérêt, comme son mémoire sur « la Contagion de la Tuberculose ». J'avais eu l'occasion, alors que j'étais moi-même chargé du cours d'histoire de la Médecine à la Faculté, de m'entretenir avec lui de l'utilité qu'aurait un ouvrage conçu dans l'esprit dont j'ai parlé, et comme je le savais particulièrement apte à l'écrire, je l'avais sollicité de le faire. M. Meunier, qui est aussi laborieux qu'instruit, s'est mis à l'œuvre; ainsi est né le livre qu'il veut bien me demander de préfacer.

C'est bien le livre désiré et attendu : il est clair, de lecture facile et agréable, de documentation sérieuse et sûre. On y trouvera, présenté de façon à être retenu sans peine, ce qu'un médecin n'a pas le droit d'ignorer du passé de la médecine, depuis les temps lointains où l'humanité s'essayait à guérir par des procédés empiriques ou mystiques les affections qui l'affligeaient jusqu'à notre époque qui a déployé un si remarquable effort, très souvent couronné de succès, pour pénétrer les lésions, les causes, la pathogénie des maladies et arriver à leur opposer une thérapeutique plus sûre parce qu'expérimentale et par suite rationnelle.

On y suivra, sans peine, dans l'exposé de la médecine hippocratique, les premiers et fructueux tâtonnements qui ont permis de dégager, grâce à l'observation, des hypothèses d'ordinaire nuageuses des philosophes, un ensemble de notions positives et précises sur les symptômes et le pronostic ; on y verra comment avec l'Ecole d'Alexandrie, sont nées les études anatomiques; on y fera connaissance avec la personnalité si curieuse, mais si diverse du grand Galien, et on y apprendra comment a pris naissance et s'est organisée en système la doctrine qui devait régenter et immobiliser la médecine pendant tout le Moyen-âge. On y retrouvera cette doctrine triomphante, quoique un peu transfigurée, avec l'Ecole de Salerne, avec les Arabes, auxquels, il est juste de le reconnaître, on doit un certain nombre de bons préceptes d'hygiène ou de notions pharmacologiques nouvelles. On y assistera, aux XIIIe et XIVe siècles, aux premiers progrès de la chirurgie avec Henri de Mondeville, Guillaume de Salicet, Lanfranc, Gui de Chauliac, aux essais de la chimiatrie avec Arnaud de Villeneuve, Raymond Lulle.

Le cinquième livre initiera au mouvement de la Renaissance avec les érudits, et à ce qu'on a appelé, peut-être un peu improprement, la Réforme, avec les protestations bruyantes de ce charlatan prétentieux qui s'appelle Paracelse, auquel il faut pourtant reconnaître le mérite d'avoir été un révolutionnaire courageux et d'avoir porté l'un des premiers bravement la hache dans l'édifice vermoulu élevé par Galien. Le xvie siècle nous offrira mieux : les anatomistes d'abord, Bérenger de Carpi, Fallope, Eustachi, Vésale, puis la grande figure chirurgicale de notre Ambroise Paré.

Avec le livre VI on apprendra à connaître les chimiatres qui tinrent une grande place au xviie siècle, Van Helmont, Deleboë, Willis. A lire le raccourci de leurs efforts un peu stériles, on aura peut-être quelque lassitude : on s'en reposera en entrant dans l'intimité du grand clinicien que fut Sydenham, surtout du grand, du plus grand des physiologistes, de Harvey, que vont accompagner Aselli, Pecquet, Rudbeck, de Graaf. Le xviie siècle fut vraiment une grande époque.

Avec le xviiie, nous retombons dans l'esprit de système : Boerhaave, Hoffmann, Stahl, qui, jugés de loin, nous apparaissent sans doute comme de grandes et belles figures; furent-ils à la hauteur de leur gloire? On serait en droit de le contester. Ce que le xviie siècle nous a laissé de durable vient de personnalités plus modestes ; on le verra en lisant le VIIe livre de l'ouvrage.

On pourrait être tenté de regretter que M. Meunier n'ait pas donné de plus amples développements à l'histoire de la médecine contemporaine et lui reprocher d'avoir trop scrupuleusement respecté les justes proportions en n'écrasant pas l'histoire de la médecine ancienne et moderne par un exposé plus complet de celle de la médecine au xıxe siècle. J'estime que ce reproche ne serait pas légitime. Il ne faut pas oublier que le but de l'auteur a été de nous montrer les chaînons qui relient la médecine actuelle à la médecine du passé. J'estime qu'il y a très heureusement réussi.

Puisse-t-il, avec les qualités d'historien qu'il possède, dissiper un jour le regret que quelques-uns éprouveront sans doute, qu'un livre comme celui-ci, dont la lecture est aussi attrayante qu'instructive, ne soit pas plus long, et nous donner de la médecine d'aujourd'hui l'histoire documentaire et détaillée qu'avec son érudition, son savoir clinique et son esprit philosophique il est capable d'écrire.

Paris, 10 juillet 1910.

GILBERT BALLET,
Professeur à la Faculté de Médecine de Paris.

HISTOIRE DE LA MÉDECINE

LIVRE I

LA MÉDECINE AVANT HIPPOCRATE

(2000-460 av. J.-C.)

L'Ancienne Médecine chez les Hindous, les Iraniens, les Égyptiens, les Chaldéens et les Assyriens, les Hébreux et chez les Grecs. Les différents affluents de la Collection hippocratique.

Le premier document vraiment médical que l'on rencontre dans l'histoire est la réunion d'écrits connus d'abord sous la dénomination d'*Œuvres d'Hippocrate*, puis de *Collection hippocratique* et de *Corpus hippocraticum* (400 av. J.-C.).

Un chapitre, que E. Littré prétend être de la main d'Hippocrate, y est consacré à « l'*Ancienne Médecine*, qui était déjà en possession d'un principe et d'une méthode qu'elle avait trouvés et à l'aide desquels elle avait fait depuis un long espace de temps de nombreuses et belles découvertes. »

Nous allons essayer d'en tracer les principaux traits chez les différents peuples qui ont précédé les Grecs dans la civilisation indo-européenne, puis chez les Grecs eux-mêmes.

Inde védique et brahmanique (1800-800 av. J.-C.). — Nous commencerons par les Hindous.

Pour eux (Rig-Veda), la vie réside dans le *souffle*, qui

anime les corps. La santé consiste dans *l'harmonie du souffle, de la bile et du sang*. La maladie n'est que la destruction de cette harmonie. Le rôle du médecin est de la rétablir. Pour cela il emploiera différents remèdes tirés des plantes terrestres et aquatiques dont les vertus bienfaisantes viennent du soleil et de ses rayons, des orages et des pluies. Ces plantes qui guérissent devinrent plus tard l'objet d'un culte. On célébrait les « cent sept espèces de plantes antiques et brunes qui, nées des Dieux, vivent trois saisons et préviennent les maladies » ou encore « les libératrices qui écartent le mal de Varuna (hydropisie); les puissantes, qui détruisent les poisons, et celles qui anéantissent la consomption. »

La similitude des symptômes de la forme grave ou pernicieuse de la fièvre gangétique avec ceux observés chez les victimes des morsures de serpent leur en fait rapporter la cause à un poison analogue. D'où la recherche puis l'usage tout indiqué des antidotes contre les fièvres : le Mithridat, la Thériaque viennent de là.

Ils ont déjà distingué dans les fièvres, qui pour la plupart sont sous la dépendance du paludisme : « celle qui *brûle d'un seul coup* ou à *petit feu*; la *fièvre froide*, le *délire ardent*, la *fièvre brûlante*; celle qui *revient le lendemain*, qui *dure deux jours de suite*, celle qui *revient le troisième jour.* »

Nous retrouverons ces différentes fièvres dans la Collection Hippocratique sous le nom de phrénitis, de causos, de fièvres quotidienne, tierce et quarte.

Quant à la maladie elle-même, causée par un agent vivant, mystérieux et malfaisant, elle est considérée comme un châtiment de la Divinité. Au xvie siècle de notre ère la cause de la peste sera encore rapportée à la colère divine. Aussi pour s'en débarrasser faudra-t-il invoquer Agni ou Indra, qui guérissent les malades et ressuscitent les morts. Les intermédiaires entre ces dieux et les patients seront les prêtres, les brahmanes, qui pratiquent contre la maladie les évocations et les exorcismes. L'exorcisme le plus habituel était un hymne où étaient énumérées les parties du corps alors déterminées : yeux, nez, cerveau, nerfs, intestins, foie, cœur, reins. Le prêtre en chassait, en expulsait la maladie ainsi que de « tous les membres », « de toutes les parties velues » et pour ne rien omettre « de tout le corps ». Parfois l'incantation était plus précise ». « O fièvre, avec ton frère la consomption, avec ta sœur la toux, émigre vers ces étrangers là-bas. »

Ces exorcismes avec les mêmes formules se retrouvent encore en honneur au xvii° siècle. (Cf. P. Zacchias.)

Ils se pratiquaient le plus souvent avec certaines prescriptions médicamenteuses.

Contre les vers intestinaux on conseillait la poudre d'andropogon ; contre la lèpre, les frictions avec la poudre de costus speciosus ; contre les hémorragies et surtout pour les blessures, la plante à laque, qui, donnée en infusion ou appliquée en liniment, « réadapte chair à chair, peau à peau, moelle à moelle, poil à poil ; fait renaître la portion de chair ou d'os qui est tombée. »

Contre les morsures de serpent on pratique la succion de la plaie, puis sa cautérisation avec un tison enflammé ; plus tard on donne des vomitifs, des boissons sucrées ; on fait des frictions ; on conseille les amulettes, le talisman fait de terre de fourmilière.

A cette période sacerdotale succède une période laïque où le médecin est considéré par les brahmanes, auxquels l'exercice de la médecine est interdit, sauf en cas de détresse, comme un être impur.

Les lois de Manou renferment de précieux préceptes d'hygiène et de prophylaxie, qui nous montrent que l'humanité était déjà à cette époque affligée des mêmes maladies que nous regardons aujourd'hui comme transmissibles soit par contagion, soit par hérédité.

Le phtisique est considéré au même titre que le lépreux d'un commerce dangereux. Il est défendu au brahmane d'épouser, quelque riche qu'elle puisse être, une jeune fille chez les ascendants de laquelle se trouvent des phtisiques, des épileptiques, des lépreux, des dyspeptiques (cancer de l'estomac?).

Les liqueurs spiritueuses y sont défendues.

Les médecins et les chirurgiens qui excercent mal leur art sont passibles d'une amende.

Enfin il y est bien recommandé aux souverains, qui étaient généralement détestés, de mêler à leur aliments, pour déjouer toute tentative d'empoisonnement, des anti-dotes et de porter sur eux des pierres précieuses « qui dé-truisent l'effet des poisons. »

C'est ainsi qu'on suspendait au cou du jeune brahmane, après son initiation, une amulette pour le préserver de tous maux. Cette amulette était « une perle ou coquille perlière, la reine des gemmes; le joyau qui sauve la vie ». (V. Henry, *la magie dans l'Inde antique.*)

Plus tard ces pierres précieuses pulvérisées ou dissoutes seront données en potion, comme nous le verrons plus loin à l'époque de Rhazès; et par les Arabes l'usage s'en conti-nuera jusqu'au xvie siècle. Jean Fernel conseillera encore, contre les fièvres malignes, la peste, les états syncopaux, l'*Electuarium de gemmis* dans la composition duquel en-traient des perles, du saphir, de la cornaline et de l'émeraude.

Les Hindous admettaient cinq éléments : l'éther, l'air, le feu, l'eau et la terre.

Le Dieu de la Médecine est Vayou ou Rudra le maître des vents purificateurs qui balaye les miasmes, assainit l'air et en chasse le poison subtil.

Chez les Iraniens (2000-800 av. J.-C.). — Pour les secta-teurs de Zoroastre c'est l'Amchaspand Ardibehescht, qui est le génie de la Médecine et combat les maladies. Tout d'abord, comme chez les Hindous, ce furent des prêtres sorciers, « les mages », qui exercèrent la médecine. Mais au temps de Zoroastre la médecine était devenue laïque, et il n'était permis de l'exercer qu'à ceux qui avaient subi certaines épreuves. Ces épreuves se faisaient sur des gens de classe inférieure, les dewiesnans (ennemis d'Ormuzd), et portaient sur trois malades ; si les trois malades guérissaient, le candidat pouvait prétendre à soigner les Mazdéens (amis d'Ormuzd).

« Si le médecin a guéri trois dewiesnans, il sait sont métier, il peut toujours l'exercer, son devoir ensuite est de traiter les Mazdéens ; qu'il se perfectionne, qu'il se rende plus habile ; *son état est de rendre la santé* ». (Vendidad.)

Le médecin soigne par la parole, les végétaux et le couteau. Pindare dira de même en parlant d'Esculape. La première façon est parfois la meilleure et peut suffire ; c'est par elle qu'il faut commencer.

Zoroastre admet aussi quatre éléments : le feu, l'eau, le vent et la terre. Il fait du foie le siège des passions. Mais ce qui le préoccupe le plus c'est l'hygiène. Il veut la pureté du corps parce que l'homme moral est l'homme sain. La femme pendant la période menstruelle est considérée impure pendant 8 jours ; après l'accouchement, pendant 40 jours. Il fait isoler les lépreux ; établir les cimetières dans des lieux élevés ; empêche les déboisements ; car les arbres assainissent l'air. Enfin ce qui fait l'objet de toute son attention c'est la qualité de l'eau, « la reine des Cieux, la fille d'Ormuzd » ; elle doit être d'une pureté irréprochable, car parmi les éléments c'est de beaucoup le plus important pour le corps humain.

« C'est l'eau qui donne la force, la grandeur, l'abondance. La semence des jeunes hommes, la fécondité des femmes, le lait des nourrices qu'est-ce, sinon l'eau divine ? »

Les Égyptiens (2000-715 av. J.-C.). — Chez les Égyptiens c'est la reine Isis, plus tard une déesse, qui passe pour avoir inventé l'art de guérir, et Hermès (Thoth) pour en avoir écrit les règles recueillies dans quelques-uns des quarante-deux livres hermétiques. Ces livres étaient gardés dans les temples par des prêtres, les Pastophores, et traitaient : le premier de la structure du corps, le second des maladies, le troisième des instruments, le quatrième des maladies des yeux, le cinquième des maladies des femmes, et le sixième, le *Livre sacré de l'ambre*, considéré comme fondamental dans l'étude de la médecine, de la sémiotique et du pronostic. Les *Aphorismes*, le *Pronostic*, les *Prorrhétiques* de la Collection Hippocratique semblent bien avoir avec lui quelque parenté : on y insiste beaucoup sur l'aspect extérieur du malade, sur le décubitus, etc. Dans le papyrus de Berlin une observation un peu fruste, citée par Maspero dans son histoire des peuples de l'Orient, a quelque analogie avec celles des *Maladies populaires*.

« Lourdeur au ventre, le col du cœur (καρδία) malade, au cœur inflammation, battements accélérés. Les vêtements pèsent sur le malade, beaucoup de vêtements ne le réchauffent pas. Soifs nocturnes. Le goût pervers comme celui d'un homme qui a mangé du sycomore. Chairs amorties comme celles d'un homme qui se trouve mal. S'il va à la selle, le ventre est enflammé et refuse de s'exonérer. »

Les Égyptiens admettent aussi quatre éléments : l'eau, la terre, le feu et l'air, qui, pour eux, sont l'origine du monde et de tous les êtres animés ; du corps humain que Dieu a fait à son image et auquel il a donné le *souffle* et dont l'organe principal est le cœur. « Le cœur est le maître absolu de l'homme », dit le traité de Phtah-Hotep. Il augmente de volume avec l'âge, atteint à cinquante ans son maximum de poids (deux drachmes), puis diminue de volume pour revenir à l'état où il était au moment de la naissance. L'homme ne pouvait vivre au delà de cent ans.

Quant aux vaisseaux ils charrient des *esprits vivifiants*, *des souffles*, qui « au moment de la mort se retirent avec l'âme, le sang se coagule, les *veines* et les *artères* se vident et l'animal périt ». (Maspero, *loc. cit.*)

Pour eux comme pour les Hindous, la vie est donc un *souffle* (niwou), *le souffle*; doctrine qui, par les philosophes ioniens, va passer dans la Collection Hippocratique sous le nom de *pneuma*.

La pratique de la médecine fut longtemps entre les mains des prêtres, qui faisaient surtout de l'hygiène, conseillant de s'abstenir de légumes, de fèves particulièrement; de chair de brebis ou de porc; de lait qui pouvait donner la lèpre ou la gale; d'oignon, un aphrodisiaque qui de plus provoque la soif et les larmes; de sel qui rend les hommes buveurs et voraces. Ils voulaient que l'air fût aussi pur que possible et faisaient des fumigations fréquentes avec de la résine et de la myrrhe; les gens riches usaient du *Kyphi*, parfum cher, qui était composé de seize substances aromatiques. (Cf. Galien.)

Pour éviter les maladies, ils usaient tous les trois jours d'une purgation qui consistait soit dans un vomitif, soit dans un *clystère*, ou parfois simplement dans l'abstention d'aliments. Car *ils pensaient que dans les aliments il y a un superflu qui engendre les maladies*, et qu'en se débarrassant méthodiquement de ce superflu, et en pratiquant l'abstinence, on évitait la maladie. (Cf. Hérodote, Diodore de Sicile.)

Telle est l'origine de l'usage de la purgation prophylactique contre laquelle on tend seulement à réagir depuis quelques années.

Ils croyaient dans les maladies aiguës aux jours critiques qu'ils rapportaient au 10e jour.

Les différentes formes médicamenteuses employées étaient les pommades, les potions, les cataplasmes, les clystères, qu'on dit avoir été inventés par les Égyptiens, et parmi les substances : le miel, l'encens, le sel, l'huile de cèdre, l'écorce de sycomore; le nitre, le sulfate de cuivre, la pierre memphite, l'alun, la terre d'Arménie, la cervelle, le foie, le cœur, le sang de différents animaux et la corne de cerf.

Dans les fièvres, d'une façon générale on cherchait à provoquer la sueur en couvrant le malade d'étoffes de laine ; si ce phénomène ne se produisait pas, le cas était considéré comme grave.

La fleur de camomille incorporée à l'huile était aussi conseillée en frictions.

L'huile de camomille est donc un de nos plus anciens médicaments.

Ils ne dédaignaient pas non plus les charmes, les exorcismes et les amulettes.

On dit que Nechepso avait inventé pour guérir les maux d'estomac d'appliquer au creux épigastrique une amulette *de jaspe*, et qu'il avait conseillé contre la pierre vésicale l'application sur la région pubienne d'une pâte faite de *pierre judaïque pulvérisée*.

Puis les temples d'Isis furent désertés ; les prêtres ne pratiquèrent plus la médecine, qui devint laïque, comme cela s'était fait dans l'Inde et dans l'Iran ; et à l'époque dont parle Hérodote, l'Égypte regorge de médecins qui se sont spécialisés : il y a des médecins pour les yeux, la tête, le ventre, les dents, les maladies internes.

Un code sévère réglementait leur pratique. Ils devaient se conformer à certaines prescriptions, sous peine de mort le plus souvent. Dans les cas d'insuccès, s'il était reconnu qu'ils avaient suivi ces prescriptions, ils n'étaient passibles d'aucune peine ; autrement, considérés comme assassins, on leur tranchait la tête. (Capitis judicium subibant.)

Parmi ces prescriptions nous signalerons la plus connue, qui était la défense, dans une maladie aiguë, de donner avant le troisième jour, soit un vomitif soit un purgatif. (Cf. Hérodote.) Dans la Collection Hippocratique nous retrouverons un écho affaibli de cette loi, qui plus tard sera reprise dans toute sa rigueur par l'École Méthodique avec le διάτριτον.

Pour les Grecs, les Egyptiens furent les inventeurs de la médecine, surtout de la Médecine prophylactique, de celle qui fait éviter les maladies[1]. « C'est pour cela que, de l'aveu de tous, les Égyptiens sont le peuple le plus sain et vivant le plus longtemps. » (Isocrate.)

Les Chaldéens et les Assyriens (2000-556 av. J.-C.). — Hammourabi, roi de Babylone et de Chaldée, environ deux mille ans avant notre ère, légifère sur les accidents, le tarif des médecins, les pénalités à infliger aux chirurgiens maladroits, aux nourrices peu scrupuleuses. Pour les accidents, c'est parfois la peine du talion : œil pour œil, dent pour dent ; le plus souvent c'est une amende ou les frais de chirurgien à payer. Pour les nourrices qui ont mal soigné l'enfant confié à leur garde, qui nourrissent un autre enfant sans la permission des père et mère, c'est une mutilation affreuse : « on lui coupera les seins ». De même pour l'oculiste qui aura crevé l'œil de son client, « on coupera ses mains ». Par contre, « le médecin qui aura guéri un membre brisé et fait revivre un viscère malade touchera du patient cinq sicles d'argent. »

Plus tard chez les Assyriens, au dire d'Hérodote, qui étaient moins civilisés, on avait la coutume d'exposer les malades sur la voie publique et chaque passant devait s'arrêter pour donner son avis ou des conseils, surtout s'il avait eu une maladie semblable ou connu quelqu'un atteint de la même maladie. Cet empirisme tout primitif signalé par Strabon, qui l'a vu pratiquer chez les Portugais, n'a d'ailleurs rien d'illogique et c'est peut-être là qu'il faut chercher l'origine de la médecine.

A cette époque les Assyriens faisaient venir leurs méde-

---

1. C'est ainsi qu'on lit dans le calendrier copte les précautions à prendre au moment de l'équinoxe d'automne : « Evitez de vous fatiguer ; habillez-vous plus chaudement, les matinées fraîchissent, les rosées deviennent abondantes, les coups de vent sont perfides ; l'eau est refroidie ; il ne faut pas en boire pendant la nuit ; suspendez toute médication périodique.... » (*In* Marius Fontane, *Histoire universelle.*)

cins d'Égypte, car ils n'avaient que des prêtres sorciers qui vendaient des philtres et des breuvages contre toutes les maladies.

« Sans doute, dit Maspero, l'expérience des siècles leur avait révélé les vertus d'un certain nombre de plantes et de substances médicinales, leurs breuvages et leurs poudres magiques étaient souvent de véritables remèdes, efficaces contre les maladies. Mais les poudres et les breuvages n'allaient pas sans l'incantation: « si le malade guérissait, c'était l'incantation et non les remèdes qui avait l'honneur de la cure. »

Les Hébreux (1700-500 av. J.-C.). — Les Hébreux considèrent la vie comme un *souffle* que le *sang* entretient; car c'est le sang qui est la vie de toute chair pour tout être vivant. « Aussi, ai-je dit au Béné-Israël : Ne mangez le sang d'aucune chair, puisque la vie de toute chair c'est son sang. »

Le foie est pour eux le siège de toutes les affections et le cœur l'endroit où s'élabore la pensée.

Les remèdes les plus employés sont : les baumes, les huiles, « les plantes salutaires. »

Au temps d'Ezéchiel les chirurgiens réduisaient les fractures.

La Médecine était pratiquée par les lévites, qui, dans le *Lévitique*, donnent la liste des viandes que l'Hébreu pouvait manger : bœuf, brebis, mouton, cerf, chevreuil, bouquetin, antilope. Il était défendu de toucher à la chair du chameau, du lièvre et du porc.

Des conseils hygiéniques sont donnés à la femme pendant les périodes menstruelle et puerpérale, qui les rendent impures. Mais c'est sur la lèpre, « ce fléau de l'Orient », qu'il est insisté dans le *Lévitique*. Voici comment on procédait dans les cas de lèpre douteuse ou confirmée : un prêtre, le lévite, examinait le sujet suspect qui avait « sur la peau de sa chair une tumeur, une dartre ou une pustule

luisante », le mettait en observation pendant une semaine,
puis l'examinait de nouveau et s'il était reconnu comme
atteint de lèpre, il était déclaré impur et forcé de porter
des vêtements spéciaux ; de plus il était isolé. « Tout homme
atteint de lèpre portera des vêtements déchirés, la cheve-
lure flottante, la barbe cachée et criera : « Impur, Impur ».
Tant que l'affection durera, il sera impur, *séparé de tous,
avec sa demeure en dehors du camp* ». Quand il sera guéri,
pour éviter toute nouvelle contagion, ses vêtements seront
lavés, et, si cela ne suffit pas, brûlés. Les locaux qu'il aura
habités seront inspectés et désinfectés par un raclage des
parois des murs, par l'apposition d'un nouvel enduit. Parfois des pierres entières étaient enlevées et remplacées.

Quant à la circoncision, c'était une pratique rituelle dans
laquelle, pas plus que dans la défense de « manger du
sang », il n'est permis de voir une mesure inspirée par
l'hygiène. (Cf. Maspero.)

La blennorragie semble avoir été fréquente chez les
Hébreux. Le blennorragique (ὁ γονοῤῥυὴς) était, comme le
lépreux, déclaré impur. « Tous les lits où il dormira et tous
les endroits où il se sera assis seront impurs ». (*Lévitique;
Hist. des Juifs*, Flavius Josèphe.)

Les accouchements se faisaient par des femmes. La Bible
(*Exode*) nous a donné les noms de Schiphra et de Pouah,
noms d'ailleurs égyptiens, que M. Ledrain traduit l'un par
« la Dignité de Ra », l'autre par « l'Etablie » : ce sont les
premières sages-femmes connues.

Les Grecs (1500-480 av. J.-C.). — En Grèce, c'est Apollon, qui est le Dieu de la médecine, et Hygie et Panacée,
qui en sont les déesses. (Cf. Serment.)

Puis à une époque moins fabuleuse, c'est Mélampe d'Ar-
gos (1526 av. J.-C.) qui guérit de la folie les filles de Pœtus,
roi des Argiens, en leur donnant de l'*hellébore* et en leur
faisant prendre *des bains chauds* et qui rend à Iphiclus sa
virilité en lui faisant absorber de la *rouille de fer*.

C'est encore Orphée, qui, tout en guérissant par des incantations et par la musique, se servait déjà des plantes contre les maladies ; c'est enfin Chiron, qui le premier en fait un usage raisonné et compte parmi ses disciples Esculape, Thésée et Hercule.

De ces disciples ne retenons que le nom d'Esculape (1143 av. J.-C.), « à qui nul mal ne peut résister ». Il avait fait partie de l'expédition des Argonautes. On le disait fils d'Apollon. Il fut le chef de la famille des Asclépiades et plus tard, devenu Dieu, eut ses temples à Epidaure, à Cos et à Cnide. Pour la période que nous étudions ici, il ne faut parler que des temples de Cnide et de Cos, car des découvertes modernes ont établi que le temple d'Epidaure comparé à nos plus beaux sanatoriums contemporains ne fut construit que vers 380-375 av. J.-C.

Le culte d'Esculape avait été introduit en Grèce par Podalire et Machaon qui prirent part à la guerre de Troie. On dit que Podalire sauva la fille de Damœthas, roi de Carie, en *la saignant aux deux bras*; Machaon fut plutôt un chirurgien et aurait guéri Polyclète de son fameux mal de pied.

Du court exposé de cette période presque fabuleuse il résulte que la purgation et la saignée étaient déjà employées, que l'on conseillait même le fer comme reconstituant.

Mais revenons à Esculape, qui fut regardé comme le fondateur de la médecine en Grèce.

Pindare en fait un demi-dieu « qui guérissait les uns, par *les douces paroles de la magie*, faisait prendre aux autres *d'efficaces breuvages* ou bien *appliquait des simples autour de leurs membres*, souvent même en portant *dans leurs plaies un fer tranchant*. »

Comme les médecins iraniens du temps de Zoroastre, Esculape soignait les malades par la parole, les simples et le couteau. Galien prétend que, dans certaines affections chroniques, chez ceux que nous appelons aujourd'hui les neurasthéniques, il conseillait déjà les agents physiques, les sports, les distractions variées : chansons, farces de mime, mélodies, etc.

Cicéron dit qu'il inventa la sonde pour examiner les plaies, le « specillum » (en grec μήλη), dont il est si souvent question dans la Collection Hippocratique.

Après Esculape la médecine fut cependant assez longtemps exercée par des prêtres, les Asclépiades (1150-600). Plus tard, quand la médecine devint laïque, le nom d'Asclépiade resta cependant aux médecins; « Hippocrate un Asclépiade, ne fut jamais un prêtre d'un temple d'Asclépios. » (Cf. Platon.)

Sur cette période sacerdotale il n'existe pas de documents. On ne connaît guère que ce qu'en rapporte Aristophane dans « Plutus », à propos d'un des personnages de cette comédie qui va se faire traiter dans un Asclépéion. Le patient était d'abord soumis à une désinfection préalable par des bains et des frictions aromatiques, puis introduit dans le temple. Il y couchait et, pendant la nuit, le Dieu par la voix du prêtre lui donnait des conseils qu'il devait s'empresser de suivre à son réveil. Ici comme chez les Assyriens, c'est par l'incantation, la cérémonie mystique qu'on impressionnait le malade afin de lui suggérer la plus grande docilité pour suivre un traitement médicamenteux, le plus souvent efficace.

Mais aux vi-v⁰ siècles avant notre ère, la Médecine a tendance à sortir des temples pour devenir laïque, parce qu'elle subit l'influence des philosophes — les savants de l'époque — qui étudient la nature de l'homme, son état normal, la santé; puis ses maladies, leur origine, et leur traitement et plus particulièrement le régime (διαιτης) qui permet de les éviter.

Les Philosophes. — Ces philosophes, philosophes naturalistes, que le professeur Gomperz appelle les penseurs de la Grèce, étaient Ioniens et avaient tiré leurs doctrines des peuples habitant les vallées du Tigre et de l'Euphrate, qui admettaient quatre éléments, comme nous l'avons vu plus haut : l'eau, la terre, l'air et le feu. Ce sont ces quatre éléments qui tour à tour seront la base de leur système.

ANAXIMANDRE DE MILET (620 av. J.-C.) et THALÈS DE MILET (640 av. J.-C.) rapportent tout à un seul élément : l'eau, à laquelle Zoroastre attachait déjà tant d'importance et qui joue un si grand rôle dans la cosmogonie des Hindous. « Ayant résolu dans sa pensée de faire émaner de sa substance les divines créatures, il (Bouddha) produisit d'abord les eaux dans lesquelles il déposa un germe. »

Pour eux l'homme vient de formes ancestrales qui, à l'origine, vivaient dans l'eau.

Dans sa conception de l'univers, HÉRACLITE d'ÉPHÈSE (500 av. J.-C.) rapporte tout au feu.

ANAXIMÈNE DE MILET (480) rapporte tout à l'air, au souffle, au pneuma ainsi que DIOGÈNE D'APOLLONIE (460), qui en fait « une cause d'intelligence chez l'homme en répandant dans le sang par les vaisseaux dans tout le corps l'air nécessaire à tous les êtres, même aux poissons .»

Tel est le point de départ de l'idée fausse que les artères contenaient de l'air qu'elles distribuaient dans tout l'organisme.

PYTHAGORE DE SAMOS (580-510 av. J.-C.) pense que c'est le feu qui engendre la vie. Les âmes individuelles sont pour lui une émanation de l'âme universelle : l'homme est un petit monde, microcosme, image et partie du grand monde ou macrocosme. Il croyait à la métempsycose et défendit l'usage de la viande. En thérapeutique, il avait confiance dans les incantations, les vers magiques et dans la musique qui calme les souffrances. Il attachait aussi une très grande importance à la diète qui réglait l'alimentation, le travail et le repos. Ses élèves appliquaient des cataplasmes, usaient d'onguents pour les blessures et faisaient peu de cautérisations et d'incisions.

Ce mystique et ce métaphysicien est cependant l'auteur d'une théorie positive : la théorie des nombres.

Né à Samos, il alla étudier à Milet où il se lia avec Thalès, qui lui conseilla d'aller en Égypte, où les prêtres l'initièrent à leurs mystères. Plus tard il prit le chemin de la Grande Grèce et se fixa à Crotone, centre scientifique important où il apprit ce qu'il savait de médecine et d'anatomie et y fonda une école célèbre.

ALCMÈNE DE CROTONE (500 av. J.-C.) fut un de ses élèves. Ce serait lui qui aurait le premier disséqué des animaux. Il admettait que la santé était maintenue par l'équilibre de qualités telles que le chaud, l'humide, le sec, le froid, l'amer, le doux et que la prédominance de l'une d'elles engendre la maladie.

PHILOLAUS, un autre pythagoricien, compose un traité « sur la Nature » dans lequel il considère quatre organes principaux pour le corps humain : le *cerveau*, siège de l'intelligence ; le *cœur* siège de l'âme sensible ; l'*ombilic* et les *parties génitales*, siège de la semence et de la génération.

EMPÉDOCLE D'AGRIGENTE (504 av. J.-C.) est de la même école. Médecin et poète il pratiquait également la magie chère à Pythagore. Il admettait quatre éléments : l'eau, la terre, l'air et le feu, avec quatre qualités : le doux, l'amer, l'acide et le chaud, qui par leurs sympathies et leurs antipathies sont la cause de tout.

> Dulcia continuo se dulcibus applicuerunt,
> Acribus acria junxerunt, tristia amaris
> Et recta calidas petierunt fervida partes.

C'est l'aurore de la chimie.

D'après Diogène Laerce, il écrivit sur la Médecine de nombreux vers qui ne nous sont pas parvenus. Il est l'auteur d'une théorie de la respiration citée par Aristote. « C'est, dit-il, un phénomène analogue à celui qui se produit dans les clepsydres. »

ANAXAGORE DE CLAZOMÈNE (500 av. J.-C.), auteur du système des homœoméries (parties similaires), qui sera repris par Galien, fait de la bile la cause de toutes les maladies. Il fut le maître de Périclès.

DÉMOCRITE D'ABDÈRE (439 av. J.-C.) a écrit de nombreux ouvrages, qui ont été perdus, sur l'anatomie, la physiologie, la diététique, les maladies aiguës, les épidémies et les fièvres. Ce fut un grand admirateur de Pythagore. « Le plus savant des Grecs avant Aristote », il expliquait tout par les atomes et le vide. « Le mouvement des atomes dans le vide existe de toute éternité ; la pesanteur est l'unique force motrice de l'univers ; la chute verticale des atomes et les tourbillons de la matière cosmique sont l'origine des mondes. » C'est le fondateur, le père de la théorie atomique « qui a une histoire longue et mouvementée » à laquelle les travaux contemporains n'ont pas encore mis la dernière main.

Pour nous, médecins, les deux facteurs qui constituent les matériaux de la théorie atomistique ce sont « des corpuscules invisibles en mouvement et des interstices vacants également invisibles ». Cette théorie sera très brillamment reprise quelques siècles plus tard par le fameux Asclépiade et deviendra la base de l'Ecole Méthodique.

Les Écoles de Crotone, de Rhodes, de Cyrène, de Cnide et de Cos. — A ces grandes figures nous opposerons des personnages plus modestes ; des praticiens et des médecins qui précédèrent immédiatement l'époque hippocratique. Ce sont :

DEMOCÈDE DE CROTONE, qui guérit Polycrate de Samos, ainsi que Darius et sa fille Atossa, d'affections graves.

ACRON D'AGRIGENTE, rival d'Empédocle, presque un contemporain d'Hippocrate, auteur d'un traité sur la Diète salubre, qui a été considéré par Pline comme le fondateur de la secte empirique.

Ce sont avec ALCMEON DE CROTONE les plus brillants représentants de cette école à laquelle il faut joindre celle de

RHODES, dont il ne reste que le nom, et l'ÉCOLE DE CYRÈNE, où les rois faisaient commerce du fameux silphium (cyrenaïcum).

Telles sont les trois écoles qui ont précédé les Écoles de Cnide et de Cos : cette dernière si célèbre à cause d'Hippocrate; la première connue surtout à cause de sa rivalité avec l'Ecole de Cos, et aussi par plusieurs traités importants insérés dans la Collection Hippocratique.

Enfin plus près encore d'Hippocrate, il faut citer : EPICHARMOS DE COS, un poète, qui lui aussi écrit sur « la Nature » et formule le principe de la doctrine naturiste que la Collection Hippocratique a fait sienne. « La nature sait seule ce qui est salutaire, cette connaissance ne lui a pas été communiquée, car elle ne tire son instruction que d'elle-même. » Το δε σοφον α φυσις τι δ'ειδει ως εχει μονα απαιδευτος η φυσις εουσα και ουμαθοντα τα δεοντα ποιει.

APPOLLONIDES DE COS, un médecin, qui d'après Ctésias exerça à la Cour du roi de Perse et guérit Métabyse et sa femme Amylis.

EURYPHON DE CNIDE, qui soignait les phtisiques par des cautères et du lait de femme et pensait, comme les Égyptiens, que les maladies étaient causées par une surabondance de nourriture. Il passe pour être l'auteur des *Sentences Cnidiennes* (ouvrage perdu et mentionné dans le *Corpus Hippocraticum*) et de *la Diète salubre, des Affections internes* et du *2e Livre des Maladies*, compris dans la Collection Hippocratique et qui, s'ils ne sont pas d'Euryphon, appartiennent — de l'avis de tous les critiques — à l'École de Cnide.

Les Maîtres de Palestre. — Enfin, à ces philosophes et à ces médecins il faut joindre comme faisant aussi partie de l'Ancienne Médecine les Maîtres de Palestre, qui, dans les Gymnases, firent d'abord de la chirurgie (traitement des plaies, des fractures et des luxations) et qui plus tard s'adonnèrent à la médecine en établissant des régimes comme

Iccus de Tarente; et en instituant un nouveau traitement des maladies par les exercices et le régime, comme le fit Herodicus de Selymbrie. Ce dernier, pour M. le Professeur Gomperz, d'après les travaux de Franz Spat, serait très probablement l'auteur du *Traité du Régime en 4 livres*. Hérodicus avant de conseiller ce traitement l'avait expérimenté sur lui-même. Valétudinaire, ne trouvant pas dans les remèdes ordinaires de la Médecine courante de soulagement à son état, il revint à la santé par sa méthode : l'exercice. Il allait jusqu'à conseiller aux fiévreux de se lever et de marcher. Cette thérapeutique, qui fut rapidement condamnée pour les affections aiguës, eut avec le régime un succès tel dans les affections chroniques qu'à cette époque les Asclépions furent abandonnés au profit des gymnases. (Cf. Littré.)

Telle est l'Ancienne Médecine chez les Grecs, d'où viennent les différents affluents de la Collection Hippocratique : l'empirisme des Asclépions, les doctrines scientifiques et positives pour l'époque des Philosophes Ioniens, les différentes écoles de Médecine de Crotone de Rhodes, de Cyrène, de Cnide et de Cos et enfin la pratique des Maîtres de Palestre.

Il y avait donc avant Hippocrate une médecine dont il ne reste pas de document technique et positif analogue à la Collection Hippocratique, mais dont les traces se retrouvent dans l'histoire générale chez les Historiens et les Compilateurs. On peut donc dire avec Littré que « la nomenclature des maladies existait avant Hippocrate et ses disciples, que lui et eux n'y ont rien innové et qu'ils se sont servis d'une langue faite par d'autres que par eux. »

Résumé des connaissances de l'Ancienne Médecine. — L'ancienne Médecine décrivait quatre maladies aiguës : la pleurésie, la pneumonie, la fièvre ardente et le phrénitis.

Elle connaissait la purgation alvine, les vomitifs, la saignée, les clystères, les suppositoires, les cautérisations; instituait la diète, qui consistait pour les maladies aiguës dans l'usage du lait et du petit-lait; et pour les maladies chroniques dans l'usage des bains et des exercices. Elle soignait les plaies par des applications médicamenteuses, des cautérisations et des incisions, redressait et traitait fractures et luxations, faisait la trépanation du crâne et l'embryotomie; opérait les calculs du rein et de la vessie; pratiquait la paracentèse de l'abdomen, l'empyème, ouvrait les abcès du foie et paraissait très experte en gynécologie. (Cf. Alb. de Haller, in *Biblioth. Chir.*) Les accouchements étaient faits par des sages-femmes (μαια). Rien ne dit qu'à une certaine époque ils ne furent pas faits par des médecins, comme le ferait croire l'histoire d'Agnodice. (Cf. Hecquet.)

Elle admettait quatre éléments : l'air, le feu, l'eau et la terre; quatre humeurs : le sang, le phlegme, les deux biles (jaune et noire) et rapportait la vie au souffle.

Elle était peu avancée dans l'anatomie et la physiologie, mais était très exercée dans l'art du diagnostic ou plus exactement du pronostic.

Cette Ancienne Médecine, dont les origines remontent à des époques préhistoriques, venue de l'Inde, avait été importée en Égypte en passant par les peuples des vallées du Tigre et de l'Euphrate, et d'Égypte était venue en Grèce très probablement par l'intermédiaire des Phéniciens.

Le court exposé que nous venons d'en faire n'enlève rien à la valeur de la Collection Hippocratique que nous allons maintenant essayer d'analyser, et qui est tout imprégnée de ce génie grec *positif et rationnel* si bien défini par le Professeur Th. Gomperz dans son remarquable ouvrage des *Penseurs de la Grèce*[1]. Nous y rencontrerons un peu partout cet *esprit de doute toujours en éveil, qui examine froidement, cet irrésistible besoin de généralisation uni à une observation si active et si pénétrante qu'elle ne laisse pas échapper le plus menu détail des phénomènes*, qui font encore aujourd'hui notre admiration.

1. Gomperz, trad. Reymond (1904).

LIVRE II

LA MÉDECINE AU TEMPS D'HIPPOCRATE
LA COLLECTION HIPPOCRATIQUE

(460-400 av. J.-C.)

On sait que dans le recueil d'écrits réunis dans la Collection Hippocratique il en est fort peu qu'on puisse attribuer au maître de l'Ecole de Cos. C'est ainsi que parmi plus de soixante livres Grüner ne lui en attribue que dix, Haller onze, Littré douze et Daremberg deux seulement.

Néanmoins, comme cette collection forme un tout doctrinal, qui porte le nom de Médecine Hippocratique, duquel est sortie toute la science médicale, il nous a paru logique de l'analyser telle qu'elle nous a été présentée dans les différentes éditions magistrales du xvie siècle auxquelles sont attachés les noms de Janus Cornarius[1], de Mercuriali[2] et d'Anuce Foës[3], sans trop tenir compte de l'auteur connu ou anonyme de tel ou tel livre.

Comme c'est le premier ouvrage que l'on rencontre dans la littérature médicale, le livre *de l'Art*, que Th. Gomperz attribue à Protagoras, établit d'abord la réalité de la médecine que des ignorants ou des esprits paradoxaux se plaisaient à nier, faisant à cette réalité diverses objections, qui

1. Edit. lat. Venetiis (1545).
2. Edit. Grecque-latine (1588).
3. Edit. Grecque-latine (1588-1657). Nous nous sommes de plus servi pour ce travail des traductions de E. Littré et de Ch. Daremberg, et du livre plus récent de Th. Gomperz sur les *Penseurs de la Grèce*. Trad. Reymond, 1904.

ne peuvent être discutées puis réfutées que si l'on s'est bien entendu sur le but même de la Médecine.

Or, la Médecine n'a d'autre but que « *ou de débarrasser complètement les malades de leur maladie; ou d'atténuer l'intensité des maladies violentes; mais de ne pas entreprendre la cure de ceux qui ont été vaincus par le mal, puisqu'il est reconnu que ceux-là la Médecine ne peut les guérir.* »

Le rôle du médecin est donc bien modeste et bien limité : ce n'est ni un guérisseur, ni un thaumaturge. Il pourra dans certains cas débarrasser complètement le malade de sa maladie; dans d'autres, diminuer seulement l'intensité du mal; mais dans aucun cas il ne pourra prétendre guérir ce qui est reconnu comme incurable.

Le but de la Médecine étant ainsi défini, il sera plus facile de répondre aux différentes objections qui ont été faites à sa réalité.

— Première objection : le médecin ne guérit pas toutes les maladies, et celles qu'il guérit c'est par l'effet du hasard.

Assurément on ne peut nier la part du hasard, de la chance, dans certains cas de guérison; mais cette part est bien minime. Il est constant que le plus souvent les malades qui guérissent sont ceux qui ont été bien soignés et que ceux qui ne guérissent pas ont été mal soignés. C'est du reste l'opinion du public qui a recours aux médecins dans le cas de maladie, très certainement parce qu'il a reconnu une certaine efficacité dans leur intervention.

— Seconde objection : Pourquoi bien des malades guérissent-ils sans le secours du médecin ? Cela ne devrait pas pouvoir arriver si la Médecine existait réellement[1].

Mais il faut savoir comment ces malades ont pu ainsi guérir. Assurément c'est en faisant ceci ou cela : par l'usage ou l'abstention des bains, par l'abstinence ou l'alimentation, par le repos ou l'exercice. Or ces différents moyens font

---

1. A la fin du xviiie siècle, Cabanis reprendra la question dans l'ouvrage intitulé : *Du degré de certitude de la Médecine.*

partie de la Médecine qui conseille ceux-ci, défend ceux-là, sachant les uns utiles, les autres nuisibles.

— Troisième objection : Pourquoi, parmi les malades soignés par les médecins, certains meurent-ils?

Cela tient plus souvent à l'indocilité du malade qu'à l'impéritie du médecin; puis tout art a ses limites. Il est des maladies qui sont au-dessus des ressources de l'art.

C'est aussi la réponse à faire à la quatrième objection qui reproche aux médecins de ne pas entreprendre la cure des cas désespérés.

La Médecine est donc bien une réalité. C'est un art et un art difficile, parce que, si certaines maladies sont faciles à reconnaître, les maladies externes par exemple, il n'en n'est plus de même pour les maladies internes dont le siège est caché. Dans ces cas il faudra avoir recours au raisonnement, à l'induction. Aussi ne faut-il pas s' « étonner si le médecin apporte tant de lenteur à asseoir son jugement, et tant de circonspection pour établir un traitement, puisqu'il n'arrive que par des indications indirectes à formuler sa thérapeutique. »

Ce qui prouve peut-être encore mieux la réalité de la Médecine, c'est son ancienneté. La Médecine est née de la nécessité où les hommes ont été tout d'abord de s'instituer un régime alimentaire différent de celui des animaux, puis de ne pas donner aux malades la même alimentation qu'aux gens bien portants. Cette ancienne médecine s'est malheureusement appuyée sur de simples hypothèses, attribuant l'origine des maladies soit au froid, soit au sec, soit à l'humide. *Le Médecin doit s'appuyer sur des faits.* Toutefois, aux faits, à l'observation, à l'empirisme, il faudra joindre ce qui a déjà été acquis par la science depuis longtemps, le prendre en considération et le *développer par un sage emploi du raisonnement.* C'est cette médecine nouvelle qui sera désormais la médecine rationnelle, s'appuyant non sur des hypothèses, mais sur des faits, sur l'observation aidée du raisonnement; c'est la Médecine Hippocratique, qui ne tardera pas à subir les attaques des Empiriques et des Méthodiques.

Et cette médecine, que nous avons dit être un art difficile, est aussi le plus beau de tous les arts. Malheureusement l'ignorance de ceux qui l'exercent tend à en faire le plus méprisable. Cela tient à ce qu'il n'y a aucun moyen de répression contre les mauvais médecins. Nous ne sommes plus aux temps d'Hammourabi ou des Pharaons. Aussi ne saurait-on trop insister sur les conditions qu'il faut exiger de celui qui veut embrasser cette profession. La première est une disposition naturelle de l'esprit, une sorte de vocation; c'est la plus importante. Il faut y joindre « la science acquise par l'enseignement dans un milieu favorable à l'étude, une instruction commencée dès l'enfance, l'amour du travail et une longue application. »

Et l'auteur de la *Loi* rappelant les origines sacerdotales de la Médecine termine ainsi son traité : « Les choses sacrées sont seulement dévoilées aux hommes sacrés et sont cachées aux profanes jusqu'à ce qu'ils aient été initiés aux mystères de la science. »

Le Serment. — Cette initiation terminée, le futur médecin ne pouvait exercer qu'après avoir prêté un serment.

Dans ce serment prenant à témoin « Apollon médecin, Hygie et Panacée et tous les dieux et toutes les déesses », il jurait :

« D'instituer suivant son pouvoir et son jugement un
« régime approprié à l'état du malade, et d'écarter de lui
« tout mal et tout dommage;

« De ne pas donner[1], quelque ardemment qu'il en soit
« prié, de poison à qui que ce soit et de ne jamais le conseil-
« ler, de ne pas donner à une femme, quelque ardemment
« qu'il en soit prié, de pessaire abortif[2];

1. Le médecin préparait et donnait les médicaments.

2. Il faut entendre par pessaire un tampon de laine imbibé de substance abortive et introduit dans le vagin.

« De conserver la vie saine et pure ;

« De ne pas tailler ceux qui sont atteints de calculs et
« de les envoyer à ceux qui font habituellement cette opé-
« ration ;

« De s'abstenir dans toutes les maisons où il ne doit péné-
« trer que pour le bien de ses malades, de toute injure volon-
« taire, de toute corruption et surtout de tout acte véné-
« rien[1] soit avec les femmes, soit avec les hommes libres ou
« les esclaves[2] qu'il aura à soigner ;

« De garder pour lui et de considérer comme secret tout
« ce qu'il aura vu ou entendu comme médecin et même dont
« il aura eu connaissance dans la vie ordinaire et qu'il croira
« ne pas devoir divulguer. »

Ce serment de forme un peu hiératique — il s'agit d'hommes sacrés, et la corporation des médecins était alors une
corporation fermée à tout ce qui n'était pas issu de famille
médicale ou agrégé à une famille médicale — ce serment,
dis-je, contient en substance toute la déontologie médicale
et répond à tous les « cas de conscience » du médecin.

Il recommande aux praticiens des mœurs honnêtes, une
vie pure, la continence, le secret médical et même extra-
médical (déontologie) ; il défend et la délivrance et la prescription des poisons demandés par le malade, et la provoca-
tion de l'avortement sollicité par la femme (cas de conscience). Quant à la défense de pratiquer la taille, il ne faut y
voir que la première idée des spécialisations. Nous pensons
aussi qu'il ne faut pas non plus, comme le prétendent certains héllénistes (Cf. Gomperz), à propos de λιθοντας, penser
à l'opération de la castration ; puisqu'il semble bien acquis
dans les temps anciens et dans les temps modernes qu'il
s'agit de l'opération pratiquée sur ceux qui sont atteints dé
la pierre et non sur ceux qui étaient porteurs de testicules
durs comme la pierre (λιθοντας).

1. Αφροδισιων εργων.
2. L'homosexualité n'avait dans l'antiquité rien d'infamant.

Déontologie. — Il existe encore dans différents livres (*du Médecin, de la Bienséance, Préceptes*) certains conseils déontologiques qui ont été reproduits un peu partout et que nous allons résumer.

Le médecin devra être de bonne santé, en avoir les apparences ; il devra être aimable avec ses malades tout en restant ferme avec eux. Il aura une tenue correcte et décente, sera d'une propreté irréprochable ; sa physionomie sera sinon sévère tout au moins pensive, méditative. Il ne devra pas rechercher l'ostentation, l'effet dans ses paroles, dans ses actes, dans ses pansements. Il visitera régulièrement ses malades toujours maître de lui, prêt à combattre la maladie et à répondre à toutes les objections qui pourront lui être faites soit par le patient, soit par son entourage. Il aura toujours bien présent à l'esprit et ce qu'il va faire et ce qu'il faut faire auprès du malade : son rudiment, les médicaments à prescrire, leurs doses, leurs effets.

Il ne devra jamais dire au patient qu'il est en danger.

Dans les cas graves et difficiles il provoquera une consultation et aura soin de laisser auprès du malade une personne sûre et expérimentée.

Pour les honoraires il ne devra jamais établir un forfait ; il ne devra pas se montrer trop âpre au gain.

Bref, le médecin doit être philosophe (ami de la sagesse) et s'efforcer d'en avoir les qualités morales : le mépris de l'argent, des calomnies, des charlatans, dont il ne faut jamais voir les succès d'un œil envieux ; enfin l'honnêteté à toute épreuve. C'est alors qu'il sera l'égal d'un dieu (ισοθεος).

L'iatréion. — A ces préceptes d'ordre moral il faut ajouter quelques conseils techniques. C'est ainsi que le médecin aura pour exercer son art un local, une officine, l'iatréion, bien disposé au point de vue de la lumière avec un éclairage qu'on pourra modifier suivant les besoins ou de l'examen ou de l'opération. Les sièges y seront commodes, les instruments très propres. Il s'y trouvera toujours de l'eau très pure avec du linge pour les yeux, des éponges pour les plaies, des médicaments pour faire des cataplasmes (plaies) et des bandes. Quand on fera une section, une incision avec un instrument tranchant, il faudra si elle est unique, la faire rapidement, sinon aller plus doucement, pour ménager la susceptibilité du patient. Les bistouris seront, suivant les cas, larges ou étroits. De plus, le médecin aura chez lui des ventouses, des pinces pour les dents et l'ablation de la luette. Et, comme il se déplaçait volontiers, qu'il était le plus souvent périodeute, il devait avoir un appareil de voyage pour emporter avec lui et ses instruments et ses médicaments.

Quant au chirurgien, qui doit avoir « les ongles coupés de façon à ce qu'ils ne débordent pas les doigts, et dont les extrémités ne doivent cependant pas être nues », il aura dans son iatréion des aides pour l'application des bandes ; des attelles, des appareils pour le maintien des fractures, pour la réduction des luxations.

L'iatréion était donc une sorte de dispensaire où se faisait aussi l'éducation technique des futurs médecins ou chirurgiens qui apprenaient là à pratiquer la saignée, à appliquer des ventouses sèches ou scarifiées, à panser les plaies, à appliquer des bandages, à ouvrir les collections purulentes avec le bistouri ou le fer rouge ; à réduire et à soigner luxations et fractures et enfin à préparer les médicaments pour l'usage externe et pour l'usage interne; car à cette époque il n'y avait pas de pharmaciens, mais seulement des marchands de drogues, les pharmacopoles.

Cet enseignement technique et pratique était accompagné d'un enseignement théorique consistant en « préceptes et leçons orales ». Il n'était pas donné gratuitement à tout le monde. Le médecin ne devait enseigner son art sans salaire qu'aux enfants de son maître, qu'il devait regarder comme son père et secourir dans sa vieillesse s'il se trouvait dans le besoin.

Autrement « il ne fera part des préceptes, des leçons orales et du reste de l'enseignement qu'à ses fils, à ceux de ses maîtres, et aux disciples liés par un engagement et un serment suivant la loi médicale, mais à nul autre. » (Cf. Serment, 1re p.)

La Médecine était donc, à cette époque, une profession fermée où l'enseignement était rétribué, gratuit seulement pour quelques privilégiés. Et comme la profession n'était pas toujours très rémunératrice, il avait été établi que les élèves devaient pourvoir aux besoins de leurs maîtres vieillis et sans ressources.

Il semble bien aussi que les médecins restaient rarement longtemps dans la même ville. L'auteur du *Traité des airs, des lieux et des eaux* paraît avoir beaucoup voyagé et exercé dans différentes régions. Les médecins d'alors étaient le plus souvent périodeutes. (περι οδευειν, cheminer.)

Nous allons maintenant dire en quelques mots en quoi consistait l'enseignement théorique donné au médecin qui avait reçu dans l'iatréion un enseignement technique : ses notions générales sur la nature de l'homme, la santé, la maladie, la thérapeutique.

La santé, la maladie; les quatre humeurs. — L'homme n'est pas constitué par une seule humeur, le sang par exemple, comme le prétend Mélissos; l'homme a en lui et *du sang*, et *de la pituite*, et les deux biles : *la bile jaune* et *la bile noire* (μελαγχολη). Et ces éléments sont la nature même de son corps, et c'est par eux qu'il est malade et qu'il se porte bien.

Il se porte bien quand ces humeurs sont entre elles en *équilibre normal et comme qualité et comme quantité* et *quand elles sont dans un juste mélange.*

Il est malade quand l'une d'elles *est en plus ou en moins,* ou quand elle *est séparée dans le corps* et *ne se trouve plus avec les autres dans un juste mélange.*

Telle est l'origine de la doctrine humorale, de l'*humorisme* telle qu'elle est exposée dans la « Nature de l'homme », livre attribué à Polybe, gendre d'Hippocrate.

Ces quatre humeurs sont d'ailleurs différentes les unes des autres. Les médicaments purgatifs nous en fournissent la preuve ; car il en est qui ont de l'affinité pour la bile, d'autres pour la pituite. (Cholagogues, phlegmagogues.)

De plus, dans les superpurgations qui ont pu amener la mort, voici comment les choses se passent : ce que le patient rend tout d'abord c'est de la bile jaune, puis viennent la pituite, la bile noire et le sang.

La crase. La crise. La coction. La nature. — La juste proportion des humeurs qui constitue la santé s'appelle la *crase*. La maladie se produit quand il y a trouble de la crase, et le retour à la santé se produira grâce à la *nature* par la *coction des humeurs* dont l'expression phénoménale sera la *crise*. Pour l'Ecole hippocratique c'est la *nature* qui est le médecin des maladies ; elle fait d'elle-même spontanément ce qu'il faut pour guérir le malade.

Medicina id quod molestat tollit et id a quo homo ægrotat auferens sanum facit, nalura eadem sua sponte novit.

La crise est le phénomène qui se produit les *jours critiques*, les jours où l'on sait si le malade va guérir ou mourir, où la maladie se juge, est jugée. (χρινειν, juger).

Dans les cas heureux elle est annoncée par la chute de la fièvre, des sueurs profuses, des urines abondantes, la formation de dépôts, etc., ce qui a été appelé les *phénomènes critiques*.

Résumons ces différentes propositions : l'homme est constitué par quatre humeurs dont le juste équilibre fait la santé ; cet équilibre vient-il à se rompre, c'est la maladie. La santé se rétablira par les forces mêmes de la *nature* qui amèneront la *coction* des humeurs et leur retour à un équilibre normal, retour annoncé par la *crise*.

Voilà toute la doctrine *humoriste* et *naturiste* des médecins de la Collection Hippocratique.

Les idées contemporaines ne sont pas éloignées de cette conception antique et primitive.

La découverte des microbes pathogènes a démontré que c'était surtout dans les humeurs que se produisaient les maladies.

Quant aux forces de la nature, aux forces vitales, on ne peut les nier.

« Nature médicatrice, effort curateur, tendance naturelle à la guérison, travail de réparation, évolution naturelle, sous quelque nom qu'on la dissimule, la réaction vitale est une réalité [1]. »

Plus récemment, à la Société de Médecine de Berlin (fév. 1906), M. Goldscheider s'attachait à démontrer qu'il existe réellement une tendance de l'organisme à lutter contre les affections qui l'atteignent ; que la fièvre par exemple doit être considérée comme un processus curateur et qu'il n'est pas douteux que de tels processus existent (formation d'antitoxines, production d'épanchements susceptibles de détruire les micro-organismes qui leur ont donné naissance, etc.), et concluait que la thérapeutique rationnelle doit s'inspirer de cette tendance naturelle de l'organisme et chercher à la favoriser.

C'est du plus pur hippocratisme.

Causes des maladies. — Le Régime. — L'Air. — Les miasmes. — Quant aux causes qui peuvent apporter des troubles dans le juste mélange des humeurs et déterminer la maladie on peut les faire dériver de deux sources : 1° du *régime* ; 2° de *l'air* que nous respirons.

I. — C'est ainsi qu'une mauvaise hygiène alimentaire pourra d'une façon aiguë ou chronique amener la maladie viciant les humeurs. C'est dans ce cas surtout que la bile est incriminée et aussi la pituite. C'est « la bile qui se mélange au sang » ; c'est le sang qui est échauffé par la bile, échauffée elle-même pour les aliments solides ou liquides.

1. Ch. Bouchard, *Thérapeutique des Mal. Infectieuses*, 1889, p. 2.

II. — C'est à l'air que nous respirons qu'il faut rapporter les maladies qui affectent en même temps plusieurs individus dans une même région. Or, pour cela, il faut bien admettre que l'air contienne quelque *principe morbifique* (νοσηρον τινα αποκρισιν) ou des *miasmes morbifiques* (αηρ μεμασμενον νοσηροισι μιασμασι) dont la spécificité est déjà signalée (*des Vents*). « Quand l'air est infecté de miasmes ennemis de la nature humaine, les hommes sont malades ; quand, au contraire, il devient impropre à quelque autre espèce animale, c'est elle qui est frappée. »

A ces deux grandes causes générales des maladies qu'on peut rapprocher de ce qu'on appelle aujourd'hui l'auto et l'hétéro-infection, il faut joindre les causes occasionnelles : changements brusques de température, extrême chaleur, extrême froid, fatigues, émotions, écarts de régime, etc., comme cela est écrit encore aujourd'hui dans nos traités modernes de pathologie au chapitre de l'étiologie.

Les maladies qui sont décrites dans la Collection Hippocratique sont nombreuses ; notre intention est surtout de parler de celles qu'on peut identifier avec les maladies que nous observons encore de nos jours.

Les Maladies aiguës. — Les anciens, les médecins qui vivaient avant l'époque hippocratique décrivaient quatre maladies aiguës : la pleurésie, la péripneumonie, le phrénitis et le causos ou fièvre ardente.

Dans la *pleurésie*, la maladie du côté — ce n'est que plus tard qu'on en fera une affection de la plèvre, — il y a de la fièvre, de la douleur de côté, de l'orthopnée, de la toux et des crachats, au début subictériques, puis aux 5ᵉ ou 6ᵉ jours subpurulents. La pleurésie peut se terminer par la mort, la suppuration, le plus souvent par la guérison.

Le traitement consistait pour combattre la douleur de côté en application à la région sensible, d'eau chaude introduite dans une outre ou encore dans un récipient de métal ou de terre cuite; mais ce qui est préférable c'est l'application d'eau chaude avec une éponge. Les cataplasmes d'orge, de son, d'ers aiguisé de vinaigre étaient aussi employés. C'est d'ailleurs tout ce qu'il y a à faire quand la douleur ne remonte pas vers la clavicule ou ne s'irradie pas vers le bras ou le mamelon ; s'il en est ainsi il faut pratiquer la *phlébotomie*, et n'avoir pas peur de tirer du sang. En même temps on agira sur le ventre avec l'hellébore noir ou l'euphorbe. Comme boisson il faudra administrer la décoction d'orge mondé : la *ptisane* soit entière, soit passée. Quand la fièvre sera tombée, le malade, alimenté d'abord avec des bouillies, reviendra petit à petit à son régime habituel. S'il se faisait du pus, l'opération de l'empyème était pratiquée.

Dans la *péripneumonie,* l'inflammation du poumon, il y avait également de la fièvre, de la douleur de côté, de la toux et des crachats, qui, d'abord de pituite épaisse et pure, devenaient aux 6e-7e jours jaunes et livides, puis aux 8e et 9e jours subpurulents. Le crachat rouillé (ξανθός) est déjà signalé, mais plutôt rapporté à la pleurésie.

La douleur de côté était combattue par les mêmes moyens que ceux employés dans la pleurésie : la saignée et les purgatifs complétaient le traitement.

Il est assez difficile de démêler comment se faisait le diagnostic différentiel de la pleurésie et de la péripneumonie. Il est d'ailleurs constant qu'il n'a pu se faire qu'après la découverte de l'auscultation et de la percussion. Au xviie siècle, Van Helmont atteint de pneumonie franche se croit atteint de pleurésie (*Pleura furens*).

L'Empyème. — La péripneumonie, comme la pleurésie, peut se terminer par suppuration. Ce mode de terminaison paraît avoir été très fréquent chez les Grecs, si l'on s'en rapporte à la sagacité avec laquelle leurs médecins savaient diagnostiquer la présence du pus dans la cavité pleurale et à l'habileté avec laquelle ils pratiquaient l'opération de l'empyème.

« Quand la suppuration se produit à la suite d'une péripneumonie, la fièvre persiste, la toux est sèche, la respiration devient difficile, les pieds enflent, les ongles des pieds et des mains s'incurvent. Au bout de quelque temps, la fièvre augmente, la toux s'établit, le côté devient douloureux, *le décubitus impossible sur le côté sain*. Les pieds enflent ainsi que le dessous des yeux.

Les Cnidiens, pour provoquer la rupture de l'abcès et déterminer une vomique, conseillaient de faire des infusions dans le poumon ou encore la succussion, le malade attaché à une échelle, puis secoué. Ces moyens, qui n'étaient pas exempts de brutalité ni de danger, répugnaient aux médecins de l'Ecole de Cos. Ceux-ci, quand arrivait le 15ᵉ jour après le début présumé de la formation du pus, pratiquaient l'ouverture de la poitrine soit avec le cautère, soit avec l'instrument tranchant pour amener l'évacuation du pus.

Le patient était lavé avec beaucoup d'eau chaude, puis placé sur un siège qui ne devait pas bouger ; un aide lui tenait les bras, et le médecin, « le secouant par les épaules, approchait son oreille pour savoir de quel côté le bruit se faisait entendre ». S'il n'y a pas de bruit, on s'en rapportera au point où il y a le plus de douleur ; où il y a du gonflement, ou bien encore on usera d'un artifice très ingénieux fondé sur la température locale. « Couvrez et entourez le thorax d'un linge mince qu'on aura trempé dans de la terre de potier broyée et tiède ; et sur la partie qui aura été refroidie *coupez ou brûlez aussi près que possible du diaphragme,* en ayant soin de ne pas le blesser. »

Le plus souvent l'ouverture se faisait en deux temps : une première incision avec un bistouri convexe intéressait seulement la peau ; puis avec un bistouri pointu entouré d'un linge jusqu'à la pointe « en laissant libre la longueur de l'ongle du pouce » on pénétrait dans la cavité pleurale. Le pus était évacué. Une tente de lin était introduite et attachée avec un fil. L'évacuation du pus se faisait une fois par jour. Au 10e jour, on faisait des injections de vin et d'huile tièdes avec une canule « afin que le poumon habitué à être baigné par le pus ne soit pas sec tout à coup. »

Quand le pus diminuait de quantité et qu'il était moins épais « tenu comme de l'eau, puis visqueux au toucher », une tente d'étain creuse était introduite que l'on rognait petit à petit jusqu'à dessèchement complet de la cavité, et que finalement on enlevait. (*Des maladies*, liv. II.)

Phrénitis. Causos. Léthargos. — Quant au *phrénitis* et au *causos*, fièvres caractérisées, l'une par le délire, l'autre par sa violence (on l'appelait aussi fièvre ardente), elles doivent être rapportées aux formes pernicieuses du paludisme, ainsi que le *léthargos*, forme comateuse de l'infection paludéenne. C'est d'ailleurs à la même infection qu'il faut rapporter les fièvres : *quotidienne, hémitritée, tierce* et *quarte*, fièvres non plus continues, mais revêtant le type intermittent suivant que l'accès reprenait ou tous les jours, ou entre le premier et le second jour, ou tous les trois ou tous les quatre jours.

Nous avons vu dans l'hymne védique cité plus haut que ces différentes formes de fièvre ont déjà été observées dans l'Inde et qu'elles aussi étaient d'origine paludéenne.

Et avant d'aller plus loin dans la description des maladies que l'on trouve dans la Collection Hippocratique, il est important de faire remarquer que c'est le paludisme qui domine la pathologie grecque au ve siècle.

Les médecins de cette époque exerçaient dans une région qui pour nous autres Européens septentrionaux doit être considérée comme ce que nous appelons « les pays chauds ». Aujourd'hui, du reste, depuis E. Littré (1840) jusqu'à Sr W. H.-J. Jones de Cambridge[1], tous les savants autorisés sont d'accord pour dire que, à cette période de la vie des Grecs, la malaria était endémique dans la plus grande partie de la

1. *Janus*, déc. 1908.

Grèce. Ce dernier auteur va jusqu'à y trouver la cause de la décadence de la nation grecque. Un médecin contemporain, le Dr Pampoukis (*Rev. des Conn. Méd.*, 1887), prétend qu'actuellement en Grèce le 1/3 des maladies est dû au paludisme.

Dans le livre *des Airs, des Eaux, des Lieux*, la cachexie paludéenne est bien décrite et rapportée à l'usage que font les habitants d'eaux stagnantes. « Ces gens ont toujours la rate volumineuse et dure, le ventre resserré, émacié et chaud, les épaules et les clavicules décharnées. Leurs chairs se fondent au profit de la rate. Ils sont de plus, affamés, altérés, sujets à des hydropisies fréquentes et dangereuses, à des dysenteries, à des diarrhées ; ils ont de plus des fièvres quartes de longue durée qui se terminent par des hydropisies et la mort. » C'est à se demander si la grande fréquence des pleurésies purulentes n'était pas due à la même influence. Assurément bien des affections du foie, de la rate et des intestins, comme nous le verrons dans la suite de cette analyse, doivent y être rapportées.

La remarque que nous venons de faire au sujet de l'infection paludéenne est également vraie pour les auteurs qui vont suivre ; c'est le paludisme qui dominera la pyrétologie des Romains, comme cela est manifeste dans les ouvrages de Celse, de Pline et surtout de Cœlius Aurelianus, qui a le mieux décrit le phrénitis, le causos et le lethargos, sur lesquels nous reviendrons en faisant l'histoire de la secte méthodique.

Pour en finir avec les affections aiguës, disons que le pronostic, pour les Hippocratiques, devait toujours en être très réservé. « Acutorum morborum non omnino tutæ sunt prædictiones neque mortis, neque salutis. » (Aph. XIX, sect. II.) Pour se prononcer il faut attendre le résultat de la *crise*, qui se produit certains *jours* appelés *critiques* : le 3ᵉ ou le 4ᵉ dans les fièvres douces à symptômes bénins ; dans les fièvres graves et longues, on distingue plusieurs types : l'un avec crise au 7e jour; l'autre avec crise aux 14e, 17e et 20e jours. Toutefois, le type le plus commun est celui des 7e, 14e et 21e jours, qui correspond à nos septenaires.

La Thérapeutique. La Diète. — Les principes généraux de la thérapeutique des Hippocratiques étaient basés sur la doctrine des contraires.

« Quod quoscumque morbos repletio parit, evacuando sanat, et quicumque evacuatione fiunt morbi, repletio sanat, quicumque a labore fiunt, quies sanat. »

A la réplétion vous opposez l'évacuation, à la déplétion la réplétation, à la fatigue le repos, etc.

En dehors du traitement pharmaceutique, sur lequel nous reviendrons plus loin, ils attachaient une grande importance au régime, à la diète. (*Le Régime dans les maladies aiguës.*) Ils prétendaient faire mieux que les médecins cnidiens qui ne savaient prescrire que les médicaments purgatifs, le petit-lait ou le lait suivant l'opportunité. Or, pour eux, ce qui est le meilleur dans les maladies aiguës c'est l'usage de la *ptisane*, préparation qui était déjà employée dans l'Ancienne Médecine. C'est une décoction d'orge mondé qui a toute la valeur nutritive des aliments de céréales : on la donnait tout entière, ou passée, suivant les forces du malade. Avec la ptisane on conseillait encore le vin miellé, le vin pur, le vin blanc, le vin rouge, l'hydromel, l'eau et l'oxymel, ou encore l'eau d'orge, les bouillons aux herbes, les décoctions de raisin sec, de marc d'olives, de froment, de carthame, les infusions de baies de myrte ou de graines de grenade.

Ajoutons que dans les affections aiguës ils étaient très partisans des bains chauds, quand le malade avait une installation suffisante; par exemple dans la péripneumonie, dans la fièvre ardente. L'emploi en était contre-indiqué chez ceux qui ont le ventre relâché, chez les débilités avec nausées, vomissements et épistaxis.

Angine. — Avant de passer à l'examen des autres maladies, signalons une affection aiguë fréquente, l'angine, qui n'était pas comprise dans la nomenclature ancienne des maladies aiguës.

L'angine avait des formes variables suivant qu'elle était franchement inflammatoire ou qu'elle suppurait ; suivant qu'elle était localisée sur la luette, les amygdales, le pharynx ou même le larynx.

Le traitement était des plus variés. D'abord la phlébotomie des veines ranines, puis des applications de ventouses sèches à la nuque ; des fomentations résolutives (vinaigre, origan, cresson) derrière les oreilles, des fumigations aromatiques et des gargarismes avec menthe, opium et origan ; application d'alun dans la gorge ; nettoyage de la cavité pharyngienne avec une baguette de myrte entourée de laine. Quand il y avait de la suppuration, on ouvrait l'abcès ; quand la luette était démesurément gonflée on la réséquait. Et quand il y avait de la suffocation des canules étaient introduites dans la trachée afin de faciliter l'entrée de l'air dans le poumon. L'idée du *tubage* est donc très ancienne : nous avons vu plus haut que les médecins cnidiens faisaient volontiers des injections dans la trachée.

« Fistulas dein detrudere convenit in fauces juxta maxillas, quo spiritus ad pulmonem trahatur. » (*Des Maladies*, liv. III.)

Phtisie pulmonaire. — Parmi les autres maladies, la plus fréquente et la plus meurtrière était déjà la *phtisie pulmonaire*.

L'étiologie en était multiple : catarrhe de la tête tombant sur la poitrine, ruptures de veines, crachements et vomissements de sang ; abcès autour de la poitrine, pleurésie suivie d'empyème. La contagion n'est pas mentionnée, peut-être parce que à cette époque ce fut une croyance populaire que la phtisie était contagieuse. (Isocrate, in *Æginétique*.) L'hérédité est nettement affirmée : « un phtisique naît d'un phtisique » (in *Maladie sacrée*). Cette affection frappe plus

volontiers certains tempéraments : les pituiteux ou phleg-
matiques, qui sont glabres, à peau blanchâtre ; les rous-
sâtres — Gui Patin dira plus tard les « rousseaux » — aux
yeux fauves, à chairs molles et boursouflées, aux omoplates
saillantes. La plus grande fréquence se remarque de 14 à
35 ans. Le printemps est pour les phtisiques une mauvaise
saison, mais la pire est l'automne.

Au début ce sont de petits frissons avec une petite toux ;
de la douleur dans le dos et la poitrine, puis une toux plus
aiguë avec des crachats abondants et salés. Les crachements
et les vomissements de sang sont considérés plutôt comme
causes que comme symptômes. Le mal fait des progrès et
le corps tout entier maigrit, sauf les jambes, qui enflent. Les
ongles des pieds et des mains s'incurvent ; l'amaigrissement
augmente encore dans la région du cou et des épaules, la
gorge se remplit de mucosités semblables à des fragments
de laine ; la respiration devient sifflante comme si le malade soufflait dans un tube ; la voix se casse, les cavités
orbitaires deviennent rouges, la soif est intense, la faiblesse
augmente, les cheveux tombent, la diarrhée s'établit, l'expectoration cesse et la mort arrive.

La phtisie est classée parmi les maladies à pronostic fatal.
Cependant prise au début elle peut guérir. C'est alors qu'on
donnera des purgatifs comme l'hellébore ; puis la décoction
de lentilles et le lait. Dans certains cas, le lait seul est conseillé : lait de vache, d'ânesse ou de chèvre, cru ou bouilli,
coupé d'eau miellée et additionnée d'origan au 1/3. Comme
aliments solides on donnera de la viande de mouton cuite,
de la volaille, des poissons gras ; et quand le malade pourra
les supporter, les aliments gras et salés seront les aliments de
choix. On prescrira encore le vin rouge très vieux. Il sera
bon que le malade fasse des promenades à l'abri du vent et
du soleil, qu'il use de lotions tièdes qu'on fera sur tout le
corps. Il devra éviter le froid et l'humidité. Pendant la
période d'état le grand agent thérapeutique était la cautéri-

sation de la poitrine, « urito per buxos in oleum fervens aut per fungos octo crustas inurito. »

Ces cautérisations, discrètes chez les Hippocratiques, étaient exagérées chez les Cnidiens. C'est ainsi que Platon le Comique dans une de ses pièces « introduisant Cinésias au sortir d'une pleurésie nous le représente maigre comme un squelette, la poitrine pleine de pus, les jambes comme un roseau et tout le corps chargé d'eschares qu'Euryphon (de Cnide) lui a faites en le brûlant. » (E. Littré, d'après Galien. Introduction, liv. I.)

La tuberculose osseuse et articulaire est signalée dans ses formes les plus fréquentes : mal de Pott, coxalgie. Dans *les Articulations*, il est question *d'abcès aux lombes et aux aines survenant dans les gibbosités*. Le mal de Pott cervical est également noté chez des malades qui « le plus souvent ont dans le *poumon des tubercules durs et crus* ». Quant à la coxalgie, qui est considérée comme une luxation ou congénitale ou spontanée de la hanche, elle est caractérisée par des *abcès* autour de cette articulation.

Puisque nous avons parlé de la luxation congénitale de la hanche, disons en passant qu'elle est bien décrite : ces infirmes se balancent dans la marche également de l'un et l'autre côté. Ils ont *les fesses très proéminentes à cause de l'écartement des têtes du fémur*.

Tétanos. — Le tétanos semble bien avoir été chez les Grecs une complication fréquente des plaies des doigts et de la tête. Cette affection est regardée comme très grave. Il y a cependant des cas qui guérissent. La contracture de la mâchoire rendant l'alimentation impossible par la bouche, des aliments liquides étaient introduits par le nez.

L'opisthotonos, l'emprosthotonos sont restés classiques. Le traitement consistait en saignées, friction avec du cérat, affusions chaudes, boissons stimulantes parmi lesquelles le vin de Crète.

Apoplexie cérébrale. — L'apoplexie cérébrale est une

affection fréquente. « Sanum derepente invadit dolor circa caput; et statim vox intercipitur, et stertit et os hiat; si quis ipsum vocet aut moveat solum suspirat : nihil autem intelligit et multum mingit et mingere se non sentit ». On ne peut faire un tableau plus exact de l'ictus ; cet homme bien portant pris tout d'un coup d'une douleur de tête, qui ne peut plus parler, qui se met à ronfler la bouche béante, qui, si on l'appelle ou si on essaye de le remuer, pousse seulement un soupir ; qui ne comprend plus rien et qui se met à uriner abondamment et qui ne se sent pas uriner, a été bien vu par les médecins hippocratiques qui étaient d'excellents observateurs « d'une observation si active et si pénétrante, qu'elle ne laisse pas échapper le plus menu détail des phénomènes », comme l'a si judicieusement écrit Th. Gomperz. Ils avaient déjà remarqué (*Prenotions Coaques*), chez ceux dont la parole était seulement embarrassée, que c'était le plus souvent le côté droit qui était paralysé.

Affections de la moelle. — Les affections de la moelle étaient peu connues. On trouve cependant cités des cas où, soit spontanément, soit à la suite d'un traumatisme, il a été constaté de l'impotence des membres inférieurs avec perte de la sensibilité et rétention, puis incontinence des matières fécales et de l'urine (Paraplégie).

Enfin il semble bien aussi que la *paralysie infantile* ait été observée à la suite des crises convulsives, chez l'enfant, qui, s'il n'en meurt pas, a de la paralysie, de la faiblesse et des contractures pouvant porter sur les membres supérieurs mais plus volontiers sur les membres inférieurs. (De la *Mal. sacrée*, 8.)

Hystérie. — L'hystérie ou suffocation de matrice est considérée comme un déplacement de l'utérus qui se porte vers les hypocondres. Ici les médecins hippocratiques ont été moins heureux dans leur description : leur esprit d'observation s'est trouvé en défaut.

Pour ramener l'utérus à sa place, on cherchait à l'attirer

vers la vulve par des fumigations aromatiques agréables dans cette région ; pour l'éloigner des parties supérieures du ventre, on faisait respirer à la patiente les odeurs les plus désagréables : l'huile de phoque, la mèche d'une lampe récemment éteinte.

Ce qui est surtout décrit c'est la petite hystérie : suffocations, vomissements, orthopnée, cardialgie, refroidissement des extrémités, claquements des dents. La grande hystérie est aussi mentionnée et pour la distinguer de l'épilepsie on conseille de presser la malade avec les doigts : si elle sent, c'est une crise d'hystérie, sinon c'est une crise d'épilepsie.

« Quædam etiam dentibus frendunt et salivæ ad os fluunt et similes sunt his qui a morbo herculeo detinentur. »

Epilepsie. — L'épilepsie, qu'on appelait encore « la Maladie Sacrée », est considérée comme n'ayant rien de sacré : pour la soigner, les expiations et les incantations habituelles sont bien inutiles.

L'épilepsie est une maladie qui affecte le système nerveux et plus particulièrement *le cerveau, organe de l'intelligence et du jugement.* « Quapropter dico cerebrum intelligentiæ et prudentiæ internuncium et interpretem esse ». Voici d'ailleurs la description d'une attaque : « Le sujet perd la voix, l'écume lui sort de la bouche, il grince des dents ; les mains se tordent, les yeux divergent, toute connaissance est perdue, quelquefois même il y a sortie des excréments. De tels accidents se manifestent tantôt à gauche, tantôt à droite, tantôt des deux côtés. »

Affections mentales. — Quant aux affections mentales, la folie, par exemple, elle est aussi rapportée au cerveau, altéré soit par la pituite, soit par la bile. Quand la pituite est en cause, les malades sont paisibles, ne poussent pas de cris, ne sont pas agités ; si c'est, au contraire, la bile, la bile jaune qui est en cause, ils sont agités, poussent des cris, toujours en mouvement, occupés à faire quelque chose de mal. Ceux chez lesquels domine la bile noire, les mélancoliques, il existe de la tristesse avec tendance au suicide. Cela est fréquent chez les jeunes filles, au moment de l'instauration des règles, surtout quand elles viennent insuffisamment. « La femme délire (μαίνεται), pousse des cris, a des craintes et des frayeurs dans les ténèbres, a des visions qui lui disent de sauter, de se jeter dans un puits, de s'étrangler. »

Névroses. — A cette époque reculée, il existait une civilisation très avancée ; nous sommes au siècle de Périclès ; et la neurasthénie, les phobies, la migraine ophtalmique sont déjà observées et décrites.

— « Pour Phœnix, il lui semblait voir briller comme un
« éclair de l'œil droit d'ordinaire ; au bout de peu de temps,
« douleur de la tempe droite, puis de toute la tête, des
« vomissements ; il fut soulagé par la saignée et les hellé-
« bores, qui lui firent rendre une matière porracée.

— « Democlès paraissait avoir la vue obscurcie et le corps
« tout relâché ; il n'aurait passé ni près d'un précipice, ni
« sur un pont, ni par-dessus un fossé, le fossé le moins
« profond, mais il pouvait cheminer dans le fossé même.

— « Parmenicus était pris de découragement et d'un désir
« de quitter la vie : puis derechef bon courage. Se trouvant
« à Olynthe, en automne, il est pris d'aphonie, gardant
« l'immobilité et s'efforçant d'articuler quelques mots qu'il
« commençait à peine ; et s'il parvenait à articuler quel-
« ques paroles, derechef il perdait la voix. Tantôt il y avait
« du sommeil, tantôt de l'insomnie, une agitation silen-
« cieuse, de la jactitation, avec *la main appuyée sur les*
« *hypocondres, comme s'il y souffrait* ; tantôt tourné vers la
« muraille, il gisait, se tenant en repos. Jamais de fièvre ;
« bonne respiration, finalement il dit reconnaître les per-
« sonnes qui entraient ; quant à la soif, tantôt il ne l'avait
« pas pendant une journée entière et une nuit même, quand
« on lui offrait à boire ; tantôt, saisissant soudainement le

« vase, il avalait toute l'eau. Urine épaisse, jumenteuse.
« Vers le 14ᵉ jour la maladie cessa[1]. »

La *nyctalopie* est souvent mentionnée. « Qui nocte vident,
quos sane nyctalopos vocamus, hi morbo corripiuntur ju-
venes aut pueri, aut etiam adolescentes, et liberantur sua
sponte. » Cette affection pouvait durer de 40 jours à un an.
La purgation répétée, des scarifications à la nuque, l'abstinence d'aliments, puis plus tard du foie cru de bœuf, trempé
dans du miel, faisaient tous les frais de la médication.

Les maladies de l'estomac ne sont guère traitées que dans
les livres du Régime, nous y reviendrons plus loin.

Maladies du foie. — Tout d'abord l'ictère simple banal et
bénin, puis l'ictère grave, le cancer du foie et les abcès du
foie qui paraissent avoir été assez fréquents (paludisme?)
et qu'on ouvrait soit au fer rouge soit au bistouri. La relation des hydropisies avec certaines affections du foie est
signalée. Peut-être ont-ils connu les kystes hydatiques,
« quibus *kepar aqua repletum* ad omentum eruperit, his ven-
ter aquâ repletur et moritur ». Cet aphorisme (VIII, LV)
semble bien se rapporter à la rupture d'un kyste hydatique
du foie dans la cavité abdominale.

Maladies de la Rate. — Elles semblent être surtout en
rapport avec l'infection paludéenne.

Le gonflement de la rate est considéré comme un signe
très fréquent des fièvres ; ce gonflement pouvait aller jusqu'à la suppuration. Il s'agit donc bien là des méfaits du
paludisme, comme l'hypertrophie et l'induration. « Cette
maladie se produit quand, à la suite de fièvres mal traitées,
la bile ou le phlegme ou même tous les deux se sont fixés
sur la rate ; cette maladie est de longue durée et n'est pas
mortelle. »

Nous avons cité plus haut ce qu'il est dit de la cachexie
paludéenne dans *les Airs, les Eaux, les Lieux* avec hypertrophie de la rate et gonflement du dessous de l'œil et du dessus

1. *Epid.*, liv. VII, liv. V, trad. Littré.

des pieds ; nous y ajouterons ce qui est décrit sous le nom de leucophlegmatie et nous aurons ainsi une pathologie splénique assez touffue qui met bien en relief l'importance du paludisme dans la pathologie grecque du ve siècle av. J.-C.

Maladies de l'intestin. — Parmi les maladies de l'intestin sont décrites les affections suivantes : la lienterie (entérite), la dysenterie, le choléra, le volvulus (étranglement interne) que l'on traitait par des insufflations d'air avec une vessie ou un soufflet de forge.

Les vers plats (tænias), les vers ronds (lombrics) sont également signalés.

Maladies des reins et de la vessie. — La *colique néphrétique*, où « l'homme souffre comme une femme qui accouche », est bien observée. Les accidents de la lithiase rénale étaient connus et opérés. « Vous ferez une incision sur le rein, et, évacuant le pus, vous traiterez la gravelle par des diurétiques. » (*Des Aff. int.*, § 14.)

Parmi les affections de la vessie il faut citer la strangurie, l'ischurie, les ulcères, *la pierre*, dont on faisait le diagnostic avec le cathéter.

« Il y aura maladresse à ne pouvoir, en pratiquant le cathétérisme, pénétrer dans la vessie, et quand on y a pénétré, à méconnaître la présence d'un calcul. » (*Des Maladies*, liv. I.)

Maladies des articulations : Arthritis. Podagre. — Dans *l'arthritis*, la fièvre survient, une douleur aiguë s'empare des articulations du corps, et ces douleurs, tantôt plus aiguës, tantôt plus douces, vont se fixer sur une articulation, puis sur une autre. C'est notre rhumatisme articulaire aigu et subaigu.

La *podagre*, notre goutte, est la plus violente, la plus longue et la plus tenace de toutes les maladies articulaires; elle est produite par un sang vicié de phlegme et de bile. Si la douleur reste fixée sur les gros orteils on brûlera les veines de l'orteil un peu au-dessus du condyle avec du lin écru.

L'ischias (névralgie sciatique) est surtout caractérisée par une douleur occupant la jointure de l'ischion, l'extrémité du siège et la fesse, qui va se propager par tout le membre inférieur. Contre cette affection, les émollients sont conseillés : bains chauds, fomentations chaudes; puis, si la douleur vient se fixer en un point bien déterminé, que les médicaments ne puissent l'en expulser, alors on fera une cautérisation avec *un moxa de lin écru*. (*Des Aff.*)

L'alternance de la goutte articulaire avec la goutte viscérale a déjà été remarquée. « Celui qui souffrait de l'intestin à droite fut pris d'arthritis et fut plus tranquille; mais l'arthritis étant guérie, les souffrances revinrent. »

Les *cancers du sein* et *de l'utérus* étaient déjà fréquents. On distinguait les cancers occultes, auxquels on ne devait pas toucher, et les cancers ulcérés, qui étaient traités par des applications de fleur de cuivre et d'élatérion.

Le mot carcinome a la même signification. « Une femme, à Abdère, eut un carcinome au sein et par le mamelon s'écoulait une humeur sanguinolente; l'écoulement ayant été arrêté, elle mourut. » (*Epid.*, V, 101.)

Dermatoses. — C'est une simple énumération : la lèpre, le prurigo, la gale, le lichen, l'alopécie, l'alphos, qui proviennent du phlegme; ce sont plutôt des difformités que des maladies; comme le favus, les scrofules, les pustules, les boutons, l'anthrax, qui sont également produits par le phlegme.

Erysipèle. — *L'érysipèle de la face, l'érysipèle du cuir chevelu* consécutif à une plaie de la tête sont signalés. La contagion a pu, dans certains cas être constatée : « L'érysipèle se développait pour une cause occasionnelle quelconque sur les lésions les plus vulgaires, sur de toutes petites plaies. » (*Epid.*, liv. III, 4.)

Maladies des yeux, des oreilles et du nez. — Les blépharites, la conjonctivite granuleuse (ophtalmic annuelle épidémique) étaient fréquentes. Pour cette dernière affection des scarifications étaient pratiquées, suivies de cautérisations avec un cautère fusiforme ; il était bien recommandé de se garder de toucher la prunelle et de ne pas brûler jusqu'au cartilage. La cicatrisation définitive était amenée par des applications de fleur de cuivre. Dans la *blépharite ciliaire* on usait de cautérisations avec de l'écaille de cuivre. Pour le *trichiasis* on recourait à une petite opération plastique.

Dans les *affections de l'oreille*, les complications méningées et cérébrales ont été observées (*Epid.* 4ᵉ, livre, 12) : aphasie, paralysie du côté droit, rigidité de la nuque et strabisme.

Les *polypes du nez* étaient arrachés avec un fil et une éponge ou cautérisés au fer rouge. Quelquefois, la narine était incisée, le polype enlevé au bistouri, et la narine recousue et enduite de fleur de cuivre incorporée à du miel.

Maladies des glandes : Parotidites. Oreillons. Bubons. — Les *oreillons* à forme épidémique avec retentissement testiculaire étaient une affection fréquente. Les *parotidites* étaient une complication presque habituelle des fièvres graves, des fièvres ardentes ; la suppuration n'était pas rare par exemple à la suite de péripneumonie. La relation des adénites de l'aisselle et de l'aine, avec les plaies de la main, du pied ou de la jambe, était connue. Le nom générique de bubon leur fut donné. On sait que depuis, il s'applique surtout aux adénites inguinales.

Il est aussi souvent question, dans les « Maladies populaires », de fièvres avec bubon qu'il ne faut pas rapporter à la peste, mais bien à une affection des pays chauds.

Maladies suivant les âges : Maladies des enfants. — En passant en revue les maladies suivant les âges, nous compléterons la revue des affections dont il est question dans la Collection Hippocratique.

Les enfants sont atteints de convulsions, si la fièvre est aiguë, jusqu'à l'âge de 7 ans ; ils sont de plus sujets aux aphtes, aux vomissements, à la toux, aux terreurs, aux inflammations de l'ombilic, aux suintements d'oreille.

Plus tard, à l'approche de la dentition, se produisent des inquiétudes des gencives, des fièvres, des convulsions, des diarrhées surtout pendant la sortie des canines.

A un âge plus avancé ce sont les amygdalites, la luxation en avant de la vertèbre de la nuque (Mal de Pott cervical?), l'asthme, les calculs, les lombrics, les ascarides, les verrues, les humeurs des oreilles, les scrofules; et à l'approche de la puberté des fièvres longues et des épistaxis.

Maladies des jeunes gens, des adultes, des vieillards. — Chez les jeunes gens de 21 à 25 ans ce sont les hémoptysies, les phtisies, les fièvres aiguës, les épilepsies qui sont les maladies les plus habituelles.

Chez les adultes, il faut compter avec l'asthme, la pleurésie, la péripneumonie, les fièvres graves (lethargos, phrenitis, causos), la diarrhée chronique, le choléra, la dysenterie, la lienterie, les hémorroïdes.

Chez les vieillards on remarque surtout : des dyspnées, des catarrhes avec toux, des stranguries et des dysuries; des douleurs articulaires, des néphrites, des vertiges, des apoplexies, des cachexies, des démangeaisons de tout le corps, des insomnies, des humidités du ventre, des yeux et du nez, des amblyopies, des glaucomes (cataractes), des duretés de l'ouïe. (*Aph.*, IVe sect., *in fine*.)

Ce tableau, qui date de près de deux mille cinq cents ans, aurait certes besoin, pour être mis à jour, de quelques additions; néanmoins, tel qu'il est, il nous force à reconnaître qu'il n'y a pas une très grande différence entre la pathologie humaine du Ve siècle av. J.-C. et celle du XXe siècle ap. J.-C. : ce qu'ont alors observé les médecins hippocratiques, nous l'observons encore aujourd'hui.

Affections chirurgicales. Les plaies. — Nous allons maintenant passer à l'analyse des affections chirurgicales et commencer par les *plaies*.

Il ne faut pas humecter les plaies si ce n'est avec du vin, à moins qu'elles ne soient situées dans une articula tion. Il était recommandé, dans toute plaie récente, excepté au ventre, de faire couler le sang, puis, l'écoulement jugé suffisant, d'appliquer une éponge fine et molle, coupée, plutôt sèche qu'humide que l'on recouvrait de feuilles nombreuses (φυλλα) et d'une bande. S'il y avait inflammation de la plaie avec gonflement et clapier, il fallait faire une incision ; autrement on appliquait des cataplasmes faits de nitre, de fleur de cuivre et de myrrhe ; de verjus de vin et de miel ; de bile de bœuf, d'encens et de fleur de cuivre. La poudre de lotus, le lotus macéré dans du vinaigre, l'alun de Melos ou d'Égypte, le chalcitis (sulfate de cuivre) étaient aussi conseillés. Pour les plaies d'une cicatrisation plus difficile, le remède souverain était le *Médicament de Carie* composé d'hellébore noire, de sandaraque, d'orpiment, d'écaille de cuivre et de cantharides, qu'on appliquait soit en poudre soit en liniment épais, incorporé à la résine de cèdre : substances toutes antiseptiques, quelques-unes même caustiques.

Le pronostic des plaies est ainsi formulé dans de nombreux passages de la Collection Hippocratique : pour les plaies du ventre, si l'épiploon sort, il doit se sphacéler ; l'intestin sectionné ne peut se réunir, pas plus que le prépuce, les tendons, les parties minces de la peau. On considérait comme mortelles les plaies de l'encéphale, de la moelle épinière, du foie, du diaphragme, du cœur, de la vessie, des grosses veines, de la trachée, du poumon et des intestins.

Dans les traumatismes de la tête (contusion, plaie, fracture), la *trépanation* se faisait couramment soit avec le trépan perforatif, soit avec le trépan à couronne. La trépanation du crâne est d'ailleurs l'opération dont on a pu de nos jours vérifier l'ancienneté. (*Trépanations préhistoriques*[1]).

Fractures et luxations. — Dans les fractures des mem-

---

1. Les médecins Cnidiens, dans les cas d'hydropisie de poitrine, faisaient aussi la trépanation de la côte. (*Aff. int.*, § 23.)

bres, divisées déjà en *fractures simples* et en *fractures avec plaie*, la réduction se faisait au moyen de l'extension et de la contre-extension dans l'attitude naturelle du membre, soit simplement avec les efforts combinés du chirurgien et de son aide, soit à l'aide d'une machine, « le banc », plus tard appelé « banc d'Hippocrate ». Ce même appareil servait aussi pour la réduction des luxations.

Dans les fractures simples, la contention se faisait avec des linges, des attelles et des bandes. Dans les fractures avec plaie on se servait du pansement au cérat à la poix avec la laine en suint et on appliquait un appareil à jour qui maintenait les fragments en contact. C'est ainsi que pour les fractures de jambes on appliquait aux malléoles et au-dessus du genou deux bourrelets garnis avec des anneaux dans lesquels on faisait entrer des baguettes de cornouiller, qui, ainsi fixées aux bourrelets, maintenaient l'extension.

S'il y avait issue des fragments et que la réduction ne pouvait se faire, on les réséquait.

Pour le diagnostic en dehors des signes fonctionnels, il est insisté sur les signes locaux : « A la vérité, la main d'un homme expérimenté promenée sur le membre ne laissera pas échapper la saillie de l'os cassé, d'autant plus que c'est le point où le contact est le plus douloureux ». La crépitation n'est pas signalée.

Les principales fractures sont étudiées : fractures de l'olé-crane, de la clavicule, de la mâchoire inférieure, des os du nez, des apophyses épineuses des vertèbres, des phalanges de la main, des os de l'avant-bras, du bras, du pied, de la jambe, de la cuisse, des côtes et enfin des os du crâne.

Quant aux luxations les plus fréquentes, celles de l'épaule, du coude et de la hanche, elles sont déjà bien décrites et ont donné lieu à des modes et à des appareils de réduction très curieux, la plupart assez compliqués dont la description ne peut trouver ici sa place.

Parmi d'autres affections chirurgicales citons :

La *gibbosité*, que certains médecins, très probablement cnidiens, prétendaient guérir par la succussion sur une échelle, la tête ou les pieds en bas. « Les succussions sur l'échelle n'ont jamais redressé personne, c'est pour l'ébahissement de la foule.

Le *pied bot*, pour lequel un appareil prothétique est conseillé et pour lequel Hippocrate ne veut ni d'incision, ni de cautérisation.

Les *tumeurs blanches* de l'épaule, de la hanche, longuement décrites comme luxations spontanées de l'épaule et de la hanche. (Voir pl. h.)

Hémorroïdes. — Les hémorroïdes, qui sont causées par la bile et le phlegme qui se fixent dans les veines du rectum, étaient traitées chirurgicalement.

Elles étaient cautérisées « avec des ferrements chauffés à blanc » ou excisées, puis pansées avec de la fleur de cuivre qui avait macéré dans l'urine et qu'on avait laissé sécher.

Parfois un traitement plus doux était employé : fomentations chaudes suivies d'application d'un onguent où il entrait de la myrrhe, de la noix de galle, de l'alun d'Egypte et du noir de cordonnier. Par ce procédé l'hémorroïde se détache comme une pièce de peau cautérisée. On obtenait le même résultat avec le chalcitis calciné.

Condylomes, polypes du rectum. — Les condylomes et les polypes du rectum se traitaient de la même façon, mais comme leur siège était plus élevé on était obligé de se servir d'un *speculum*, qui ouvert aplatit le condylome et fermé le montre très bien.

Fistules. — Il s'agit surtout des *fistules anales*. Elles étaient traitées par la fleur de cuivre et par la ligature avec un fil passé avec une sonde dans le rectum par le trajet de la fistule et « auquel est attaché un crin pour que, dans le cas de pourriture du fil avant la section du trajet fistuleux on puisse y attacher un autre fil ». Ceci pour les fistules complètes. Pour les fistules borgnes, une incision était faite jusqu'à la limite de la pénétration de la sonde, puis un pansement convenable était appliqué.

Hernies. — Les unes siègent près du pubis et sont pour la plupart innocentes tout d'abord, mais peuvent devenir dangereuses et causer de la douleur, des nausées, des *vomissements stercoraux*, « comme cela arriva à Pittacus. »

Ces accidents, analogues à ceux de l'*ileus* ou *volvulus*, étaient considérés comme mortels.

Obstétrique. — Les accouchements étaient faits par des femmes sous les noms les plus divers[1].

La durée moyenne des règles était évaluée à 4 jours avec un écoulement d'environ un demi-litre de sang. (*De Morbis Mul.*, lib. II.)

Grossesse. — On regarde comme grosse une femme qui n'a pas eu ses règles depuis 40 jours, qui a des douleurs d'estomac, des envies, de la sialorrhée, une soif exagérée ; un teint pâle avec des éphélides à la face ; qui a de la pesanteur et qui perçoit les mouvements actifs du fœtus. Ces mouvements étaient perçus pour les garçons à trois mois, pour les filles à 4 mois (?). Ces mouvements actifs du fœtus jouent un très grand rôle dans l'obstétrique de l'époque. Ce sont eux qui pendant la grossesse peuvent amener l'enroulement du cordon autour du cou de l'enfant ; qui provoquent l'accouchement, amènent la rupture des membranes et font la délivrance. Car il était bien recommandé de ne pas couper le cordon avant la sortie du délivre, persuadé que l'on était que le fœtus, en faisant traction sur le placenta par l'intermédiaire du cordon, en amenait l'expulsion. (*De Morbis Mul.*, lib. II.)

La durée moyenne de la grossesse était fixée à sept quarantaines de jours soit 40×7=280 jours.

« L'enfant a dans la matrice les bras appuyés aux mâ-

---

1. Ιητρευουσα (celle qui soigne), παραψασουσσα, ou encore εσαφασουσσα (celle qui touche en côté, en dedans) ou ομφαλοτομος (celui qui coupe le nombril, le cordon), la dénomination la plus habituelle était μοια.

choires, et la tête près des pieds. » (*De la Nature de l'enfant.*)

Présentations. — Les différentes présentations sont signalées et la loi d'accommodation soupçonnée à propos des présentations obliques. « Si quis in vas olearium angusti oris nucleum immittat, non proclive est extrahere obliquatum. »

« Ce cas peut se comparer à un noyau d'olive qui, mis dans un vase à goulot étroit, n'en peut être retiré de côté. »
(*Mal. des F.*, liv. I, 33.)

La version céphalique. — Le fœtus pouvait se présenter par la *tête* ; c'était le cas le plus fréquent, c'était en quelque sorte la présentation normale à laquelle on devait ramener le fœtus s'il se présentait autrement, en le retournant (vertendo) ; en faisant la version, la version céphalique. Elle était pratiquée quand l'enfant se présentait en double (fesses) ou de travers (épaules). Cependant dans ce dernier cas on faisait plutôt l'embryotomie. Quand l'enfant se présentait par les pieds il était conseillé de laisser la nature agir ; quand une main ou une jambe seules se présentaient à la vulve, il était conseillé de les rentrer.

Pour pratiquer la version, la femme était placée dans la position obstétricale, le siège relevé par un coussin placé sous les reins. L'opérateur devait avoir soin de couper ses ongles très courts et de s'enduire les doigts et la main d'un corps gras. Il en était de même quand il devait pratiquer *l'embryotomie*, qui était indiquée quand le fœtus était mort (théorie erronée des mouvements actifs du fœtus), ou que, pour une cause ou pour une autre, l'accouchement ne pouvait pas se faire naturellement.

Il y avait pour cela deux procédés.

Soit introduire la main entre la tête et le tronc pour aller sectionner le cou avec un instrument (ongle) dissimulé sous la face palmaire du pouce ; puis extraire successivement la tête et le tronc avec le crochet à embryon. C'était une sorte de morcellement de l'embryon. Soit fendre la tête avec un bistouri, puis l'écraser avec un compresseur (basiotripsie), et tirer les os avec une pince ; puis avec le crochet à embryon qu'on fixait à la clavicule on faisait l'extraction du tronc. S'il y avait impossibilité on fendait la poitrine pour diminuer le volume du tronc. Il était bien recommandé, dans ces différentes manœuvres, de veiller à ne pas blesser l'utérus.

Les rétrécissements, les malformations du bassin ne paraissent pas avoir été soupçonnés.

Les cas d'infection puerpérale étaient fréquents. L'observation la plus typique se trouve au IIIe livre des *Maladies populaires* (14e malade). C'est une femme qui, après avoir accouché de deux jumelles à Cyzique, fut prise d'une fièvre tremblante et vive avec délire, insomnie, évacuations alvines abondantes, convulsions et mourut aphone et frénétique le 17e jour.

Les maladies intercurrentes des femmes grosses sont considérées comme graves. On va jusqu'à considérer comme mortelles chez la femme enceinte : la pleurésie, la péripneumonie, le phrénitis, la fièvre ardente, les quatre maladies aiguës.

Avortement. — L'accident le plus grave de la grossesse c'est l'avortement, qui pourra se produire quand la femme sera faible, quand elle aura fait un effort, soulevé un poids lourd, reçu un coup, sauté ; quand elle aura du dégoût des aliments, des terreurs, des syncopes, des passions exagérées. Les signes précurseurs sont la douleur du ventre ou des lombes, puis l'écoulement de sang. Les signes de l'enfant mort dans le ventre de la mère sont l'affaissement des mamelles et de l'abdomen.

L'avortement peut se produire à toutes les périodes de la grossesse, mais plus fréquemment autour du 40e jour. Il y a des femmes qui avortent régulièrement au 3e ou 4e mois.

Génération. — La génération de l'enfant se fait dans

la matrice par le mélange des deux semences : mâle et femelle. Cette semence échauffée attire et met du souffle. La première période de la formation de l'embryon est comparée à l'œuf des oiseaux. (*De la Nature de l'enfant.*)

Gynécologie. — La plupart des traités des maladies des femmes paraissent appartenir à l'École de Cnide. Ils n'en sont pas pour cela d'un intérêt moindre. On peut dire que les médecins Cnidiens ont créé la gynécologie et que rien ne sera fait de mieux qu'au XIXe siècle, où de nombreuses pratiques cnidiennes seront remises en honneur, sans qu'ils s'en soient doutés, par les gynécologistes modernes, contemporains.

Le *toucher vaginal* était pratiqué couramment pour renseigner le médecin sur l'état du vagin, du col utérin, de l'utérus, sur sa situation et sa consistance. Il n'y avait pas de spéculum pour la matrice, comme il y en avait pour l'anus. L'examen se faisait avec la sonde (μηλη) que les traducteurs latins ont appelée « specillum », diminutif de speculum, et qui leur rendait de grands services. Parfois ils abaissaient la matrice pour y introduire des topiques. « Dans les cas où l'orifice utérin ne peut être ouvert et la matrice *amenée à proximité...* jusqu'à ce que l'utérus s'assouplisse et *s'abaisse très près.* »

Le but de leur thérapeutique est de rendre féconde la femme stérile, et pour cela il faut pouvoir soigner directement la matrice, organe de la génération. La génération peut être empêchée par différentes causes, soit que la semence du mâle ne parvienne pas jusque dans la matrice, soit parce que, tout en y pénétrant, elle n'y est pas retenue. Cette pénétration ne peut avoir lieu quand le col utérin n'est pas à sa place normale, qu'il est dévié dans un sens ou dans un autre ou replié sur la matrice, ou bien encore quand il sera induré, fermé, non perméable, qu'il s'y trouve des callosités. La semence n'y sera pas retenue quand le col sera trop ouvert, quand la cavité utérine sera trop sèche ou trop humide, quand elle sera le siège d'écoulements blancs, jaunes, roux, etc.

Déplacements de l'utérus. — Tout d'abord la *chute de l'utérus*, consécutive à la *descente*. Pour la descente (abaissement) on fera des lavages chauds et aromatiques avec une décoction de myrte et on fera coucher la malade dans un lit à position déclive, la tête plus basse que les pieds. Dans la chute de la matrice, qui sort de la vulve et pend « comme un scrotum », il faut pratiquer la réduction manuelle que l'on maintiendra par l'introduction d'une éponge et l'application d'un bandage lombaire. Si la réduction manuelle est impossible, la succussion sur l'échelle était pratiquée comme pour la réduction des gibbosités ou la rupture des abcès pleuraux. La matrice rentrée, les jambes étaient liées et la patiente restait couchée pendant sept jours.

Les déplacements *latéraux* et *obliques* étaient traités par la réduction manuelle, le *massage* et les applications de topiques divers après dilatation du col.

« Potsquam autem recens lota fuerit, *os uterorum cum digito ad sanam coxam detrahito*, ita ut ipsum *os et partes circumaffectas mollias*, et mollitorium quoddam apponas; et postea *plumbeos penicillos* et mox scillam deinde narcissinum unâ die interpositâ, netopum oleum rosaceum. »

Certaines déviations étaient réduites par l'insufflation d'air dans la matrice avec une vessie.

Fistulâ ad vesicam allatâ uteros insufflato.

Enfin pour porter des topiques dans la cavité utérine, ils faisaient la *dilatation du col* avec des bâtonnets de pin ; « du pin le plus gras », de volume différent, auxquels quand la dilatation était suffisante on substituait des sondes en plomb creuses par la lumière desquelles des substances médicamenteuses étaient introduites dans la cavité utérine : huile chaude, huile de phoque, moelle de cerf, gros comme une *olive* de résine plongée dans de l'huile de roses ou dans de la myrrhe. Ce qui se faisait le plus souvent, c'était l'injection intra-utérine d'huile chaude. « Fistulam ad vesicam alligato et oleum calidum in uteros infundito. »

Ces pansements intra-utérins étaient continués jusqu'à ce qu'il apparût un peu de sang; ce qui était pour eux l'indice du retour de la cavité utérine à l'état normal.

Ces grands moyens étaient employés quand d'autres plus simples n'avaient pas été efficaces :

Les *injections vaginales* de décoction de figues vertes, de graines de grenade, de noix de galle, de myrte, d'encens, de myrrhe, de marjolaine, de fleur d'argent.

Les topiques qu'on introduisait dans le vagin ; les *pessaires*, qui étaient faits de morceaux de laine enduits de substances médicamenteuses incorporées à de la poix, de la cire, de la graisse d'oie, de la moelle de cerf, du miel et à l'extrémité desquels on attachait un fil.

« Resinam et æris florem cum melle subacto in linteo *apponito quam penitissime, filo ad extremitatem alligato.* »

Ce sont nos tampons modernes.

Les *fumigations* étaient d'un usage fréquent. La femme accroupie s'introduisait dans l'orifice utérin un roseau qui était en rapport avec un grand récipient de la contenance de deux setiers et d'où s'échappaient des vapeurs aromatiques d'ail, d'huile de phoque, de fenouil, d'hypericon, de cumin d'Ethiopie, de cyclamen, de marjolaine, etc.

Ces différents moyens étaient surtout employés dans les écoulements de la matrice, distingués en rouges, en roux et en blancs.

Les écoulements rouges (métrorragie) étaient traités par des injections et des topiques astringents et l'application des ventouses sèches aux mamelles.

Les écoulements roux, indices d'ulcérations graves, de cancer, étaient soignés par des injections et des topiques aromatiques.

Quant aux écoulements blancs, la leucorrhée, ils étaient surtout soignés par un traitement général : potages de légumes bouillis, potages aux amandes et au sésame ; le pavot blanc, la graine d'ortie dans du vin astringent, le jus de grenade auquel on mêlera du fromage de chèvre; la gestation.

Les *suppurations péri-utérines* sont signalées et se reconnaissaient aux symptômes suivants : empâtement péri-utérin avec adhérences immobilisant l'utérus; dureté au flanc avec douleur dans le bas-ventre, les flancs et les lombes, s'irradiant dans la jambe qui ne peut rester allongée. Pour éviter à la patiente des accidents le plus souvent mortels, l'auteur conseille d'intervenir avec le cautère ou le bistouri, « secare aut urere », mais il ne dit pas où il faut couper ni où il faut brûler.

Quand il y avait du pus seulement dans la cavité utérine, on conseillait des injections avec une canule spéciale en argent, à trous latéraux.

Enfin s'il existait au col de la matrice des *callosités*, voici comment on les opérait :

« La femme est couchée sur le dos; elle a un oreiller sous le milieu des lombes, les jambes étendues et écartées l'une de l'autre. Alors on introduit la sonde (specillum) et on la tourne de haut en bas jusqu'à ce que la callosité fasse saillie, quand on la voit à l'orifice utérin, si elle n'adhère pas à la hanche et qu'elle veuille suivre, c'est ce qu'il y a de mieux ; mais si elle adhère à l'orifice utérin on la saisit avec une pince très fine, et on l'attire avec précaution, doucement et sans violence. »

Les médecins de cette époque étaient donc très versés dans la connaissance et la pratique de la gynécologie. La dilatation du col utérin, des injections intra-utérines, la réduction manuelle des déviations, le massage sont des méthodes toutes modernes dont usaient déjà nos ancêtres médicaux du vᵉ siècle av. J.-C.

Thérapeutique. — Nous avons déjà, au courant de cette étude, parlé de la thérapeutique spéciale aux affections que nous avons signalées. Nous allons ici nous occuper de la thérapeutique générale de l'école Hippocratique.

Il semble bien que, d'après les affirmations d'Asclépiade (100 av. J.-C.), qui avait dit que la médecine des anciens, et notamment celle d'Hippocrate, n'était « qu'une contemplation de la mort », il y ait eu un peu d'exagération dans l'opinion que l'on se fait généralement de la thérapeutique hippocratique. Ajoutons à cela qu'au XVIe siècle, Cornarius, à qui nous devons l'édition la plus médicale des œuvres d'Hippocrate, avait été jusqu'à dire que le maître de l'école de Cos venait à bout des maladies aiguës par les moyens les plus simples : la ptisane, le vin, l'eau miellée, l'oxymel, l'hydromel et qu'il était inutile de vouloir en imposer d'autres comme ceux de l'école Arabe, par exemple, qui étaient plus compliqués. Rien d'étonnant à ce que dans la suite cette légende de « la contemplation de la mort » soit devenue une réalité.

L'école Hippocratique fut une école d'observateurs, qui, d'après l'idée qu'ils se faisaient de la *nature médicatrice*, pensaient que le rôle du médecin était d'imiter la nature dans son effort curateur et de l'aider; jamais ils n'ont pensé nier la valeur de la thérapeutique. Toutefois ils étaient très prudents et leur premier précepte était de ne pas nuire. *Primum non nocere.* Les procédés empreints de brutalité, tels que la succussion sur l'échelle, les infusions dans le poumon, leur répugnaient un peu : c'étaient d'ailleurs des méthodes cnidiennes. Il en était de même pour la méthode d'Hérodicus « qui tuait les fébricitants par des courses, des luttes multipliées, des bains de vapeur. L'état fébrile est ennemi des luttes, des promenades, des courses, des frictions. C'est traiter la souffrance par la souffrance ». (*Epid.*, VI, 3e sect., 18). Mais ils ne restaient pas inactifs devant le mal : les différents traitements que nous avons rapportés au sujet des affections aiguës, des angines, des maladies des femmes en sont la preuve.

Pour eux *le remède est tout ce qui modifie l'état présent*; or toutes les substances qui ont quelque force sont médicatrices. « On peut modifier par un remède si l'on veut, et si l'on ne veut pas par l'aliment. » D'où deux modes de traitement, deux grandes divisions de la thérapeutique : l'une par le remède (pharmaceutique), l'autre par le régime (diététique).

Comme nous l'avons dit plus haut, tout traitement sera subordonné à certaines règles générales : dans les maladies causées par la plénitude, on évacuera; s'il y a de la déplétion on usera de la réplétion ; à la fatigue, on opposera le repos. C'est ce qu'on a appelé la doctrine des contraires dont plus tard on a fait l'allopathie.

Aux différents tempéraments on saura adapter des médicaments opportuns ; on donnera des cholagogues aux bilieux; des phlegmagogues aux pituiteux; des remèdes forts aux tempéraments forts, de plus doux aux tempéraments faibles. Enfin les maladies devront être chassées par la partie qui leur est naturellement la plus voisine, et par la voie qui leur est naturellement la plus proche.

Les maladies étant causées le plus souvent par le régime qui amène la plénitude, la médication évacuante fut la première employée et la plus employée. L'évacuation était provoquée soit par en haut (vomitifs), soit par en bas (purgatifs).

Les *vomitifs* étaient d'un usage fréquent chez les Grecs ; ils prenaient des vomitifs de précaution, coutume qu'ils tenaient des Égyptiens. (Voir pl. h.) Le vomitif, avec le *clystère*, qui venait aussi d'Égypte, constituait le traitement prophylactique des maladies. Les vomitifs étaient conseillés plutôt l'hiver; les clystères plutôt l'été. C'est ainsi qu'il était recommandé pendant les six mois d'hiver de prendre un vomitif deux fois par mois, et pendant les autres six mois un clystère au moins deux fois par mois. Cette dernière prescription est restée jusqu'à ces dernières années rès en honneur dans les vieilles familles françaises.

Le vomissement était provoqué par de l'eau chaude seule ou additionnée de vinaigre et de sel; par l'élatérion ou encore par l'hellébore blanc : ces deux derniers plus volontiers en cas de maladie.

Quand il y avait urgence, le vomissement était provoqué mécaniquement par l'attouchement du pharynx avec une plume. « Pennâ immissâ vomuit bilem atram. »

Les clystères de précaution étaient suivant les tempéraments de deux espèces : gras et épais avec du lait, de la décoction de pois chiches pour les personnes maigres; ténus et salés avec de la saumure ou de l'eau de mer pour les personnes grasses.

Les *purgatifs*, qui étaient donnés surtout dans les maladies pour amener des évacuations alvines, se recrutaient parmi les végétaux : l'hellébore noir, la scammonée, les euphorbes, le grain de Cnide, le cnéoron. Les purgatifs minéraux n'étaient guère employés. On usait cependant déjà de la *pierre magnésienne* et du singulier mélange suivant : « Prenez *des parcelles de cuivre battu* autant que peut en contenir la petite cavité qu'offre l'extrémité postérieure de la sonde; ajoutez de la colle de farine, de l'aunée; pulvérisez et faites des pilules que le malade prendra : ce médicament évacue les eaux par le bas. »

Quand une évacuation alvine était nécessaire, qu'un purgatif paraissait dangereux à administrer, les Grecs comme les Égyptiens ne purgeaient pas dans les premiers jours des affections aiguës, *un suppositoire* en forme de gland était introduit dans le rectum ; parfois aussi on donnait un lavement.

Avec les évacuants tels que les vomitifs et les purgatifs, le remède le plus employé était la *phlébotomie*, que l'on pratiquait dans la plupart des maladies; d'abord dans les affections aiguës, comme la pleurésie, la péripneumonie, les fièvres, dans l'angine, soit à la période d'état, soit à la période de déclin; puis, dans certains états pathologiques, comme la perte de la parole, la stase veineuse, la dysurie, la strangurie, les douleurs de la hanche, les plaies de la tête, le vertige, l'hydropisie, les accouchements difficiles.

Parmi les *médicaments calmants* l'opium n'est pas encore employé couramment. Aux lypémaniaques, il est conseillé de prendre gros comme un grain de millet de *jusquiame* ou de *mandragore*, le volume de trois fèves de *Silphion*; ces mêmes substances étaient employées dans les délires fébriles ainsi que l'*asa fœtida* et le *galbanum*.

La *scille*, les *cantharides* sont les médicaments diurétiques habituels. « Quatre cantharides dont on a enlevé les ailes, broyées puis macérées dans une demi-hémine de vin, additionnée de miel. »

Pour les blessures, plaies, ulcères, comme nous l'avons vu plus haut, c'est l'alun, le nitre d'Égypte, la fleur de cuivre, la sandaraque, l'orpiment, la litharge, la myrrhe, la noix de Galle, la poudre d'arum sec, le safran, la bile sèche de bœuf qui sont les médicaments les plus employés avec la saignée : saignée locale et saignée générale.

Les *bains chauds* étaient prescrits dans les affections aiguës de la poitrine; dans les affections longues et chroniques, *les bains chauds naturels* comme ceux de l'île de *Mélos* étaient recommandés.

Les *applications d'eau froide* étaient pratiquées dans les fièvres ardentes. Des linges imbibés d'eau froide étaient appliqués là où il y avait le plus de chaleur. « Lintea *aqua frigida* tincta apponito. » Ce moyen était également conseillé dans les métrorragies : des compresses froides étaient appliquées sur le ventre.

Les Grecs étaient très partisans des onctions avec des corps gras et des huiles aromatiques, dont on usait surtout pour les sports, les exercices.

Comme *révulsifs* ils employaient les ventouses sèches, les

autères avec le fer rouge ou le buis trempé dans l'huile bouillante et les moxas de lin cru.

Ce court exposé, joint à ce que nous avons rapporté plus haut, nous paraît suffisant pour ruiner la légende qui faisait de la Médecine Hippocratique « une simple contemplation de la mort. »

Le *traitement pharmaceutique* n'est qu'exceptionnellement employé pour prévenir les maladies; c'est le traitement de la maladie déclarée. Le *traitement diététique* est surtout prophylactique parce que son but est de prévenir la maladie, basé qu'il est sur ce que son auteur a appelé l'imminence morbide. C'est le sujet des *quatre livres du Régime* que des critiques autorisés attribuent à Hérodicus le Selymbrie, dont nous avons déjà parlé plus haut, qui prétend que la plupart des maladies sont causées par la rupture du rapport normal qui doit exister entre les aliments que nous absorbons et les exercices que nous prenons; c'est-à-dire entre la recette et la dépense de l'organisme. Cette idée n'était pas nouvelle. Les Égyptiens n'avaient conseillé les vomitifs et les clystères de précaution que dans le but de rétablir ce rapport, en débarassant le corps du superflu des aliments. C'était aussi l'opinion d'Euryphon de Cnide, qui pensait que les maladies étaient causées par une surabondance de nourriture. Néanmoins la méthode d'Hérodicus est plus complète et mieux formulée. Pour lui, la plupart des gens deviennent malades parce qu'il y a excès d'aliments par rapport aux exercices, ou excès d'exercices par rapport aux aliments. Voici d'ailleurs sa déclaration : « J'ai découvert le moyen de reconnaître l'*imminence de la maladie* que prépare un excès dans un sens ou dans l'autre; les maladies, en effet, n'éclatent pas soudainement, mais s'amassent peu à peu et se montrent pleines d'intensité. Avant donc que, dans le corps, la santé soit vaincue par la maladie, il est des accidents qu'on éprouve, que j'ai reconnus et qu'il y a moyen de faire disparaître. » (*Du Régime*, liv. I.)

Valeur nutritive des différents aliments. — Il commence par établir la valeur nutritive des différents aliments : les céréales, les viandes, les œufs, et nous donne ensuite quelques détails sur la façon de préparer ces aliments.

Le *pain fermenté* est léger et évacue; léger parce que l'acide du ferment a consumé préalablement l'humide qui est l'aliment; évacuant parce qu'il se digère vite.

La *viande de bœuf* est forte et resserrante; *celle de chèvre* est plus légère et plus évacuante, *celle de porc* donne au corps plus de force que les précédentes.

Les *œufs* ont quelque chose de fort, de nutritif et de flatulent; de fort parce que c'est la génération de l'animal; de nutritif parce que c'est le lait du petit; le flatulent parce que, sous un petit volume, ils ont une diffusion considérable.

Le suc de pommes arrête les vomissements et pousse à l'urine : l'odeur des pommes est également bonne contre les vomissements. (Ether amylvalérianique.)

Les choses crues donnent des gargouillements et des rapports.

Les préparations à la sauce causent de l'ardeur et de l'humidité; les préparations à la saumure et au vinaigre valent mieux et ne causent pas d'ardeur.

« On ôtera de la force aux aliments forts en les cuisant à petit feu et les refroidissant; de l'humidité aux aliments humides en les grillant et en les rôtissant; les aliments secs on les humectera et on les mouillera, les aliments salés on les mouillera et on les cuira; les aliments amers et âcres on les mêlera aux doux; les aliments astringents aux aliments gras et ainsi du reste. »

Voilà d'excellents principes culinaires,

Voici maintenant quelques préceptes hygiéniques :

« Toutes choses fraîches donnent plus de force que les autres parce qu'elles sont plus près du vivant, les choses vieilles et faites évacuent plus que les fraîches parce qu'elles sont plus près de la corruption. »

L'eau potable humecte et rafraîchit ; le *bain salé* échauffe et sèche. Les *bains chauds* à jeun atténuent et rafraîchissent. Les *bains froids* donnent, tout en étant froids, quelque chose de chaud. S'abstenir de bains dessèche par consommation de l'humide ; il en est de même quand on s'abstient d'onctions. *L'onction* échauffe, humecte et amollit. Le soleil et le feu dessèchent pour les mêmes causes. Quant *aux frictions* : la friction sèche resserre ; molle relâche ; fréquente amaigrit ; modérée épaissit.

« Le *coït* atténue, humecte et échauffe ; il échauffe par la fatigue et l'excrétion du liquide ; il atténue par l'évacuation ; il humecte parce qu'il est laissé dans le corps de la colliquation produite par la fatigue du coït. »

Il conseille aussi les vomissements de précaution.

Puis, passant à l'étude des exercices, il prétend que l'inaction humecte le corps et l'affaiblit, qu'au contraire le travail le dessèche et le fortifie. Il arrive enfin à la description des symptômes qui, d'après lui, annoncent l'imminence de la maladie.

C'est tout simplement ce que nous appelons l'embarras gastrique.

Quand les aliments l'emportent sur les exercices, il y aura de la plénitude caractérisée par la sécheresse de la narine et une sensation de pléthore avec irritation de la gorge, ou encore de la somnolence, des chaleurs générales ou partielles. Dans ce cas, le bain chaud, le vomitif, la diminution de la ration alimentaire seront des moyens suffisants. S'il y a de la céphalalgie on donnera de l'hellébore.

Quand les exercices l'emportent sur les aliments, il y aura de la décoloration du teint, des rapports aigres après le repas ou le matin au réveil, des selles non digérées. Il conseille les mêmes moyens thérapeutiques : bains chauds, vomitifs, purgatifs, diminution de la ration alimentaire, repos.

Il termine par des conseils généraux si souvent cités et infidèlement cités : « Il convient de prendre des bains chauds, de dormir mollement, de s'enivrer une ou deux fois de temps à autre, mais non d'une façon excessive; de se livrer au coït quand l'occasion s'en présentera; de laisser les exercices[1] (sports) excepté les promenades. »

Quant aux vrais préceptes d'hygiène hippocratique, ils sont renfermés dans cet aphorisme : *labor*, *cibus*, *potus*, *somnus*, *venerea*, *omnia moderata*. C'est cette modération en tout : dans le travail, l'alimentation, le sommeil et les plaisirs vénériens qui fait la santé et qui empêche de devenir malade.

Anatomie. — Les notions anatomiques des médecins hippocratiques étaient rudimentaires. Cependant, sur bien des points d'anatomie pratique, topographique, médicale ou chirurgicale, ils étaient très exactement renseignés.

Dans les traités des fractures, des luxations et des plaies de la tête, les *os* ainsi que les *articulations* sont bien décrits. Quant aux viscères, les descriptions sont faites souvent d'après les animaux. Ils n'ont assurément disséqué aucun cadavre humain. Des animaux ont pu être sacrifiés dans un but d'instruction. L'*intestin* est souvent comparé à celui du chien; à propos de la maladie sacrée, l'auteur du traité nous dit qu'il a chez une chèvre épileptique trouvé le cerveau humide et rempli d'eau; ce qui prouve bien pour lui que la maladie a son siège dans cet organe.

Le *cerveau* est double chez l'homme comme chez les animaux; le milieu est cloisonné par une membrane mince; il est entouré de deux membranes : l'une dure, l'autre mince.

---

1. Les exercices étaient divisés en naturels et violents : naturels : exercices de la vue, de l'ouïe, de la toux, de la pensée; violents (sports), courses sans vêtements ou vêtus, courses longues ou recourbées, circulaires, au cerceau; succussion (sortes d'exercices d'assouplissement); la lutte, la friction, la lutte à plat sur le sol, la lutte au poignet; la corycomachie (jeu de balle).

Tout dans ces livres corrobore l'opinion des critiques qui pensent qu'ils ont été écrits par un maître de palestre.

Le *cœur* est bien décrit dans un traité spécial avec ses ventricules, ses oreillettes, enveloppé dans une membrane qui le plus souvent contient du liquide. C'est un *muscle* très fort par le fait du *feutrage* de sa chair. Les valvules *sigmoïdes* de l'aorte ont été vues et leur usage déterminé ; l'artère pulmonaire est décrite.

Le *poumon* emplit la poitrine avec cinq éminences qu'on appelle lobes ; il est de couleur cendrée, marqué de points en saillie et naturellement percés de pertuis. La trachée-artère se termine au haut du poumon composée d'anneaux semblables recourbés s'adaptant de champ les uns aux autres.

Le *foie* a deux éminences qu'on nomme portes, situées dans la région droite du ventre.

La *rate*, placée sous les fausses côtes gauches, s'étend « en la forme de la plante du pied .»

Les *reins* sont de même forme ; la couleur en est semblable à celle des pommes ; de chaque rein part un conduit oblique qui se rend au sommet de la vessie.

Enfin l'*œsophage*, l'*estomac*, l'*intestin*, qui a douze coudées, roule en circonvolutions qui se terminent en une chair abondante à l'anus, sont décrits.

Le *tronc* est divisé en deux parties par le diaphragme appelé encore phrènes : le *ventre supérieur* (thorax) et le *ventre inférieur* (abdomen).

La *vessie*, le *canal de l'urèthre* sont connus grâce aux lithotomistes, ainsi que les *testicules*. L'*utérus* est bien connu comme nous l'ont montré les gynécologistes cnidiens.

Les ovaires ne sont pas mentionnés.

Les *artères* et les *veines* sont le plus souvent confondues, mais aussi très nettement différenciées, puisqu'ils ont remarqué au foie l'enracinement des veines, au cœur celui des artères.

Quant aux *nerfs* ils sont souvent confondus avec les tendons et les ligaments. Cependant, dans le Livre II des *Epi-*

démies, section IV, on trouve la mention « de *deux nerfs* qui partent du cerveau au-dessous de l'os de la grande vertèbre pour se rendre à l'estomac, descendant le long de la trachée-artère de chaque côté » et de « nerfs qui de chaque côté de la vertèbre se distribuent obliquement aux côtes. »

Il s'agit bien là de vrais nerfs.

Les *glandes* sont décrites « de nature spongieuse, lâches et grasses ; ce ne sont ni des chairs semblables au reste du corps, ni rien autre qui ressemble au corps ». Elles ont peu de consistance, possèdent des veines nombreuses ; par la malaxation on en fait sortir un liquide huileux ; on les trouve partout où il y a de l'humidité. Les reins, les mamelles, les amygdales, les glandes de l'aine et de l'aisselle, enfin le cerveau sont considérés comme des glandes. Ce sont elles qui amènent les catarrhes, les fluxions.

Physiologie. — Voici comment E. Littré, dans l'argument qui précède le « Livre des Chairs » (t. VIII), résume la physiologie hippocratique :

« Les veines partaient de la tête et allaient se distribuer dans le corps entier jusqu'aux doigts des pieds. L'air, attiré par la trachée-artère, les bronches et le poumon, passait dans le cœur et les artères (d'où leur nom) qui portaient l'esprit de vie et le mouvement dans toutes les parties.

« Le cerveau (métropole de l'humidité) était considéré comme l'organe qui recevait l'humide et en faisait la répartition ; c'est là même qu'ils avaient placé une certaine circulation : l'humeur (le liquide céphalo-rachidien sans doute) affluait de toutes les régions du corps comme à un réceptacle et à son tour ce réceptacle renvoyait l'humeur à toutes les régions. Les glandes, d'ailleurs (le cerveau est considéré comme tel), avaient pour usage de débarrasser le corps de liquides superflus. La digestion est conçue comme une cuisson d'aliments d'où résultait un fluide qui allait par les glandes et les veines nourrir les différentes parties du corps : à quatre humeurs était distribué le rôle capital d'opérer par tout le corps toutes les mutations essentielles : le sang, la bile jaune, la bile noire, la pituite. »

Ajoutons à ce résumé très judicieux quelques autres notions importantes de la physiologie hippocratique au point de vue de l'histoire des sciences médicales.

« Enracinement des veines : le foie : enracinement des artères : le cœur. Du foie et du cœur se répandent partout *le sang et le souffle à travers lesquels la chaleur chemine.* *(De l'Aliment.)*

Les auteurs qui suivront feront de cette citation une interprétation fausse, que le foie est l'origine des veines et le cœur l'origine des artères, et cette erreur durera jusqu'à la découverte de W. Harvey.

Quoique la circulation ne fût pas connue, elle fut cependant pressentie. Le corps est comparé à un cercle et dans la description des veines de la tête aux pieds, les médecins hippocratiques admettaient que les veines, arrivées aux extrémités, se réfléchissaient et remontaient le long de la jambe et de la cuisse jusqu'au ventre et à la poitrine et allaient rejoindre les veines issues de la veine primitive. *(De la nature de l'homme.)*

« Venæ (vaisseaux) per corpus diffusæ spiritum, fluxum et motum exhibent, ab unâ multæ germinantes atque hæc una unde oriatur et ubi desinat non scio. *Circulo enim facto principium non invenitur.* »

La moelle est regardée comme l'aliment de l'os.

Ils ont eu quelques idées sur la *vaso-motricité* à propos des alternatives de rougeur et de pâleur de la face qu'ils veulent ainsi expliquer. « Les changements de coloration sont produits par le cœur resserrant ou relâchant les veines ; quand il les relâche, le teint devient animé et de bonne couleur et transparent ; quand il les resserre, pâle et livide. »

Ils savaient que le battage du sang à la sortie des vaisseaux en empêche la coagulation. Ils ont même tenté de faire des analyses du sang. Ils jetaient sur le sable le sang des règles, le laissaient sécher au soleil et quand la dessiccation était faite, s'il restait à la surface quelque chose de jaune, c'est qu'il contenait de la bile en excès; si c'étaient des mucosités, de la pituite[1].

La nutrition. — Voici comment ils comprenaient la nutrition et la vie : « La puissance de la nourriture arrive à l'os, à toutes les parties, à la veine, à l'artère, au muscle, à la membrane, à la chair, à la graisse, au sang, au phlegme, à la moelle, à l'encéphale, à la moelle épinière, aux intestins et à toutes leurs parties; elle arrive même *à la chaleur, au souffle et à l'humidité.* »

Plus tard cette citation sera défigurée et on créera l'humide radical.

Et tout cela se fait par la nature, qui le fait sans l'avoir appris : « φυσιες παντων αδιδακτοι. »

De tout ceci il résulte que pour eux *c'est le souffle* qui est cause de la vie, que c'est lui qui distribue dans le corps par le moyen des vaisseaux la chaleur qu'on appellera chaleur innée (θερμον εμφυτον). Plus tard cette théorie sera déformée, donnera naissance à la doctrine des esprits qui va embarrasser la médecine et la philosophie pendant des siècles. Quant au fond, dans le souffle (πνευμα) et la chaleur innée (εμφυτος), il ne faut voir que l'action pressentie de l'air, de l'oxygène sur le sang.

Pour eux le corps et l'âme sont unis d'une façon tellement intime que les maladies de l'un retentissent sur l'autre. D'ailleurs on ne peut nier l'influence des milieux sur les tempéraments, les aptitudes, la mentalité qui diffèrent suivant les climats, les lieux, l'air, l'eau (*De aere, aquis et locis*). Cette influence toute physique agit sur l'âme parce qu'elle a d'abord agi sur le corps. C'est donc dans la Collection Hippocratique que se trouve formulée

---

1. Tout récemment, pour faire le diagnostic de l'anémie pernicieuse et de la leucémie, M. L. W. Tallovit, de Berlin, a proposé l'usage d'un papier à filtrer, procédé qui a quelque analogie avec celui des médecins hippocratiques ; le sable faisant office de filtre.

pour la première fois la doctrine « du milieu » reprise au XVIIIᵉ siècle par Montesquieu et au XIXᵉ par Taine.

Nous avons vu plus haut à différentes reprises le rôle dévolu à la nature qui guérit les maladies, avec son impulsion, un philosophe contemporain dira son élan, « l'élan vital » (τα ορμωντα, το ενορμον). Les auteurs médicaux qui suivront traduiront par « natura impetum faciens », ou « spiritus impetum faciens » (Van Helmont, Kaau Boerhaave).

Telle est la doctrine hippocratique : naturiste et vitaliste.

Mais il faut bien savoir que toutes ces doctrines ont été faites « après coup »; les médecins hippocratiques n'ont pas voulu construire de systèmes; ennemis de toute hypothèse, ils ont voulu rester dans le domaine des faits ; et c'est dans ce domaine qu'ils ont excellé, comme nous l'avons vu dans la description de certaines maladies et comme nous allons le voir encore maintenant par une analyse rapide des livres qui traitent du *Pronostic,* et la valeur des signes constatés chez le malade.

Pronostic et sémiotique. — Dans la Collection Hippocratique il n'est jamais question de diagnostic. Ce qui est important c'est le pronostic qui vous rendra tout-puissant auprès de votre malade et de son entourage, qui demandent surtout à connaître l'issue de la maladie. Or ce pronostic ne peut être porté que par l'interprétation de certains signes, qui sont ce qu'on pourrait appeler la sémiotique hippocratique.

« Savoir que les jugements se font par les yeux, les oreilles, le nez, la main et les autres moyens que nous connaissons, c'est-à-dire en regardant, touchant, écoutant, flairant et goûtant. »

Ou encore : « Celui-ci en palpant, flairant, goûtant.... Remarquer cheveux, couleur, peau, veines, parties nerveuses, chairs, os, moelle, encéphale, ce qui vient du sang ; viscères, ventre, bile, les autres humeurs, articulations, battements, tremblements, spasmes, hoquet, respiration, déjections. »

Les fièvres sont à la main « mordicantes » ou « humides. »

Quant à l'examen du malade il portera d'abord sur la *face* (on sait quelle importance on a toujours accordée au « facies »).

Si le visage a l'aspect normal, rien de grave; il n'en n'est pas de même quand « le nez est effilé, les yeux enfoncés, les tempes effacées, les oreilles froides et contractées, les lobes des oreilles écartés, la peau du front sèche, tendue et aride, la peau de tout le visage jaune ou noire, ou livide ou plombée. « C'est ce que depuis on a appelé le « facies hippocratique. »

Dans la face, les *yeux* qui fuient la lumière, qui se remplissent involontairement de larmes, qui s'écartent de leur axe ; si l'un devient plus petit que l'autre ; si le blanc se colore en rouge ; s'il y paraît des veinules livides ou noires ; s'il se montre de la chassie autour d'une prunelle, s'ils sont agités ou saillants de l'orbite ou profondément enfoncés ; si les prunelles sont desséchées et ternes, sont autant de signes de mauvais augure, ou encore si le blanc de l'œil se montre à travers la paupière incomplètement fermée.

Ils attachent, comme les Égyptiens dans le livre de l'Ambre, une grande importance au *decubitus*. Il n'est pas bon que le malade soit vu couché sur le dos, le cou et les jambes étendues ou affaissé dans le lit, ou glissé vers le pied du lit. Si le malade est pieds nus, bras, cou et jambes nus, c'est un signe de grande agitation. Vouloir se lever dans une affection aiguë est un mauvais signe. Le grincement des dents est l'indice prochain d'un délire maniaque. Ce qui est aussi d'un pronostic fâcheux ce sont la carphologie et le crocidisme « quand les mains se promènent devant le visage, cherchant dans le vide, ramassant des fétus de paille, arrachant brin à brin les paillettes des murs de l'appartement. »

Il faut aussi s'enquérir de la fréquence de la respiration, de l'état de la peau, de la production des sueurs, de l'état de *l'hypocondre*. Quand il sera indolent, mou, égal aussi bien à droite qu'à gauche, cela est bon ; mais s'il est enflammé, tendu, douloureux, présentant une inégalité soit à droite, soit à gauche, il faudra se tenir sur ses gardes.

Les pulsations, les battements des vaisseaux des tempes annoncent le délire, surtout si les prunelles se meuvent fréquemment. D'autres éléments de pronostic sont tirés de l'examen des selles, des urines, des matières vomies, de la température des extrémités, de la présence de l'hydropisie, de l'expectoration, le crachat rouillé est signalé dans les affections du côté et du poumon : « chez les péripneumoniques une expectoration rouillée (πτυελον ξανθον) mêlée à une médiocre quantité de sang est salutaire et soulage beaucoup au début de la maladie ; mais rendue au septième jour elle est moins sûre. »

Dans l'empyème, difficile à diagnostiquer, il faut tenir compte de la température locale : « il examinera si un des côtés est plus chaud » ; nous avons vu plus haut que cette élévation de température était aussi recherchée par l'application sur la poitrine de terre de potier tiède. Enfin, pour connaître le début de la suppuration, il faut compter à partir du jour où le malade a eu pour la première fois *un retour du mouvement fébrile*, ou auquel il a éprouvé *un frisson*.

Le *bruit de succussion* « velut in utriculo strepitum facit » dans la pleurésie purulente ; le bruit de cuir neuf dans la pleurésie sèche avec fausses membranes « un bruit comme de cuir se fait entendre » font voir qu'ils ont eu le pressentiment du parti qu'on pouvait tirer de l'auscultation.

L'état de la langue est aussi important à noter : sa teinte jaune vient de la bile, sa teinte rouge du sang, sa teinte noire de la bile noire ; sa sécheresse d'une inflammation fuligineuse et des affections de matrice ; la teinte blanche de la pituite. Elle peut parfois avoir une odeur urineuse.

Ils ont signalé les rapports de sympathie qui existent entre le mamelon et l'utérus. « Si le mamelon et l'aréole rouge qui l'entoure sont jaunes, la matrice est malade. »

La roideur de la nuque, la difficulté de la déglutition sont considérées comme des signes fâcheux. Enfin ils attachaient une grande importance à la température des parties examinées : « Ubi in corpus sudor est, illic morbum esse declarat. Et ubi in corpore frigiditas aut caliditas est, hic morbus est. »

La sémiologie hippocratique est donc pleine d'intérêt et « elle fait encore le plaisir et l'instruction des adeptes de cette science par la richesse presque infinie et par la finesse de leurs constatations, par l'acuité des distinctions qu'ils établissent. » (Th. Gomperz.)

Telle est succinctement analysée la Collection Hippocratique : un recueil de traités, de « livres » se rapportant à la médecine, à la chirurgie et à la thérapeutique, à l'anatomie et à la physiologie. Ces traités sont dus à des auteurs différents, mais cependant contemporains ou à peu près, imbus des mêmes doctrines et de la même discipline, et nous donnent l'état des sciences biologiques aux ve et ive siècles avant notre ère.

« C'est la gloire de l'École de Cos d'avoir élaboré dans un travail tranquille et méthodique les matériaux que l'on avait amassés avant le ve siècle, et d'avoir par là exercé la plus salutaire influence sur la vie intellectuelle de l'humanité. » (Th. Gomperz.)

Quant à Hippocrate lui-même, plus on pénètre dans l'intimité de ce qui fut autrefois appelé ses œuvres, moins on y trouve sa personnalité. Cependant, Hippocrate a existé; il est né dans l'île de Cos 460 ans avant notre ère et est mort à Larisse à l'âge de 90 ans. Mais presque tout ce qui a été dit sur son compte appartient à la légende : légende l'histoire des feux allumés par son ordre dans la peste d'Athènes; légende le refus des présents d'Artaxerxès; légende aussi son entrevue avec Démocrite. On sait seulement qu'il était de famille médicale, que son père Héraclide fut son premier maître. On dit qu'il fut l'élève d'Hérodicus; que jeune médecin il se trouva avec le vieil Euryphon en consultation auprès de Perdiccas, roi de Macédoine. La légende le poursuit jusque sur sa tombe, où des abeilles ont élu domicile et fabriquent un miel souverain entre les aphtes des enfants, et où les nourrices viennent en foule chercher un remède pour la bouche de leurs nourrissons.

On sait encore qu'il eut deux fils : Thessalus et Dracon, une fille mariée à Polybe. Platon en parle comme d'un médecin célèbre de son temps et plus tard Aristote le cite comme le type du parfait médecin, du médecin le plus grand qui ait existé.

LIVRE III

LA MÉDECINE D'HIPPOCRATE A GALIEN
(460 av. J.-C. — 120 ap. J.-C.)

Fin de l'Ecole Hippocratique. — L'Ecole d'Alexandrie. La Médecine à Rome : les Méthodiques.

Immédiatement après Hippocrate viennent ses deux fils : Thessalus et Dracon ; son gendre, Polybe, considérés comme ayant collaboré à la Collection Hippocratique. Ce qui est certain c'est que la description des veines qu'on trouve dans la « Nature de l'homme » est textuellement reproduite par Aristote qui l'attribue à Polybe.

Le médecin cypriote Syennesis et Diogène d'Appollonie qui vivaient à la même époque, ont également donné une bonne description des veines.

Et maintenant avant de passer aux médecins qui ont illustré cette période, nous dirons quelques mots de deux philosophes, et non des moindres, dont les théories ont eu une grande influence sur les doctrines médicales : de Platon et d'Aristote.

Platon (430 av. J.-C.). — Platon, un contemporain d'Hippocrate, est le chef de l'Ecole idéaliste qui fait de l'âme une entité en dehors du corps, un principe immortel et immatériel. Il admet cependant d'autres âmes qu'il appelle mortelles et qui président aux différentes fonctions de l'organisme, distinguant : une *âme intellectuelle* dont le siège est dans le *cerveau* et qui préside aux fonctions de l'entendement et des sens cérébraux (ouïe, vue, odorat) ;

une *âme sensible*, située entre le diaphragme et le cou ; centre du courage et de la colère, dont le siège est dans *le cœur* : le nœud des veines et la source du sang, enfin, une *âme végétative* ou *nutritive*, située dans l'abdomen, dont le *foie* et les *intestins* sont les principaux organes et dont la fonction est de nourrir l'organisme.

Cette doctrine va donner naissance à la conception des esprits vital, naturel et animal que nous retrouverons plus loin.

Il admet que le corps comme le monde est formé de quatre éléments dont l'harmonie constitue la santé et le trouble la maladie. L'excès de feu causera la fièvre *continue* ; l'excès d'air la *fièvre quotidienne* ; l'excès d'eau la *fièvre tierce* ; l'excès de terre la *fièvre quarte*. Ne voyons ici que la nomenclature des fièvres est celle des médecins hippocratiques. Il admet cependant aussi comme cause des maladies certains troubles humoraux : l'excès de bile, le mélange de la bile avec le sang.

Pour lui, le médecin est celui qui guérit les maladies par les remèdes, la nourriture et les potions. Il n'a pas grande confiance dans les remèdes pharmaceutiques (potions et purgatifs) ; ce sont le régime et l'exercice qui sont les meilleurs moyens thérapeutiques.

Il n'est pas très partisan du traitement des maladies chroniques pour une raison toute sociale (*De la République*). Ces valétudinaires qu'on a empêchés de mourir sont des non-valeurs pour la chose publique. Aussi blâme-t-il Hérodicus, ce valétudinaire, d'avoir institué une thérapeutique nouvelle qui encombre l'état d'organismes sociaux défectueux.

Il a d'ailleurs une haute idée de la profession médicale dont il est souvent question dans ses dialogues. Hippocrate, « l'Asclépiade de Cos », y est cité avec les plus grands éloges.

Aristote (384-322 av. J.-C.). — Aristote était fils de médecin et médecin lui-même. Mais ce fut surtout un savant

« l'esprit le plus scientifique de l'antiquité », qui réunit dans son œuvre la somme des connaissances de son temps.

Il suivit vingt ans les leçons de Platon et fonda l'Ecole péripatéticienne qui, tout en étant spiritualiste, s'appuie cependant davantage sur l'observation des faits. Comme Platon, il admet en dehors du corps, un principe distinct de lui, immatériel et immortel, l'âme, principe recteur des phénomènes vitaux, eux-mêmes sous la dépendance d'âmes secondaires : âme intellectuelle (cerveau), âme sensitive (cœur), âme nutritive (ventre).

Il ajoute aux quatre éléments des anciens un cinquième qu'il appelle l'élément céleste. (Cf. Hindous.)

Cependant au point de vue qui nous occupe ici, il reste fidèle à la théorie des quatre éléments parmi lesquels il met à part le feu qui ne peut être atteint de *putridité*, comme l'eau, la terre et l'air, dont la fin, l'extinction est la putridité (σηψις). Cette putridité, dont il n'est pas question dans la Collection Hippocratique, va désormais entrer dans les sciences médicales et n'y sera remplacée que par l'infection. Et ce qui la produit c'est la corruption de la chaleur naturelle par le fait de l'action d'une chaleur étrangère ; le froid lui-même peut produire les mêmes effets.

« Est autem putrefactio (σηψις) proprii naturalisque caloris, in unoquoque humido existensis, ab extraria caliditate corruptio. » (*Meteor.*, lib. IV, cap. I.)

C'est de là que sortira plus tard la définition de la fièvre putride.

La digestion se fait par la chaleur, qui cuit les aliments. Cette cuisson ou plus exactement cette *coction* est aussi la cause de la production du pus, de la pituite, des larmes ; c'est elle qui rend les humeurs plus épaisses, plus chaudes, les amène à maturation : la *crudité* est son contraire. Aussi, quand l'estomac ne digère pas bien, dit-on volontiers qu'il y a en lui de la crudité.

Il est partisan des causes finales (Platon) et pense qu'au-

cun organe n'existe dans le corps qui n'ait une fin, un but
déterminés.

« Nihil enim productum aut creatum quod non sit a
natura ad certum finem institutum. »

Putridité, coction, crudité, causes finales vont se retrouver dans l'œuvre de Galien, qui a pris ces notions à son
maître Aristote ainsi que celles sur la constitution du corps
des animaux et de l'homme qui est rapportée à trois principes : 1° *les éléments* (ou plutôt leurs facultés premières,
chaleur, froid, humidité, sécheresse, poids, dureté, mollesse, etc.); 2° *les parties similaires* (Homœmeries d'Anaxagore) formées des éléments qui sont l'os, la chair, le cartilage, etc. ; 3° *les parties dissimilaires*, formées des parties
similaires et constituant des organes, des appareils : tête,
pied, estomac.

Il regarde les veines (il conviendrait mieux de dire les
vaisseaux) comme le « réceptacle du sang » et le cœur comme
leur origine ; ce qu'il prétend avoir vu sur des dissections
qui n'ont pas porté sur des cœurs humains, puisqu'il ne leur
décrit que trois cavités.

Voici d'ailleurs ses idées sur la physiologie de la nutrition
et de la circulation.

Les aliments, après avoir subi une certaine élaboration,
s'évaporent dans l'organisme ; cette évaporation gagne les
veines, se transforme en sang, va au cœur, qui, gonflé par
l'humeur qu'il reçoit de l'aliment transformé, bat sans interruption. Nous citerons le passage en entier pour montrer
l'idée que l'on se faisait alors de la circulation, des battements du cœur et du *pouls*, de la palpitation et de la pulsation.

« In ipso autem corde tumefactio humoris, qui semper a
« cibo accidit, ultimam cordis tunicam elevantis pulsum
« facit (ποιει σφυγμον) atque hoc semper sine ulla intermis-
« sione fit : nam semper humor ex quo natura sanguinis
« oritur continuo influit. »

« — Quum etiam venæ[1] omnes et simul inter se pul-
« sare solent quia omnes ex corde sua initia trahunt cor
« autem semper movet, quapropter illæ semper movent et
« simul inter secum illud movet. Palpitatio est compellen-
« tis frigoris repulsio. Pulsatio humoris concalescentis in-
« flatio. »

Il considère le cœur comme l'organe le plus important
de l'organisme, comme «alterum animal ». Aussi, pour lui,
le cœur, à cause de ce rôle important, ne peut être gravement malade. Et c'est cette assertion d'Aristote qui a fait
que pendant des siècles on n'a pas voulu chercher les maladies du cœur.

Il a connu le pouls qu'il fait siéger dans les artères, qu'il
distingue des veines, et qui contiennent le pneuma, les
veines seules contenant du sang. Car l'artère seule contient
l'esprit (μονον γαρ σεκτιχον πνευματος η αρτηρια).

L'École d'Alexandrie ne fera guère que répéter ce qu'avait
dit Aristote.

Il décrit la grande veine (artère pulmonaire) et l'aorte,
gros vaisseaux qui transportent le sang dans les organes.

Il croit que pour le cerveau les veines s'arrêtent aux
membranes qui l'enveloppent, c'est pour cela que le cerveau est un organe froid, très froid. La Collection Hippocratique en avait fait la métropole de l'humidité. Il est plus
gros chez l'homme que chez la femme, chez l'homme que
chez les animaux. La moelle épinière fait suite au cerveau :
elle fut d'abord confondue avec la moelle osseuse (d'où son
nom) parce qu'elle était contenue dans un canal osseux,
formé par les vertèbres. Il considère l'épine dorsale comme
l'origine de tous les os, comme le cœur l'origine des vaisseaux.

Les poumons, qui avoisinent le cœur, ont pour but de le
rafraîchir avec l'air qu'ils attirent dans l'inspiration.

Le cœur et les poumons sont séparés des organes abdo-

1. Ici le mot veines est bien pris dans le sens d'artères.

minaux par une cloison transverse (septum transversum), le diaphragme, qu'on appelle encore « præcordia » et qui met une barrière entre l'âme sensitive et végétative.

On ne soupçonnait pas le rôle du diaphragme dans la respiration.

Le foie et la rate, à cause des gros vaisseaux qui la traversent et de la chaleur qui s'en dégage, aident à la digestion des aliments.

Les reins sont des organes excréteurs de l'urine aboutissant à un réservoir, la vessie.

Le sperme, qui est blanc dans toutes les races connues — il ne faut pas croire Hérodote, qui prétend que les Éthiopiens ont le sperme noir — ne vient pas de tout le corps, comme le prétendent certains auteurs, ni de la moelle ; c'est une sécrétion d'organe : il ne paraît pas la rapporter aux testicules.

Dans la génération, c'est le mâle qui donne le mouvement, l'impulsion, et la femelle qui fournit la matière.

Il regarde dans la formation de l'embryon le cœur comme le « primum movens. »

Il signale l'importance du périoste dans la génération de l'os, ainsi que ses vaisseaux nourriciers.

Il distingue dans le sang deux parties : l'une aqueuse (ιχωρ) ; l'autre fibrineuse, faite de fibres (ινες).

Ses idées spiritualistes ne l'empêchent pas de reconnaître toute l'importance des sens dans la production des actes mentaux.

« Necesse enim est præsentem adesse rem sensibilem quæ extrinsecus judicandi actionem exsuscitet. »

Ces sensations vont à un organe sensoriel commun à l'esprit vital, qui perçoit et agit. L'organe sensoriel commun est l'organe de réception, matériel ; l'esprit vital organe percepteur agissant est immatériel... nous n'irons pas plus loin dans la métaphysique d'Aristote.

Ses aperçus sur la Médecine sont épars çà et là dans son

œuvre, mais se rencontrent plutôt dans les « Problèmes » sous forme d'interrogations.

Il est de l'Ecole Hippocratique[1], très attentif au milieu, aux saisons, aux changements de temps qui causent les maladies.

Nous y retrouvons les fièvres ardentes, les fièvres quartes, l'action élective des médicaments, la grande valeur nutritive de la ptisane faite avec l'orge, supérieure à celle faite avec le froment. Il y est dit en passant quelques mots sur la contagion de certaines maladies : la peste, la *phtisie*, la gale, les opthalmies dont la transmission se fait par l'air qui contient quelque chose de morbifique : « Ægrotat igitur, quia morbiferum est quod spiritu trahitur. »

Cette interprétation, bonne pour la phtisie et la peste, l'est moins pour la gale et les ophtalmies. N'y voyons que l'affirmation de la contagiosité de la phtisie.

Théophraste (371). — Théophraste, plus connu par « ses Caractères », a laissé sur les plantes en général et sur les *Plantes médicinales* en particulier un traité important, qui est le premier en date dans l'histoire de la Médecine et auquel Dioscoride et Galien firent de larges emprunts. Il est aussi l'auteur de petites monographies sur le vertige, les lassitudes, la lipothymie, la paralysie, les sueurs, les odeurs, qui n'ont guère d'intérêt. Elève de Platon, puis d'Aristote, on dit qu'il fut le maître d'Erasistrate. Il est plus philosophe que médecin.

Les Plantes médicinales dont il fait mention sont celles que nous avons déjà vues dans la Collection Hippocratique : les aromates, qui venaient d'Arabie, tels que l'encens, la myrrhe, la casse, la cannelle ; le baume, qui venait de Syrie ; le jonc odorant, le Galbanum, qui venaient du Liban ; puis ceux qui servaient à la confection des onguents ; le carda-

---

1. Il affirme ainsi la célébrité d'Hippocrate (Pol., I, III, cap. ɪv) : « Quand on dit le *grand* Hippocrate, on entend non pas l'homme mais le *médecin*. »

mone, l'amomon, qui venaient de Médie ; le nard, le styrax, le lotus, l'aneth, qui venaient de l'Inde ; le nard, qui venait d'Illyrie.

Comme substances purgatives il cite : les deux Hellébores (blanc et noir), le panacès, le concombre sauvage, l'Alkekenge, qui se donnait dans la folie à la dose de 2 drachmes ; les Tithymales, dont le blanc est phlegmagogue, et dont le mâle purge par en bas.

Il vante contre les douleurs, les accouchements difficiles, le Dictame de Crète.

Il cite comme poison violent, aussi comme remède très efficace, l'aconit. Il était défendu d'en avoir chez soi sous peine d'amende.

Il signale un cas curieux d'accoutumance aux poisons ; chez un pharmacopole, Eudemos de Chio, qui pouvait prendre sans effet purgatif ni toxique vingt-deux doses ordinaires d'Hellébore.

Dès cette époque, la fougère, plutôt la fougère femelle, était conseillée contre les verts plats (tœnias) ; on lui croyait de plus des vertus abortives.

Mais revenons aux médecins qui vécurent depuis Hippocrate jusqu'à l'apparition de l'Ecole d'Alexandrie.

Dioxippe de Cos (370). — On rapporte que Dioxippe de Cos, disciple d'Hippocrate, appelé par le roi de Carie pour soigner son fils, n'y consentit qu'à la condition que la guerre qu'il se proposait de faire contre son pays n'aurait pas lieu.

Philiston de Locre (370) n'a laissé qu'un traité sur la manière de préparer les viandes.

C'est à cette époque que vivait Petron (370), dont parlent Celse et Galien. Ce médecin pour traiter la fièvre faisait suer ses malades d'une façon exagérée en les accablant sous le poids de couvertures. Puis, quand la fièvre diminuait il leur faisait boire de l'eau froide pour provoquer de nouveau la sueur ; si ce résultat n'était pas obtenu il donnait de nou-

veau une plus grande quantité d'eau froide et faisait vomir
ses malades. Aussitôt la fièvre tombée, il conseillait la
viande de porc rôtie et le vin. Cette méthode est d'ailleurs
jugée très sévèrement et par Celse, qui l'accuse « de tuer les
malades auxquels on l'applique au début », et par Galien.

DIOCLÈS DE CARYSTIE (Eubée) (330 av. J.-C.) florissait sous
le règne du roi Antigonus. C'était un continuateur de l'Ecole
Hippocratique. Il s'occupa surtout des maladies des femmes.

Il a conseillé contre les crachats de sang la *colle de taureau*, colle forte que l'on faisait cuire dans de l'eau avec de
la farine et des ronces ; c'est lui aussi qui dans l'ileus faisait avaler des balles de plomb.

Il est l'inventeur d'un appareil, décrit tout au long dans
Celse, pour l'extraction des flèches et qu'on appelait Cya-
thisque de Dioclès.

Galien dit qu'il fut le premier avant Herophile et Erasistrate à avoir fait des Administrations anatomiques.

Ce fut donc un des premiers anatomistes avec PROXAGORE
DE COS, qui eut pour disciples Philotime, Plistonicus et le
fameux Herophile. Il pensait que les artères se terminent
en nerfs (capillaires) et comme Aristote que les artères ne
contiennent pas de liquides, mais de l'air ; que le pouls, la
palpitation, la convulsion et le tremblement étaient des
affections des artères ; pas mal d'assertions erronées que
Galien combattra et réfutera dans ses nombreux traités sur
le pouls.

Il faisait siéger les maladies dans les humeurs et disait
que les fièvres venaient de leur putréfaction dans la *veine
cave* qu'il a le premier découverte. « Eam κοιλήν cavam ipse
nominavit. »

On dit que dans l'occlusion intestinale il ouvrait le ventre,
sectionnait l'intestin, enlevait les matières, recousait l'intestin et fermait ensuite l'abdomen. (Cœlius Aurelianus)

Sa renommée fut grande. On trouve même dans l'Antho-
logie cet éloge hyperbolique :

« Le fils de Phœbus lui-même, Esculape, a mis dans ta poitrine, ô Proxagore, la connaissance de l'art qui fait oublier les soucis. Il a imprégné tes mains du baume qui guérit tous les maux. Tu as appris de la douce Épione quelles douleurs accompagnent les longues fièvres et quels médicaments il faut appliquer sur la chair divisée ; si les mortels possédaient des médecins tels que toi, la barque des morts ne voyagerait pas si chargée. »

CHRYSIPPE DE CNIDE (336) s'élève contre la pratique des purgatifs et de la saignée. Son remède favori est le chou, sur lequel il a fait un traité spécial '(Pline). A l'intérieur le chou guérit les ventosités, la mélancolie ; à l'extérieur, appliqué sur des plaies récentes avec du miel, il les guérit ; en décoction sur les strumes, les trajets fistuleux, il fait merveille. C'est le maître d'Erasistrate. Il disait que le ventricule gauche du cœur ne contenait pas de sang, mais était plein d'esprit animal. Le cœur était pour lui le siège de toutes les passions de l'âme. Il faut arriver à Galien pour voir le cerveau prendre définitivement l'importance de ses fonctions, attribuées faussement à d'autres organes.

PLISTONICUS (327), élève de Proxagore, attribuait la digestion non plus à la coction, comme le pensait Aristote, mais à une sorte de putréfaction. (Fermentation.)

PHILOTIME (320), un autre élève de Proxagore, admet la réduction complète et définitive de la luxation de la hanche qui n'était pas admise par tout le monde parce qu'on n'avait pas encore su différencier les luxations traumatiques des luxations pathologiques.

L'École d'Alexandrie. — C'est la fin de l'École de Cnide et de l'École de Cos. Une nouvelle École, l'École d'Alexandrie, qui s'est immortalisée par ses recherches anatomiques, va les faire oublier complètement. Des sectes nouvelles vont surgir et il ne faudra rien moins que l'autorité de Galien pour les faire revivre.

Le premier représentant de cette école, le plus remarquable peut-être fut Hérophile (317), qui était un disciple de Proxagoras. Il brilla surtout sous le règne de Ptolémée Lagus, il se livra à l'étude de l'anatomie grâce aux libéralités du roi qui lui fit donner des cadavres et même des condamnés vivants à disséquer. Le *pressoir* qui a gardé son nom, le *calamus scriptorius*, ont été décrits par lui le premier ainsi que les *ovaires*, qu'il compare aux testicules de l'homme et qui furent appelés « testes muliebres ». Situés de chaque côté de l'utérus, l'un à droite et l'autre à gauche, entourés d'une tunique membraneuse, petits, déprimés, ils ressemblent à des glandes. C'est lui aussi qui, le premier, décrivit le *duodenum*. Il aurait vu sur des chèvres les vaisseaux lactés. Mais ce qui le rendit surtout célèbre comme médecin ce furent ses travaux sur le *pouls*, dont Aristote avait déjà prévu l'importance pour le diagnostic des maladies, puisqu'il était modifié dans ses affections variables du corps et de l'âme : peur, espoir, agonie.

Il reconnaît au pouls quatre caractères : l'ampleur, la rapidité, la force et le rythme.

Il sépare très nettement les veines des artères dont le rôle est différent : celles-ci contenant le sang ; celles-là l'esprit vital, opinion déjà courante du temps d'Aristote et soutenue par Proxagoras. Quant à l'esprit animal, il est fourni par l'inspiration et ne va pas directement au cerveau par les narines, mais y est transporté du cœur par les artères. Le cœur et les artères ne se contractent pas et ne se dilatent pas ensemble, le cœur envoie d'abord l'esprit aux artères les plus proches ; les mouvements de diastole et de systole sont d'autant plus forts qu'ils sont plus près du cœur.

C'est cette physiologie erronée, basée sur une erreur de fait, que Galien aura beaucoup de mal à combattre et qui ne sera définitivement rayée dans l'histoire des sciences médicales qu'après la découverte W. Harvey.

Les aliments ne passent pas par la trachée, comme le prétendaient les Platoniciens ; il décrit l'opercule qui ferme l'ouverture de la trachée pendant la déglutition et le trajet des aliments de la bouche à l'estomac par l'œsophage.

Les maladies viennent surtout d'une alimentation défectueuse soit en quantité soit en qualité.

Il pense que l'inflammation et la fièvre sont causées par le passage du sang dans les artères, du sang qui chasse à la périphérie l'esprit vital.

Il rapporte l'hydropisie au squirrhe du foie.

Pline se plaît à railler sa description du pouls en « pieds musicaux » et nous dit qu'il donnait ses leçons de vive voix, discourant devant ses disciples qui trouvaient plus agréable d'écouter assis dans les Écoles que de parcourir les solitudes et de chercher tantôt une plante, tantôt une autre, suivant les saisons. Il n'en n'avait pas moins dans *les plantes* la plus grande confiance thérapeutique à la condition de savoir s'en servir : alors *c'étaient les mains des Dieux*.

Il pensait que la mort subite était causée par une paralysie du cœur.

C'est de son temps, dit-on, que, les sciences médicales ayant progressé, on en fit la division en trois parties : Chirurgie, pharmacie et médecine.

ÉRASISTRATE (304) était un disciple de Chrysippe le Cnidien et naquit dans l'île de Ceos ou de Cea. Grand anatomiste et grand médecin, il fut le chef du solidisme, prétendant que le principe du corps résidait dans les solides, qui étaient de trois espèces : les nerfs, les veines et les artères. (Cf. Aristote.) Pour lui, le corps de l'homme est sous la dépendance et du sang qui l'alimente et de l'esprit (πνευμα) qui est comme l'aide de la nature dans les fonctions qu'elle a à remplir. La chaleur que nous avons en nous n'est pas innée, mais acquise. Les aliments ne sont pas cuits dans l'estomac, mais brassés. C'est un solidiste et un mécanicien.

Fidèle aux idées de son maître Chrysippe, il ne voulait pas qu'on fît usage ni de la saignée ni des purgatifs. Il prétendait que les purgatifs n'ont aucune action élective sur les humeurs ; quant à la saignée, elle affaiblit inutilement le malade en faisant passer l'esprit des artères dans les veines. Sa thérapeutique un peu simpliste, comme celle de Platon, se bornait au régime, à l'abstinence, aux exercices et aux bains.

Après Hérophile et Érasistrate il n'y eut guère de médecins célèbres à Alexandrie.

PHILINUS DE COS (290) écrivit sur les plantes et fut regardé comme le chef de la secte empirique.

EUDÈME (270) s'occupe d'anatomie. Il est aussi l'auteur d'une Thériaque dont usait Antiochus Philometer et dont la formule avait été gravée sur la porte du temple d'Esculape.

SÉRAPION D'ALEXANDRIE (279) est plus volontiers que Philinus de Cos reconnu comme le chef de la secte empirique qui veut ignorer tout ce qui a été écrit par Hippocrate, et s'en rapporter à sa seule expérience.

NICANDRE (138) florissait sous le règne d'Attale Ier, roi de Pergame. Il est l'auteur de deux poèmes sur la Thériaque et les Alexipharmaques : les antidotes, les compositions royales que réprouvait Érasistrate et sur lesquels nous reviendrons plus loin en étudiant l'œuvre de Galien.

LA MÉDECINE CHEZ LES ROMAINS DEPUIS SES ORIGINES JUSQU'A GALIEN

D'après Cassius Hemina, le premier médecin qui s'établit à Rome fut Archagatus (219 av. J.-C.), du Péloponèse, qui était fils de Lysanias. Le droit de cité lui fut accordé ; on lui acheta une boutique dans le carrefour Acilien, il fut d'abord appelé médecin des plaies (vulnerarius) à cause de sa spécialité ; plus tard, comme il était devenu trop enclin à couper et à cautériser, il fut appelé bourreau (carnifex) et dégoûta bientôt les Romains, pour un certain temps seulement, de la médecine et des médecins.

On connaît l'animosité de Caton contre eux.

Au temps de Sylla la médecine grecque prend définitivement possession de Rome. Des lois sont édictées contre les mauvais médecins, qui, trop nombreux, exerçaient, la plupart du moins, des métiers inavouables et dont beaucoup étaient des esclaves ou des affranchis. (180 av. J.-C.)

A l'époque d'Asclépiade (100 av. J.-C.), les médecins avaient leur officine (l'iatréion), sorte de dispensaire où les malades étaient traités, opérés et même hospitalisés. Comme il n'y avait pas de pharmaciens, les pharmaciens ne datent que du temps des Arabes, ils y préparaient et y vendaient des médicaments. Les substances médicamenteuses étaient fournies par le rhizotome qui allait couper les racines, les plantes et les vendait au pharmacopole, sorte de droguiste qui les vendait à son tour aux médecins. Les médecins en faisaient des préparations qu'ils vendaient à leurs clients. On ne faisait donc pas d'ordonnances à cette époque. D'après Daremberg, le médecin faisait payer les visites et consultations 1 fr. 50 et 2 francs.

Toutefois, cette médecine grecque installée à Rome depuis Sylla n'avait pas encore eu de représentant illustre.

Asclépiade (vers l'an 100 av. J.-C.). Aussi Asclépiade, qui était de Prusa en Bithynie, sentit qu'il y avait là une place à prendre, une célébrité à acquérir. Il prétendit fonder à Rome une médecine nouvelle. Hippocrate était déjà un vieil auteur ; l'École d'Alexandrie illustrée par Hérophile et Érasistrate était bien déchue. Le moment était propice. Il chercha surtout à plaire à ses clients, à gagner auprès d'eux sa cause ; car il avait été professeur d'éloquence. Celse et Cicéron en font les plus grands éloges. Au xviiie siècle, Bayle trouve « qu'en certaines choses il tenait du charlatan. » Pline l'Ancien s'indigne « qu'un asiatique sans ressources ait tout à coup, dans le seul but de s'enrichir, prescrit au genre humain des lois de santé, que tant d'autres cependant ont abrogées après lui ». Cœlius Aurelianus le met volontiers en contradiction avec lui-même : usant des moyens les plus contraires dans une même maladie, sans méthode, sans raison, suivant son caprice ou celui de ses malades.

Galien le contredira comme un adversaire qu'il ne considère pas sans valeur. Enfin Apulée dira que, parmi les grands médecins, si l'on excepte Hippocrate, il est le premier (princeps).

Ces jugements différents prouvent que nous sommes en présence d'une personnalité qui a tenu une grande place dans l'histoire de la médecine pendant près de deux siècles. Nous allons tenter d'exposer son œuvre, assez difficile à dégager de ce que différents auteurs en ont rapporté, parce qu'en effet il s'y trouve pas mal de contradictions comme l'avait déjà fait remarquer Cœlius Aurelianus.

Asclépiade de Bithynie a passé par Alexandrie où il suit les leçons de Cléophantus ; il a ensuite exercé dans l'île Paros, sur les bords de l'Hellespont, puis à Athènes avant de se fixer à Rome. Il commence par médire de tous les auteurs anciens, d'Hippocrate, dont il commente les aphorismes et dont il dit que leur médecine n'est qu'une contemplation de la mort ; puis il s'élève contre les anciennes pratiques des Romains qui, comme les Égyptiens et les Grecs, prenaient des purgations et des vomitifs de précaution, il bannit les médicaments qui dérangent l'estomac et sont de mauvais suc et s'applique au régime qui consiste en frictions, eau et gestation. Pour se bien porter il faut avoir une vie variée, boire de l'eau, de l'eau froide, et user de la gestation, c'est-à-dire des promenades en litière, en bateau, etc.

Puis, après avoir conseillé l'eau froide, il fait l'éloge du vin, qu'il prescrit dans les fièvres, avec discrétion, mêlé à l'eau : c'est un tonique ; de plus dans la digestion il a une action favorable, parce qu'il agit sur les aliments à la façon de la présure sur le lait par un principe qu'il contient. Il semble bien là aussi qu'il soit dans la digestion pour la dissolution des aliments ; ailleurs il dira que la digestion et l'absorption se font mécaniquement par le passage des aliments dans des cavités et des conduits de plus en plus petits.

Car c'est le premier mécanicien; pour lui la nature c'est le corps ou son *mouvement* et de cette conception va découler tout son système.

Les principes des corps étant les atomes, non plus les atomes insécables des philosophes ioniens, mais de tout petits corps que nos sens ne peuvent percevoir, qui, continuellement agités se heurtent, se divisent en fragments infiniment petits, puis de nouveau se rejoignent et se groupent pour parfaire les corps sensibles.

Le corps humain est fait de ces atomes et c'est le libre mouvement, la libre circulation de ces petits corps dans les intestins, les méats de l'organisme qui constitue la santé. Cette circulation est-elle entravée pour une cause ou une autre, il se fait une stagnation de ces petits corps et alors c'est la maladie.

Il n'admet ni le mauvais état des humeurs, ni la plénitude qu'il ne nie pas, comme causes des maladies, comme causes synectiques, actives. La vraie cause est la stagnation, l'arrêt des corpuscules dans leur mouvement incessant, stagnation dont la localisation et la durée déterminent le siège de la maladie et sa durée.

Dans le phrénitis, la stagnation se fait dans les membranes qui entourent le cerveau.

Dans la fièvre quotidienne il y a stagnation de gros corpuscules : dans la tierce de plus petits, de plus petits encore dans la quarte. Comme cause de cette stagnation il invoquera surtout le resserrement des méats, qui va servir à formuler le premier facteur de la doctrine méthodique.

Il ne veut pas non plus, comme les Anciens, convenir que certains médicaments ont une certaine affinité pour les humeurs (cholagogues, phlegmagogues). Si on lui objecte l'action de l'aimant sur le fer, il répond qu'un corps ne peut être attiré par un autre, et poussant jusqu'à ses dernières limites sa théorie atomistique, il dit que dans l'action de l'aimant sur le fer les petits corpuscules qui jaillissent dé l'aimant se joignent aux corpuscules semblables du fer et amènent le contact des deux corps. Ces corpuscules sont tellement petits qu'il faut les regarder comme 10.000 fois plus petits que les plus petits corps que l'on voit circuler dans l'air. Il a eu comme le pressentiment de la théorie des ions.

Il n'admet pas non plus les jours critiques, prétend que la nature n'est pas toujours bienfaisante, que parfois elle peut nuire : « aliquando nocet. »

En thérapeutique il a dit le premier qu'il fallait guérir son malade « tuto, celeriter et jucunde » (Celse). Sa thérapeutique ne diffère guère de celle des Anciens, mais elle est autrement présentée.

Il donne peu de purgatifs, il leur préfère les clystères; il donne volontiers des vomitifs, dans la fièvre tierce par exemple. Il saigne aussi, quand il y a de la douleur, et cela dans les affections aiguës, la pleurésie, la péripneumonie, la paralysie, l'apoplexie. Il conseille aussi la ptisane à l'orge mondé, mais lui préfère souvent la décoction de lentilles avec de la bette (Teutlophaces).

Il est l'inventeur des lits suspendus, dont le mouvement berceur endort les malades, les phrénétiques entr'autres.

Dans les angines graves avec menaces d'asphyxie il conseille la section de la trachée, qu'il préfère au tubage cnidien.

Il pratiquait aussi la parazcentèse de l'abdomen dans l'hydropisie.

Celse nous rapporte son traitement des fièvres, qui ne devait pas être très agréable pour ses malades.

« Le meilleur remède de la fièvre, disait-il, est la fièvre elle-même ». Pour abattre les forces du patient, il fallait l'exposer à la lumière, le fatiguer par l'insomnie, lui faire subir le supplice de la soif, ne permettant même pas les premiers jours qu'on lui rinçât la bouche. Ce n'est qu'après le troisième jour qu'il laissait donner des aliments soit liquides, soit solides.

Comme son maître Cléophantus, il était très partisan du vin dans le traitement des fièvres : ce qui était pour l'époque très audacieux. C'était même une sorte d'hérésie, car le vin était défendu dans les fièvres depuis l'an 700 avant J.-C. Cette défense était formulée dans la fameuse loi de Zaleucus aux Locriens-Epizophyriens et ne permettait d'en reprendre l'usage sans avis du médecin sous peine de mort.

Autrement il a sur la friction l'opinion des Anciens, que la friction forte endurcit le corps, que la friction douce l'amollit et que la friction modérée l'emplit. La gestation a l'avantage d'ouvrir les pores, de dégager les obstructions ; il la conseillait sous différentes formes : en bateau, en litière, en char. Le lit suspendu n'était pour lui qu'une « gestation en chambre. »

Cette méthode toute personnelle, quoiqu'elle eût fait des emprunts assez nombreux aux anciennes méthodes, lui valut une grande célébrité et lui fit gagner beaucoup d'argent.

On en a fait un réformateur de la Médecine, c'est aller un peu loin. Cependant, par son essai de pathogénie nouvelle des maladies, il a ouvert des horizons nouveaux qui vont amener l'apparition des Méthodiques, médecins très avisés, un peu méticuleux, mais excellents cliniciens.

Thémison (63 av. J.-C.). — Thémison, qui fut l'élève d'Asclépiade, publia des ouvrages, écrivit comme lui sur les maladies aiguës et les maladies chroniques et tira de la doctrine un peu mêlée, un peu flottante de son maître un système nouveau qui va s'appeler le *méthodisme*.

Le Méthodisme. — Le méthodisme regarde les maladies d'un point de vue plus élevé que le clinicien ordinaire, et pour lui la « Médecine est une méthode contemplative des phénomènes communs aux maladies ». Ces phénomènes communs sont au nombre de trois : l'excès de resserrement (strictum) ; l'excès de relâchement (laxum) ; et parfois la réunion de ces deux phénomènes (mixtum).

Toutes les maladies rentrent dans ce cadre et les indications thérapeutiques qui en découlent sont logiquement de relâcher ce qui est trop resserré, de resserrer ce qui est trop relâché, et, dans le troisième cas, de courir au plus pressé. Thémison était de Laodicée ; il est considéré comme le créateur du Méthodisme, qui eut pour vulgarisateur Thessalus de Tralles, contre lequel Galien va déverser toute sa bile ; et pour historien Cœlius Aurelianus, qui nous a laissé, dans son ouvrage des Maladies aiguës et des Maladies chroniques, la pratique et la théorie de Soranus, le plus célèbre des Méthodiques. Quant à Thémison, il fut un des premiers à user de l'opium (papaveris lacryma) pour calmer le délire des phrénétiques ; d'une décoction de pavot avec du miel (διαχωδίων).

C'est dans cette période que Jules César donna le droit de cité à tous ceux qui professaient la médecine à Rome, et que vinrent de Marseille : Crinas, qui réglait la nourriture de ses malades sur le calcul des heures et le mouvement des astres et gagna par cette méthode vingt millions de sesterces ; et Charmis, qui traitait ses malades par des bains froids et les plongeait dans des cuves d'eau glacée.

Plus tard, c'est l'esclave Antonius Musa, qui eut le bonheur de guérir Auguste d'une affection grave, et qui, bientôt affranchi, eut sa statue dans le temple d'Esculape ; c'est Victus Valens, l'amant de Messaline, qui deviennent célèbres à Rome. Les Médecins pullulent, très considérés et amassant de grandes fortunes. Parmi les plus fameux, Cassius, Calpétanus, Arruntius, Albutius et Rubrius reçoivent des empereurs deux cent cinquante mille sesterces par an. Stertinius touchait de 500.000 à 600.000 sesterces par an. Il en est dont la succession monta à 30 millions de sesterces (6.750.000 fr.). (Cf. Pline.)

Celse. — Tous ces médecins n'ont rien fait pour l'Art médical. Si l'on veut connaître à cette époque l'état de la Médecine, il faut ouvrir le « De Re Medica » de AURELIUS CORNELIUS CELSUS (5 apr. J.-C.), qui nous donnera des renseignements précis, souvent plus précis que ceux de Galien.

La Médecine de son temps était divisée en trois sectes : la *secte empirique,* qui ne voulait s'en rapporter qu'à l'expérience ; la *secte méthodique,* qui ne voyait dans les maladies que leurs communautés (κοινότητας) au nombre de trois, le strictum, le laxum et le mixtum ; et enfin la *secte dogmatique,* très opposée à la secte méthodique, qui ne voyait qu'une particularité du problème pathologique, pensait qu'à l'observation il fallait joindre le raisonnement, l'induction, pour arriver à porter un pronostic exact et à établir une thérapeutique rationnelle.

Ces trois sectes, ces trois tendances de l'esprit humain se retrouveront sous des noms différents à d'autres époques de l'histoire de la Médecine.

Celse pencherait plutôt pour l'Empirisme. Il est plutôt sceptique. « La Médecine est un art conjectural qui, dans bien des cas, est trahi non seulement par la théorie, mais encore par la pratique ; en effet, la fièvre, l'appétit, le sommeil n'ont pas une manière d'être invariable. »

La Médication la plus employée de son temps était la saignée.

« Tirer du sang par l'ouverture d'une veine n'est pas chose nouvelle ; mais ce qui est nouveau c'est de recourir à la saignée dans presque toutes les maladies. »

On usait aussi beaucoup de ventouses : ventouses en cuivre, en corne ; ventouses sèches, et parfois scarifiées : les scarifications se faisaient à la lancette.

Après la saignée, la médication purgative était toujours très en honneur : Ellébore noir, polypode, écaille de cuivre, suc de Tithymale étaient les substances habituellement employées, ainsi que le lait, le lait salé.

Toutefois, comme Asclépiade, dont il subit encore l'influence, il préfère aux purgatifs les lavements à l'eau chaude pure ou miellée, ou à la décoction de fenugrec, d'orge ou de mauve (émollient), ou à la décoction de verveine (astringent).

Il n'est pas partisan du vomitif de précaution. Cependant, dans les maladies provoquées par la bile, il fera vomir avec de l'eau tiède additionnée de sel ou de miel.

Dans les affections chroniques, frictions, bains et gestation seront mis en œuvre suivant la méthode d'Asclépiade.

Il pense que dans les fièvres le malade doit être exposé à la lumière, qui sert à résoudre les humeurs.

Il ne veut pas admettre les jours critiques comme trop entachés de pythagoricisme.

Le pouls avec son accélération et la chaleur sont les deux grands symptômes de la fièvre. Il appelle l'attention sur le « pouls médical », qui peut quelquefois induire le médecin en erreur.

C'est lui qui nous donnera la meilleure description des fièvres observées à cette époque à Rome ou dans l'Empire romain : ce sont des fièvres paludéennes le plus souvent à type intermittent.

« On les distingue en fièvres *quotidiennes, tierces et quartes*, quelques-unes reviennent même à de plus longs intervalles, mais celles-ci sont rares et se confondent avec les types précédents par leur nature et le traitement qu'elles comportent. »

Les *fièvres quartes* sont les plus simples ; presque toujours elles débutent par un frisson auquel la chaleur succède, puis l'accès étant terminé, la fièvre disparaît pendant deux jours et revient le quatrième.

Il y a deux espèces de *fièvres tierces* ; l'une est semblable aux fièvres quartes par le début et la terminaison, avec cette différence que l'intervalle *qui sépare les accès est d'un jour seulement et qu'ils reparaissent le troisième* ; l'autre, beaucoup plus pernicieuse, revient également le 3ᵉ jour ; mais sur quarante-huit heures, trente-six environ sont données à l'accès, quelquefois plus, d'autres fois moins ; il n'y a pas même d'intermission complète, mais seulement une légère rémission.

Les médecins pour la plupart ont donné le nom d'*hémi-tritée* à cette dernière espèce.

Les fièvres *quotidiennes* sont variées et nombreuses. Il en est qui commencent de suite par de la chaleur (fièvre éphémère) ; d'autres par le froid, d'autres par le frisson (par froid j'entends le refroidissement des extrémités, et il y a frisson quand tout le corps est pris de tremblement) ; on voit de ces fièvres dont les accès se terminent franchement de manière qu'il y a apyrexie complète (paludisme) ; dans certains cas, l'état fébrile, bien qu'ayant perdu sa violence, a laissé des traces qui persistent jusqu'au retour des prochains accès, souvent enfin le type quotidien présente à peine quelque rémission et revêt presque la forme continue.

Il s'agit donc bien de fièvres ressortissant aux types de la fièvre paludéenne. Le malheur plus tard est qu'on voulut se servir de cette nomenclature exacte et vraie dans certains climats pour dénommer des fièvres que les Anciens n'avaient pas observées ; leur pyrétologie étant presque tout entière sous la dépendance du paludisme ; c'est aussi à cette même cause originelle qu'il faut rapporter la *phréné-sie*, le *mal cardiaque* et le *léthargos*, correspondant aux formes pernicieuses du paludisme avec accès délirant, gastralgique, soporeux ou comateux.

Nous reviendrons d'ailleurs sur cette question en étudiant Cœlius Aurelianus.

Ces fièvres étaient traitées par la saignée, les lavements et les boissons légères.

Les autres maladies sont celles qui ont été signalées dans la Collection Hippocratique.

Sa chirurgie est plus originale : il s'est fait de grands

progrès et on sait faire autre chose que de soigner fractures et luxations.

Comme au temps d'Hippocrate on regarde toujours comme mortels les traumatismes de la base du crâne, du cœur, de l'œsophage, de la veine porte, de la moelle épinière, du milieu du poumon, du jejunum, de l'intestin grêle, de l'estomac, des reins, des veines jugulaires, des artères carotides.

On avait déjà remarqué l'influence de la constitution du sujet sur la marche des blessures et des plaies.

Dans les cas d'hémorragies, si les applications de charpie ou d'éponges trempées dans du vinaigre n'étaient pas efficaces, la ligature des vaisseaux ou leur cautérisation au fer rouge étaient conseillées. Dans les plaies, la suture était considérée comme le meilleur moyen hémostatique.

Parmi les grands chirurgiens il cite en Grèce Hippocrate, en Égypte Philoxène, puis Gorgias, Héron, les deux Apollonius, Ammon d'Alexandrie, et à Rome, près de lui Tryphon le père, Evelpiste et Megès, le plus savant de tous, comme on peut le voir par ses écrits.

Son portrait du chirurgien est resté classique jusqu'à la découverte du chloroforme :

« Il faut que le chirurgien soit jeune ou voisin encore de la jeunesse; il doit avoir la main exercée et ferme, jamais tremblante et se servir aussi facilement de la gauche que de la droite, sa vue sera nette et perçante, son cœur inaccessible à la crainte et à la pitié, se proposant avant tout de guérir le malade ; loin de se laisser ébranler par les cris au point de montrer plus de précipitation que le cas ne l'exige ou de couper moins qu'il ne faut, il réglera son opération comme si les plaintes du patient n'arrivaient pas jusqu'à lui. »

L'*entorse* était traitée par des scarifications et des applications de laine en suint trempée dans de l'huile et du vinaigre.

La *fistule anale* était traitée par la ligature.

La *cataracte* était opérée par abaissement. « Le chirurgien incline l'aiguille vers la cataracte et, par un léger mouvement de rotation, il abaisse doucement le cristallin au-
dessous de la pupille. »

Les plaies pénétrantes de l'abdomen sont traitées par la
suture.

Megis et Gorgias opèrent les hernies ombilicales ainsi que
Héron, qui distingue la hernie épiploïque de la hernie intestinale et qui pratique la ligature du sac.

La hernie inguinale (épiplocèle et entérocèle) est également opérée au-dessus et au-dessous de l'aine; il s'agit
surtout de hernie scrotale.

Le cathétérisme se faisait chez l'homme avec des sondes
d'airain de 15, 12 et 9 doigts; chez les femmes avec une
sonde de 9 doigts.

Les calculs vésicaux étaient extraits surtout chez les enfants par différentes méthodes suivant leur grosseur. S'ils
étaient petits, par le toucher rectal et la palpation abdominale combinés, on les amenait près du col de la vessie, où on
les faisait s'engager; puis, quand ils étaient enchatonnés,
l'opérateur faisait une incision près de l'anus et l'attirait avec
un crochet en s'aidant de la main. C'est ce que plus tard on
a appelé la *Taille de Celse.*

Megis fit le premier un instrument qui coupait à la fois la
peau et le calcul.

Mais celui qui eut le premier l'idée de diviser le calcul
fut Ammonius d'Alexandrie, qu'on surnomma λιθοτομος.
Son procédé était des plus primitifs. Le calcul étant fixé
par un crochet, on introduisait dans la vessie un instrument
se terminant par une pointe émoussée qu'on appuyait sur
la pierre pendant qu'à l'autre extrémité on frappait pour la
diviser.

Les *varices* sont traitées par la cautérisation et l'*incision*.

Quant aux fractures et aux luxations, rien qui ne soit

déjà dans la Collection Hippocratique. Aussi Celse met-il Hippocrate au nombre des chirurgiens ; ce qui viendrait corroborer l'opinion de certains hellénistes, prétendant qu'il n'y a d'Hippocrate dans ses prétendues œuvres que les deux livres : Articulations et Fractures.

A cette époque la *matière médicale* est déjà constituée et l'histoire nous en a été laissée par Dioscoride et Pline l'Ancien. On cite bien encore l'ouvrage d'Apulée, plus curieux qu'instructif ; mais les auteurs ne sont pas d'accord sur l'époque à laquelle il vécut : les uns en faisant un contemporain de Celse ; les autres le plaçant au ıve siècle de notre ère.

Dioscoride (56 ap. J.-C.). — Le Traité de Pedacius Dioscoride d'Anazarbe fut très célèbre jusqu'au milieu du xvıe siècle, soit qu'il ait été publié seul, soit qu'il ait paru avec des notes comme celles de Mathiole, qui en fit un livre presque nouveau. On y trouve tout d'abord les plantes aromatiques, qui pour la plupart entraient dans la composition de la thériaque ; c'est à peu près la même nomenclature que celle de Théophraste.

Parmi les huiles employées pour l'usage externe il faut citer : l'huile d'olives, l'huile de ricin, de laurier, d'amandes, de jusquiame et de myrte ; et parmi les onguents l'*onguent styrax*, qui est toujours resté dans la matière médicale et qui a aujourd'hui un regain de faveur ; puis l'*onguent rosat* fait de jonc odorant, d'huile de roses et de miel, qui guérissait tous les ulcères. Avicenne pensera plus tard guérir l'ulcère du poumon avec la conserve de roses.

Les *médicaments d'origine animale* étaient d'un usage fréquent. La *torpille* appliquée sur la tête guérissait les migraines et la céphalalgie ; le *scorpion cuit* guérissait les piqûres qu'il avait faites ; le *poumon de renard* desséché, dont Avicenne se servira pour les phtisiques, soulageait les dyspnéiques. Le *foie d'âne* était excellent contre l'épilepsie ; le *foie de chien enragé* très efficace contre la rage. On faisait donc déjà un peu d'opothérapie. La *corne de cerf* en poudre était un médicament astringent et tonique. Enfin le *lait* était considéré comme un des meilleurs remèdes pour les phtisiques, surtout s'il était pris directement au sein d'une femme. La *bile* était un remède ancien déjà et vulgaire contre les maux d'yeux. (Cf. l'histoire de Tobie dans la Bible.)

Comme purgatifs l'*aloès* et la *scammonée* sont toujours très employés : cette dernière considérée comme le meilleur cholagogue. La *fougère mâle* ou la *fougère femelle* associée à la scammonée ou à l'hellébore noir était déjà donnée contre les vers plats (tœnia). (V. Théophraste.)

Le *vin aromatique* date de cette époque et était composé de jonc odorant, de costus, de nard, de casse, d'amomon, d'asarum, de safran, d'aspalathum, de calamus, de nard celtique ; aromates, puissants antiseptiques, et guérissait les ulcères et les plaies.

C'est dans Dioscoride que se trouve pour la première fois la mention médicale de l'opium ; Thémison le conseillait dans le phrénitis ; il était donné surtout contre la toux et les affections douloureuses de l'intestin. Sa préparation favorite était le *diacodion*, eclegma, fait de têtes de pavots cuites dans de l'eau et additionnées de miel. Elle fut bientôt reconnue comme dangereuse et on lui préféra l'usage du suc de pavot (οπος, suc, d'où l'on fit οπιος, opium). Ce suc, l'opium refroidissait, épaississait, séchait, calmait les douleurs et procurait le sommeil à la dose d'un fragment de la grosseur d'une lentille ; à dose plus élevée, il amenait la léthargie et la mort. On sait que l'opium entrait pour une assez forte part dans la formule de la Thériaque. On l'obtenait au moyen de deux procédés : le premier consistait à broyer dans un mortier têtes et feuilles du papaver sylvestre et d'en faire des pastilles : le méconium. Le second, le meilleur, consistait à recueillir le suc après une incision sur la tête en forme d'étoile : on l'exprimait avec le doigt et on le mettait dans un petit récipient ; puis pilé au mortier on en faisait des pastilles. Ces incisions, d'où sortaient « les larmes d'opium », devaient être pratiquées le matin avant l'apparition du soleil, quand la rosée venait de disparaître.

Mais la médication opiacée restera pendant longtemps encore une médication d'exception parce qu'elle sera toujours considérée comme dangereuse. Ses lois ne seront définitivement établies qu'au XVIIe siècle avec Sydenham.

Certains médicaments chimiques, d'origine minérale sont déjà employés à l'intérieur tels que : la *sandaraque* (arsenic) qui en fumigations réussit contre la toux chronique, et qui administrée en pilules, associée à la résine, est bonne contre la dyspnée ; le *soufre*, qui, incorporé à l'œuf, est prescrit contre les crachats purulents.

Dans les dermatoses comme topiques on employait déjà la cadmie (oxyde de zinc), le borax, l'alun, le nitre, le tartre.

Les pierres précieuses y sont aussi regardées comme ayant des propriétés magiques : la pierre judaïque antilithiasique ; le saphir, astringent et antiseptique ; le *jaspe* eutocique, etc.

Pline l'Ancien. — Pline l'Ancien nous renseigne plus particulièrement sur les eaux thermales de son temps.

En Aquitaine, Tarbelles (Dax), les eaux des Pyrénées ; en Italie, Pouzzoles, Acqui (Lucques), Baïes ; dans la Narbonnaise, Aix, étaient déjà célèbres.

Il divise ces eaux en sulfureuses, alumineuses, salées, nitrées, bitumineuses, acido-salines et ferrugineuses : les eaux sulfureuses bonnes pour les nerfs (nerfs et tendons), les alumineuses pour les paralytiques ; les bitumineuses ou nitreuses ont surtout un effet purgatif. Il insiste sur l'efficacité des eaux italiennes de Sinuesse (Campanie), qui guérissent les femmes de la stérilité et les hommes de la folie ; puis sur les Eaux Albulæ près de Rome (sur la route de Tibur), excellentes pour les blessures, sur celles de Cutilies dans la Sabine, bonnes contre les affections d'estomac. (Cf. Cœlius Aurelianus). Près de Sorrente dans l'île d'Œnane existe une source qui guérit des calculs.

Les eaux ferrugineuses de Tongres (Spa) ont également des propriétés remarquables contre les fièvres tierces et les calculs, les cachexies : elles se troublent à la chaleur et en se refroidissant laissent un dépôt rouge.

Les boues minérales sont déjà employées, ainsi que les bains de sable. L'eau de mer est vantée pour les nerfs, les fractures, les contusions, les plaies venimeuses (on plongeait dans la mer les gens mordus par un chien enragé).

THESSALUS (511 ap. J.-C.). — Nous avons vu plus haut Themison donner la formule de l'École Méthodique. THESSALUS va vulgariser cette nouvelle doctrine et menacer de la faire tomber dans le ridicule en disant qu'il pouvait apprendre au premier venu la médecine en six mois. Il aura en effet beaucoup d'élèves que Galien appellera des « ânes ». Heureusement, SORANUS, dont l'œuvre nous est parvenue traduite en latin par Cœlius Aurelianus, vint relever les erreurs de cette secte et nous montrer que les médecins méthodiques, sous une formule simpliste cachaient une thérapeutique assez compliquée, appuyée du reste sur des connaissances très étendues pour l'époque.

Ces médecins avaient adopté la théorie d'Asclépiade sur les atomes, corpuscules éternels nés de corpuscules semblables qu'ils appelaient *syncrimata*. Ils y ajoutent une petite modification, prétendant que la constitution des corps est faite de corpuscules solides et fluides dont la mixtion forme dans l'organisme un double état de resserrement et de relâchement qui constitue la santé. Cet état est-il troublé dans son fonctionnement normal, c'est la maladie. Ils n'admettent donc guère que le strictum et le laxum qui introduisent dans la science médicale la notion, l'idée du ton, de la tonicité qui exagérée ou diminuée va devenir la maladie.

Ils sentent déjà que cette tonicité est sous la dépendance

du système nerveux, qui entre aussi en scène pour la
première fois dans un ouvrage médical. Ils ne veulent pas
des purgatifs, qui pour eux, d'ailleurs, n'ont aucune action
humorale élective, parce qu'ils ébranlent le système nerveux « nervositas. »

CÆLIUS AURELIANUS. — Cælius Aurelianus, qui a mis en
latin la doctrine de Soranus, le plus autorisé des Méthodiques, a doté la postérité d'un ouvrage unique dans la littérature médicale ancienne. On y sent l'influence latine;
quoique Soranus fût, comme tous les médecins célèbres de
l'époque, un Grec; influence qui se traduit par un exposé
didactique des maladies avec définition, étiologie, anatomie
pathologique et pathogénie, symptômes, traitement, historique de la question, diagnostic et diagnostic différentiel.

Cælius Aurelianus, ou Soranus, regarde comme peu intéressant le traitement des maladies aiguës, qui guérissent
d'elles-mêmes soit par le hasard soit par la nature. « Celeres
enim vel acutæ passiones etiam sponte solvuntur, et nunc
fortunâ, nunc naturâ favente ». Les maladies chroniques
se comportent autrement. Pour les soigner il faut un
médecin habile « medici peritiam poscunt[1] ». Car elles ne
peuvent guérir spontanément : telles sont la goutte, la
phtisie, l'éléphantiasis et la céphalée, la céphalée des neurasthéniques et des migraineux qu'il a si minutieusement décrite : Douleur de tête occupant toute la tête ou la moitié seulement (c'est ce qu'on appelle la migraine) ou les tempes, les
racines des yeux, l'occiput, la nuque, s'irradiant vers l'épine
dorsale, avec du vertige quand le malade veut s'asseoir,
de l'obnubilation de la vue, de la nausée, puis des vomissements de bile. Dans les accès violents les yeux sont rouges,
proéminents, les paupières à moitié fermées fuient la lumière, il y a écoulement de larmes, dégoût des aliments, obtu-
sion de la vue, tintements et duretés d'oreilles ; puis des in-

---

1. Cælius Aurelianus. *De morbis acuti et chronius.*

somnies continuelles ou fréquentes, de la douleur des dents et quelquefois un léger écoulement de sang par les narines.

Exposer le traitement de cette céphalée dans tous ses détails serait un peu long et fastidieux. Nous en donnerons les grandes lignes : applications calmantes sur la tête, abstinence d'aliments jusqu'au 3ᵉ jour ; saignée du bras ou application de sangsues ou de ventouses sèches ou scarifiées sur la tête, puis quand le malade ira mieux instituer les différents *cycles* qui sont constitués surtout par le régime et les moyens physiques.

Dans *le cycle résomptif*, ainsi appelé parce qu'il aide le patient à se reprendre, à se remettre des fatigues que lui ont causées les remèdes précédents, on s'attachera surtout à un régime sévère puis graduellement plus substantiel et plus nutritif.

Dans *le cycle métasyncritique*, qui a pour but de remettre les pores en état de bonne tonicité, c'est encore le régime qui sera prépondérant.

On pourra encore utiliser le *cycle du vomissement seul* qui est une façon grossière et primitive de faire le lavage de l'estomac.

« Le patient se fera d'abord vomir avec de la décoction chaude de raifort, puis se mettant les doigts dans la bouche, il essaiera de rendre tout ce qu'il a pu ingérer ; il boira ensuite beaucoup d'eau pour laver l'estomac et éteindre les restes de l'inflammation ; puis, ayant provoqué un vomissement, il boira de nouveau et cela trois ou quatre fois jusqu'à ce qu'il *rende une eau limpide*. Après il se promènera un peu, boira deux cyathes d'eau chaude et se couchera. »

Parmi les moyens physiques (adjuvants locaux) il conseille les frictions aux jambes, à la poitrine, au dos, de la nuque aux fesses, le long de la colonne vertébrale et pour que le malade ne se refroidisse pas, que les frictions soient faites par deux personnes à la fois. Ces frictions seront suivies d'un bain.

Les violentes aspersions d'eau que les Grecs appellent

cataclysmes ; d'eau chaude, puis d'eau froide (douche chaude, douche froide); les eaux naturelles, la natation, la navigation sont encore d'excellents moyens thérapeutiques, grâce auxquels « les pores de la peau s'ouvrent et chassent pour ainsi dire la matière de l'affection, et lorsqu'elle est chassée, une matière nouvelle naturelle lui succède. »

Il est le premier à avoir donné une description de l'*hydrophobie*, qu'il ne considère pas comme une maladie nouvelle. Il ferait volontiers de Tantale le mythe de la rage.

L'épilepsie est bien décrite (vertiges et crises). Il conseille la douche « aquarum illisio qua patientis partes percussæ mutari coguntur », l'exposition au soleil (ηλιοσις). Il désapprouve certains traitements, comme la castration, qui « vires amputat, non epilepsiam solvit », ainsi que le sang de tortue, le cœur de lièvre ou de chameau. Il est moins sévère pour les incantations, qu'il considère comme des moyens adjuvants.

La *Manie* est un dérangement de tout le système nerveux « patibur autem tota nervositas ». Le malade ne se souvient plus de ce qu'il doit faire, n'a plus ses sensations normales et fait de fausses interprétations. L'un se croit devenu passereau, ou coq, ou vase d'argile, ou dieu, ou encore orateur, tragédien. Tel autre demande à tenir le monde dans sa main ; car il se croit le centre du monde. C'est une affection de tout le système nerveux, plutôt cependant de la tête, du cerveau. On la traitait par le fouet, les chaînes : moyens qu'il n'approuve pas. Il n'est pas éloigné d'un traitement par la musique.

Il fait de la mélancolie une affection de l'estomac. C'est plutôt l'hypocondrie qu'il décrit.

Dans la paralysie, qu'il distingue en motrice et sensitive, il a des aperçus très ingénieux. Il conseille la *rééducation des mouvements* dans la paralysie motrice. Pour la paralysie des muscles de la face faire mouvoir les sourcils et les paupières. Pour la langue « producendo atque conducendo »;

pour la parole faire prononcer certains mots, certaines exclamations ; enfin dans la paralysie des membres inférieurs il se sert d'un appareil composé d'une poulie à laquelle s'adaptent des bandes, avec lesquelles on soulevait ou on aidait à soulever le pied, la jambe, la cuisse du paralytique.

Là aussi les différents cycles doivent être mis en usage ainsi que les agents physiques : exposition au soleil le corps enduit d'une substance grasse ; bains de sable au bord de la mer ; eaux thermales de Padoue, de Veïes, de Sinagaglia, du Brutium, eaux Albulæ, la douche, les douches dont les « percussiones corporum faciunt mutationes. »

La *phtisie* est pour lui l'ulcération du poumon avec production de pus, ulcération qui ne sèche pas. Il conseille la thériaque, le Mithridat, la gestation dans un lit suspendu, les voyages en mer, la lecture à haute voix. Les meilleurs aliments seront pour le phtisique : vin blanc, œufs, riz, millet, amidon ; pas d'emplâtres ni de cautères.

Dans *les affections de l'estomac*, il ignale le bruit de clapotement, la flatulence, etc., la dureté, la dureté ligneuse, une tumeur dure « ex tumore duritiem confectam » qui fait penser que le cancer de l'estomac était déjà fréquent à cette époque.

Il étudie longuement *l'hydropisie*, qui peut survenir à la suite de causes diverses : cachexie, fièvres lentes, dureté ou consistance pierreuse du foie, de la rate, de l'estomac, du péritoine, de la matrice (tumeurs abdominales), dyspnée (affection cardiaque ou rénale), flatulence de l'estomac, du côlon ; la dysenterie. Mais la cause la plus fréquente est la dureté du foie (cirrhose ?) « ex duritate jecoris. »

Il distingue l'ascite de la tympanite. C'est du reste la première fois que nous rencontrons ces deux vocables.

L'*Ascite*, qui est le gonflement du ventre, est caractérisée par le son d'un liquide remué par les mouvements du corps, son comparable à celui d'une outre demi-pleine, d'où son nom (ασχος, outre).

Dans la *tympanite*, le gonflement du ventre est plus

arrondi et plus apparent à la région de l'estomac ; si on le frappe avec la paume de la main il résonne comme un tambour (tympanon) ; d'où son nom.

Après avoir longuement discuté la valeur thérapeutique de la *paracentèse abdominale* à cause de la blessure du péritoine, membrane éminemment nerveuse, il conclut en disant qu'elle est le plus souvent salutaire. Il pratiquait l'incision au-dessous du nombril et introduisait ensuite une sonde de femme.

Contre l'ictère il conseille l'asperge, la carotte et le fenouil.

Chez les gens atteints d'affections de la hanche, ou du muscle psoas (arthrite sèche de la hanche, névralgie sciatique), il conseille les cautères et la vésication ; c'est une affection tenace qui rentre dans le trictum. « Etenim Ischiadica passio vehementi atque difficili *strictura* confecta perspicitur. »

Il décrit l'*arthritis* (rhumatisme articulaire) et la *podagre* (goutte) qu'il traite par des scarifications, des ventouses sèches ou scarifiées, des sangsues ; des applications de grande consoude, des onguents et des cérats. Il conseille aussi la promenade, les exercices, les haltères ; les différents cycles ; l'exposition au feu, au soleil, les bains de sable, les eaux Albulæ ou de Cutilies. Il discute toujours l'opportunité du traitement, qui consiste à distinguer les relâchants des astringents et dit que la Phlébotomie emplit les parties malades comme l'habitude du vin coupe les nerfs. « Cum vinolentia nervos amputet, phlebotomia patientis impleat partes ». Il ne faut donc pas dans la podagre pratiquer la saignée au pied. Autrement la phlébotomie est considérée comme un remède relâchant, opposé au strictum ainsi que les ventouses, les sangsues, les fomentations chaudes, les cataplasmes émollients et la gestation avec les exercices.

Parmi les resserrants, les fomentations d'eau et d'huile froides, le vinaigre ; les décoctions de plantain, de pourpier, de myrte, de roses.

Quoique au début de son livre Cælius Aurelianus ait dit que les affections aiguës guérissaient spontanément soit par fait du hasard soit par le fait de la nature, il n'en parle pas moins que des affections chroniques et le chapitre du traitement n'y est pas négligé.

C'est toujours la nomenclature ancienne avec des suppressions et des additions cependant.

La *pleurésie*, la *péripneumonie*, — le causos n'est pas signalé. — le *léthargos* auxquels il ajoute *la passion cardiaque*.

La pleurésie est depuis Dioclès considérée comme une maladie de la membrane qui entoure les côtes ; la péripneumonie est toujours l'inflammation du poumon et définie méthodiquement « le resserrement violent et aigu du poumon avec crachats, soif et fièvre violente aiguë ». Pour Soranus, c'est tout le corps qui est malade, mais c'est le poumon qui est le plus touché.

Le phrenitis est défini une aliénation aiguë de l'esprit avec fièvre violente et mouvements incohérents des mains comme si les malades voulaient saisir quelque chose avec les doigts, ce que les Grecs appellent crocidisme ou carphologie ; et un pouls petit et serré.

En somme c'est une fièvre violente avec délire qui doit être surtout rapportée au paludisme, plus fréquente à la fin de l'été ou à l'automne et qui correspond à ce qu'on appelle maintenant la forme typhoïde, délirante des accès pernicieux ; comme le léthargos, caractérisé par un sommeil profond une fièvre aiguë, un pouls grand et lent et vide se rapporte à la forme comateuse ; et la passion cardiaque, signalée pour la première fois par Artemidore de Sidon, sectateur d'Erasistrate et caractérisée par une douleur dans la région précordiale avec fièvre, pouls fréquent, serré et petit, rentre dans les formes gastralgique et cardiaque ; enfin la catalepsie qui pour lui est voisine de la léthargie ne serait qu'une des formes syncopales de ces mêmes accès : forme que Dioclès rapporte aux fièvres intermittentes et que Protagoras

prétend être plus fréquente chez les enfants et chez le
jeunes gens de 12 à 16 ou 17 ans.

La *secte pneumatique*, dont le chef est Athénée d'Attali
(Cilicie), n'admettait pas comme principes des corps les élé
ments mais leurs qualités, le chaud, le froid, l'humide, l
sec et disait que le corps était gouverné par le pneuma qu
le pénètre et le contient. Aussi dans toute maladie c'est l
pneuma qui sera frappé le premier et par lui le reste d
corps. Du mot pneuma les latins feront le mot spiritus
qui deviendra esprit : on sait quel rôle vont jouer plus tar
les esprits dans l'histoire des doctrines médicales. A
xviie siècle Richard Morton reprendra la même hypothès
disant, par exemple, que dans la phtisie ce sont les esprit
qui ont été les premiers lésés et que par cette défection l
maladie a pu ensuite se propager dans l'organisme.

ATHÉNÉE D'ATTALIE (168 ap. J.-C.) n'en prétend pas moin
que les fièvres viennent de la *putridité*. Galien l'a en trè
haute estime et en parle souvent à propos des fièvres e
c'est à lui qu'il a dû prendre cette doctrine de la putridité
déjà signalée par Aristote d'une façon générale. Elle va intro
duire dans la pyretologie les fièvres putrides, qui n'en dis
paraîtront que devant les fièvres infectieuses. La putridit
des Anciens et l'infection des Modernes ont entre elles un
grande analogie.

ARETÉE DE CAPPADOCE (70 av. J.-C.) a été rattaché à l
secte pneumatique. Ce fut surtout un clinicien; il es
plutôt de l'Ecole hippocratique. D'ailleurs Celse préten
qu'Hippocrate plaçait le principe morbide dans le pneuma
comme Hérophile le plaçait dans l'humide.

Il est le premier à avoir insisté sur l'entrecroisement de
fibres qui vont du cerveau dans la moelle, entrecroisemen
auquel il donne le nom de chiasma. Cette particularit
explique, dit-il, la paralysie à droite dans une lésion d
l'hémisphère gauche et inversement. (*De Nervorum Resolu
tione.*)

Il introduit dans le vocabulaire pathologique le mot *syn-cope*, et décrit mieux la pneumonie franche avec résolution habituelle au 7ᵉ jour, et la pleurésie qu'il regarde aussi comme une maladie de la membrane qui entoure le poumon.

Son portrait du phtisique a été longtemps classique et souvent reproduit.

Il signale le diabète « colliquation des chairs et des membres en urine » ; la fréquence de l'asthme chez les gens exposés à respirer des poussières : ouvriers travaillant la chaux ou le plâtre, chauffant les bains.

Il est le premier à avoir conseillé la révulsion par les cantharides et pour prévenir les accidents nocifs sur les voies urinaires il met à l'avance le malade au lait pendant 3 jours.

Sa thérapeutique est celle des médecins du temps : vomitifs, saignée. Il est très partisan de l'usage des antidotes (Mithridat, Thériaque) et dans certains cas croit qu'il y a une grande analogie entre les symptômes des maladies et ceux qu'on observe chez les gens qui ont absorbé du poison.

On pense aussi qu'il a, dans sa description de l'angine avec ulcère, décrit notre angine diphtéritique.

Lèpre. — C'est lui enfin qui nous a donné la première bonne description de l'Eléphantiasis (la lèpre); elle avait fait son apparition en Europe depuis peu de temps.

« Cette peste commence le plus souvent par la face; chez quelques-uns par le coude ; chez d'autres par le genou, les articulations des mains et des pieds. Puis des tumeurs s'élèvent les unes près des autres, non lisses mais épaisses et inégales et rugueuses : l'intervalle qui les sépare est déchiré, fendillé comme la peau d'éléphant. Les veines sont élargies non à cause de l'abondance du sang, mais à cause de l'épaisseur de la peau. Bientôt tout le corps se distend par la propagation de ces tumeurs inégales. Partout les poils tombent aux mains, aux cuisses, aux jambes; au pubis et au menton ils deviennent plus rares. A la tête les cheveux deviennent également plus rares, blancs par place avec des plaques de calvitie ; puis le pubis et le menton deviennent glabres. Les quelques poils qui restent ont vilain aspect et disparaissent bientôt. A ce la il faut ajouter des crevasses nombreuses, profondes et rugueuses. Les tumeurs de la face sont dures et pointues à sommet blanchâtre et à base verdâtre. Le pouls est faible, lent comme s'il se mouvait dans la boue. Les veines des tempes, les veines sublinguales sont distendues. Il se produit des évacuations bilieuses. La langue est hérissée de boutons qui ressemblent à des grêlons. Le corps est couvert de tubercules avec excoriation des doigts, prurit des genoux et du menton. Les joues rouges, gonflées, les yeux brouillés, couleur d'airain, les sourcils proéminents, épais, glabres, pendants, avec, quand les paupières se contractent, formation d'une tumeur, et si le sourcil se contracte, un regard de colère ou léonin (léontiasis) : les narines envahies par les tubercules, les lèvres proéminentes et épaisses, leur partie inférieure livide, le nez gonflé, les dents noires, les oreilles rouges et noirâtres, obstruées, agrandies, éléphantiasiques ; ulcérations à la base des oreilles avec écoulement de sanie et prurit : tel est le portrait du lépreux.

« Le corps tout entier est labouré de crevasses rugueuses, qui pénètrent profondément dans la peau comme des sillons noirs : c'est pour cela que cette maladie a été appelée *éléphas*.

« La plante des pieds, des talons jusqu'au milieu des doigts est le siège de fissures et si le mal augmente, les tumeurs des joues, du menton, des doigts et des genoux se creusent d'ulcérations fétides et incurables. Ces ulcérations peuvent devenir confluentes et amener la chute du nez, des doigts, du pied, des organes génitaux, parfois de toute la main (lèpre mutilante). »

C'est une excellente description de la lèpre tégumentaire

tuberculeuse ou léonine qui a un double intérêt et clinique et historique.

Nous signalerons parmi les différents agents médicamenteux conseillés pour cette maladie l'usage des bains savonneux avec du savon de Marseille.

« Alia autem medicamenta sunt innumera Celtarum, quos hac tempestate Gallos vocant, nitrosis quoque illis factitiis globis, quibus velaminum sordes expurgant, *saponem* que vocant, illis inquam, globis corpus in balneo detergere optimum est. »

Parmi les autres médecins de la secte pneumatique, dont Celse ne parle pas et que certains auteurs ont dit avoir été fondée par Chrysippe (336 av. J.-C.) nous citerons : Agathinus (81), qui vivait à Rome sous Trajan ; Archigène d'Apamée, un Syrien qui vivait sous Domitien et mourut en 117, à l'âge de 63 ans. Galien en fait le plus grand éloge, il a beaucoup écrit, mais ses ouvrages ont été perdus, comme ceux de Rufus d'Ephèse (112) cité par Oribase et Aétius et auquel nous devons la première mention et description de la peste : « Deliria varia, bilis vomitus, præcordiorum distensiones, dolores, sudores multi, extremitatum frigiditas, profluvia biliosa, tenuia, flatuosa ; urina aliis aquosæ ac tenues, aliis biliosæ, aliis nigræ, in aliis subsidentias habentes ; et pessima ea quæ in medio vario dependent : sanguinis narium distillationes, æstus in thorace, linguæ torrefactæ ; vigiliæ, convulsiones violentæ. Sed et ulcera prava et carbunculosa et perniciosa in pestiferis passim in reliquo corpore, in facie ac tonsillis. »

Cassius Félix, contemporain de Celse et disciple d'Asclépiade, Soranus, qui vivait sous Trajan et qui a beaucoup écrit sur la matière médicale (il ne faut pas le confondre avec Soranus le Méthodique) sont également considérés comme sectateurs d'Athénée d'Attalie.

Obstétrique. — Moschion (117 ap. J.-C.), qui passait pour avoir rendu Agrippine féconde en lui conseillant certain pessaire de sa composition, nous a laissé un manuel des sages-femmes qui nous renseigne assez complètement sur la petite obstétrique du premier siècle de notre ère.

Après avoir dit que la sage-femme doit être instruite de tout ce qui regarde les femmes : être experte dans l'art de guérir ; ce qui fait supposer qu'elle pratiquait un peu la médecine, la médecine des dames romaines; ajoute qu'elle doit avoir certaines notions d'anatomie et de pathologie, indispensables pour pouvoir exercer sa profession.

La matrice, que les Grecs appellent ημτρα, a été aussi appelée νστερα, parce que c'est le dernier organe que l'on décrit dans les Administrations Anatomiques. Elle a la forme d'une courge et on lui distingue l'orifice, le col, le cou (isthme), le fond et la base : elle est en rapport en avant avec la vessie, en arrière avec le rectum. Il n'est pas question des ligaments. Les ovaires sont mentionnés, placés de chaque côté du corps de l'utérus, arrondis, plus larges à leur base où se trouve un orifice excrétoire par lequel les femmes émettent leur semence.

Les règles viennent le plus souvent tous les 30 jours et apparaissent pour la première fois vers 14 ans et disparaissent vers 40 ans, jamais après 50 ; elles durent habituellement de trois à quatre jours et sont de quantité variable.

Peu de choses sur les signes de la grossesse, sauf certains troubles de l'estomac, les envies (κισσα). D'ailleurs la grossesse ne nécessite de soins spéciaux que dans les deux derniers mois : au huitième, où le fœtus devient plus gros et plus lourd. Alors la femme ne doit pas se fatiguer, et devra s'alimenter avec réserve. Si le ventre est trop lourd on le soutiendra avec des bandes et pour le raffermir et empêcher les ruptures de la peau on fera des onctions avec un onguent d'huile récente ou d'huile de myrte. Au 9e mois, pour faciliter le travail de l'accouchement prochain, on donnera des bains et on introduira des pessaires de graisse d'oie ou de moelle de cerf; puis le doigt enduit d'un corps gras on ouvrira doucement le col de l'utérus.

Le travail de l'accouchement sera annoncé par des douleurs de reins, avec sensation de chaleur aux cuisses et aux lombes, descente de l'utérus, ouverture du col, humidité des parties génitales. Le toucher renseignera dans la suite et on sentira le chorion faisant une saillie de la grosseur d'un œuf. L'écoulement, d'abord épais et incolore, sera bientôt plus abondant et sanguinolent.

On aura soin de préparer pour l'accouchement : de l'huile chaude (fomentations), des éponges molles, des laines propres, des oreillers, des coussins, des analeptiques odorants, et le siège obstétrical qui ressemble à une chaise ; deux lits dans la pièce la plus commode de l'habitation.

Le *siège obstétrical* est semblable à un siège consulaire avec un orifice en forme de lune par lequel pourra passer le fœtus.

Des *deux lits*, l'un, dur, servira pendant l'accouchement, quelques femmes même y accouchent ; l'autre, plus mou, servira après l'accouchement.

La femme couchée sur le dos restera sur le lit dur les jambes écartées et relevées jusqu'à ce que la sage-femme trouve à l'orifice le chorion de la grosseur d'un œuf. Alors elle était placée sur le siège obstétrical. Si elle ne s'y trouvait pas bien, que cela la fatiguait, on la remettait sur le lit. Quand on n'avait pas de siège obstétrical la parturiente était assise sur les cuisses d'une aide qui la tenait solidement.

Avant que la femme ne fût placée sur le siège obstétrical, quelques petits soins lui étaient donnés : fomentations chaudes avec de l'huile, lavage des parties génitales.

Les anciens conseillaient alors de faire promener la parturiente, de lui faire prendre des bains, de la faire manger. Ce n'est pas l'avis de Moschion : la promenade fatigue inutilement l'utérus et retarde le travail ; le bain amollit et refroidit ; l'alimentation est inefficace, car les aliments ne peuvent être digérés.

Il faudra en outre trois aides : une à droite, une à gauche de la parturiente, qui lui serviront d'appui. La troisième maintiendra solidement le dos pour que les douleurs portent droit et non en côté. De plus, les aides l'exhorteront à supporter courageusement son mal.

Quant à la sage-femme, garnie d'un tablier solide et propre, elle devra, si l'accouchement doit se faire dans le lit, s'asseoir sur un siège un peu bas de façon à n'être en rien gênée de l'usage de ses mains. Si l'accouchement se fait sur le siège obstétrical, elle s'asseoira sur un siège encore plus bas de façon à être à la hauteur du fœtus. Il faudra cependant qu'elle puisse se retourner de façon à ne pas toujours avoir les yeux fixés sur les parties génitales, ce qui par pudeur pourrait empêcher la parturiente d'avoir des douleurs. Puis, débarrassée de tout ce qui peut gêner la liberté de ses mouvements, elle enduira d'huile le doigt de la main gauche pour dilater petit à petit l'orifice utérin et faciliter l'issue du chorion. Quand les douleurs deviennent plus pressantes, elle conseille aux aides de bien maintenir la parturiente pour qu'elle ne perde rien des efforts qu'elle fait. Si le chorion ne se rompt pas, qu'il est trop long à se rompre, il faut le déchirer avec les ongles et introduire les doigts pour faire la dilatation du col.

Il faut prendre garde ne pas laisser les doigts trop longtemps de peur que le fœtus ne sorte subitement. Autrement elle fomentera le col ouvert de l'utérus (vulve) jusqu'à ce que la tête du fœtus et le cou sortent sans secousse. Car l'orifice s'ouvre spontanément. Quand les cuisses apparaissent, la sage-femme doit saisir le fœtus, le sortir sans violence, attendant la contraction utérine (uteri *spontaneam* referationem). Pas de violence, car on peut déterminer soit une inflammation de la matrice soit une hémorragie. Les assistantes de chaque côté avec leurs deux mains pressent

sur les parties inférieures du ventre. Dès que le fœtus a
commencé à sortir, la sage-femme, les mains munies d'un
linge, le recevra avec une pieuse sollicitude, soucieuse surtout
qu'il sorte avec les secondines. Si les secondines ne sortent
pas naturellement et que l'orifice utérin soit encore ouvert,
la sage-femme y introduira la main gauche et là où elle le
rencontrera, elle le prendra ; s'il n'est pas adhérent au fond
qu'elle le sorte. Dans ce cas cependant les efforts de la parturiente peuvent être suffisants. S'il est retenu par l'utérus,
qu'elle le détache. Si l'utérus est contracté, que la main n'y
puisse entrer, que les secondines ne puissent sortir, on usera
de liqueurs et d'injections dont on a l'habitude de se servir
dans l'inflammation de l'utérus. Par ce soin le *spasme* ayant
cessé, ce qui est resté dans l'intérieur de la matrice tombera.
Les anciens en pareil cas employaient les sternutatoires,
la succussion sur l'échelle, des potions, des fumigations,
des pessaires emménagogues ; ils allaient jusqu'à attacher
des poids au chorion. Moschion réprouve tous ces moyens
qui peuvent amener dans la suite des inflammations, et sur
le moment des hémorragies de l'utérus.

La nouvelle accouchée, les parties nettoyées avec une
éponge, est mise dans son lit dans une chambre claire, les
cuisses un peu écartées pour ne pas gêner l'expulsion de
ce qui pourrait encore sortir. Puis ces parties sont cou-
vertes d'un linge qui sera fréquemment renouvelé. On couvrira ensuite le pubis et l'abdomen de laines propres. Si
l'accouchement s'est fait sans lésion notable, on lavera les
parties génitales avec de l'huile et du vin. Pendant deux
jours on ne donnera pas d'aliments solides, le troisième on
fera des lotions tièdes, des onctions, un lavage de la figure
avec de l'eau tiède et on donnera quelques aliments légers :
pain, eau, œufs, légumes. Le septième jour, si tout va bien,
on donnera un grand bain, on augmentera l'alimentation,
on permettra le vin avec beaucoup d'eau.

L'écoulement qui suit est d'abord sanguinolent et

copieux, puis féculent et moins abondant, enfin purulent.

S'il y a eu des déchirures (dilacérations) on fera des applications d'un onguent composé de cire, huile de roses, litharge, céruse et alun.

L'enfant qui a été remis à une aide doit, pour être bien conformé, avoir tous les méats et conduits de son corps ouverts, la voix forte; et si on le tourmente ou le chatouille avec les doigts, pousser des cris. Le cordon sera alors coupé soit avec des ciseaux ou un couteau à quatre travers de doigt du ventre.

Les Anciens le coupaient avec un instrument de bois ou de verre, un roseau taillé en pointe, une croûte de pain aiguisée.

On sèche le sang et on le lie avec un fil de laine ou tout autre fil pour qu'il ne survienne pas d'hémorragie; il conseille une seconde ligature pour la mère afin de prévenir l'hémorragie quand les secondines ne sont pas venues avec le fœtus.

Les Anciens lavaient le nouveau-né avec de la saumure ou de la poudre de noix de galle ou de myrte; lui se sert de sel et d'aphronitre en poudre. Il recommande bien de ne pas trop serrer l'enfant.

Si le nouveau-né est chétif, on lui enduira le corps d'un mélange de miel et d'huile ou de suc de fenugrec; et cela doucement en prenant garde qu'il n'en tombe rien dans la bouche ou les yeux. Ensuite on le lavera avec de l'eau chaude, on lui nettoyera avec les doigts les narines et la bouche, on lui instillera de l'huile dans les yeux; on intro-duira le petit doigt dans l'anus pour le faire aller à la selle; on reclinera le cordon entouré de laine sur la partie médiane et on le couvrira d'un petit linge imbibé d'huile. On entourera les cuisses d'une bande de laine propre et large, lâchement appliquée; on joindra les bras aux côtés en ayant soin d'interposer des flocons de laine pour que les extré-mités osseuses ne soient pas meurtries; et avec une bande plus large on entourera tout le corps ; la tête sera couverte d'un petit linge ou de laine très propre.

Au bout de huit à dix jours, l'enfant, qui aura été couché dans un berceau, prendra un peu de miel cuit qu'on lui entrera dans la bouche avec le doigt.

Il est pour l'allaitement maternel. Si, pour une raison ou pour une autre, cela ne peut se faire, on prendra une nourrice. Elle devra avoir eu déjà deux enfants, avoir bon teint avec une poitrine ample à mamelles saillantes et pointues. pas trop petites avec de larges mamelons. Qu'elle soit intelligente, de bonnes mœurs, peu facile à mettre en colère, qu'elle soit propre, et, si cela se peut, d'origine grecque.

Il insiste sur le régime alimentaire de la nourrice et veut qu'on l'occupe aux travaux de la maison ; à faire des pâtes, à préparer la farine, à faire les lits, à aller chercher de l'eau.

On donnera à l'enfant deux bains par jour, le plus souvent un seulement suivi d'onctions.

Il ne règle pas les tetées.

L'enfant prendra l'air et sera promené dans une petite voiture, une petite chaise à porteur.

Le cordon tombe au bout de 3 à 4 jours et quand il est tombé, pour former la concavité du nombril il fait appliquer sur la cicatrice une boule de plomb de la forme d'un denier.

Les bandes étaient laissées pendant 40 ou 60 jours ou jusqu'à ce que l'enfant soit jugé assez fort pour que d'abord on lui laisse les mains, puis les pieds libres.

Le sevrage ne se fera qu'à 18 mois ou deux ans et alors on donnera de la mie de pain avec du mélicrat ou du lait, ou de l'épeautre, ou de la bouillie de froment.

L'apparition des premières dents est signalée au 7e mois.

Il n'y est pas question de dystocie.

C'était toujours ou la version ou l'embryotomie que l'on pratiquait dans les cas difficiles : la version quand l'enfant était vivant, l'embryotomie quand il était mort. Cependant. une tentative nouvelle est faite pour la première fois chez les Romains pour avoir un enfant vivant chez une femme morte : la section de l'utérus, ce que depuis on a appelé l'opération césarienne : son origine n'avait d'ailleurs rien de médical. Une loi, « lex regia », édictée par Numa Pompilius. ordonnait d'ouvrir le ventre et de sectionner l'utérus de toute femme morte enceinte. « Auspicatius *enecta parente* gignuntur : sicut Scipio Africanus (235 av. J.-C.), prior natus, primusque Cæsarum à *cæso matris utero* dictus : quâ de causâ Cæsones appellati. Simili modo natus et Manlius qui Carthaginem cum exercitu intravit. »

Les différentes présentations du fœtus sont rapportées à quatre : l'enfant peut se présenter par la tête, les pieds, en côté, en double. La présentation par la tête était la plus favorable : on considérait les autres comme dangereuses, aussi avait-on élevé dans Rome des autels à deux déesses :: Postverta et Prosa. La première présidait à la naissance des enfants renversés dans le ventre de la mère (pieds en bas, en double, en côté) ; l'autre à la naissance des enfants. placés la tête en bas.

Les enfants qui venaient par les pieds étaient appelés. Agrippa (æger pes). Telle est l'origine de ces grands noms. de l'histoire romaine : César, Agrippa.

Parmi les sages-femmes, qui, comme nous venons de le voir, pratiquaient la Médecine auprès des dames romaines. nous citerons :

CLÉOPATRE, qui a surtout laissé des formules pour la toilette et l'embellissement de la face et des cheveux.

ELEPHANTIS, qui traite des substances abortives et formule aussi des cosmétiques.

SALPE et LAïS, qui conseillent contre les fièvres tierces et. quartes, contre la rage de porter un bracelet dans lequel est enfermée de la laine d'un bélier noir imprégnée de sang. menstruel.

Olympias de Thèbes, qui prescrit comme emménagogue l'hysope avec le nitre, et la poudre de corne de cerf et conseille, pour rendre féconde la femme dont l'utérus est malade; d'oindre avant le coït les parties génitales avec un liniment composé de fiel de taureau, de vert-de-gris incorporé à de la graisse de serpent et à du miel.

Pline, auquel nous empruntons tous ces noms, cite encore Sotira.

Mais la plus célèbre fut Aspasie, dont Aëtius nous cite les principaux travaux sur l'hygiène de la femme grosse, les soins à donner à la femme qui vient d'avorter ou de subir l'excision du fœtus; sur les déplacements utérins, qu'elle traite par la réduction manuelle; sur les hémorroïdes qui peuvent affecter la vulve, le col utérin et l'utérus, ces dernières qu'on peut sentir par le toucher mais qu'on verra mieux au spéculum — *per dioptram* —; sur les hernies, les condylomes. Elle ne dédaigne pas les opérations et traite chirurgicalement les hémorroïdes, les hernies, et les condylomes.

Les *oculistes* sont aussi très nombreux à cette époque et les plus remarquables furent Evelpide, Hermias, Heron, Antiochus, Atimetus, qui pour la plupart « abaissaient la cataracte, plutôt que de l'arracher », ce qui d'ailleurs excite l'indignation de Pline. (Cf. Celse.) Ils avaient tous leur sceau indiquant leurs remèdes favoris.

C. Cupito Sabinianus, cujus psoricum et chloron et chelidon ad claritatem in sigillo.

M. Julius Charito cujus est isiochryson, diasmyrnium, diarrhodum, diapsoricum, etc.[1].

1. Cf. Haller: *Bibl. chirurg.* lib., I, XXIV, Medici ocularii.

LIVRE IV

LA MÉDECINE DEPUIS L'ÉPOQUE DE GALIEN JUSQU'AU XVIᵉ SIÈCLE.

Galien, son œuvre. — De Galien aux Arabes. — Des Arabes
au xvıᵉ siècle.

GALIEN (131-200 ap. J.-C.). — D'après Suidas, « Galien,
médecin très célèbre, né à Pergame, vécut à Rome du temps
de Marc-Aurèle, Commode et Pertinax ; avait pour père
Nicon, géomètre et architecte, et laissa beaucoup d'ouvrages
non seulement sur la médecine mais encore sur la philosophie, la grammaire et la rhétorique. Il vécut 70 ans. Galien
(γαληνος) veut dire calme, tranquille. »

Galien, de son vrai nom Nicon, est donc un Grec d'Asie ;
c'est un de ces asiatiques détestés par Pline au siècle précédent. Il n'a rien de l'hellénisme hippocratique. C'est un
oriental, aussi les Arabes en feront-ils leur auteur favori.
Son père fut son premier maître ; il voulut en faire un philosophe ; quand un songe — cette légende était courante à
Rome au temps de Galien — le décida à diriger son fils vers
l'étude de la Médecine. Sa mère avait un caractère détes-
table, il la compare à la femme de Socrate, Xantippe. Son
œuvre médicale se ressentira toujours de son éducation première, de ses études philosophiques que son père voulut très
diverses, prétendant qu'il ne devait s'attacher à aucune
secte. Si bien qu'il suivit tour à tour les leçons d'un péripatéticien, d'un épicurien et d'un stoïcien. Aussi, dans les

nombreux traités qu'il a laissés, n'y a-t-il aucun ordre, aucun plan; souvent, après avoir longuement discuté une opinion qu'il ne semble pas partager, il ne conclut pas. Néanmoins, tout éclectique qu'il paraît, il est plutôt de l'école péripatéticienne; et c'est Aristote son grand maître.

Il commence à étudier la médecine vers l'âge de 17 ans et fut l'élève de Ficianus, de Satyrus, du fameux Quintus et de l'empirique Æschrion. Plus tard il suivit les leçons de Pelops, alla à Corinthe à l'école de Numesianus et enfin à Alexandrie. Pour parfaire son éducation médicale au point de vue de la Thérapeutique, il voyage et va à Lemnos, dans l'île de Chypre, en Palestine pour étudier de près dans leur pays d'origine les terres sigillées, les métaux, les baumes et les aromates. Quand il rentre à Pergame, âgé de 29 ans, il ne tarde pas à y être nommé médecin des gladiateurs et se fait remarquer à ce poste par son habileté à guérir les blessures et à traiter les fractures et les luxations. Il reste là quatre ans; puis une sédition éclatant dans la ville, lui très calme, très tranquille, avec cela pusillanime, part pour Rome, où il arrive à l'âge de 33 ans. Il y acquiert de suite une grande renommée, grâce à sa science, qui était supérieure à celle des médecins de l'époque, quoique, comme nous l'avons vu, les méthodiques ne fussent pas de mauvais cliniciens; grâce aussi à sa qualité d'étranger, de Grec d'Asie, grâce surtout à son savoir-faire. Car Galien cherche toujours et partout à se faire valoir, si bien qu'il se crée des ennemis, qui pourraient bien chercher à se débarrasser de lui; du moins c'est le péripatéticien Eudème qui l'en persuade; et que de nouveau pris de peur il retourne en Asie prétextant la crainte de la peste.

Il ne tarde pas à être rappelé à Rome par Marc-Aurèle; il y revient mais ne veut pas suivre l'Empereur dans son expédition contre les Germains et toujours très craintif, il se cache, n'habitant jamais le même endroit pour n'avoir pas à être inquiété par ses ennemis dont il exagère les mauvaises intentions. Il finit par être installé dans le palais de Marc-Aurèle, qu'il soigne ainsi que son fils. Une nuit même, on vient le chercher pour une indisposition de l'Empereur, déjà vu par d'autres médecins qui l'avaient effrayé, il le rassure, lui conseille de prendre un peu de vin de la Sabine avec du poivre et se retire, heureux le lendemain d'avoir su par Philolaüs que l'auteur des « Pensées » le considérait désormais non seulement comme « le premier des médecins, mais comme le seul médecin philosophe ». Une autre fois avec quelle complaisance il nous raconte dans le « de Prænotione » son entrevue avec Faustine dont il soigne le fils, sa victoire sur les méthodiques qui le traitaient et enfin son bonheur de la reconduire à son char en lui disant : « Vous allez encore grandir la haine que vos médecins ont pour moi. »

Enfin, toujours plein de lui il s'écrie dans *les Lieux affectés* : « C'est par des œuvres d'art et non par des raisonnements de sophiste que je me suis fait connaître à Rome des principaux citoyens et de tous les empereurs. C'est ainsi qu'ayant exercé la médecine jusqu'à la vieillesse, jamais jusqu'à ce jour je n'ai eu à rougir d'un traitement ou d'un pronostic, ce que j'ai vu arriver à beaucoup de médecins très illustres. Si quelqu'un veut devenir célèbre par les œuvres de l'art et non par des raisonnements de sophiste, il peut sans fatigue recueillir ce que j'ai découvert après beaucoup de recherches dans le cours de ma vie. »

Voilà l'homme, nous allons voir maintenant quel était le médecin et le philosophe et passer en revue son anatomie, sa physiologie, sa médecine et sa thérapeutique, et en même temps ses idées philosophiques.

Anatomie. — L'anatomie de Galien servira à l'éducation des médecins pendant plus de douze cents ans, jusqu'au jour où Vésale découvrira les erreurs et les omissions du médecin de Pergame et publiera son fameux Traité d'Anatomie (1543).

Galien en effet n'a pas disséqué de cadavre humain. Il a surtout disséqué des singes pour l'étude des muscles et des nerfs, puis pour la description de la plupart des viscères, des porcs, des bœufs, des vaches. Pour la description des os il a un squelette humain fait de différents os recueillis de côté et d'autre.

Les premières administrations anatomiques avaient été faites par Hérophile, puis plus tard par Dioclès de Chalcédoine. Plus près de Galien, Marinus (100 av. J.-C.) fit de l'anatomie médicale pour servir au traitement des blessures, à l'extraction des traits, aux résections osseuses, au traitement et à la réduction des fractures et des luxations. Comme lui, il insiste sur l'importance de l'étude de l'anatomie pour le médecin, le chirurgien et le physiologiste.

Pour les dissections simples, il se sert d'un scalpel ordinaire ; pour les dissections délicates d'un scalpel en forme de feuille de myrte : nous verrons plus loin que, pour les expériences de physiologie, il avait fait construire un scalpel spécial.

Les os sont divisés en os longs avec moelle et os plats sans moelle, On retrouve dans le traité « de Ossibus » les termes que nous employons encore aujourd'hui : apophyse, épiphyse, symphyse, diarthrose, gynglime, enarthrose, synarthrose, cotyle, etc. L'ostéologie, dit-il est difficile à apprendre à Rome parce qu'on ne peut y avoir de squelette. Pour cela, il faut aller à Alexandrie, qui était toujours restée le centre le plus important des études anatomiques. Il existait à cette époque un poème didactique de Lycus, qui décrivait en 5000 vers les os et les muscles : il ajoute qu'il s'y trouvait beaucoup d'erreurs. Il suit donc le traité de Marinus. De sorte que l'anatomie de Galien est surtout l'anatomie de Marinus.

Il reconnaît aux veines une seule tunique: aux artères deux : l'une extérieure, mince, analogue à celle des veines; l'autre, cinq fois plus épaisse, qui est dure. Il dit que ces tuniques présentent des méats par lesquels le sang peut passer par *diapédèse*.

Le cœur est mal décrit : les oreillettes considérées comme des expansions des gros vaisseaux de la base, la cloison interventriculaire considérée comme perméable; ce qui empêchera pendant longtemps de soupçonner la circulation pulmonaire.

Le cerveau est double pour que la partie droite puisse à un moment donné suppléer la partie gauche et réciproquement. Il y décrit les veines qui ont gardé son nom. Les nerfs crâniens sont mentionnés et leurs paires réduites à 7.

Il distingue les nerfs sensitifs des nerfs moteurs et appelle les premiers nerfs mous, les seconds nerfs durs. Nous reviendrons plus loin à propos de sa physiologie sur ses découvertes dans le domaine du système nerveux.

Les organes génitaux sont décrits surtout d'après Hérophile.

Pour la myologie il a le premier décrit divers muscles servant à la mastication et aux mouvements des bras et de la poitrine, ainsi que le poplité et le peaucier et les muscles du larynx.

Physiologie. — Galien peut être considéré comme le premier parmi les médecins anciens qui ait fait de la physiologie, en inaugurant ce que plus tard on a appelé la médecine expérimentale. C'est lui qui par les vivisections a créé la physiologie du système nerveux. Auparavant il avait confondu d'erreur les Eristratéens qui prétendaient que les artères ne contenaient pas de sang mais seulement de l'air. Cependant déjà à cette époque (cf. Aulu-Gelle, 125-175 ap. J.-C.), on savait que les veines n'ont pas de pulsations, que les artères par leurs pulsations démontrent le mode des fièvres; que la veine est le réceptacle (vas, αγγειον) du sang mélangé et confondu avec l'esprit vital, dans lequel il y a plus de sang et moins d'esprit, et que l'artère contient l'esprit naturel mélangé et confondu avec le sang, avec plus d'esprit et moins de sang.

Aussi nous ne citerons pas ses expériences à ce sujet, qui ne présentent rien de particulier. Une autre plus intéressante est celle où il prouve que la pulsation de l'artère est due à une propriété de la tunique artérielle elle-même. Les sectateurs d'Érasistrate prétendaient que cette paroi était passive.

L'artère a sa pulsation comme le cœur et lui est liée en quelque sorte. Quant au *pouls* il le définit : « Une fonction particulière surtout du cœur et aussi des artères qui sont mus par la diastole et la systole grâce à la *force vitale* et par laquelle est maintenue la juste proportion de la *chaleur innée* et est engendré dans le cerveau, l'*esprit animal.* »

Cette définition du pouls, que Galien veut imposer à la place de dix définitions antérieures d'élèves d'Hérophile et d'Érasistrate, ne leur est guère supérieure : elle porte seulement le cachet de la physiologie galénique : force vitale, chaleur innée, esprit animal, termes que nous retrouverons dans tout le cours de l'Histoire de la Médecine jusqu'au xviiie siècle.

Arrivons maintenant aux expériences, aux vivisections qui ont fondé la physiologie du système nerveux, et qui ont fait dire à un physiologiste contemporain que « ce grand médecin a su sur les fonctions du système nerveux à peu près tout ce que l'on en saura pendant le Moyen-âge, la Renaissance, jusqu'aux xviie et xviiie siècles, c'est-à-dire pendant seize cents ans. »

Là, il est supérieur, original, n'empruntant rien à personne : de plus il fait preuve d'un génie vraiment scientifique.

· Déjà de son temps tout le monde était d'accord sur ce point que si l'on coupait le nerf qui se rend à une partie quelconque de l'animal, nerf qui donne ou la sensibilité ou le mouvement, on rendait cette partie ou insensible ou incapable de se mouvoir, mais ce qu'on ne connaissait pas et ce qu'il va nous faire connaître c'est la première origine des nerfs dans le cerveau et la moelle épinière.

Ces recherches suivies de démonstrations vivantes avaient surtout été entreprises pour prouver que le cœur n'est pas l'organe d'où partent les nerfs, comme le prétendaient Platon, Aristote et les Stoïciens, et que le siège de l'âme ne peut être le cœur, comme l'ont chanté les poètes dans leurs vers et comme Chrysippe l'a avancé dans ses livres de Médecine. Pour lui le cœur est seulement le centre des artères comme le foie est le centre des veines; le cerveau et la moelle épinière sont les centres des nerfs qui donnent à tout le corps et la vie et le mouvement.

« Le cerveau n'est-il pas placé dans le crâne comme un grand roi dans la citadelle, avec pour appariteurs et satellites tous les sens réunis autour de lui ; ce qui fait conclure que c'est dans cette partie qu'est le siège de l'âme. »

Cerebrum in capite tanquam in arce magni instar regis collocatum, sensus omnes quasi apparitores et satellites habere circumjectos; quicquam is conficiat ut in câ parte principatus animæ necesse sit.

Les Stoïciens et les poètes prétendent que la voix vient du cœur — nous disons encore aujourd'hui « le cri du cœur » — il va démontrer qu'elle est sous la dépendance du cerveau par l'intermédiaire de nerfs qu'il a découverts et appelés *nerfs vocaux*.

Si vous mettez à nu le cœur d'un animal et que vous le comprimiez de la main, l'animal ne sera privé ni de respiration, ni du cri, ni d'aucun des sentiments appétitifs : mettez au contraire à nu le cerveau d'un animal en enlevant une certaine surface d'os, de façon à pouvoir comprimer un de ses ventricules; et vous verrez immédiatement cet animal, non seulement incapable de pousser un cri, mais encore dans l'impossibilité de respirer, et privé de toute sensibilité et de tout mouvement volontaire.

Pour lui, le cerveau, qui a reçu des artères *l'esprit vital*, le transforme en *esprit animal* dans ses ventricules et cet esprit est transmis par le canal des nerfs à tout le corps. Et cet esprit, contenu dans les artères, appelé *vital* et qui dans le cerveau s'appelle *animal* n'est pas la substance de l'âme, ni son domicile, mais seulement son instrument. Il rayonne; il diffuse du cerveau et des nerfs une force analogue à celle qui rayonne et diffuse du soleil. Telle est en grande partie la physiologie des esprits animaux à cette époque.

Puis, poursuivant ses expériences, pour démontrer l'union intime des nerfs avec les centres médullaires, il fait sur des moelles de porc des sections à différentes hauteurs et pour cela se sert d'un scalpel en forme de glaive en fer de Noricie. « Ex ferro optimo quale in Noricis habetur. »

Si vous sectionnez la moelle épinière vers sa partie moyenne suivant sa longueur par une section droite, vous n'observez aucune résolution des nerfs intercostaux, ni de ceux qui sont dans les lombes et dans les jambes, ni de ceux qui sont à droite ou à gauche.

Si vous faites une section transversale portant seulement sur la moitié de la moelle soit à droite, soit à gauche, tous les nerfs qui sont sous la dépendance de cette section tombent en résolution; c'est la section qui permet de rendre l'animal à moitié muet; si vous voulez le rendre complètement muet, divisez transversalement la moelle tout entière. Mais le moyen le plus direct pour priver l'animal du cri est de sectionner les nerfs qui sont près des artères, les nerfs récurrents qu'il dit avoir le premier décrits et appelés nerfs vocaux. « Vocare autem *vocales nervos* consuevi : *eos quos ipse inveni.* »

. A Rome il fit une expérience plus élégante sur les instances de Boethius devant une assistance choisie en passant un lien sous les récurrents : il enlevait et rendait à l'animal l'usage du cri en serrant ou en desserrant le lien. Dans cette même séance il démontra que le thorax se distend par l'inspiration et se rétracte pendant l'expiration, il fait voir quels muscles entrent en jeu pour cela ; quels nerfs les animent, de quelle partie de la moelle ils émergent.

Il fait encore d'autres sections expérimentales de la moelle : la plus curieuse est celle pratiquée entre la seconde et la première ou au-dessus de la première vertèbre cervicale qui fait mourir subitement l'animal. C'est ce qui a fait dire à M. le professeur Gley que Galien avait presque trouvé le nœud vital de Flourens.

Il expérimente encore sur le cerveau des singes et montre que la section de la substance cérébrale ne détermine ni douleur, ni convulsion ; nous avons vu plus haut qu'il n'en n'était pas de même pour la compression.

Ce qu'il dit sur la respiration est assez obscur : cependant il compare l'action de l'air sur le sang à celle « d'un soufflet sur le charbon qui s'éteint ». Ailleurs, il prouve simplement contre l'opinion ancienne qui faisait arriver l'air directement dans le cœur que l'air entre dans le poumon par l'inspiration et en sort par l'expiration.

La circulation n'est pas soupçonnée. Le cœur est l'origine des artères, le foie celle des veines. Il y a deux sangs : le sang des veines qui va au ventricule droit ; le sang des artères qui va du ventricule gauche dans le reste du corps. Ce dernier est plus ténu, plus rouge ; celui du ventricule droit plus épais, plus noir. Le sang noir est né dans le foie, le sang rouge *spiritueux* est né dans le ventricule gauche. Il admettait à la périphérie une anastomose des artères et des veines.

Il a cependant eu l'idée d'une sorte de circulation quand, dans la *méthode thérapeutique à Glaucon* (lib. I, IV), il étudie le trajet d'un médicament absorbé par la bouche pour aller influencer le poumon.

« Pour qu'un médicament arrive au poumon, il aura à suivre le chemin suivant : de la bouche dans le pharynx et

l'œsophage, l'estomac, les intestins grêles, les veines du
mésentère, puis celles de la concavité du foie, de là dans
la veine cave, dans le cœur, puis dans le poumon. »

Cette sorte de circulation se rapporte plutôt à la *nutrition*, qu'il définit l'assimilation par les différents organes
des substances nutritives. Cette nutrition se fait par une
triple coction, dans l'estomac, les veines et les organes.
L'aliment transformé par l'estomac est pris par les veines,
puis porté par le sang dans les différents organes. Cette
nutrition est sous la dépendance de quatre *facultés naturelles : attractive*, qui fait demander à l'organe les sucs qui
lui sont salutaires ; *altérante*, qui rend autres, qui modifie
les sucs qui lui sont transmis ; *rétentrice*, qui permet aux
organes de garder les substances pour les transformer (l'estomac est fermé pendant la digestion, l'utérus pendant la
gestation) ; *expultrice*, qui fait se débarrasser les organes,
après la coction, du produit de leur élaboration.

L'absorption pour lui se faisait par les veines mésaraïques,
qui portaient le produit de la digestion alimentaire dans le
cœur après avoir passé par le foie.

Le foie est le premier organe de la sanguification. Les
conduits venant de la vésicule biliaire ont évidemment pour
fonction de séparer la bile, la bile jaune ; la bile noire est
produite par la *rate*, qui tire du foie le sang atrabilaire.

Ses idées sur la génération sont peut-être moins inexac-
tes parce qu'il se tient dans des propositions plus générales.
Il donne aux testicules le rôle de la sécrétion du sperme que
les Anciens disaient venir soit de la moelle, soit de tout le
corps. Il pense que chez la femme des organes analogues,
les « testes muliebres », sécrètent une semence portée dans
la matrice par un conduit spécial. Le mélange des deux
semences se fait dans la matrice, organe de la conception et
de la génération ; toutefois c'est le sang de la femme qui
fait tous les frais de la nutrition et de l'accroissement du
produit de la conception. La semence de l'homme n'a joué

dans cet acte qu'un rôle provocateur. Il conclut en disant :
« Sanguis semenque genitale generationis primordia sunt. »

Il fait déjà un peu d'anthropologie, signalant trois races humaines : noire, blanche et jaune.

« Ægyptiorum *nigrities*, Gallorum *candor*, Scytharum *fulvus color*. »

Médecine. — Comme les Anciens, comme Aristote, Galien admet que le corps humain est formé de *parties similaires* et d'organes ou *parties dissimilaires*. Les parties similaires sont : les fibres, les membranes, la chair, l'os, le cartilage, la substance nerveuse ; c'est d'elles que sont faites les parties dissimilaires, les organes. Ces organes sont nourris par les éléments de l'homme, les quatre humeurs : le sang, la bile jaune, la bile noire et la pituite. Ces éléments sont eux-mêmes engendrés par des aliments solides et liquides tirés des quatre éléments cosmiques : l'air, le feu, la terre et l'eau, qui pour lui devraient plutôt être appelés principes. Il va même jusqu'à assimiler le sang à l'air, la pituite à l'eau, la bile jaune au feu, la bile noire à la terre. Bref, des éléments cosmiques les aliments (végétaux et animaux) tirent des principes qui assimilés par l'homme vont faire chez lui les quatre humeurs qui, elles, à leur tour, vont faire de la chair, de l'os, de la substance. Ce qui domine dans l'organisme ce sont les humeurs, et, parmi elles, la plus importante, le sang, puisque Aristote a dit avec raison que « tous les animaux à sang sont formés par le sang de la femelle ». Or le sang est produit dans l'organisme par la transformation assimilable des aliments : un aliment de bon suc fera un sang normal.

Il faut donc pour le maintien de la santé une bonne alimentation, qui devra être choisie et modérée.

Elle ne diffère guère de celle que nous avons trouvée dans la Collection Hippocratique.

Le pain de froment, l'eau pannée, la polenta (orge), les gâteaux, les bouillies, les crèmes sont considérés comme des aliments de premier choix. Il faut y joindre *les légumes*, qui sont à peu près les mêmes que ceux du *Traité du Régime*. Il reconnaît à la *laitue* une action calmante et hypnagogue dont il a fait plusieurs fois l'expérience sur lui-même quand il était atteint d'insomnie. Il conseille d'être prudent dans l'usage des *fruits*, qu'il ne faut manger que complètement mûrs. Autrement il se produirait des accidents intestinaux, dont il a été plusieurs fois victime lui-même. *Les viandes* bien cuites font de bon sang si elles proviennent d'un animal de bon suc. Il dit la viande de porc très nourrissante, c'est elle qui fait de si beaux athlètes. Il n'est pas ennemi du gibier; fait les éloges du foie à la figue, des pieds de porcs, des escargots dont les Romains étaient très friands ainsi que des poissons : des murènes, poisson des riches; des salaisons, du garum, poisson des pauvres. Le lait, les œufs ne sont pas oubliés. Pour le lait il recommande de faire bien attention à la nourriture de l'animal : vache, chèvre ou ânesse. Le vin pris à dose modérée fait digérer et donne de la gaieté.

L'alimentation a beau être choisie et modérée et cependant le corps ne peut arriver à se débarrasser complètement de ses impuretés par ses émonctoires naturels; c'est alors que l'usage des exercices, des bains et des frictions est indiqué. Les exercices endurcissent les membres, augmentent la chaleur naturelle, donnent plus d'ampleur à la respiration.

Ces exercices se faisaient dans les gymnases et consistaient en courses, luttes, maniement des haltères, équitation, lancement du disque, etc., etc... et étaient suivis de bains et de frictions, ce qu'on appelait *opothérapie*. Les frictions, un vrai massage, étaient très importantes et il y avait toute une règle à observer dans leur pratique. Au point de vue de l'intensité, la friction se faisait molle, dure, douce, intense. Au point de vue de la direction elles se feront droite, transverse, oblique avec variétés de droite, sous-droite et transverse, subtransverse : une vraie rose des vents. Elles étaient pratiquées d'abord avec la main seule, puis avec la main enduite d'un corps gras ; l'huile de préférence à tout autre.

Aux frictions apothérapiques il faut joindre pour se bien porter les frictions matinales et vespérales, conseillées surtout chez les adultes et les vieillards.

Elles permettent d'arriver à un âge très avancé comme le témoigne un médecin de 80 ans, qui à un régime sobre joignait la pratique régulière de ces frictions matinales et vespérales.

Pour les enfants ses règles d'hygiène diffèrent peu de celles de Moschion. L'enfant ne doit boire que du lait jusqu'à l'apparition des premières dents. Il ne doit jamais boire de vin. Il doit être frictionné doucement avec de l'huile. Il regarde comme barbares les peuples qui les plongent dans l'eau froide. Si l'enfant crie il faut lui donner le sein ou le bercer, ou lui chanter quelque chose. Il recommande de le tenir très proprement et rapporte le cas d'un nouveau-né auprès duquel il fut un jour appelé et qui criait simplement parce qu'il avait besoin d'être changé. L'enfant crie surtout quand il a mal aux dents ou envie d'uriner ou d'aller à la selle ou parce qu'il a soif ou trop chaud ou trop froid.

Enfin comme traitement prophylactique, à l'exemple des Égyptiens et des Hippocratiques, il conseille des purgations au printemps et à l'automne ; chez les pléthoriques la saignée, et chez les cachectiques des frictions légères et peu prolongées.

Voici ce qu'il faut faire pour conserver sa santé (*de sanitate tuenda*). Malgré cela la maladie peut venir causée par excès de chaleur, de froid, de sécheresse et d'humidité ; car il fait de la santé une sorte d'harmonie parfaite entre le chaud, le froid, le sec et l'humide.

Quelle qu'en soit la cause, la maladie — les cas chirurgicaux exceptés — a son siège dans les humeurs. C'est ainsi que la bile en excès peut amener l'érysipèle, l'herpès, le squirrhe, etc.; avant lui certains médecins rapportaient toutes les maladies à la bile, surtout les fièvres.

Pour lui, voici comment il comprend la fièvre : « Il peut se faire dans le ventre de mauvaises coctions; ce qui est apporté peut tourner en pituite ou en bile ou se corrompre autrement en restant à l'état de crudité, en ne subissant pas les transformations nécessaires à une bonne nutrition. Si bien que le sang produit est de mauvaise qualité et que les humeurs ne sont plus dans un état normal par le fait d'une digestion incomplète dans les organes abdominaux. Et comme tout ce qui est chaud et humide se putréfie facilement surtout quand il se trouve dans un endroit chaud, il s'ensuit nécessairement que les éléments distribués par le ventre, s'ils ne sont pas utilisés conformément aux lois naturelles et convertis en génération de sang de bonne nature, engendrent la *putridité*. Et comme de cette matière des éléments chauds se putréfient, il se dégage d'eux des éléments plus chauds qui font que le sang devenu plus chaud *se putréfie* également. Et quand il sera devenu plus chaud la partie dans laquelle il se putréfiera sera sensiblement plus chaude, et cette chaleur gagnera de proche en proche vers le cœur qui par lui-même est très chaud et qui, une fois allumé, échauffera en même temps tout le corps comme un foyer de chaleur échauffe la pièce où il se trouve. Cette affection (ce n'est pas une maladie) est ce que les Grecs appellent πυρετος et les Latins *febris*. »

La fièvre est causée par la putridité, putridité qui, dans la partie où elle s'est primitivement produite, engendre de la chaleur, chaleur qui gagne de proche en proche le cœur et que le cœur va ensuite répandre par tout le corps. Avant lui Athénée avait dit que toute fièvre venait de la putridité. « Omne febris genus a putredine fieri ». Galien n'admet la putridité que pour certaines fièvres, comme nous l'allons voir plus loin.

Autrement pour lui la fièvre consiste dans une chaleur contre nature qui s'oppose à la chaleur naturelle innée. Ses divisions de la fièvre ont certainement obscurci la pyrétologie des Anciens qui avant lui était assez nette avec les fièvres continues et les fièvres intermittentes, le phrenitis et le léthargos.

Il distingue aussi : une fièvre *éphémère* qui siège dans les esprits ; *putride* dans les humeurs ; *hectique* dans les solides.

A un autre point de vue les fièvres peuvent être *continues* ou à type *intermittent* : tierce, quarte ou quotidienne ; elles peuvent être *pestilentes* quand il existe un état pestilent de l'air qui en amène la propagation.

Le traitement des fièvres est variable suivant qu'on aura affaire à une fièvre continue ou à une fièvre intermittente, à une tierce ou à une quarte ; à une fièvre putride ou à une fièvre pestilente. Il s'insurge contre la pratique des médecins méthodiques qui, du moment où ils avaient constaté de la fièvre, mettaient le malade à une diète absolue pendant 3 jours ; c'était ce qu'ils appelaient le diatriton ; prétendant qu'ils sont des ânes, « asini Thessalici », qu'il ne fallait pas attendre trois jours pour porter un diagnostic et instituer un traitement.

D'une façon générale, la fièvre qui se traduisait à nos sens par de la chaleur et de la sécheresse devait être traitée par l'humectation et la réfrigération. On rafraîchissait le malade par l'air, des lotions d'eau fraîche additionnée de vinaigre ou par l'application d'un cérat fait d'huile rosat, d'huile d'olives avec du sel et de la cire blanche. Ce cérat était appliqué tantôt sur une région, tantôt sur une autre, là où il y avait apparence de plus de chaleur. On donnait des bains d'eau douce à une température moyenne ; quelquefois après le bain tiède le malade était mis dans l'eau froide, ce qui le faisait suer. Ce dernier traitement devait être employé avec prudence et n'était pas applicable à tous les fébricitants.

Pour humecter le malade on lui faisait boire de l'eau miellée, de l'oxymel, de la ptisane entière ou passée. Comme moyens plus actifs on préconisait les clystères, les purgations et les fomentations chaudes et aromatiques, enfin la saignée, qu'il ne faudra pas pratiquer chez les enfants, les vieillards, les buveurs, les débilités, ou chez certains peuples tels que les Gaulois et les Thraces.

Galien, tout en étant partisan de la phlébotomie, ne l'emploie, comme les autres médications, que lorsqu'elle a ses indications.

La fièvre se diagnostiquait par la chaleur, l'aspect des urines et les caractères du pouls, sur lesquels notre auteur a écrit seize livres. Il n'en décrit pas moins de vingt-sept variétés, entre autres le pouls dicrote, vermiculaire et capricant. Autrement le pouls est petit, ample, lent, rapide; ample et rapide et fréquent dans les fièvres éphémères; rare, lent et petit quand le cœur faiblit. Dans les fièvres putrides, il y a un mouvement rapide de distension et de contraction. Son ampleur et sa force indiquent l'état de la faculté vitale, la résistance, l'énergie de l'individu. Il décrit aussi un pouls annonçant la coction, la crise.

La séméiotique est celle des auteurs qui l'ont précédé. Il a surtout insisté dans « de Locis affectis » sur cette idée générale que tout dérangement dans le fonctionnement d'un organe devra faire penser que cet organe est malade puisque toute fonction naturelle, sensitive ou vitale est sous la dépendance d'un organe : foie, cœur, cerveau, et non sous la dépendance d'un principe immatériel distinct de l'organisme.

Thérapeutique. — Nous en avons déjà exposé les principes généraux pour les affections fébriles aiguës : régimes, frictions, bains, clystères, purgatifs, saignée. La saignée, qui était très en honneur du temps de Celse, était de son temps à peu près délaissée. Il la remit en honneur mais ne l'employait pas d'une façon systématique. Dans les fièvres, on

la faisait quand la maladie était violente, que le sujet était
jeune, et qu'il était robuste; on la faisait encore dans les
phlegmons, les contusions violentes, l'apoplexie, le rhumatisme et la goutte et enfin dans la pléthore caractérisée par
« la rougeur non consécutive au bain, ni à l'action du soleil, ni à un exercice violent, ni à un accès de colère » par
une paresse générale, de la lourdeur, de la pesanteur, dans
ce que nous appelons plus volontiers aujourd'hui la congestion passive. Les purgatifs étaient surtout indiqués quand
il y avait de la putridité des humeurs.

Comme les Hippocratiques il appelle médicament tout ce
qui peut modifier notre état naturel. « Medicamentum omne
id dicimus quod naturam nostram alterare potest ». Sa
nomenclature des médicaments est longue et diffuse : elle
est prise à toutes les écoles, à tous les médecins qui l'ont
précédé. Il les divise en différentes classes qui ressemblent
beaucoup à celles des thérapeutes contemporains : purgatifs, épipastiques, astringents, émollients, diurétiques;
alexitères et alexipharmaques qui s'opposent aux substances
délétères (antidotes); anodyns qui agissent contre la douleur (ανοδυνη) appelés encore parégoriques ou stupéfiants;
tels que la mandragore, l'huile d'aneth, le suc de pavot
(opium), la myrrhe, le styrax et le safran; les emménagogues comme la sabine, l'iris, le pouliot, le dictame.

Mais ses préparations favorites étaient pour les affections
de l'estomac la *Hiera picra ex aloe*, et le *diacydonium*; pour
les fièvres et tous les poisons la *thériaque*.

La hiera picra ex aloe était une préparation à base d'aloès
dépurative et laxative qui avait été inventée et propagée par
Thémison. Excellente contre les vertiges d'origine gastrique, elle se donnait à la dose d'un drachme délayée dans
un peu d'eau. Sa vogue fut telle que « du pays des Celtes,
des Ibères, des Thraces, de l'Asie même » il recevait des
lettres nombreuses auxquelles il répondait par l'envoi d'une
préparation dont voici la formule :

Aloès...................... 100 drachmes.
Mastic, safran, nard indien
    cinnamone, carpobalsamum
    arum, ââ.................. 1 once.
Miel, q. s. pour faire un élec-
    tuaire de consistance molle.

Le *Diacydonium* était un électuaire composé de miel et de suc de coings à parties égales avec du vinaigre, du gingembre et du poivre blanc.

C'est aussi un stomachique merveilleux. Galien était d'ailleurs très partisan du poivre dans les malaises d'estomac. Il en avait conseillé à Marc-Aurèle dans du vin de la Sabine. Il conseillait aussi les trois poivres (anis, seseli, libysticum).

Quant à la *Thériaque*, elle était déjà employée à Rome avant son arrivée dans cette ville. Sa formule avait été établie par Andromachus l'Ancien et mise en vers élégiaques par Andromachus le Jeune. Andromachus l'Ancien était médecin de Néron.

La Thériaque était un antidote, un médicament spécifique en quelque sorte qui était donné contre (αντιδοτος) une affection ou un état morbide déterminés. Un purgatif, un vomitif n'avaient rien de spécifique et n'étaient pas donnés plus spécialement dans telle ou telle affection : c'étaient des médicaments simples.

Mais il est des médicaments qui non seulement appliqués à l'extérieur, mais encore pris à l'intérieur, guérissent les mauvaises affections du corps, les médecins les appellent *antidotes*.

Ils sont de trois sortes : ceux qui agissent contre les breuvages empoisonnés, ceux qui agissent contre les bêtes venimeuses qui empoisonnent par leurs coups ou leurs morsures ; ceux enfin qui agissent contre les maladies provenant d'une mauvaise hygiène alimentaire. Il en est qui sont bons pour ces trois cas ; de ce nombre est la Thériaque d'Andromachus, qui fit oublier l'antidote de Mithridate.

Du temps de Galien les jeunes médecins donnaient volontiers les antidotes non seulement contre les poisons, mais encore dans les maladies longues, dans les fièvres même et dans les affections internes tenaces suivant le précepte d'Asclépiade (le Pharmacien), qui dans le Ve livre des affections internes (Mnason) disait que les antidotes agissaient contre les abcès profonds en donnant des forces, en calmant la douleur, en corrigeant les humeurs viciées, en favorisant leur coction et en amenant leur expulsion par la peau, l'intestin, l'urine, les crachats, la toux.

En somme, empiriquement à cette époque on était arrivé à la conception moderne de la prédominance de l'intoxication dans les maladies par l'administration d'une préparation d'abord conseillée contre les poisons végétaux et animaux, puis contre les poisons qui se font dans notre organisme et y déterminent des accidents divers : fièvre, abcès, etc.

La Thériaque, qui est composée de plus de soixante substances et dont nous ne donnons pas la formule, est un électuaire doué d'une grande puissance antiseptique due à ses baumes, ses essences, ses aromates auxquels sont associées des substances toniques et excitantes, et une substance diurétique qui en facilite l'élimination, la scille : le tout corrigé par une assez forte dose d'opium. Ajoutons qu'il y entrait aussi de la vipère dont la chair avait la réputation de guérir des morsures de vipère, et aussi d'autres morsures venimeuses (opothérapie).

Ce fut Galien qui au temps de Marc-Aurèle fut chargé de confectionner la thériaque impériale ; il reçut à cet effet, aux applaudissements de la ville entière, une chaîne d'or avec une médaille sur laquelle étaient gravés ces mots :

> ANTONINUS ROM. IMP.
> GALENO   MED. IMP.

Antonin empereur des Romains à Galien empereur des médecins (Baglivi, *des fièvres en général*).

La thériaque devint bientôt une panacée et fut conseillée avec succès contre les douleurs de tête, les vertiges, les duretés d'oreille, l'affaiblissement de la vue, le délire, les cauchemars, l'épilepsie, l'asthme, l'hémoptysie, l'anorexie, les vers plats et les lombrics, les calculs, l'ictère, la métrorragie, la goutte, l'éléphantiasis, la mélancolie, les fièvres, la peste.

On sait aussi qu'elle était conseillée dans un but prophylactique ; que son usage journalier rendait l'organisme réfractaire à l'action de tous les poisons. Marc-Aurèle, comme Néron, en prenait une petite dose quotidienne, gros comme une fève d'Egypte délayé dans un peu d'eau ou de vin.

C'est un des anciens médicaments qui ont fourni la plus longue carrière : il vient seulement d'être supprimé dans le codex de 1908. Nous aurons d'ailleurs occasion d'en reparler dans d'autres parties de ce petit travail.

Philosophie de Galien. — Pour son époque Galien fut un novateur. Nous avons déjà plus haut parlé de son génie scientifique. La plupart de ses expériences de vivisection ont été faites dans un but rationnel et positiviste et ont démontré tout ce qu'il y avait d'hypothétique et d'erroné dans les conceptions des philosophes et des poètes qui faisaient par exemple du cœur le siège de toutes les passions et qui n'avaient aucune considération pour le cerveau et le reste du système nerveux, dont il a le premier établi et prouvé les hautes fonctions.

Il prétend aussi que l'âme suit les tempéraments du corps qu'elle n'est ni immatérielle, ni immortelle, que le cerveau délire dans l'ivresse, dans les fièvres ; qu'enfin l'âme n'est pas par elle-même une essence, qu'elle est intimement liée au corps.

« Anima vero an immortalis mista corporeis substantiis

animalia regat quemadmodum an ulla quoque per se animæ essentia sit, constanter nosse haudquaquam fateor. »

Comme les médecins hippocratiques, il rapporte tout à
la *nature* « *qui est une force, une faculté mise en nous,
qui gouverne le corps avec ou sans notre volonté.* »

Enfin, comme son maître Aristote, il est pour les causes
finales « que la nature ne fait rien en vain. »

Le traité de l'utilité des parties n'est qu'une longue
démonstration en dix-sept livres de cette maxime, et son dernier chapitre n'est qu'un hymne en l'honneur de la Divinité.

On constate combien la nature est rationnelle en considérant les hommes eux-mêmes, par exemple Platon, Aristote, Hipparque, Archimède et beaucoup d'autres semblables.

« Quand on voit dans un tel bourbier (car quel autre nom
donner au corps, assemblage de chair, de sang, de phlegme,
de bile jaune et de bile noire) un esprit excellent, quelle
supériorité ne doit-on pas supposer à l'esprit qui-habite le
soleil ou la lune ou les étoiles. En réfléchissant à tout cela
il me semble aussi qu'un vaste esprit occupe l'air qui nous
entoure, puisque cet air participe à la lumière du soleil, il
n'est pas possible qu'il ne participe aussi à sa puissance.

Il pense « qu'une intelligence douée d'une puissance admirable plane sur la terre et pénètre dans toutes ses parties. »

Il prétend que l'étude du corps humain et surtout l'étude
de l'utilité des parties « lui a fait comprendre l'excellence
de l'esprit qui est dans le monde. »

Il admet aussi avec Aristote que « nihil est in intellectu
quod non prius fuerit in sensu. »

« En vérité, il n'y a point de plaisir ni de douleur, ni
même de sensation dans les éléments impassibles ; il n'y
aura non plus ni de mémoire, ni de réminiscence, ni de
perception ; car la *sensation est la racine* et pour ainsi *dire
la source de ses facultés*; s'il n'y a rien de tout cela il

n'existera plus aucune des fonctions de l'âme, de sorte qu'il
n'y aura pas d'âme non plus. »

Son rationalisme, son esprit scientifique ne l'empêchent
pas d'admettre un créateur, toutefois il n'est pas pour le
Créateur dont parle Moïse dans la *Genèse* ou tout au moins
il en modifie la Toute-Puissance. « Tout en conservant,
comme Moïse, le principe de la génération par un créateur
dans toutes choses engendrées, il faut ajouter à ce principe
celui qui dérive de la matière. »

Son éthique est plutôt sévère, il sait résister à la colère ; il a su rester honnête toute sa vie et ne pas dila-
pider son patrimoine. Ce fut un grand travailleur : il a du
reste beaucoup produit. Ce qui nous reste n'est que la
minime partie de ses œuvres. Malgré tout, son éthique ne
va pas jusqu'à lui faire vaincre sa pusillanimité, ni jusqu'à
modérer son orgueil et sa jactance.

Ce n'en est pas moins une des grandes figures de
l'histoire de la médecine : essayons de résumer son œuvre.

Galien, dans la partie de ses œuvres qui nous sont par-
venues, a fixé en quelque sorte la somme des connaissances médicales de son temps auxquelles il a ajouté,
comme il le dit, quelques découvertes personnelles. On
ne peut nier qu'il ait fondé par ses expériences la physiologie du système nerveux et qu'il ait inauguré la méthode à
laquelle on a donné plus tard le nom de Médecine expérimentale : et c'est justement cela que tous ceux qui l'ont suivi
ont ignoré. Il s'appuie d'abord sur l'autorité de la Collection Hippocratique, un peu délaissée alors.

Celse appelle déjà Hippocrate « auctor vetustissimus ».
Il lui prend sa doctrine de la nature guérisseuse et bienfaisante, des crises, des jours critiques, des quatre éléments,
des quatre humeurs ; modifie sa conception du pneuma, la
remplaçant par celle des esprits qu'il place dans les trois
âmes de Platon. Il emprunte à Aristote les parties similaires et dissimilaires, la coction, la putridité, les causes

finales; à Asclépiade sa théorie de l'obstruction par l'imperméabilité des méats; à Athénée l'idée de la putridité dans les fièvres; il semble qu'il démarque le strictum et le laxum des Méthodiques pour en faire la phlétore et la cacochymie. Il donne au sang la prépondérance sur les autres humeurs. Il conserve la grande division des fièvres en continues et en intermittentes; mais va jeter la confusion dans le reste de leur nomenclature par ses distinctions trop subtiles que les grands savants de la Renaissance auront grand'peine à démêler. En thérapeutique il emploie plutôt des médicaments simples, sauf la Thériaque, à laquelle, comme c'était l'opinion à l'époque, il reconnaissait un pouvoir antitoxique.

Les Anciens avaient considéré que le corps humain était fait de parties solides (contenant) et parties liquides (humeurs) (contenu) auxquelles le pneuma donnait l'impulsion. Il n'y avait là qu'un esprit; lui en impose désormais trois : l'*esprit vital* situé dans le cœur; l'*esprit animal* dans le cerveau; l'*esprit naturel* dans le ventre.

Le rôle de l'*esprit vital* est sous la dépendance du cœur, qui répand par tout le corps la chaleur innée (εμφυτον); ce que nous appellerions aujourd'hui la chaleur animale.

Le rôle de l'*esprit animal* sous la dépendance du cerveau qui le produit grâce à l'esprit vital qu'il reçoit par le cœur est de commander par l'intermédiaire des nerfs considérés comme des canaux à la sensibilité et à tous les mouvements du corps; le cerveau est de plus, le siège de l'âme, de la mémoire, de la pensée, de l'intelligence.

Le rôle de l'*esprit naturel* est sous la dépendance des organes du ventre qui président à l'assimilation des aliments, à la nutrition elle-même, sous la dépendance des quatre facultés naturelles : attractive, rétentrice, altérante et expultrice. La santé est maintenue par le bon fonctionnement des organes; si ce bon fonctionnement est lésé, la maladie arrive causée par le froid, la chaleur, le traumatisme, par la plénitude ou la pléthore, la putridité des humeurs, la cacochymie. La pléthore est causée par une élimination incomplète des impuretés de l'organisme avec resserrement des méats ; la cacochymie par le mauvais état, la putridité des humeurs : la pléthore sera combattue par la saignée, la cacochymie par les purgatifs.

Et le Galénisme ? C'est la postérité qui l'édifiera. Les auteurs qui l'ont suivi ont pensé qu'il n'y avait plus rien à faire après Galien, et l'ont considéré comme infaillible : paresse d'esprit, erreur intellectuelle, qui ne pourront être dissipées que par les découvertes de Vésale et de Harvey.

Quant à Galien, terminons en disant avec Ch. Daremberg « qu'il n'est pas moins illustre par son admiration pour Hippocrate, qu'il appelle son maître, que par les progrès qu'il a fait faire aux sciences médicales. »

La Médecine de Galien aux Arabes

(200-800 av. J.-C.).

C'est une période où il ne se fit rien de nouveau en Médecine. C'est la fin de l'Empire Romain, puis sa séparation en Empire d'Occident et en Empire d'Orient, époque troublée où les arts et les sciences furent un peu délaissés.

Les médecins vivent sur l'œuvre de Galien qu'ils rendent plus didactique, car Galien est long et difficile à lire. La plupart de « ses livres » ont été écrits sans aucun plan, à l'instigation de ses amis ; il se répète souvent, il se contredit parfois. Une certaine épuration était nécessaire pour faire de ses œuvres quelque chose de pratique. C'est pour cela qu'Oribase au iv⁰ siècle fut prié par l'Empereur Julien de réunir dans un ouvrage « ce que les médecins les plus célèbres avaient écrit sur la conservation de la santé. » Mais avant lui il y eut quelques médecins de renom tels que Quintus Serenus Sammonicus et Antyllus.

Quintus Serenus Sammonicus (222) vécut sous Sévère et Caracalla, qui le fit assassiner. Il a laissé quelques vers latins sur la Médecine et le traitement des maladies, de la goutte surtout que l'on soignait avec un liniment composé de *feuilles* et *d'écorce de saule*, des cautères et des sangsues.

> — Ergo agis et arreptum *salicis frondemque librumque*.
> Cum vino teres, sic contractos pertine nervos.
> — *Fervida* non timidis tolera *cauteria* plantis.
> — Sunt quibus apposito siccatur *hirundine* sanguis.

Il nous cite quelques pratiques superstitieuses, qu'il n'approuvait pas, mais qui tendaient à revenir en usage de son temps.

> Multaque prœterea verborum monstra silebo
> Nam febrem vario depelli carmine posse
> Vana superstitio credit tremulæque parentes.

Incantations, paroles magiques étaient encore conseillées contre les fièvres ainsi que les amulettes.

Dans certaines fièvres par exemple, on attachait au cou du malade un papier sur lequel était écrit d'une façon spéciale le mot ABRACADABRA. C'était une pratique qui venait des Juifs. D'autres pratiques venaient de l'Orient. Pour prévenir les fièvres — ce fléau de l'Empire Romain — il était recommandé de s'attacher au cou des colliers de corail ou d'émeraude; car nous avons vu plus haut que dans l'Inde les pierres précieuses étaient considérées comme des antidotes. Il soignait les hémorroïdes avec une pommade dans laquelle entrait du *sel neigeux de Bétique*.

Antyllus (330) ne nous est connu que par ce qu'ont cité de lui Oribase, Aétius et Paul d'Egine. Ce dernier nous dit qu'il fut le premier à conseiller et à pratiquer la trachéotomie dans les cas de suffocation avec asphyxie imminente. Cette opération se pratiquait en un seul temps ou en deux temps, en faisant saillir le cou du patient, par une incision *transversale* entre deux anneaux de la trachée.

« Reflexo itaque retrorsum ægroti capite ut magis cons-
picuum sit guttur; transversa sectione inter duos circulos
utimur. »

Mais ce dont Antyllus s'est le plus occupé c'est de la diététique dans l'état de maladie et dans l'état de santé.

C'est ainsi que, pour certaines maladies, il conseille différents modes de décubitus : la tête haute pour les céphalal-
giques; basse et inclinée pour les phrénétiques; le corps
haut pour les pleurétiques. Il défend le décubitus dorsal
dans les affections génitales des deux sexes; et conseille
aux dyspeptiques le décubitus sur le côté gauche.

Pour les gens en santé il donne des règles pour l'usage
des exercices, « des sports » très en honneur chez les
Romains de la décadence, oisifs et neurasthéniques.

D'abord les exercices de la voix (vociferatio) qui se faisaient le matin à jeun après avoir été à la selle, et après
une friction sèche et douce sur les parties inférieures et
un lavage de la face avec une éponge. Cet exercice consistait à émettre d'abord quelques exclamations, puis à réci-
ter des vers : vers ïambiques, vers élégiaques. Les décla-
mer de mémoire valait mieux que de les lire. Par ce moyen
on aidait au développement du thorax et des organes de la
voix et on augmentait la chaleur naturelle. La vocifération
était bonne pour les maladies de l'estomac : digestions difficiles, acidités, vomissements, pituite; et mauvaise pour
les bilieux.

Puis les promenades étaient recommandées sous les
arbres, par un ciel serein. La promenade faite le matin aide
à aller à la selle et dissipe la mollesse du sommeil; celle
du soir prépare au sommeil et dissipe les vents.

Enfin la gestation ou l'action de se faire porter soit en
litière, soit sur une chaise, soit sur un véhicule quelconque,
soit encore sur un bateau à voiles ou à rames, est un bon
moyen pour augmenter la chaleur naturelle, empêcher la
plénitude, raffermir les chairs, activer les différentes fonc-

tions, chasser la torpeur, calmer les perturbations du corps, donner le sommeil aux agités, l'activité aux endormis.

La gestation en litière était plus particulièrement conseillée aux fébricitants, aux débilités, à ceux qui avaient pris de l'hellébore. Les lits suspendus, mis à la mode par Asclépiade, étaient toujours utilisés et réservés pour ceux qui ne pouvaient se faire porter en litière.

Il loue les bons effets de l'équitation, de la natation, du saut, de l'exercice de la pile (balle), des haltères, des armes, dont il précise les règles.

De plus c'est Antyllus qui nous a le mieux décrit certaines pratiques telles que l'exposition au soleil, l'enveloppement dans le sable ou le sel, qui semblent avoir un regain d'actualité.

L'exposition au soleil (insolatio) se faisait, le patient nu, sans onction préalable ou ayant subi une onction, assis, couché ou debout : quelquefois il se promenait ou courait. Ceux qui se couchaient se mettaient ou sur une couverture de laine ou sur un cuir, ou encore sur le sable ou sur le sel.

Ce chauffage au soleil avec une onction modérée augmentait la perspiration insensible (perspiratio occulta), provoquait des sueurs, resserrait le ventre, raffermissait les chairs, faisait diparaître la graisse ainsi que les tumeurs molles, surtout celles des hydropiques. Il rendait encore la respiration plus forte et plus rapide; il était mauvais pour les asthmatiques et les dyspnéiques; excellent au contraire pour ceux qui avaient la tête froide. Il ne fallait s'y livrer qu'après s'être assuré que l'intestin était bien dégagé, et cela par une bonne purgation.

Son action était plus violente pour ceux qui restaient assis ou couchés que pour ceux qui se promenaient ou couraient.

Aussi l'exposition au soleil sur un tablier de cuir est-elle excellente pour les hydropiques, les ischiatiques, les néphrétiques, les paralytiques, les éléphantiasiques, les gens atteints d'affection cœliaque ou vésicale ; les femmes qui ont des suffocations de matrice ou des flueurs blanches. Le cuir doit être large, graissé d'huile, étendu sur le sable passé au crible ; le patient s'y étend la tête enveloppée d'un linge fin. Il ne doit pas toujours y garder la même position ; quand il se sentira une partie du corps bien échauffée, il se retournera pour qu'une autre profite également des bienfaits de la chaleur solaire.

On fait de même dans le sable dont on recouvre tout le corps du patient. Le sable du bord de la mer est le meilleur. Ce qui est meilleur encore c'est le sel : « quod si salis copia adsit multo præstabilius est tenui sali substrato hominem decumbere. »

Puis, pour terminer cette série de conseils diététiques, il insiste encore sur l'air, les vents, les habitations : les mieux situées sont celles du midi, puis viennent après celles de l'orient ; les plus mauvaises sont celles de l'occident.

C'est encore Antyllus qui nous renseigne le mieux sur les indications des eaux minérales et thermales à cette époque. *Les eaux nitreuses* et salées sont conseillées contre les fluxions du thorax et de la tête, les catarrhes de l'estomac, l'hydropisie ; *les eaux alumineuses* contre les crachats de sang, les vomissements, la dysménorrhée, les fausses couches ; *les eaux sulfureuses* pour amollir et résoudre les nerfs, calmer les douleurs et relâcher l'estomac ; *les eaux bitumineuses* qui réchauffent puis amollissent pour les affections de l'intestin et de la vessie. Celles qui contiennent de *l'airain* sont excellentes pour les affections de la bouche, des amygdales, de la luette et des yeux. Celles qui contiennent *du fer* sont bonnes pour l'estomac et la rate. On en usait en bains surtout, rarement en boisson. L'immersion dans l'eau devait se faire petit à petit afin que ses propriétés en présence du corps relâché le pénètrent intérieurement. C'est lui aussi qui vulgarisa la révulsion par le cataplasme de farine de moutarde ; ce qui a été appelé le sinapisme.

ORIBASE (325-400). — Au ive siècle de notre ère la renommée de Galien n'avait fait que croître au point que lorsque Julien pria Oribase, alors avec lui en Gaule (355), de faire une sorte de résumé des sciences médicales de l'époque, celui-ci ne fit qu'un « épitome » de Galien. Et ce ne fut que sur les instances de l'Empereur que ce fameux compilateur consentit à y ajouter ce que d'autres médecins illustres avaient pu dire sur tel ou tel sujet de la médecine. Il ne s'y résout qu'à moitié disant qu'il n'omettra rien de ce que Galien a dit parce qu'aucun autre n'a pu l'égaler et que de plus il s'est inspiré des principes d'Hippocrate.

« Sed nihil omittam eorum quæ Galenus dixerit : si quidem ex iis, qui easdem res pertractarunt, ipse et via, ac ratione et distinctione cæteris omnibus antecellit, ac principia et sententias Hippocratis imitatur. »

C'est le commencement du galénisme.

Oribase était né à Pergame ; élève de Zénon de Chypre, il fut emmené en Gaule par Julien, alors rélégué en Orient : plus tard, devenu empereur, il le fit questeur à Constantinople. A la mort de Julien il tomba en disgrâce et fut banni (363) ; puis s'étant acquis parmi les Barbares une grande réputation il fut rappelé par Valentinien et Valens. Des 70 livres qui composaient primitivement son œuvre, il ne nous en reste que 17.

C'est là que nous avons pris en grande partie tout ce qui a trait à Antyllus.

Pour le reste nous retrouvons la tisane d'orge, la tisane de lentilles, de lentilles avec la bette, la polenta conseillée dans les fièvres avec l'eau froide et l'oxymel ; l'usage de l'opium qui va se répandre et que Philagrius donne dans les suppurations du poumon, la toux, les affections douloureuses du foie, de la rate, de la vessie, des reins, les fièvres ardentes, l'insomnie.

Parmi les nouveaux aliments conservés dans le sel, il

nous parle des sardines : « Gaditana salsamenta quæ nunc *sardæ* appellantur. »

On emploie toujours les mêmes purgatifs parmi lesquels l'hellébore tient la première place avec l'aloès et la scammonée; on use aussi de purgatifs minéraux de la « squama æris » à la dose de deux drachmes et de la « flos æris » à la dose de trois oboles.

C'est lui qui a fait la première mention des glandes salivaires.

L'anatomie est d'ailleurs celle de Galien. Les organes génitaux de la femme sont mieux décrits : les ligaments qui fixent l'utérus au bassin sont signalés. Enfin, Lycus, nous dit-il, pense que, dans le coït fécondant, le sperme n'est pas projeté dans la matrice béante, mais qu'il y pénètre après l'éjaculation par une sorte d'agglutination.

« Magnitudo priapi, qui maximum non sit ad semen in os vulvæ (uteri) ejaculandum non sufficiat, sed quicdam etiam agglutinatione opus esse videatur. »

Les Anciens ont-ils connu les maladies vénériennes? Pour ce qui est de la syphilis, jusqu'à présent, aucune preuve bien réelle n'a été donnée de son existence. Quant à la blennorragie tout fait penser que c'est la maladie décrite sous le nom de gonorrhée. Ils ont pris pour un écoulement de semence ce qui n'était qu'un écoulement de pus. C'est d'ailleurs la même confusion qui est faite dans le *Lévitique*. On pensait que, par le canal de l'urèthre, il ne pouvait s'écouler que de l'urine, du sang ou du sperme : mais ils soutenaient que le sperme ne peut être rendu que par l'érection ou l'éjaculation, or la gonorrhée était définie émission involontaire et continuelle de semence sans érection. Seminis profluvio « injucunda » dit Arétée.

Entre Oribase et Aétius, cet autre compilateur, se placent :

VINDICIANUS (364), médecin grec, qui était de la secte Méthodique. Saint Augustin l'appelle le « grand Médecin de son siècle ». Il était comte des archiâtres de Valentinien Ier.

On a de lui un remède souverain contre la toux : du soufre vif pilé au mortier et incorporé à de la graisse de porc très vieille : on en faisait des pilules qu'on prescrivait à la dose de 3 par jour.

Il eut pour élève THÉODORE PRISCIANUS (379), qui traite médicalement les maladies des femmes ; et SEXTUS EMPIRICUS (379), qui nous a laissé une petite plaquette sur « la Médecine tirée des animaux ». C'est l'enfance de l'opothérapie : on y trouve conseillés contre l'impuissance virile les testicules de cerf ou de coq ; contre les affections du poumon, la dyspnée, le poumon de renard (cf. Dioscoride) ; contre l'épilepsie, la cervelle de lièvre ; contre les calculs du rein, les rognons du même animal ; on y trouve aussi cette croyance populaire qui a persisté, que le sang de la colombe absorbe tous les poisons ; d'où, dans le peuple, en France, la coutume de mettre sur la tête d'un enfant atteint de méningite un pigeon éventré vivant et sanglant. La corne de cerf est aussi très employée comme astringent et entre dans différentes préparations, contre les ophtalmies, la diarrhée, la métrorragie et l'ictère : elle sèche toutes les humeurs.

NEMESIUS (380) fut plutôt un philosophe et a laissé un « Traité de la nature de l'homme » où certains auteurs ont prétendu — à tort — voir un précurseur de W. Harvey. Il se convertit au christianisme.

A la même époque vivait MARCELLUS EMPIRICUS, qui était de Bordeaux (Empire d'Occident). Il nous a laissé un long traité sur les *Médicaments*, où se trouvent réunis pêle-mêle les meilleurs et les pires. Parmi ces derniers les incantations, dont la plus curieuse est celle contre l'Angine.

« Præcantabis, jejunio jejunum, tenens locum qui erit in causa digitis tribus, id est medio, pollice, medicinali (le doigt médical de Rabelais) residuis duabus elevatus, dices :

« Exi hodie nata, si ante nata, si hodie creata, si ante

creata hanc pestem, hanc pestilentiam, hunc *dolorem, hunc tumorem, hunc ruborem*, has tolles, has tonsillas, hunc panum, hos paniculos, hanc strumam, hanc strumellam, hanc relegionem, evoco, educo, excanto de istis membris, medullis. »

Il conseille la grande consoude dans les hémorragies venant d'une artère, de la poitrine, du poumon.

C. Julian prétend que parmi ces médicaments beaucoup sont d'origine celtique, qu'on y trouve les derniers vestiges du Druidisme.

[Les Druides représentent en Gaule, avant l'invasion romaine, la période sacerdotale que nous avons trouvée dans l'Inde avec les brahmanes, dans l'Iran avec les Mages, en Égypte avec les pastophores; chez les Hébreux avec les Lévites, chez les Grecs avec les prêtres des Temples d'Asclepios. Ils regardaient le gui du chêne comme une plante sacrée qui guérissait de la stérilité et qu'on vient de recommander tout récemment comme un médicament hypotenseur. Parmi les autres plantes médicinales qu'ils conseillaient il faut placer au premier rang la verveine, qui employée en frictions préservait de la fièvre; puis le lycopodium solago ou hysope des haies, excellent pour les maladies des yeux; le samolus ou herbe des marécages, le houx, le lierre, le bouleau et le sorbier, qui avaient pour eux des vertus surnaturelles. Mais c'est le gui « All-heal » qui guérit tout; le Pren-awyr, « la plante des airs », qui est le médicament par excellence parce qu'il prévient la stérilité et est ainsi un agent important de la perpétuation de la race.

J.-B.-L. Chomel, dans son « Essai historique sur la Médecine en France » (1762), prétend que ce sont eux qui ont rendu « savante » la colonie grecque qui vint s'établir à Marseille 600 ans avant notre ère. Pythagore avait leur science en grande estime (Diodore de Sicile).]

On y trouve en effet des préparations où entrait la verveine, qui mise en couronne sur la tête guérit de la céphalalgie, d'autres avec de la fleur de gui. Enfin certaines plantes comme le pouliot, la bétoine, le suc de seneçon, l'ortie mâle, sont très recommandées dans les affections les plus diverses. Le saxifrage et la verveine sont également bons contre les calculs.

Le lierre en décoction dans du vin est excellent contre les ulcères, les varices.

Il nous cite aussi le cas d'un affranchi de César qui fut guéri de la goutte en appliquant la plante du pied sur une torpille jusqu'à ce qu'il sentit la torpeur envahir le pied, la jambe et le genou.

PSYCHRESTUS (440), qui était né à Alexandrie devient le premier médecin de Léon de Thrace qui fut empereur d'Orient en 457. Il usait beaucoup des suppositoires et des lavements, n'aimant pas la saignée, et employait rarement le fer ou le feu dans les affections chirurgicales. Il eut de son vivant sa statue près du bain de Zeuxippe que Sévère avait bâti et on disait communément que l'âme d'Esculape avait émigré dans son corps. Ces exagérations étaient toutes naturelles à la cour des Empereurs d'Orient, à Byzance

AÉTIUS D'AMIDE (543). — AÉTIUS, qui était né à Amide en Mésopotamie, vint étudier la médecine à Alexandrie et devint à Constantinople médecin de l'Empereur avec titre de *comes obsequii*. Ce fut le premier des médecins grecs qui embrassa le christianisme. Il nous a laissé un tableau assez complet de la médecine au vi^e siècle de notre ère.

Il définit la fièvre ainsi :

Febris est *calor præter naturam* ex profundo emergens, vitalem firmitatem lædens, *et acris et mordax ad tactum* allabens præsertim circa thoracem ubi arteriæ magnæ sitæ sunt : verum ad talem calorem inæqualitas quædam et *inordinatus motus pulsibus* accedit juxta ipsam febris speciem.

C'est la définition galénique.

C'est dans ce recueil que se trouvent les premières tentatives de localisations cérébrales, dans les descriptions des maladies nerveuses et mentales d'après Archigène et Posidonius. Ce dernier distingue un cerveau antérieur moyen et postérieur : le premier, siège de l'imagination, le second de la raison et du jugement, le troisième de la mémoire. Ce qui lui fait admettre cette distinction c'est que dans les délires ces différentes facultés peuvent être touchées, atteintes séparément.

Le cerveau n'est plus une glande qui produit de l'humidité, c'est un organe des plus importants comme l'a démontré Galien. De plus, quand il y a délire ou folie, ce ne sont pas seulement ses membranes qui sont malades mais encore son parenchyme lui-même.

Dans la folie par exemple (*De Insaniâ*) d'après Archigène et Posidonius, c'est le sang qui se porte au cerveau et qui le rend malade, soit simplement par son abondance, comme cela se produit chez les gens ivres, et aussi parfois quand il s'y mêle de la bile jaune.

La folie est précédée par une certaine faiblesse de la tête, comme la faiblesse des pieds précède la goutte. Si la folie qui se déclare est seulement causée par le sang, le patient est pris d'un rire immodéré et non motivé; il voit des images qui le font rire, sa physionomie respire l'hilarité; quelques-uns chantent continuellement. Quelquefois ils ont des hallucinations de l'ouïe, se figurant entendre des joueurs de flûtes. Leur mémoire est conservée; c'est ainsi qu'ils chantent des chansons qu'ils ont apprises dans leur enfance. Ce qui est lésé chez eux, c'est l'imagination et la raison.

S'il y a mélange avec le sang de bile jaune, ce n'est plus de la gaieté mais de la tristesse, de la colère. Ces malades sont coléreux, téméraires, donnent des coups, disent des injures et si la bile jaune agit plus profondément sur le cerveau lui-même et ses membranes, il se produit un délire furieux.

Quelques-uns se mordent, traitent leurs domestiques de

conspirateurs, les tuent ou les frappent ou les blessent.

Quelques-uns passent du rire le plus immodéré à la colère et à l'indignation la plus violente.

Parfois le mieux arrive ; mais souvent la maladie revient périodiquement (per circuitus) tous les ans, tous les deux ans.

La folie est plus fréquente dans la force de l'âge chez les hommes que chez les femmes. Il admet la prédisposition chez ceux qui ont le rire facile et immodéré, qui sont intraitables, coléreux, curieux, avares, buveurs, ayant une crudité habituelle de l'estomac ; chez les femmes qui n'ont plus leurs règles.

Il nous apprend qu'Asclépiade le premier fit des mouchetures aux jambes des hydropiques.

Il s'étend longuement sur les maladies des femmes d'après les ouvrages de Soranus, d'Aspasie, de Léonides et de Philumenus.

Rien de plus que ce que nous avons vu dans la Collection Hippocratique et dans Moschion.

Cependant PHILUMENUS conseille dans les cas de dystocie la *version podalique* : avant lui on ne pratiquait guère que la version céphalique. On avait fini par remarquer que l'accouchement par les pieds (Agrippæ) se faisait encore assez souvent seul et sans trop de dommage pour la mère et pour l'enfant.

« At si caput fœtus locum obstruxerit in pedes versatur atque ita educatur. »

Puis dans les collections péri-utérines les chirurgiens opéraient par le vagin à l'aide d'un speculum qui permettait de voir l'abcès, dont la pointe était percée au scalpel ou avec une petite aiguille.

Il signale aussi les abcès de la glande vulvo-vaginale.

Voici maintenant comme on opérait le cancer de la mamelle. C'est la technique de LEONIDES.

« Ægram supinam decumbere facio. Deinde supra can-

crum partem mammææ sanam incido, et incisam cauteriis
inuro donec crustâ inductâ sanguinis eruptio sistatur. Mox
iterum incido et profundum mammæ disseco ac rursus partes incisas uro, sœpe idem repeto, et secam et sistendi sanguinis gratiâ inurens. Ita enim sanguinis eruptionis periculum evitatur, post amputationem vero integre peractam
rursus partes omnes ad resiccationem inuro. Et primæ quidem inurationes sistendi sanguinis gratiâ fiunt, postremæ
vero ad omnes morbi reliquias abolendas [1]. »

Cette amputation du sein au bistouri et au fer rouge
combinés devait être terriblement douloureuse pour la patiente.

La mode est toujours aux pratiques superstitieuses. C'est
ainsi qu'il nous rapporte le procédé employé contre les corps
étrangers du pharynx (la plupart du temps imaginaires).

« Statim te ad ægrum desidentem converte, ipsumque
tibi attendere ac dic : Egredere os, si tamen os, aut quic-
quid tandem existis quemadmodum Jesus Christus ex sepul-
chro Lazarum eduxit et quemadmodum Jonam ex ceto.
Atque apprehenso ægri gutture dic : Blasius martyr et servus Christi dixit : aut ascende aut descende. »

« Tourne-toi aussitôt vers le malade assis, et lui recom-
mandant de te regarder dis : Os, si tu es un os ou qui que tu
sois qui existes, sors comme Jésus-Christ fit sortir Lazare
de son tombeau et Jonas de la baleine. Puis, saisissant le
gosier du malade, dis : Blasius martyr et serviteur du Christ
a dit : ou monte ou descends. »

---

1. Je fais coucher la malade sur le dos, puis fais une incision au-dessus
du cancer sur la partie saine de la mamelle que je cautérise jusqu'à ce
qu'une croûte se produise indiquant l'arrêt du sang. Puis je fais une
nouvelle incision et dissèque profondément la mamelle, et de nouveau je
brûle ce qui a été coupé, je coupe, je brûle pour arrêter le sang. Ainsi
est évité le danger d'une hémorragie. Après l'amputation complètement
finie je brûle de nouveau toutes les parties jusqu'à ce qu'elles soient
sèches. Les premières cautérisations ont pour but d'arrêter le sang ; les
dernières de détruire tout ce qui peut rester du mal.

ALEXANDRE DE TRALLES (550). — Ces procédés extra-médicaux sont surtout recommandés par Alexandre de Tralles qui en justifie l'usage dans un long plaidoyer quand les médications ordinaires ont échoué. C'est ce qu'il appelle les *moyens naturels*; car d'après les Anciens ces procédés étaient efficaces par la nature cachée de leurs propriétés, « latenti naturâ ». Puis un médecin habile ne doit rien négliger pour soulager son malade.

« Convenit peritum omni modo auxiliari, tum *naturalibus* utendo, tum scientifica ratione et methodo artificiali. »

C'est ainsi que pour l'épilepsie il admet qu'on peut attacher au bras du malade une clé fixée à une croix; au cou un collier de jaspe, au doigt un anneau de jaspe, collier et anneau qui sont également bons pour les affections des reins (Nechepso).

Il invoque pour appuyer son opinion l'autorité du très divin Gallien (divinissimus) et affirme l'efficacité des incantations dans la guérison des blessures; pour l'extraction des os du gosier; la puissance aléxitère des anneaux, de l'anneau d'airain de Chypre, que Paracelse pensait être doué de propriétés remarquables et contre les maladies et contre les embûches de ses ennemis.

Il vivait sous le règne de Justinien. Né à Tralles (Lydie), il voyageait beaucoup et ce fut à Rome qu'il écrivit ses « 12 livres de Médecine. »

C'est ici que se place chronologiquement la première description de la *peste à bubons*. Elle est due à PROCOPE (560), plus connu comme historien, mais qui d'après Blondus, Sabellicus et Tiraqueau, aurait été médecin. C'est lui qui le premier signale le bubon à l'aine, à l'aisselle, derrière l'oreille. Il décrit les éruptions, les pustules et les charbons; ne croyait pas à la contagion mais plutôt à un empoisonnement. La description se rapporte à la peste de Constantinople de 543, qui fut très meurtrière.

Grégoire de Tours, dans son Histoire qui porte aussi sur

cette époque, signale des pestes en Gaule sous le nom de « lues inguinaria ». C'est donc à cette période que le bubon fut remarqué un peu partout en Europe. Une des pestes dont parle Grégoire de Tours avait été apportée à Marseille par un navire espagnol; elle gagna de proche en proche en remontant le Rhône et se propagea jusqu'à un village près de Lyon (549).

« La fièvre les prenait tout à coup, les uns au moment de leur réveil, les autres à la promenade, plusieurs au milieu de leurs occupations habituelles. Leur corps ne changeait pas de nature et leur température n'était pas celle de l'état fébrile. On n'apercevait aucun indice d'inflammation.

Aucun de ceux qui présentaient ces symptômes ne paraissait en danger de mort.

Mais dès le premier jour chez les uns, le lendemain chez d'autres, ou quelques jours après chez plusieurs, on voyait naître et s'élever un bubon, non seulement à la région inférieure de l'abdomen, qu'on appelle aines, mais encore dans le creux des aisselles; parfois derrière les oreilles ou sur les cuisses. » (VIe siècle, 534).

Il décrit aussi les charbons, des pustules noires, du volume d'une lentille. Mais c'est la première fois que le bubon est aussi nettement décrit et localisé.

Paul d'Egine (634). — Les sept livres de Paul d'Egine sur la Médecine sont une sorte de manuel précis et court qui a servi à l'éducation médicale et chirurgicale des médecins du XVe et du XVIe siècle, mais qui ne contient aucun fait nouveau. Et c'est ainsi que s'en va finissant la médecine grecque dont le dernier représentant sera Jean, fils de Zacharie, plus connu sous le nom d'Actuarius (XIIe siècle), que les uns font vivre au XIIe siècle, et les autres au XIIIe, qui semble plutôt appartenir à la période suivante, car il a subi l'influence des Arabes, dont il emploie les médicaments. Toutefois c'est un classique, un traditionaliste qui, très respectueux des Anciens, appelle Hippocrate « Vir sapientissimus » et dit de Galien qu'il est « gloriosus sapientia et arte ». La partie la plus intéressante de son œuvre est celle qui a trait aux urines, dont l'examen avait alors une grande importance pour le diagnostic et le pronostic des maladies. L'urine à examiner était reçue dans un récipient en verre (matula) où elle restait un certain temps, jusqu'à ce que le dépôt se fût produit, dépôt qui s'appelait *hypostase*, au-dessus duquel étaient les parties élevées (sublimia), puis *le nuage*; ces trois parties formaient ce qu'on appelait *l'énéorème*. Pour faire l'examen de ces urines, le médecin se plaçait devant une fenêtre bien éclairée, comme cela se voit encore dans les tableaux hollandais et flamands.

Les derniers représentants de la médecine grecque s'agenouillent devant Galien comme devant une idole; les médecins arabes qui vont venir maintenant vont reprendre l'œuvre de Galien, la déformer un peu en l'amplifiant encore et augmenter l'admiration aveugle des générations qui vont suivre pour le médecin de Pergame. Il ne faudra rien moins que le rationalisme de Bacon pour dissiper ce mirage et réagir contre cette idolâtrie.

La Médecine des Arabes (600-1200).

Le premier médecin arabe que l'on rencontre dans l'histoire de la médecine est AARON (650). Il a écrit en langue syriaque un traité de Médecine, de Chirurgie et de Thérapeutique, qui fut plus tard traduit en langue arabe : c'est dans cet ouvrage qu'il est pour la première fois question de la variole. Nous y reviendrons à propos du traité de Rhazès. Aaron était d'Alexandrie et vécut sous l'empereur Héraclius.

BACHTISHUA (775) eut le bonheur de guérir Almanzor II, calife de Bagdad, d'une affection grave, ce qui le rendit célèbre; il devint le chef de toute une dynastie de praticiens. Mais l'homme le plus remarquable de cette époque

fut Honain (800-850) que les Latins appelleront Johannitius. Il fit connaître aux Arabes et Aristote et Hippocrate
avec Galien, dont il traduisit les œuvres en langue syriaque.
C'est par lui que les Arabes ont pu continuer la tradition
de la médecine grecque dont ils ont d'ailleurs obscurci la
clarté, clarté que nous retrouverons au xvie siècle, quand
ces grandes œuvres auront été publiées dans toute leur
intégrité. L'auteur préféré de Honain fut Galien. Voici
comment il définit la fièvre : « calor innaturalis cursum
supergrediens naturæ, procedens a corde in arterias suoque
lædens effectu », définition qu'on enseigne encore dans les
écoles à la fin du xve et au commencement du xvie siècle. Il
divise les fièvres comme Galien : en éphémère, putride et
hectique ; cette dernière, qui ne tardera pas à s'appeler fièvre
éthique, puis étique. Son fils Isaac, plus connu que lui en
Europe au Moyen-âge, traducteur autorisé des médecins
grecs, deviendra l'éducateur des médecins français et pari-
siens, surtout aux xiie et xiiie siècles (xe siècle).

Vers la même époque, Jean, fils de Serapion (840), cité
par Rhazès, se préoccupe beaucoup du traitement des cicatrices de la variole ; condamne contre le calcul vésical
l'usage de la pierre judaïque ; traite les hernies par les cautères et va dans les plaies empoisonnées jusqu'à pratiquer
l'amputation du membre atteint. Sa chirurgie est en grande
partie tirée du livre de Paul d'Egine, que Honain avait
également traduit.

Cinquante ans plus tard, au commencement du xe siècle,
parut le plus célèbre des médecins arabes Rhazès (860-930)
contre lequel Paracelse va s'emporter plus tard comme il
le fait également contre Avicenne, semblant ignorer qu'ils
furent avant lui des chimistes, des alchimistes.

.Rhazès, naquit à Reï, vécut à Bagdad, où il fut chef d'hôpital. Ce qui ne l'empêche pas d'écrire 226 livres d'après
Galien, Paul d'Egine, Aétius et Pline, auteurs dont les
œuvres avaient à cette époque été directement traduites du

grec ou du latin en arabe sans passer par le syriaque.

Son livre le plus populaire et le plus répandu dans le monde médical fut le *IXe livre à Almanzor*, tiré d'un ouvrage intitulé « ad Almanzorem decem libri », petit manuel qui servit à l'éducation des médecins pendant plus de 500 ans. C'était de plus une sorte de canevas sur lequel les professeurs faisaient des commentaires et des leçons. Le IXe livre à Almanzor divisé en 90 chapitres passait en revue toutes les maladies « a capite ad calcem. »

Sa thérapeutique est assez simple avec quelques médicaments nouveaux. Pour la céphalée, il conseille l'abstinence de vin et de viande, l'usage de frictions aromatiques et calmantes, et si l'affection est tenace les fameuses *pilules cocchies* (coloquinte, scammonée et turbith) qui auront tant de succès jusqu'au xviie siècle ; ou encore un électuaire fait de *sucre*, de Myrobolans, de pruneaux et de Tamar indien, médicaments nouveaux dans un excipient nouveau.

Il conseille la saignée dans la phrénésie, l'apoplexie et la migraine ; dans le catarrhe, la jujube et la réglisse, les fumigations de soufre, de costus, de myrrhe ; dans l'épistaxis, le sang-dragon, la poudre d'amidon (*alcohol* cum amylo[1]) ; contre la toux des pilules composées de myrrhe, styrax et opium, le sirop de pavots, des fumigations d'arsenic rouge, de myrrhe, de styrax et de galbanum ; dans les maladies d'estomac, un *vin ferrugineux* (scoriæ ferri) ; dans l'hémoptysie le sang-dragon, l'encens, la gomme arabique, le rob de citron, la saignée, la pierre hématite associée à l'opium ; dans la phtisie, le lait de chèvre avec un peu de sucre, du pain, de la viande de chèvre ; puis contre la toux le sirop de pavots ; dans la dysurie, des injections vésicales d'eau salée, d'eau additionnée de cendres.

C'est lui enfin qui a écrit le premier traité sur la variole et la rougeole, maladies nouvelles, que les médecins grecs

---

1. « Ut *alcohol* cum amylo quidem quantitatis naribus insuffletur. A cette époque le mot alcohol voulait simplement dire « *poudre fine* ».

ne connaissaient pas ou tout au moins qui n'étaient pas décrites dans les ouvrages qui nous sont restés d'eux.

La Variole. — Le premier auteur qui ait parlé de la variole est Aaron (650) qui définit la variole une fièvre chaude et sèche avec rougeur des yeux. L'« éruption » apparaît habituellement le troisième jour ; elle peut apparaître le premier ou le deuxième ; mais il est plus normal qu'elle apparaisse le troisième. Dans les varioles bénignes, les pustules sont blanches ou rouges ; dans les varioles graves, vertes ou noires ; dans celles de moyenne intensité, couleur safran. Après lui Majesjawah (683) décrit la variole confluente, qu'il considère comme très grave ; Isaac, fils d'Honain, la traite par des saignées et des ventouses ; Georges Bachtishua, considère comme de mauvais augure la teinte violacée et noire des pustules ; Sérapion (820) dès le début saignait jusqu'à la syncope ; Mesve définit la maladie une fièvre continue avec rougeur des yeux et de la face ; agitation et mouvements brusques pendant le sommeil ; et regarde comme signe fâcheux la teinte fauve, la largeur des pustules l'abattement du patient, ses plaintes, le ballonnement du ventre qui, à la percussion, donne un son tympanique. Enfin plus près de lui, son contemporain Joseph Al-Saher (Vigilator) s'occupe surtout du traitement et conseille le suc de grenades, le vinaigre, les vaporisations dans la chambre de bois de tamarix, de chêne, de saule, de bois de santal ; des aspersions avec eau de feuilles de myrte, de vigne, de saule, de grenade ; et quand la dessiccation arrive, de saupoudrer le corps de farine de riz et de safran.

La variole était donc observée depuis plus de 200 ans quand il entreprit d'en faire un tableau d'ensemble.

Il en rapporte la pathogénie à la *fermentation*, puis à l'*ébullition* du sang ; pathogénie qui sera reprise au XVIIe siècle et appliquée à toute espèce de fièvre. Et comme cette fermentation est plus active chez les enfants, ce seront eux qui seront les premiers atteints et le plus fréquemment atteints. En cas d'épidémie, les vieillards ne seront touchés que rarement. La maladie est déterminée par l'air, l'air putride enflammé qui modifie les esprits, surtout celui qui est dans les ventricules du cœur; modification qui ne tarde pas à se propager par l'intermédiaire du cœur à tout le sang qui est dans les artères.

Parmi les symptômes qui précèdent l'éruption, il signale la fièvre continue avec *douleur du dos* : « præcipue dolor dorsi cum febre. » Puis surviennent une sensation de piqûres accusée par le malade dans tout le corps et un gonflement du visage qui revient bientôt à son état normal; de la rougeur des joues et des yeux.

Dans la *rougeole*, qui est décrite avec la variole, il n'y a pas de douleur de dos, il y a partout le corps une chaleur sèche avec un teint enflammé, la peau luisante et rouge avec rougeur des gencives.

L'éruption apparaît plutôt le troisième jour, mais peut apparaître, comme l'a dit Aaron, le premier ou le deuxième jour. Le caractère des pustules est surtout étudié au point de vue du pronostic.

Les pustules blanches, larges, discrètes et peu nombreuses sont d'un pronostic favorable; quand leur teinte devient violette ou noirâtre le pronostic est le plus souvent défavorable. La teinte safranée tient en quelque sorte le milieu entre les deux précédentes. Il faut encore réserver le pronostic quand les pustules sont cohérentes, nous dirons plus tard confluentes.

Il insiste beaucoup sur le traitement qui variera suivant la période de la maladie : avant l'éruption pour la hâter; pendant l'éruption pour les soins à donner aux yeux, aux oreilles, aux narines, au pharynx, aux articulations; enfin pour activer la maturation des pustules, leur dessiccation, et faire disparaître les traces des cicatrices.

Au début, à partir de la 14e année, il conseille la saignée.

Auparavant on appliquera des ventouses; on entretiendra
la fraîcheur dans les chambres; on alimentera avec des
substances qui diminuent la chaleur : la décoction de lentilles rouges, le jus de viande de chèvre, de poulet aiguisé
de suc de raisins verts, la gelée de pieds de porc.

Il conseille encore de faire boire de l'eau rafraîchie avec
de la neige « Et bibat aquam nive refrigeratam » ou de
l'eau de source pure et froide avec laquelle on aspergera
les chambres. Puis on donnera des fruits acides et des décoctions de fruits acides, parce que les acides diminuent la
malignité des ulcères, empêchent les pleurésies et les angines. On lavera les malades à l'eau froide; on leur donnera
même des bains froids. « Lavent se etiam aquâ frigida circa
meridiem, in illum ingrediantur et natent ». Il faut tenir
compte dans ce traitement, qui n'est pas très différent des
traitements contemporains, du climat des régions où exer-
çait Rhazès. Il est donc partisan pour le traitement des
fièvres continues de l'emploi des acides, des lotions froides
et des bains froids; des acides surtout qui rafraîchissent
le sang et empêchent sa putréfaction et son ébullition,
comme le vinaigre, l'Eau d'Al-Raïb, qui est très acide, le
jus de citron, le jus de raisin vert, le sumac, les groseilles,
les pommes, les coings, les grenades. Rentrent dans la
même catégorie, quoique n'étant pas des acides, la chicorée,
la graine de psyllium, le santal, le solanum et le camphre.
Ses deux grandes préparations médicamenteuses sont : un
rob de citron ou de groseilles avec du santal blanc et du
camphre et le sirop acide de vinaigre qui contenait du suc
de grenades acides, de citron, de verjus, de groseilles, de
mûres de Syrie et dont on corrigeait l'acidité avec de la
laitue, de l'estragon, des jujubes, des lentilles ou du
camphre.

Ce sirop acide dépasse en vertus thérapeutiques tous les
sirops connus « à moins que, par Dieu, on ne lui préfère le
sirop de perles dont on disait : « si celui qui vient de le

`boire a déjà neuf pustules, il n'en aura certainement pas une dixième. »

« Si quis bibat de *syrupo margaritarum* ; si in illo jam eruperint pustulæ variolarum novem, decima non superveniet. »

C'était le traitement conseillé dans l'Inde, où la variole était connue depuis longtemps déjà et où aussi on attribuait aux pierres précieuses, à la perle surtout, une action antitoxique.

Bref, pour lui, ce sont des acides et le froid qui sont les meilleurs remèdes à opposer à la fièvre.

Si l'éruption a du mal à se faire, on couvrira le malade de couvertures, on fera des frictions sur le corps, puis on donnera de l'eau froide, qui, administrée par petites quantités, provoquera de la sueur et facilitera l'expulsion des humeurs redondantes. Si cela ne suffit pas on appliquera en avant et en arrière une outre remplie d'eau chaude, le malade ayant été au préalable enveloppé dans une chemise double, attachée par une fibule.

Si le cinquième jour l'éruption n'était pas apparue, on administrait des boissons chaudes, des infusions chaudes de fenouil, d'ache, de figues, de raisins secs.

Pour les yeux on employait des collyres liquides à l'eau de roses, des collyres secs à l'antimoine, à l'aloès ; pour le pharynx des gargarismes, des *loochs* à la graine de psyllium, aux amandes décortiquées dans du sucre candi.

La maturation des pustules était achevée par des vaporisations d'eau chaude, de décoction de camomille, de violette, de mélilot, de mauve, de son. La dessiccation appelait des applications de feuilles de roses sèches, de myrte, de santal, d'iris, de tamarin. S'il y a trop d'humidité on mettra dans le lit des pétales de roses secs, de la farine de riz ou de millet enveloppée dans un linge fin. S'il y a des excoriations on usera de la poudre aromatique faite de roses, myrte, aloès, encens, cascarille, sang-dragon ; ou encore de sel, surtout de sel d'Andar mélangé à l'alun et incorporé à l'huile. Pour les eschares sèches le meilleur sera l'huile de sésame. Contre les cicatrices on emploiera la litharge et le borax.

C'est un des premiers livres où il est question de *coton*. « Ex aquâ salsa cum *coto* imbibatur. »

« Vel Lycio Indico super imposito *gossypio* modico. »

Pour terminer, citons une observation de variole, d'après Rhazès. « La fille d'Hebelthusym, fils d'Habahé, était habituée, et cela sans mon conseil, à boire du lait de chamelle ; ce qui lui donnait après son repas des gonflements d'estomac contre lesquels elle prenait du Diamuscon (antidote à base de musc) sans qu'elle se fût purgée et sans qu'elle eût été soignée. Or par le fait du lait (?) elle tomba dans une fièvre continue et apparurent les signes de la variole. Les pustules sortirent le quatrième jour. Elle m'envoya chercher pour la soigner, au début je lui appliquai sur les yeux un collyre à l'antimoine dissous dans de l'eau de roses, ce qui fit que les pustules ne touchèrent pas ses yeux, quoique cela fût à craindre ; car il y avait autour d'eux des pustules nombreuses, épaisses et larges ; et les vieilles femmes qui l'entouraient pour la servir furent étonnées de la préservation de ses yeux. Ses servantes lui donnèrent à boire de la ptisane pendant un certain temps d'une façon régulière. Puis comme le ventre était resserré et qu'il restait comme un fonds de fièvre, des humeurs qui n'étaient pas parties avec les déjections, je lui fis prendre par sa servante de l'eau de fruits (prunes, pruneaux, jujubes, tamar indien, casse, manne) pendant 15 jours le matin à l'aurore, puis la ptisane à la première heure du jour, ce qui la faisait aller à la selle deux fois par jour, et la débarrassa complètement ; enfin, après 40 jours, apparut dans l'urine la digestion complète (la coction) et après 50 jours elle fut complètement délivrée. »

Dans son œuvre chirurgicale, il décrit un instrument spécial pour le traitement des maladies des paupières ; sectionne largement le sac dans la fistule lacrymale ; fait mention d'un instrument pour l'extraction des corps étrangers du gosier.

Il considère les calculs formés par du sel. Dans les hémorragies, il conseillait le blanc d'œuf, l'aloès et l'encens, le colcothar avec de la chaux et de l'encens, la ligature des artères, la compression avec le doigt, avec le doigt et le coton. Il serait le premier à avoir décrit le *spina ventosa* (Friend). N'oublions pas qu'il fut aussi un chimiste. Il aurait le premier préparé l'acide sulfurique, le soufre des philosophes, l'huile de vitriol des alchimistes.

Il s'appelait de son vrai nom Aba Becker Mohamed Ben Zacharia : il vécut à Bagdad à la tête de l'hôpital Marastin, mais resta à Alexandrie et séjourna longtemps à Madrid. Il fut appelé « le Galien arabe », nom qu'il serait peut-être plus juste de donner à Abu Ali Al Hussein Addullah Ebn Sina de Bokara, élève de Abu Sahl et plus connu sous le nom d'*Avicenne*.

AVICENNE (980-1076). — Son œuvre est pleine de longs développements, d'amplifications sur les définitions galéniques ou hippocratiques. Elle est difficile à lire et il ne s'y trouve rien de nouveau. L'œuvre de Rhazès est certes plus originale, plus médicale. Il décrit assez minutieusement *la lèpre*, vocable qui va se substituer à celui d'éléphantiasis. Il la considère comme un cancer de la peau, qui peut ou s'ulcérer ou ne pas s'ulcérer. Il pense qu'elle est causée par l'alimentation et l'hérédité. Elle était de son temps très répandue à Alexandrie. Il insiste sur la couleur noirâtre de la peau, la raucité de la voix, les élevures du derme semblables à celles de l'animal que les Grecs appellent sacos ; sur les ulcérations, les mutilations consécutives. « Le cartilage du nez est rongé et tombe ». Nous avons vu tout cela dans Arétée. Elle est incurable : le cancer d'un organe ne peut guérir, comment un cancer de la peau pourrait-il guérir ?

Avec la lèpre, Avicenne décrit encore la *filaire de Médine* que les traducteurs latins appellent « *vena Medeni*. »

Cette affection avait déjà été signalée au IIe siècle av. J.-C.
par Agatharcide de Cnide, chez les peuples qui habitent la
mer Rouge. Soranus d'Ephèse, Léonidas d'Alexandrie en
font également mention. Galien l'appelle δρακοντιον, d'où l'on
a fait dragonneau. Aétius, Rhazès en avaient également parlé.

C'est un bouton qui se gonfle, forme vessie et duquel sort
quelque chose de rouge foncé, noirâtre qui ne cesse de s'allonger en volute sous la peau, comme le ferait un animal :
comme « si en vérité c'était un ver ». On pense plutôt que
c'est un nerf d'une grosseur démesurée. On le remarque le
plus souvent aux jambes; pour lui il en a vu sur les mains,
sur les côtés, chez des enfants. Comme Galien il semble rapporter la maladie à la bile noire ou au phlegme échauffé et
le traitement est d'abord tout médical : purgations, saignée
à la basilique ou à la saphène, puis applications d'emplâtres
de liniments émollients aux santals, au camphre, à l'aloès,
à la myrrhe. La sortie de la veine pouvait se faire non sans
douleur du 40 au 50e jour. Quelquefois on était obligé d'en
faire l'extraction. Cette maladie est plus fréquente chez les
gens de race noire, chez les Égyptiens.

Il fut un ardent propagateur du bezoard, plus tard si maltraité; il le regardait comme un alexipharmaque ayant une
action puissante contre les fièvres pestilentes; nous y reviendrons plus loin.

Avicenne, comme Rhazès, fut un des premiers chimistes.
Il disait que les minéraux se présentent à nous sous quatre
apparences : en pierres, en liquides, en soufres et en sels.

Le vif-argent est pour lui le premier de tous les métaux,
celui duquel on peut extraire tous les autres; mais le roi
des métaux c'est l'or.

« Omnia vero metalla ex Mercurio sunt generata, ideo
ipsis in ipsum resolvuntur. Aurum est corpus perfectissi-
mum, dominus lapidum. »

Il attache avec les « Philosophes » une grande importance
à l'eau, qui, par elle-même, fait tout, dissout tout, solidifie

tout, brise tout. Le changement (mutatio, transmutatio) d'un corps en eau est la *Teinture* de ce corps. Les différentes opérations chimiques se réduisent à : sublimation, dissolution, putréfaction, ablution, coagulation et calcination.

La sublimation est le dégagement des parties les plus subtiles des parties fixes.

Il décrit l'élixir rouge et l'élixir blanc, doués de propriétés chimiques qui convertissent le mercure et tout corps imparfait en or ou en argent. Nous reviendrons plus loin sur la signification de ces différentes préparations à propos de l'or potable des alchimistes du xiiie siècle.

D'ailleurs, à cette époque, en dehors des eaux distillées, il n'y a eu dans la chimie des Arabes rien qui se rapportât à la thérapeutique, aux remèdes pharmaceutiques.

Mesvé (1000) fut un disciple d'Avicenne. Il est l'auteur d'un traité de médicaments qui resta classique jusqu'au commencement du xvie siècle. Il y conseille le sirop d'absinthe contre le manque d'appétit; le looch de pin contre l'asthme, l'électuaire de pierres précieuses contre les défaillances du cœur; il est très partisan de la confection d'Alkermès, du vinaigre scillitique, de la hiéra de Rufus, de Galien, de la sienne, du sirop de pavots, de la confection diacode; du musc contre l'épilepsie; de la rhubarbe comme apéritif et laxatif; des testicules de renard contre la phtisie.

Avenzoar (xiie siècle, 1161) était juif, fils et petit-fils de médecins. Né à Penaflor, près de Séville, il pratique tour à tour à Séville et au Maroc.

Il aurait été atteint d'un abcès du médiastin. Il a le premier parlé de l'hydropisie du péricarde. C'est lui qui nous a laissé le document le plus précis sur le bezoard, dont Avicenne vantait les effets antitoxiques. C'était une sorte de virus atténué par le passage du poison des serpents dans les humeurs du cerf. « Optimum est quod in Oriente reperitur prope oculos cervorum natum. »

Certaines gazelles se nourrissent de serpents, et après les

avoir absorbés se mettaient dans l'eau jusqu'à ce que leurs yeux se missent à pleurer. Cette liqueur lacrymale se concrétait, se durcissait et pouvait atteindre la grosseur d'une châtaigne. C'est cette concrétion lacrymale, que les gazelles laissaient plus tard tomber dans leurs courses, que l'on recueillait comme une sorte de thériaque solide et qu'on administrait comme alexipharmaque.

Contre les calculs vésicaux et rénaux il conseillait une huile héroïque : l'huile d'Alquiscemin, verte, limpide, d'odeur forte et aromatique, une sorte d'huile de Harlem.

Il fut le maître d'AVERRHOES, qui appartient plus à l'histoire de la philosophie qu'à celle de la médecine.

ALBUCASIS (1122) est un des derniers représentants de l'École arabe. Ce fut surtout un chirurgien. Il décrivit le premier les gourmes du cuir chevelu : la dysphagie, la salivation due à l'emploi inconsidéré de préparations mercurielles en usage seulement à l'extérieur. Il préférait, pour les opérations chirurgicales, le cautère au bistouri parce qu'il était hémostatique.

Il attache les dents avec un fil d'or. Dans l'hydrocèle, il fait la castration. Il ne soigne pas le calcul chez la femme, que les Mahométans ne peuvent voir nue : il laisse ce soin aux sages-femmes. Il rapporte la curieuse observation d'une grossesse extra-utérine. (Friend, Alb. de Haller)

« Feminam vidit in cujus utero fœtus mortuus remanserit, quæ tamen conceperit, de quâ denique abcessu facto, fœtus per umbilicum exierit ut longo post tempore sanitata est. »

Il est pour la révulsion au fer rouge qu'il conseille dans plus de cinquante affections différentes.

Dans les éventrations traumatiques il pratiquait la suture « entrecoupée » (Friend).

En somme les Médecins arabes continuent la tradition galéno-hippocratique et, ne pouvant ni disséquer, ni faire de vivisections, reportent leur industrie sur la pharmacie, les médicaments. Ce sont les Arabes qui nous ont fait connaître les purgatifs doux, tels que la manne, le séné, la casse, la rhubarbe, le tamar indien, le pruneau de Damas. C'est à eux que nous devons les sirops grâce à la fabrication du sucre de canne; les juleps les élixirs (Alchimie), les robs, les loochs. L'emploi du coton date de cette époque. Il semble bien aussi qu'ils furent les premiers à employer le musc. On dit aussi que pour la pratique de leurs opérations ils employaient l'anesthésie. Nous verrons plus loin, à propos de Nicolas Myrepsus et de Gui de Chauliac, quelles préparations étaient employées à cet effet.

Ils furent les maîtres de la Médecine et de la Chirurgie jusqu'à la fin du xve siècle; car si après Albucasis ce ne sont plus les médecins Arabes qui pratiquent en Occident, ce sont leurs disciples, ceux qu'on a appelés les Arabistes.

Les Arabistes (1100-1500).

L'École de Salerne. — L'École de Salerne forme tout d'abord un groupe à part en Occident et commence à devenir célèbre vers 974 sous le Pontificat de Boniface VII, qui fit de Salerne la métropole de cette région. Elle fut d'abord galénique puis méthodique : galénique par ses doctrines, sa théorie; méthodique par sa pratique. Au xie siècle on cite les noms de Petroncellus, de Cophon l'Ancien, de la fameuse Trotula, qui devint l'épouse de Platearius et de Gariopontus, qui ont laissé des œuvres sinon remarquables, tout au moins témoignant de certaines connaissances médicales.

En 1087 Constantin l'Africain vient mourir au Mont-Cassin et apporte avec lui l'influence arabe qui va se mêler à la base gréco-latine de cette École, qui ne tarde pas à devenir célèbre. Vers l'an 1100, un décret de Roger, prince de Sicile et de Salerne exige des médecins un diplôme accordé par des magistrats et des juges techniques; plus tard Fré-

déric OEnobarbe, empereur Romain, s'empara du royaume
de Naples et défendit l'exercice de la Médecine à tous ceux
qui n'auraient pas reçu du Collège des Médecins de Salerne
ou de Naples la licence de pratiquer. C'est de cette époque
que date la fondation de l'Académie de Salerne, qui devint
un centre médical très important où vinrent s'instruire Gilles de Corbeil et Gilbert l'Anglais ainsi que Pierre d'Amiens ;
où vinrent aussi se faire soigner des malades célèbres. Au
xie siècle, c'est là que Robert de Normandie, revenant de
Palestine, était venu se faire traiter d'une fistule qui lui était
restée au bras à la suite d'une blessure reçue au siège de
Jérusalem. L'évêque de Verdun, Adulbiron, s'y fait traiter
de la pierre ; Didier, qui plus tard fut le pape Victor III, s'y fait
soigner d'une maladie de langueur. Plus tard (xiiie-xive siècle)
Frédéric, roi d'Aragon, y est guéri d'une affection hémor-
roïdaire.

Parmi les médecins et chirurgiens qui l'ont illustrée, à
partir du xie siècle, il faut citer : ARCHIMEDIXUS (1100), auteur
d'un traité de pratique médicale et d'ostéologie ; CLOPTON LE
JEUNE (1100-1120) ; BERNARD LE PROVINCIAL (1150-1160) ; MU-
SANDINUS, auteur d'un traité du Régime en santé et en maladie ; et le plus célèbre de tous, ROGER DE SALERNE, chancelier
de l'Université de Montpellier ; puis ROLAND, auteur d'un
traité de chirurgie qui fut commenté par les « quatre maîtres. »

De tout cela il ne nous reste qu'un recueil de vers, « Flos
Medicinæ », qui parut en 1224 et dont nous donnerons quelques citations.

La pathogénie de la fièvre, toute galénique d'ailleurs ·

> Triplex causa febrem generat, custodit et auget :
> Ut putredo, pori constrictio, prava dieta.

Les principales médications :

> Anum clyster purgat, pessaria vulvam ;
> Algalia virgæ, syringa convenit auri ;

> Naso nastale, sed potio convenit ori
> Visui collyrium pro certo dicitur esse.

La saignée est toujours la grande médication.

Il y est aussi question des vertus de *l'Agnus Dei*, fait de baume, cire et huile du Saint-Chrème, qui préservait des démons et des malheurs, et qui est encore conseillé aux jeunes femmes pour les accouchements laborieux.

La contagiosité de certaines maladies y est affirmée et des conseils donnés pour éviter la contagion :

> Seu potius morbi contagia tangere vitent :
> Ægrum, ægrique habitus, velamina, lintea, vestes,
> Ipsaque quæ tetigit male pura corpora dextra.

La phtisie est traitée par le lait, le miel et le sel; le lait nourrit, le sel est un dérivatif; le lait avec le miel est un fondant; c'est le lait de chèvre et surtout le lait d'ânesses qui est le meilleur. Terminons par sa définition du Médecin :

> Contra vim mortis non est medicamen in hortis.
> Si Medicus cunctos ægros posset medicari
> Divinus magis deberet jure vocari.
> Non physicus curat vitam quamvis bene longat;
> Natura quæ conservat, descendens, corpora sanat.

GILLES DE CORBEIL qui vivait au xII^e siècle, mit en vers — est-ce parce qu'il avait fréquenté à l'École de Salerne? — des recettes pour toutes les maladies d'après Pierre Molandin, médecin de Paris. Il est surtout connu par ses livres sur l'urine et le pouls. Chanoine de Paris, il fut le médecin de Philippe-Auguste.

HENRI DE MONDEVILLE (xIII^e-xIV^e siècle), vulgairement appelé Hermondaville, fut le médecin de Philippe le Bel. Il a laissé un curieux traité de chirurgie, inspiré de celui de Guillaume de Salicet dont il avait été l'élève. Il fut de plus professeur à l'École de Montpellier et est souvent cité par Gui de Chauliac.

GUILLAUME DE SALICET (xIII^e-xIV^e siècle), est l'auteur d'un traité de chirurgie qui fut terminé à Vérone en 1276. « C'est un des membres de cette école chirurgicale italienne à laquelle la chirurgie française dut sa renaissance. » Gui de Chauliac l'appelle « valens homo ». C'était un opérateur. Dans les plaies pénétrantes de l'abdomen et de l'intestin il faisait la suture du pelletier. « Intestinum cultro lœsum *sutura* quam vocat *pellionum*, conserit, reposuit, tum abdomen conserit felici eventu. »

On ne pensait plus, comme chez les Anciens, que toute blessure de l'intestin était fatalement mortelle parce que la réunion ne pouvait se faire.

LANFRANC DE MILAN, un clerc, comme Guillaume de Salicet, fut chassé de sa patrie et vint en France, à Lyon, puis à Paris, qu'il appelle le paradis terrestre : « O Parisios propter sedem regiæ majestatis, propter excellentiam loci, propter bonorum abundantiam, propter physicorum intelligentiam, paradisius terrenalis eo nuncupata. »

Il appelle du terme méprisant de « laïc » les chirurgiens vulgaires. Albert de Haller n'en fait qu'un compilateur des Arabes et un imitateur timide de Guillaume de Salicet.

Son fils fut un chirurgien non sans valeur de l'Ecole de Montpellier.

En Angleterre, au xiiie siècle, GILBERT (l'Anglais) fut un des premiers médecins séculiers de la Grande-Bretagne et fit la guerre aux moines médecins qui étaient pour la plupart d'une ignorance notoire. Il met à la mode les eaux de Bath, qui guérissent un jeune mélancolique (spleen). Il parle aussi du pouvoir qu'avaient les rois d'Angleterre, concurremment avec les rois de France, de guérir les écrouelles en les touchant. Cette affection était alors à cause de cela appelée maladie Royale.

ARNAUD DE VILLENEUVE (1238-1314). — Arnaud, de Villeneuve (village situé près de Montpellier), fut célèbre comme médecin, comme chirurgien et comme alchimiste. Gui de Chauliac l'a en très haute estime. Cependant ce ne fut pas un opérateur. Il est en médecine pour les moyens très simples, pour l'expectation, disant qu'il ne faut recourir aux remèdes que si la nécessité vous y force, « nisi cogente necessitate. »

Il est humoriste, il est aussi persuadé, comme la plupart des hommes de son temps, de l'influence des astres sur les maladies. C'est ainsi qu'on ne fera la phlébotomie que dans certaines phases de la lune. Pour lui l'influence des étoiles est supérieure en puissance à toutes les puissances connues. Enfin c'est un alchimiste, qui a été le maître de Raymond Lulle. Il travaille à la recherche d'un remède chimique analogue à la Thériaque, remède galénique, qui puisse guérir tous les maux. Ce remède omnipotent sera tantôt la pierre philosophale, tantôt *l'Elixir* et aboutira à une composition qu'on appellera l'or potable. C'est le mercure, c'est l'arsenic, ce sont les herbes elles-mêmes qui passent dans les fourneaux et vont par l'alambic se sublimer et aboutir au grand œuvre.

Qu'est-ce donc que l'Elixir?

« Atque dicunt *yccir*, esse de mineralibus montium, alii de herbis, alii de bestiis et urina, etc. Fit tamen de unâ istarum rerum quæ ponitur in ymbic, et primo exit aqua in fumo, id est spiritus; secundo oleum in liquore; id est anima; tertium vero quod in vas remansit terreum est et vocatur corpus; ex his enim tribus spiritu, anima et corpore ita coctus commisceri et fundi possit fit yccir : alii dicunt quod sulfur et argentum vivum si quis ea fusibilia faciat, fit yccir. »

L'Elixir est donc une opération chimique comme la pierre philosophale et le grand œuvre, qui ne désigne rien de particulier et qui doit être prise dans une acception générale.

C'est par une opération analogue qu'on pourra tirer du métal, de la plante, la quintessence.

Il ne semble pas avoir connu l'eau-de-vie; ce qu'Arnauld de Villeneuve appelle eau-de-vie est une préparation mercurielle.

RAYMOND LULLE (1235-1315). — Mais revenons à l'or potable dont Raymond Lulle nous donne la préparation et la façon de l'administrer aux malades. L'or était associé à différentes plantes pour le mieux faire accepter au patient. Il se donnait contre la calvitie et la migraine associé à la buglosse et à la mélisse; dans le gonflement de l'estomac avec du pouliot et du galanga; dans la diarrhée avec de l'eau de plantain; dans l'accouchement difficile avec de l'eau d'armoise; dans les fièvres avec du sirop de violettes, de la buglose et de la laitue; parfois on l'associait à la Thériaque ou à l'eau-de-vie, qui n'était que le résultat de la distillation du mercure.

Rien de vraiment logique dans cette préparation où il est à remarquer que dans chaque affection particulière on associe la plante réputée efficace contre cette affection : armoise dans l'accouchement difficile, plantain dans la diarrhée, etc.

Il y avait donc dans tout cela pas mal de charlatanisme.

Cependant déjà à cette époque on préparait chimiquement : le sel ammoniac, le sel de feu, l'eau brûlante, le sel amer, le sel de soude, le sel alcali, le sublimé. Raymond Lulle, un mystique, et non un alchimiste, a aussi une grande confiance dans la vertu des pierres précieuses. L'émeraude, qu'il conseille au roi Robert, enchâssée dans une bague et contre les maladies et pour se procurer de l'argent; l'escarboucle, qui éloigne tous les poisons; le diamant qui donne de l'intelligence, éloigne les poisons, réconforte le cœur; le béryl, qui guérit, dissous dans l'eau, les maladies du foie, des yeux et du poumon. C'est dans cette chimie que va s'instruire Paracelse. Il n'était pas sans intérêt d'en dire ici quelques mots.

Gui de Chauliac (1363). — Au xive siècle, Gui de Chauliac fut surtout un chirurgien. Néanmoins dans son livre, on trouve aussi à peu près tout ce qu'on savait en médecine à cette époque, comme au xvie on trouvera dans les œuvres d'Ambroise Paré ce qu'on savait de son temps en chirurgie et en médecine.

Le chirurgien « doit porter avec soy cinq onguents : le Basilicon à meurir, celui des Apôtres à mundifier ; le blanc à consolider ; le doré, à incarner, et le dialthæa pour adoucir. En son pennarol ou étui il doit porter cinq ou six instruments ; scavoir est ciseaux, pincettes, esprouvettes, rasoirs, lancettes et esguilles. » (Trad. Laurent Joubert.)

Ses maîtres sont parmi les Anciens : Hippocrate, Galien, Paul d'Egine, Rhazès, Albucasis ; et parmi les Modernes : Roger, Roland et les quatre maîtres de chirurgie de l'Ecole de Salerne. Parmi ses prédécesseurs immédiats il nous parle de Bruno, Théodoric, Hugues de Luques, son maître, Guillaume de Salicet et Lanfranc de Milan ; il n'oublie pas Arnaud de Villeneuve et Henry d'Hermondaville, qui étaient de l'Ecole de Montpellier. Il cite à part Nicolas de Reggio (Calabre) qui le premier traduisit directement du grec les œuvres de Galien.

L'anatomie est la base de la chirurgie et parmi les anatomistes il nous fait mention de Mondini de Bologne et de Bertruccio son maître, qui faisait son cours d'anatomie sur « le corps mort, mis sur un banc » en quatre leçons : la première traitait des membres nutritifs ; la seconde des membres spirituels ; la troisième des membres animaux ; la quatrième des extrémités ; ce qui correspondait à l'anatomie du ventre, du thorax, de l'encéphale et des membres. On faisait déjà des pièces anatomiques desséchées au soleil. Les os étaient préparés par l'ébullition. Le plus célèbre démonstrateur anatomique d'alors était Henric qui apprenait l'anatomie en « treize peintures. »

Il soigne les apostèmes par l'œuf mêlé à l'alun, l'onguent des Apôtres, l'onguent Ægyptiac, le basilicon ; les anthrax par la Thériaque ; conseille contre les écrouelles les eaux minérales qui ont la saveur du tartre ; contre les adénites, l'ablation de la glande avec « son sachet. »

A propos des apostèmes il nous donne la relation de la grande peste de 1348, en Avignon, sous le pontificat de Clément VI, dont il était le médecin. Cette peste dura 7 mois. Dans une première forme (pulmonaire) les malades mouraient en trois jours, après avoir eu une forte fièvre et des crachements de sang. Dans une seconde forme il y avait de la fièvre, des apostèmes, des carbuncles aux aisselles et aux aines. Les malades mouraient au bout de cinq jours. Il fut atteint de cette forme avec fièvre continue et apostème à l'aine et cela pendant 6 semaines. Il se soigna avec un électuaire thériacal, qui outre la Thériaque contenait une vingtaine de substances où les aromates et les pierres précieuses étaient largement représentés.

C'est là que pour la première fois dans un livre de médecine occidental il est fait mention du sucre, qui remplace le miel comme excipient de son électuaire.

Pour les plaies de l'intestin il conseille, d'après Arnaud, la suture du pelletier, conseillée surtout par Guillaume de Salicet. D'autres, comme Roger, Théodore, « mettent dans le boyau une canule de sureau pour garder que la fiente ne pourrisse la couture ».

Il pratiquait la contre-extension dans les fractures de cuisse en attachant au pied un poids de plomb « passant la corde sur une petite poulie de sorte qu'il tienne la jambe en sa longueur. »

La lèpre est longuement décrite parce qu'à cette époque on isolait les ladres, il fallait donc pour cela bien connaître les signes de ladrerie, car « c'est grande injure de sequestrer les non sequestrables et de laisser les ladres avec le peuple ; car le mal est contagieux et qui infecte. »

Les principaux signes de la maladie étaient la dureté et les inégalités de la peau un peu partout aux jointures et aux extrémités ; la couleur sombre et noirâtre de la peau ; la chute des cheveux ; l'atrophie des muscles, l'insensibilité, la stupeur, les crampes des extrémités, les dartres, la couperose ; les ulcérations ; les grains sous la langue, aux paupières, aux oreilles ; les ardeurs et les piqûres à la peau.

Alors on les isolait chez eux ; d'autres, moins fortunés, qui étaient déclarés « ladres », étaient mis dans une « ladrerie ».

Dans les amputations il rapporte les tentatives d'anesthésie faites par Théodore, qui conseille, pour qu'on ne sente pas l'incision, « de l'opium, du suc de morelle, de jusquiame, de mandragore, de lierre, de ciguë et de laitue, en imprégnant une éponge qu'on fait sécher au soleil, et quand on en avait besoin cette éponge préalablement imbibée d'eau chaude, ils la baillent à flairer tant que le sommeil en vienne au patient. Et lui endormy ils font l'opération, et le réveillent avec une éponge imbibée de vinaigre[1]. »

Mais Gui de Chauliac n'est pas partisan de l'opium.

Il passe en revue les grandes médications de son temps. D'abord la phlebotomie, les ventouses et les sangsues ; puis les purgations ; la scammonée, la rhubarbe, l'aloès, les myrobolans citrins, le houblon, le fumeterre, la violette, le petit-lait, le suc de roses, les prunes, le tamar indien, la casse fistuleuse agissant sur la bile : la coloquinte, le turbith sur le phlegme. Il n'oublie ni les clystères, ni les suppositoires.

Les cautères actuels (fer rouge) potentiels (chaux vive) sont très conseillés ainsi que les vésicatoires (cantharides mêlées à du levain ou quelque suif), qui étaient pansés avec une feuille de chou.

Le mercure vif et éteint est employé ou les onguents « embellissants », le sublimé comme corrosif.

Gui de Chauliac nous parle aussi de l'usage du speculum pour certaines opérations obstétricales, pour l'extraction manuelle ou instrumentale de l'enfant mort dans le ventre de sa mère.

---

1. On trouve dans l'*Antidotaire* de Nicolas Myrepsus (xiii⁰ siècle) conseillées contre les douleurs violentes des éponges semblables avec : suc de Mandragore, de laitue, de jusquiame, camphre, nénuphar, morelle et opium (sect. xliii).

« Sinon, qu'on y mette l'instrument dit miroir, fait avec
une vis de pressoir et qu'on ouvre contre la matrice autant
qu'il sera possible. »

Il est aussi question de l'opération césarienne, qui autrefois fut une opération conseillée et par les législateurs et
par les prêtres; les premiers pour tenter de donner un
citoyen de plus à la République; les seconds un être de
plus à la chrétienté. De son temps l'opération se faisait seulement « si la femme était morte » et que l'on doute que
l'enfant soit vif parce que « l'ordonnance du Roy deffent
d'enterrer la femme enceinte jusques à temps que l'enfant
en soit dehors ». L'opérateur faisait tenir la bouche de la
matrice de la morte par ses aides et « la femme était ouverte avec un rasoir le long *à costé gauche*, d'autant que
cette partie-là est plus libre que la dextre à cause du foye,
et y mettant les doigts l'enfant en était retiré. »

Il était docteur en médecine, mais surtout chirurgien
chapelain commensal de Notre Seigneur le Pape (1363).
Lui aussi était donc un clerc.

A la fin du xive siècle et au xve se prépare le mouvement
de la Renaissance, que nous étudierons tout à l'heure.

Auparavant citons encore quelques médecins célèbres.
Valescus de Tarenta (1382-1418), appelé encore Balescon
de Tarente ou de Tarare, était un Portugais. Il fut médecin
de Charles VI, roi de France, et a laissé un traité de médecine qui résume trente-six ans de pratique.

Gattinara (✝ 1496), de Vercelli, commente le 9e livre à
Almanzor. Il cite le cas de crises épileptiformes symptomatiques d'une affection de la hanche qui guérit après une
opération libératrice. Il parle d'extirpation de la matrice
faite avec succès. Il conseille contre la pierre la taille latérale et pour en prévenir le retour des purgations fréquentes.

Guainier (✝ 1450), archiâtre d'Amédée III, fut professeur
à l'Université de Pavie (1428). Il passe en Savoie, puis vient
à Paris avec son souverain. Il est appelé à Bâle pour soi-

gner un prélat. En 1455 il accompagne le marquis de Monferrat aux eaux d'Acqui, sur les vertus desquelles il écrit un petit traité. Il a laissé une relation intéressante de la peste qui ravagea la Savoie en 1436. Dans la chute de l'utérus il conseille l'ablation de la matrice, qui avait déjà été conseillée par l'arabe Bibilkal.

FERRARI (1472), plus connu sous le nom de Mathieu de Gradibus ou de Grado, professa brillamment à l'École de Pavie. Il fut le médecin de la duchesse de Milan : Marie-Blanche Visconti.

Quant à HERCULANUS († 1482) (Arcalani, Ercolani), il fut professeur à l'Université de Bologne de 1412 à 1427, puis à Padoue et à Ferrare et mourut en 1482. Il était un arabiste convaincu et commentait abondamment le 9e livre à Almanzor. Il faut croire qu'il fut un professeur émérite puisqu'il enseigna dans les différentes universités de l'Italie septentrionale, qui désormais pendant plus d'un siècle seront les grands centres intellectuels où l'on viendra s'instruire de tous les points de l'Europe.

L'ENSEIGNEMENT MÉDICAL. LE MÉDECIN PENDANT CETTE PÉRIODE (800-1500).

Nous insisterons plus particulièrement sur ce qui a trait à l'Empire d'Occident et à notre Europe occidentale.

Ce qui domine d'ailleurs c'est l'influence orientale, l'influence arabe ; car à un moment les dépositaires de la science étaient surtout les Arabes. Toutefois, quand les chrétiens furent chassés d'Espagne, les Juifs fraternisèrent avec les Maures et eurent des écoles à Cordoue, à Grenade, et même à Soria en Asie. Les califes demandent volontiers aux médecins Juifs des conseils pour leur santé. Charlemagne lui-même eut pour médecin de la Cour deux Juifs : Farragus et Buhalyha Bengesta ; qui sur ses ordres composèrent le Tacuin ou « Tables de la Santé ». Charles le Chauve eut pour archiâtre Zedekias, un juif également, qui le sauva, dit-on, du poison, si bien qu'autour du xᵉ siècle c'étaient les Juifs qui étaient en Europe les premiers médecins parce qu'ils possédaient toute la science des Arabes et qu'il n'y avait alors aucune version des œuvres de Galien ou d'Hippocrate. Mais bientôt l'Eglise devint toute-puissante et les Juifs furent condamnés dans l'opinion des chrétiens, qui, sous peine d'excommunication, ne devaient pas s'adresser à eux ou pour être soignés, ou médicamentés. Les prêtres étaient alors les seuls savants; et tout ce qui dans la population très tranchée d'alors savait lire et écrire devint un clerc, qui fut rapidement assimilé par le clergé, et soumis aux mêmes règles que lui, forcé de garder le célibat. Ce qui nous explique pourquoi en Europe occidentale pendant tout le Moyen-âge les médecins furent des clercs, à moins qu'ils ne devinssent chanoines comme Obizon, médecin de Louis le Gros, ou comme Lombard, chanoine de Chartres, qui fut médecin de Louis le Jeune ou encore comme le fameux Gilles de Corbeil, médecin de Philippe-Auguste, qui devint chanoine de Paris. Quant au célibat il ne fut aboli qu'en 1452 par le cardinal d'Estouteville, qui autorisa le mariage des maîtres (docteurs) et le défendit toujours aux clercs.

Jusqu'en 1600 avant d'admettre les bacheliers à la licence, on leur faisait jurer qu'ils étaient célibataires. Mais en 1375 la Faculté de Médecine de Paris refusa d'admettre à l'examen de la licence Jean Despois (Joannes de Pisiis) parce que, disait-on, il était marié. L'Eglise avait toujours la haute main sur les Médecins, qui, orthodoxes ou non, devaient cesser leurs visites aux patients, si, après trois jours, ils n'avaient pas fait appeler leur confesseur (Conciles de Latran, de Tortose, de Paris). Rien d'étonnant que pendant toute cette période il ne fut fait aucune découverte, aucun travail original. D'ailleurs les livres manquaient ou étaient excessivement rares et l'instruction qu'on pouvait donner aux élèves était assez rudimentaire.

En France les origines de la Faculté de Médecine de Paris (Physicorum facultas) ne remontent qu'au xiiie siècle, époque à laquelle elle se sépara de l'Université de Paris, puis du Collège des Quatre-Nations. A ce moment elle a son autonomie en quelque sorte avec son chef particulier (doyen), des bedeaux, un sceau, ses statuts, ses usages, ses Ecoles, ses cours publics.

Le futur médecin était d'abord clerc, puis bachelier, puis licencié et enfin maître en médecine. S'il devait enseigner il devenait régent. L'appellation de docteur n'est guère en usage avant le xve siècle. Dans la période qui le précède, le médecin s'appelait plutôt le « mire ».

Les cours étaient des lectures d'auteurs que l'on commentait. Les élèves prenaient des notes et faisaient des rédactions. Puis certains jours il y avait des disputes. Les professeurs d'alors, étant donnée la pénurie ou l'absence de livres, étaient plutôt des lecteurs (lectores). Quant à l'écolier auquel était attaché un maître particulier qui dirigeait ses études, lui apprenait la médecine et le présentait au chancelier pour avoir la licence, il pouvait, étant devenu bachelier, enseigner lui-même et accompagner un maître dans ses visites. Il ne pouvait prétendre à la licence qu'après 56 mois de stage. Mais six mois après il pouvait se présenter à la maîtrise.

Les auteurs qui faisaient la base de l'enseignement à cette période (1200-1400) furent d'abord : Hippocrate avec ses *aphorismes*, ses *pronostics* et son traité des *Maladies aiguës*. Puis les auteurs arabes : Honain (Johannitius) avec son introduction à l'Art abrégé de Galien ; Théophile et son traité d'Anatomie : Philarète et son traité du Pouls ; enfin et surtout Isaac, fils d'Honain, avec son traité de la Pleurésie, son *Viatique*, ses traités des fièvres, des diètes particulières. Noublions pas les traités des urines, du bon Gilles de Corbeil.

Un peu plus tard Avicenne, Rhazes absorbent tout l'enseignement médical avec quelques nouveaux traités d'Hippocrate et de Galien (Tégni, Ars parva). L'anatomie ne commence à être enseignée qu'à la fin du xve siècle. Nous y reviendrons plus loin.

Les Bacheliers ne devaient lire que des livres de médecine inféodés à la Faculté ; ils devaient en garder les secrets et les usages ; ils lui devaient le plus grand respect. Ils ne devaient pas être mariés, comme nous l'avons déjà dit, et n'exerçaient pas la chirurgie, qui était une profession inférieure, d'ailleurs soumise absolument aux médecins à la Faculté de Médecine depuis 1270.

Il est difficile de donner une idée un peu exacte du médecin à cette époque. Au xie siècle, l'Ecole de Salerne nous le peint ainsi :

> Clemens accedat medicus cum veste polita
> Luceat in digitis splendida gemma suis
> Si fieri valeat quadrupes sit sibi pretiosus...

A la fin du xve siècle ou au commencement du xvie siècle, H.-C. Agrippa de Nettesheym nous donne du grand médecin ou tout au moins du médecin à la mode un portrait analogue ; c'est un étranger, un Juif ou un Maranne, pompeusement habillé, avec aux doigts de nombreuses bagues d'hyacinthe, prononçant avec emphase des grands mots semi-barbares, grecs ou latins. Autrement, quand le médecin vient visiter son client, il commence par examiner le malade, jette un coup d'œil sur ses urines, touche l'artère, regarde la langue, palpe les côtes, explore les excréments, s'enquiert du genre de vie, des habitudes du malade, de son alimentation ordinaire et quelquefois de choses plus secrètes encore, si cela est nécessaire : ces différents éléments lui permettent de peser comme dans une balance les humeurs du patient. C'est alors qu'il parle avec autorité et prescrit avec gravité les médicaments à prendre, le traitement à suivre : les purgatifs, la saignée, les clystères, les pessaires, les onctions, des masticatoires, des gargarismes, des sachets, ou encore des sirops, des eaux thériacales, des confections magistrales. Si la maladie est légère il lui prescrira des friandises, puis le repos dans un lit suspendu; des frictions, des incantations, des ventouses; et pour terminer la maladie des bains, des eaux thermales, une alimentation délicate et choisie, enfin le changement d'air. Il ira chez les pharmacopoles surveiller la confection de ses prescriptions. Dans les cas douteux il convoque le Collège des médecins et demande un consultant. Tel est, d'après Cornelius Agrippa, le rôle du médecin à la fin du xve siècle.

La Médecine légale vivait déjà : il y a toujours eu des questions à poser aux médecins dans des cas difficiles. Au xive siècle (Cf. Louis Bossu) il y avait pour l'examen des blessures un « mire juré », presque toujours un chirurgien. Pour l'examen des filles et des femmes (viol, grossesse, avortement) des « matrones jurées ». Nous avons vu à propos de Gui de Chauliac que les médecins avaient aussi à faire l'examen des ladres (lépreux) que l'on isolait. A Paris tout au moins, le rapport était verbal et public et affirmé sous la foi du serment.

LIVRE V

LA MÉDECINE AU XVIᵉ SIÈCLE

La Renaissance. — La Réforme. — La Tradition. — La Clinique.
— L'Anatomie. — La Chirurgie. — La Thérapeutique. — L'Enseignement médical.

A la fin du xvᵉ et au commencement du xvıᵉ siècle, s'ouvre une ère nouvelle dans l'Histoire de la Médecine, qui, comme l'Histoire générale, aura sa Renaissance et sa Réforme. La Renaissance sera la restauration de la Médecine grecque, mouvement rétrograde ; car depuis Galien les sciences médicales n'avaient pas fait de progrès sensibles. La Réforme sera une protestation contre ce retour en arrière. La Renaissance aura pour représentants les érudits. La Réforme aura un protestataire violent, Paracelse, auquel se joindront d'autres personnalités moins bruyantes telles que J. Cardan, Fracastor et Vésale.

La Renaissance.

Les érudits vont chercher les manuscrits grecs dans les bibliothèques, les font imprimer, puis les traduisent directement sur le texte grec : auparavant, il n'existait que des traductions latines faites sur des traductions arabes. C'est dire toute leur imperfection. De plus, jamais Hippocrate et Galien n'avaient été traduits intégralement. Aussi les premières œuvres éditées furent celles du maître de l'Ecole de Cos et du médecin de Pergame.

C'est ainsi qu'en 1525, sous l'impulsion de Clément VII, parut à Rome une première édition des œuvres d'Hippocrate (une traduction latine faite sur les Manuscrits du Vatican, avant qu'ils fussent imprimés). Elle est due à Fabius Calvus (Calvo), qui plus tard, sous Léon X, fit avec Raphaël partie de la commission des Antiquités. « Ce fut un grand labeur et un grand service rendu au Monde médical. » (E. Littré.)

En 1526, chez les Alde, à Venise, François Asulan établit la première édition grecque, qui ne pouvait servir qu'aux hellénistes, assez rares à cette époque.

Dix ans plus tard, en 1536, parut à Bâle, chez les Froben, l'édition grecque de Janus Cornarius, bientôt suivie en 1545 (Venise) d'une traduction latine, qui eut un succès énorme.

Ecoutons plutôt Melchior Adam qui, dans la vie d'Hagenbut, s'écrie : « Extat itaque *Hippocrates latinus* Cornarii, magnæ doctrinæ, ingentis utilitatis, immensæ difficultatis opus, supra duo millia annorum latina lingua desideratum et a nullo unquam feliciter ante ipsum tentatum. »

Le latin étant alors la langue scientifique; c'est par cette traduction qu'Hippocrate fut mis à la portée de tous les médecins, d'autant mieux que les premières éditions un peu compactes ne tardèrent pas à être un peu éclaircies par des sommaires et des divisions qui en rendirent la lecture plus facile.

D'autres citations plus savantes parurent à la fin du XVIᵉ siècle : celle de Mercuriali, chez les Junte, à Venise (1588), dont la partie critique a encore sa valeur; celle d'Anuce Foës, de Metz (1595), chez les héritiers d'André Wechel, à Francfort : elles venaient trop tard. Depuis plus de cinquante ans, les praticiens s'étaient familiarisés avec Hippocrate par la traduction d'Hagenbut; il n'y avait pas de raison pour en suivre une autre. Malgré son incontestable supériorité l'édi-

tion d'Anuce Foës (édition grecque, gréco-latine, latine) est
restée comme un monument plus littéraire que médical.

Galien fut imprimé dès 1490 et 1502 à Venise ; ces premières éditions furent faites en langue latine. En 1525,
Asulan fit paraître chez les Alde une édition grecque contemporaine de son édition d'Hippocrate, suivie en 1538,
d'une édition grecque due à Léonard Fuch et à Joachim
Camerarius et qui sortit des presses de Cratander de Bâle.
Enfin, plus tard, chez les Junte, à Venise, et chez les Froben, à Bâle parurent des éditions latines et gréco-latines
auxquelles sont attachés les noms de Janus Cornarius, de
J.-B. Montanus et de Brassavole. Elles furent plus faciles
à établir que celles d'Hippocrate parce qu'elles n'étaient
que la réunion de traductions particulières de différents
traités par les médecins célèbres, tels que Victor Trinca-
velli, Nicolas Reggio, qui, le premier, avait traduit sur le
texte grec le « de Usu partium » au XIV⁰ siècle ; Gonthier
d'Andernach, Nicolas Léonicenus, Guillaume Copp de Bâle,
Thomas Linacre, Hermann Cruserius, Vésale, etc. Enfin,
pour ceux qui n'avaient pas le loisir de pouvoir lire Galien dans
les éditions complètes de ses œuvres (5 à 6 grands volumes in-
folio), LACUNA DE SEGOVIE en fit paraître un *Epitome* en 1548.

Il serait difficile ici, même très sommairement, de passer
en revue tout le travail d'érudition de cette époque où il y
eut une production surabondante d'impression de manuscrits, de traductions et de commentaires d'ouvrages médicaux. C'est ainsi que Junius Paulus Crassus de Padoue traduit Arétée de Cappadoce et Rufus d'Ephèse (1552); J.-B.
Rasarius de Novare Oribase (1553); Gonthier d'Andernach
Alexandre de Tralles (1556); Aétius d'Amide et Paul d'Egine
avaient été traduits par Janus Cornarius en 1554 et en 1555.

Les œuvres d'Hippocrate et de Galien furent traduites et
commentées dans leurs parties les plus remarquables et les
plus populaires par une légion de noms fameux ; Linacre,
Gorris, André Brentius, Houllier, L. Duret, Vidus Vidius,

Jacques Silvius, Rabelais, Jérôme Cardan, Selaptius, Erasme.

Mais le type le plus complet et le plus parfait du médecin érudit à cette époque fut Janus Cornarius (1500-1558) (Hagenbut), considéré, et avec raison, comme le restaurateur de la Médecine grecque au xvie siècle.

La recherche des manuscrits nécessaires à l'établissement de l'édition des œuvres d'Hippocrate est une véritable odyssée. Il va d'abord en Belgique : puis en Angleterre et en France ; enfin, en Italie, sans les trouver. Il rentre à Bâle tout découragé. Ils étaient chez les Froben, qui les avaient reçus en héritage des Aldes.

C'était un Saxon. Après avoir fait de bonnes humanités, il se décida à étudier la Médecine qu'il professe à Northausen, à Francfort, puis à Iéna, où il meurt. Son admiration pour les Grecs va jusqu'à l'aveuglement. Il voudrait que l'on bannît de la Médecine toute la pharmacopée des Arabes. Hippocrate n'a-t-il pas pu guérir les maladies aiguës par les remèdes les plus simples, la ptisane, l'eau, l'eau miellée, le vin, le vin miellé ? pourquoi ne pas revenir à cette médication si facile et qui, de plus, ne demande pas l'emploi de remèdes exotiques : car il est aussi pour l'emploi exclusif des médicaments indigènes.

C'était une erreur de réduire la thérapeutique hippocratique à ces petits moyens, nous l'avons démontré plus haut ; c'était une erreur et de ne pas vouloir emprunter aux étrangers les remèdes reconnus efficaces, et surtout de croire que le génie grec avait fixé en quelque sorte les sciences médicales aux ive-ve siècles avant J.-C. et qu'elles ne devaient plus ni s'accroître ni progresser. Il n'avait donc pas présent à la mémoire le passage du Livre de l'Ancienne Médecine, où son auteur favori disait que « la Médecine était déjà avant lui en possession d'un principe et d'une méthode qu'elle a trouvés : qu'avec ces guides de nombreuses et excellentes découvertes ont été faites dans le long cours des siècles et que le *reste se découvrira, si des hommes capables, instruits des découvertes anciennes, les prennent pour point de départ de leurs recherches* »; affirmant ainsi et le respect de la tradition et l'évolution progressive de la science médicale.

La Réforme.

Th. Paracelse (1493-1541). — Aussi, ce mouvement réactionnaire ne tarda pas à soulever des protestations parmi les médecins et les savants. La plus violente fut faite par Théophraste Paracelse, qui se faisait appeler Philippe Aureolus Theophrastus Bombast von Hohenheim. Des contemporains se plaisaient à le comparer à Luther; ce qui avait le don de l'exaspérer, lui qui justement avait pris pour devise : « Alterius non sit, qui suus esse potest ». Néanmoins, comme ses contemporains, il faut en faire une sorte de Luther médical, car il fut en Médecine l'auteur d'un schisme analogue à celui qui se fit dans le domaine religieux et qu'on pourrait appeler la Réforme médicale : à la place de la médecine orthodoxe, aveuglement traditionaliste, il prétend substituer une médecine nouvelle libre, qui ne sera plus l'esclave des anciennes autorités, dont on avait fait des idoles, comme le dira Bacon au siècle suivant.

Il naquit en Suisse, près de Zurich, à Einsiedeln. Son père était de famille noble et vécut trente-deux ans à Villach, en Carinthie; il était licencié en médecine et s'adonnait à la chimie. Il fit donner à son fils une instruction très étendue qui cependant devait le diriger vers l'étude de la Médecine. Mais Paracelse fut peu satisfait de l'enseignement des Écoles d'alors, en vint à douter de la réalité d'un art « qui laissait mourir les gens et ne savait même pas guérir un mal de dents », et résolut de s'instruire lui-même. Pour cela, il parcourt l'Europe s'enquérant auprès des savants, des barbiers, des vieilles femmes, des sorciers, des chirurgiens, des chimistes, des nobles et des gens du peuple pour leur arracher le secret des remèdes les plus efficaces. Cette enquête confirme sa première opinion que la Médecine n'est qu' « une illusion de démons », et va y renoncer quand un jour il tombe sur un passage de l'Évangile où il est dit que la Médecine est faite pour les malades et non pour les gens bien portants ; et le voilà pris d'une vocation définitive pour exercer l'art de guérir.

Mais il ne veut compter pour rien tout ce qu'il a pu apprendre des Anciens ; il s'en rapporte seulement à la chimie, qui a préparé des médicaments nouveaux, qu'il va d'abord expérimenter dans les affections externes : plaies, ulcères et tumeurs. Plus tard, il en fera de même pour les affections internes. Il a du reste étudié la chimie et avec son père Wilhem Hohenheim, son premier maître, et dans les ouvrages de Settaghius, de Erhard Loventalius, de Jean Tritheim, et aussi dans le laboratoire de Fugger de Schwartz. Il sait donc la Médecine et la chimie ; c'est un *iatro-chimiste*. « Verum quia iatrochymista sum; utrumque scio Medicinam et chemiam ». Cette chimie, cette alchimie, comme on disait plus volontiers alors, a surtout pour but de mieux préparer les médicaments. « Et quida lchymia ? Preparatrix medicina quæ remedium purum et exquisitum facit idque perfectum exhibet quo medici scientia expletur ». Et pour plaider la cause d'une thérapeutique nouvelle, la pharmacie chimique, qui va être opposée à la pharmacie galénique, il rejette les anciennes théories humorales sur la santé et la maladie et les remplace par une théorie chimique, rapportant la cause de certaines affections chroniques à des troubles de la chimie de la digestion et de l'assimilation. Car pour lui la digestion est une opération chimique qui sépare dans les aliments la partie nutritive de celle qui ne l'est pas. Cette dernière est même pour l'organisme un poison, qui, s'il n'est pas chassé du corps, peut devenir la cause de maladies. Pour lui, le corps est constitué par trois principes d'origine chimique : *le soufre, le mercure* et *le sel*, vocables auxquels il faut donner leur signification ancienne. Prenons un exemple, la distillation du vin. C'est ainsi que, dans cette opération, ce qui sort de l'alambic était appelé *mercure*, esprit, eau-de-vie, ou d'un terme plus général, liqueur. Si maintenant on distille le phlegme qui reste, on obtient une liqueur coulante qui ressemble à l'huile et qui peut s'enflammer comme elle et qu'on appelle mercure ou plutôt *soufre*; puis, continuant à brûler ce qui reste dans la cornue, on obtient des cendres mêlées à l'eau, une sorte de terre poudreuse qu'on appelle tête morte (caput mortuum) ou terre damnée, qui, par évaporation à feu lent, laisse au fond un corps dur et friable. qui ressemble assez à du sel et auquel ils donnent le nom de *sel*. (Cf. Rohault, Physique, Eléments des chimistes.)

En somme, Paracelse veut surtout prétendre que ce qui se passe de plus important dans le corps humain ce sont des opérations chimiques. Il ne nie pas pour cela l'importance des humeurs, mais pour lui elles n'ont d'action que par leurs qualités. La bile jaune par son amertume; la bile noire par son acidité, le phlegme par sa douceur, le sang par son sel. Ces opérations chimiques sont sous la dépendance d'un principe recteur qu'il appelle l'*Archée* (Basile Valentin).

« Stomachi *archæus* velut coryphæum ac primus auctor est; nempe quod edimus ac bibimus id *archæus* in stomacho separare debet ut purum ab impuro excernatur. »

L'archée fait office d'alchimiste et a été placé en nous par le Créateur pour y séparer le bon du mauvais, du poison et empêcher ce dernier de nous être préjudiciable.

Malgré cela, il peut arriver que toutes ces opérations chimiques soient défectueuses ; alors, il se produira dans l'intérieur des organes des dépôts de résidus minéraux, qu'il compare au *tartre* qu'on voit fixé aux parois des tonneaux de vin. C'est la genèse de ce qu'il appelle *les maladies du tartre* : les calculs, le sable, les nodosités de la goutte.

Il n'en est pas moins d'accord avec les Anciens pour considérer la maladie comme un acte purgateur. « Est Morbus quilibet purgatorium », et que le rôle du médecin est d'aider à cette purgation.

On y aidera par les remèdes chimiques, qui n'ont rien de commun avec ceux que préparent les pharmaciens « des jus d'herbe, qui parfois empoisonnent leurs clients », car il sait tirer des végétaux et des minéraux la *quintessence*. C'est un abstracteur de quintessence (Cf. Rabelais). Qu'est-ce donc que la quintessence ?

« *Quintam essentiam* esse tanquam *naturam, vim, virtutem et medicinam* rebus quidem olim *inclusam*.

A un autre point de vue, la quintessence était le cinquième élément, la cinquième essence (d'où son nom) des corps qui, depuis les philosophes ioniens, étaient considérés comme formés seulement de quatre éléments, de quatre essences. Maintenant si nous voulons aller plus loin dans la chimie et les remèdes chimiques de Paracelse, nous ne trouvons guère que confusion et obscurité. Il n'est en effet rien resté en Thérapeutique qui ait gardé le nom de Paracelse, qui fut surtout un initiateur et un apôtre ardent de la doctrine chimique.

Ses plus beaux remèdes, ceux qui opéraient des cures merveilleuses, étaient des remèdes secrets, des arcanes. Il a cependant été considéré comme le vulgarisateur de l'emploi de l'antimoine, qui fit tant de bruit, surtout au siècle suivant, et dont il disait : « l'antimoine affine le corps, comme il affine l'or ». Les autres remèdes chimiques, comme l'arsenic, le soufre, étaient déjà employés chez les anciens ; quant à la Teinture d'or, l'or potable, qu'il prescrit contre la lèpre, la paralysie, la peste, l'hydropisie, l'épilepsie, les syncopes, les défaillances du cœur, elle fut acceptée par les médecins du XVIe siècle qui la mélangeaient à la thériaque pour

la rendre encore plus active contre les fièvres malignes, la
peste, par exemple, mais n'est pas restée dans la Thérapeutique. Il en est de même pour la teinture de corail rouge, la
teinture de baume ; la teinture du sel des philosophes (sel
d'or, antimoine, mélisse, sel marin), qui rappelle les préparations de Raymond Lulle. Van Helmont employait dans
les fièvres l'Alkahest, qu'il dit être une préparation de Paracelse : un sel de mercure à propriétés diaphorétiques.

La chimie de Paracelse, qui prétendait avoir nettoyé les
écuries d'Augias de l'alchimie, est donc tout à fait rudimentaire et sera très mal traitée par les vrais chimistes qui le
suivront, comme Van Helmont et surtout Libavius. Malgré
cela, Paracelse n'en a pas moins été le promoteur des études
chimiques, de la chimie appliquées aux sciences biologiques.

Il croit à l'action curative de l'aimant dans certaines affections : métrorragie, diarrhée, spasmes, convulsions. C'est le
premier essai de métallothérapie.

Il a aussi une grande confiance dans l'action des eaux thermales et à cause de leur thermalité et aussi et surtout à cause
de leur teneur en minéraux. Il conseille surtout les bains qui
aident la nature à débarrasser le corps des impuretés que ses
émonctoires habituels n'ont pu éliminer. Ses eaux préférées
sont Baden (Suisse), Baden-Baden, Wilbad, Gastein, Ems,
Dopplitz, Gœppingen, Plombières, et près du village où il
est né, Pfœffers (Ragatz), où l'on va aujourd'hui se faire
soigner des mêmes maladies que de son temps : goutte,
arthrites, lumbago, sciatique, hydrargyrisme, métrites, affections osseuses, traumatismes anciens. Il leur fait une
longue réclame dans une lettre adressée à Jean-Jacob Ruf-
finger, abbé du monastère de Pfœffers, et prétend qu'elles
réussissent, surtout dans les cas chirurgicaux.

« Veluti magneti Deus suam virtutem condidit ut trahat
ferrum ; ita his Piperinis thermis etiam vim attractorem
contulit extrahendi ex lacertis corporis morbos eos omnes
qui chirurgiæ subjiciantur.

Plus loin d'ailleurs il prétend qu'elles agissent par leur puissance magnétique, «ob vim magneticam. »

Sa vie, comme son œuvre, fut incohérente. Revenu en Suisse après ses voyages en Europe, avec la réputation de guérir les maladies incurables : la lèpre, la goutte, l'épilepsie, l'hydropisie, il fut demandé à Bâle pour y soigner le fameux imprimeur Jean Froben, qui avait la goutte «1526» . Il ne tarde pas à être chargé officiellement par la municipalité de faire des cours de médecine en allemand. Et c'est à leur inauguration qu'il brûla devant son auditoire, du haut de sa chaire, les ouvrages de Galien et d'Avicenne. Des Anciens, seul Hippocrate trouva grâce devant lui ; il alla jusqu'à le commenter ce qui d'ailleurs était alors à la mode. Son séjour à Bâle fut de courte durée. Sa réputation tomba tout d'un coup. Jean Froben, qui s'était d'abord bien trouvé de son traitement, devint de nouveau malade et mourut (1527). Il eut de plus des contestations d'honoraires avec un chanoine de la cathédrale auquel il réclamait cent florins pour lui avoir donné trois pilules de son laudanum, un de ses remèdes secrets. Il plaida, perdit son procès, quitta Bâle, se réfugia en Alsace et vint mourir à Salzbourg (1541). Suivant son désir, on l'enterra dans l'hôpital Saint-Sébastien. Sur son tombeau, une inscription très élogieuse disait qu'il avait su guérir des maladies jusqu'alors reconnues incurables telles que les ulcères, la lèpre, la goutte, l'hydropisie et beaucoup d'autres maladies; et qu'il avait laissé son bien aux pauvres.

Ce fut un déséquilibré, qui s'adonnait à l'ivrognerie, qui se plaisait aux néologismes et aux mots orduriers; qui par accès avait des idées de persécution ; qui croyait à l'influence des astres, à la vertu des amulettes, aux incantations, aux exorcismes. Cet homme a cependant fait en médecine la plus grande révolution qui y fut jamais faite. Il a voulu rompre avec la tradition, interpréter lui-même la nature sans le secours des anciens; il a prêché le libre examen et a montré qu'il ne fallait pas avoir pour les autorités scientifiques un respect et une confiance aveugles. Sur ce point il est le précurseur de Bacon. Et c'est pour cela qu'il est une des grandes figures de l'histoire de la Médecine; c'est peut-être aussi pour cela qu'il fut accusé de Magie comme nombre d'autres esprits originaux et indépendants (Naudé) et que ses ouvrages ne tardèrent pas à être mis à l'index dans les pays de religion catholique.

Il est en effet à remarquer qu'à partir de cette sorte de schisme médical les réformés vont suivre l'impulsion paracelsique et cultiver la chimie; et que les catholiques, la considérant comme une science maudite, diabolique, la laisseront de côté pendant plus d'un siècle.

Paracelse est un Allemand qui revendique hautement sa nationalité. « Germanus sum, non Italus », c'est un Germain ce n'est pas un Latin. Il prétend être le médecin des Allemands comme Avicenne était le médecin des Arabes. Il avait aussi des idées de grandeur.

«Ita ipsa me Germania felicissima in suum medicum necessarium delegit. »

Plus loin il fait allusion à la rose, à laquelle il se compare.

« Rosa quippe suæ patriæ rosa. Eodem pacto quælibet natio suum sibi proprium ac peculiarem medicum producit illumque nimirum ex sus Archæo[1]. »

Il est donc bien de terre allemande; et aujourd'hui c'est la recherche des médicaments chimiques, c'est l'exploitation intense des stations thermales qui dominent encore l'esprit de la Médecine allemande.

D'autres protestations s'élèvent moins bruyantes en Italie, la terre classique.

J. Cardan (1546), dans la préface d'un de ses ouvrages, exécute les anciens auteurs médicaux que leurs éditions complètes récentes ont mis au grand jour.

1. Préface des *OEuvres Médico-Chimiques*, Bâle, 4ᵉ jour des ides de nov. 1526.

Hippocrate est trop concis, trop ancien; il est de plus obscur, incomplet, tronqué; Paul d'Egine ne dit rien qui ne soit dans Galien; Aétius, Oribase, Celse ne sont que des compilateurs; les Arabes ont obscurci l'œuvre de Galien; quant à Galien lui-même, en qui il avait mis tout son espoir, il trouve qu'il écrit sans méthode, se répète, se contredit, avance des faits inexacts : c'est à douter de sa bonne foi. Malgré cela, Cardan ailleurs (de subtilitate) compte le Médecin de Pergame parmi les sept esprits les plus subtils de l'humanité.

J. FRACASTOR, traditionaliste, discute, ose discuter, la théorie galénique des jours critiques et proposer la sienne. Puis comme nous le verrons plus loin, il se hasarde à combattre la pathogénie des fièvres pestilentes selon Galien et à remplacer la putridité par la présence dans les humeurs de petits corps invisibles qu'il appelle la semence des contagions: « seminaria contagionum. »

BÉRENGER DE CARPI nie la communication des deux ventricules, et VÉSALE démontre que l'anatomie de Galien est moins l'anatomie de l'homme que celle des singes; d'ailleurs, Galien lui-même, au début du 1er livre de ses Administrations Anatomiques, avait déjà bien eu soin de le dire.

Puisqu'il n'y a plus rien à apprendre chez les Anciens, la voie est toute grande ouverte aux recherches nouvelles, aux découvertes. C'est ce qui se produira surtout au siècle suivant; car, au temps de Paracelse et pendant tout le XVIe siècle, c'est toujours l'influence galéno-arabe qui est prépondérante.

En France, notamment, JEAN FERNEL (1497-1558), de Clermont en Beauvoisis, dans son traité de Médecine, qui resta classique pendant plus de soixante ans, résume toute cette médecine galéno-arabe avec l'humide radical, l'esprit et la chaleur innée. Nous sommes loin de la chimie de Paracelse. Ce fut un grand patricien, très prudent, plutôt ennemi de la saignée. Ce fut aussi un bon clinicien et un bon observateur, comme le témoigne son traité « de lue venerea ». Th. de Bordeu, au xviiie siècle, portera sur lui ce jugement très exact : « Fernel ne fut pas un génie créateur, inventeur destiné à réformer l'art; il l'embellit de l'ouvrage le mieux fait qui eût paru.... Il fut trop enfoncé dans l'École.

En Allemagne, Léonard Fuch (1500-1566), comme Fernel en France, résume dans son traité de Médecine les mêmes doctrines. De plus, érudit, il traduit et commente les vieux auteurs et critique Janus Cornarius à propos de sa traduction latine des œuvres d'Hippocrate; il suscite ainsi une querelle où d'injurieux libelles sont échangés entre les deux savants. Appelé à Tubinge par le duc de Wurtemberg, qui veut relever cette Université, il y professe pendant nombre d'années. Charles-Quint voulant reconnaître son mérite et sa science l'anoblit. C'est un des savants les plus remarquables de l'époque avec son rival Janus Cornarius, qui n'a pas eu le mérite d'avoir pratiqué la médecine.

En Italie, le galéniste le plus autorisé de cette période fut J.-B. Montanus (1488-1550), qui professait à Pavie.

Entre les intransigeants comme Paracelse et les traditionalistes que nous venons de citer se placent des médecins éclectiques comme Jean Gontihier d'Andernach (1487-1574), qui fut une sorte de cosmopolite. Né sur les bords du Rhin, il habite successivement Utrecht, Deventer, Marburg, Goslar et Louvain, où il apprend le grec. Il vient ensuite en France, où il fait des traductions partielles d'Hippocrate et de Galien. Là il se lie avec les hellénistes Budé et Lascaris, enseigne le grec et se fait nommer médecin de François Ier. Il étudie alors l'anatomie, la professe et vient l'enseigner à Bonn. De là il va à Copenhague appelé par le roi de Danemark, puis revient en France. Les guerres de religion le renvoient à Wittemberg. Il revient en France, s'installe à Metz, se lie avec Anuce Foës, puis se retire à Strasbourg, où il commente Aristote et Démosthène. Il y meurt à l'âge de 87 ans, après une existence bien remplie et très mouvementée. Ce fut un véritable encyclopédiste. Très tolérant, très souple, il ne s'insurge pas contre les nouveautés de la chimie qu'il accepte et regarde comme une suite heureuse de l'histoire de la Thérapeutique qu'elles ont enrichie (de Pestilentia, préf.).

« Denique ars chymistica nuper inventa, quæ vulgo alchymia vocatur, non parum illum locupletavit; per quam non solum aquæ, liquores et olea ex herbis et lignis radicibus et succis concretas eliciuntur; sed etiam fossilia, margaritæ, corallia, succina aliaque id genus solida corpora per ignem solvuntur redigunturque in liquidam materiam sicut ex ea sublimes spiritus vires et quinta essentia extrahuntur, qui aliis non cedunt auxiliis et ante illos corporis tutandi gratia, exhibentur. »

On ne pouvait mieux résumer la valeur positive de l'introduction de la chimie dans la préparation des médicaments. Cela ne l'empêche pas d'être aussi partisan de la Thériaque, excellent antidote ; qu'il recommande contre la peste, non pas pour nous détourner de la chimie « qu'il aime beaucoup », mais parce que la médecine ne doit négliger aucun des moyens qui peuvent assurer le salut des malades.

C'était parler le langage de la raison. Malgré cela, pendant tout le XVI⁰ siècle, les chimistes, les paracelsistes furent regardés comme des gens dangereux par la plupart des grands praticiens. En Italie, Mercuriali ; dans les Pays-Bas, Petrus Forestus se gardent bien d'employer leurs remèdes; en France, un décret de 1566 classe l'antimoine parmi les poisons.

Il faut bien avouer qu'à ce moment la chimie était encore bien rudimentaire et que les préparations d'antimoine étaient le plus souvent imparfaites et dangereuses. Mais cette prévention contre la chimie persistera encore longtemps, en France tout au moins. En plein xviiie siècle, Th. de Bordeu verra encore dans la chimie un ennemi à combattre, un écueil à éviter. Il ira jusqu'à dire : « La chimie cherche depuis qu'elle existe à s'emparer de la Médecine... nous n'avons que faire de cela en Médecine. Un disciple de Stahl, Juncker, n'a-t-il pas écrit : Chemiæ usus in medicina fere nullus. »

LA CLINIQUE : LE MAL FRANÇAIS ET LA PESTE. LE SCORBUT, ETC.

Deux maladies vont plus particulièrement à cette époque absorber toute la sagacité des cliniciens : le mal français et la peste.

Le *Mal Français*, qui ne sera appelé syphilis que beaucoup plus tard, quoique cette dénomination lui ait été donnée au xvie siècle par J. Fracastor[1], fit sa première apparition en Europe l'année 1494. Brassavole, seul parmi les Anciens syphilographes, donne l'année 1485. C'est du moins l'opinion de tous les auteurs de cette période. Nous n'avons pas ici l'intention de discuter les origines de la syphilis qui, pour certains, aurait été signalée chez les Romains, et au Moyen-Âge. Ce qui est hors de contestation, c'est que son histoire médicale ne commence qu'à la fin du xve siècle et que le premier ouvrage qui en traite fut le « De Epidemia, quam Itali *Morbum Gallicum*, Galli vero *Neapolitanum vocant* », écrit par NICOLAS LEONICENUS (1428-1524), qui parut chez les Alde, à Venise, en 1497. La maladie fut d'abord considérée comme épidémique, et comme elle avait surtout été remarquée au siège de Naples; que Français et Napolitains en furent atteints, ces derniers l'appelèrent *Mal Français* et les Français *Mal Napolitain*. On l'appellera encore Mal véné-

---

1. *Nos Syphilidem in nostris lusibus appellavimus* (*De Morb. contag., lib.* X, ch. II.)

rien, Maladie vénérienne (lues venerea). Mal français, maladie
vénérienne, puis, plus tard, syphilis : telles furent les appel
lations qui ont prévalu de cette maladie nouvelle.

Leonicenus décrit surtout l'éruption :« *Pustulæ in obscenis
partibus orientes quæ postea per totum corpus ac præcipue
in facie cum dolore se dispergunt* », qui ne ressemble à
aucune des éruptions mentionnées par les Anciens, par
Galien ou Avicenne ; il en fait une maladie nouvelle.

Aussi, à son apparition, le mal français fut traité comme
une dermatose, la psore ou la gale ; ceux qui en étaient
atteints furent frottés avec de l'onguent mercuriel. Ce traitement tout empirique réussit et dans la suite on reconnut
que le mercure était absorbé et qu'après tout il était le meilleur remède à opposer aux accidents de la syphilis.

La même année ALEXANDER BENEDICTUS (Benedetti, 1525),
de Vérone, qui accompagnait les troupes vénitiennes à la
bataille de Fornoue, observe mieux la maladie, signale son
origine génitale et dit que « ce virus des prostituées va bientôt infecter tout l'univers ». Il est aussi un des premiers à
avoir parlé de la gonorrhée virulente. « *Viris genituræ pro-
fluvium quam* γονορρειαν *Græci vocant sœpe evenit, hoc præsertim tempore, dum hæc conscriberemus, velut enim pestilentia plurimos afflixit* ». Mais il ne semble pas, comme on
va bientôt le faire, mettre la gonorrhée virulente au nombre
des symptômes du Mal français.

Il a l'occasion de faire des autopsies et trouve chez une
femme de la périostite et de l'ostéite. Comme traitement il
mentionne les onctions mercurielles et leurs accidents :
tremblement, chute des dents, paralysie.

GASPAR TORELLA, dans son traité « de Pudendagrâ sive
Morbo gallico», dédié à César Borgia et qui parut à Rome
en 1497, nous donne la première observation de syphilis.

Æger I. Morbum contraxerat quia de mense Augusti
1497 ; *rem habuerat cum muliere habente pudendagram.*
Illi aderat *ulcus in virga* cum *quadam duritie*, longe ten-

dente versus inguina ad modum radii cum sorditie et virulentia. Post sex dies, ulcere semisanato, arreptus fuit ab *intensissimis doloribus capitis, colli, spatularum, brachiorum, tibiarum et costarum.* Elapsis postea decem diebus apparuerunt *multæ pustulæ in capite, facie et collo.*

Le chancre, son induration, les douleurs de tête, du cou, des épaules, des bras, des jambes, des côtes, l'éruption ont été bien observés. C'est le même tableau symptomatique qu'aujourd'hui. Le bubon n'est pas encore signalé.

Il est peu partisan du traitement mercuriel qui n'aurait pas réussi à Alphonse et à Jean Borgia et qui aurait fait tomber dans le marasme le cardinal de Ségovie.

Il propose surtout des moyens prophylactiques pour empêcher la propagation de « ce mal horrible et contagieux » ; il demande que les autorités : Pape, empereur, roi, présidents, seigneurs, désignent des matrones qui feront des perquisitions surtout chez les femmes publiques, et ordonneront le transport de celles qui seront infectées dans un hôpital spécial où elles seront soignées par un médecin ou un chirurgien désigné à cet effet et salarié.

En 1514, JEAN DE VIGO (1460-1520), dans son traité de Chirurgie (lib. V), distingue la maladie récente et la maladie confirmée. Il est pour le traitement mercuriel en onctions ou en cérats appliqués sur le bras ou sur la jambe jusqu'à salivation (Emplâtre de Vigo cum mercurio). Il pensait que lorsque la maladie était confirmée elle avait des retours offensifs « per intervalla annorum et mensium » et qu'il était rarement facile d'en obtenir la guérison. Il fut un des premiers à ordonner le mercure à l'intérieur sous forme de pilules au précipité rouge.

Comme les onctions mercurielles amenaient souvent des accidents, que souvent elles étaient inefficaces, on essaya une autre médication : la cure de gaïac. Le bois de gaïac fut employé en décoctions et en macérations. Le fameux CHEVALIER ULRICH DE HUTTEN nous a laissé l'histoire de sa cure de gaïac dans une petite plaquette instituée » *de Gaïaci Medicina et Morbo Gallico* », imprimée à Mayence en 1519.

Depuis quelques années, en effet, on pensait généralement que le Mal français avait été importé en Europe par les compagnons de Christophe Colomb. Cette maladie était très répandue chez les habitants de l'île où ils abordèrent pour la première fois (Hispaniola) et le traitement ordinaire y consistait dans l'emploi du bois de gaïac. Il était donc logique d'essayer le même traitement sur le vieux continent.

En 1527, Jacques de Béthencourt (de Rouen), dans son « Nouveau carême de Pénitence », fait mention de complications viscérales, de complications hépatiques. Il fait aussi mention de la gonorrhée. Il signale les deux traitements et par le mercure et par le gaïac, et semble donner la préférence au premier à la condition qu'il soit bien administré.

En 1532, Nicolas Massa, de Venise, dans son traité « De Morbo Gallico », décrit le premier les *gommes* sur le cadavre « Materia alba, viscosa. »

En 1546, J. Fracastor, de Vérone, qui, déjà en 1530, avait écrit son fameux poème « de *Syphilide*, sive *Morbo Gallico* », reprend l'étude clinique de la maladie dans son traité des *Maladies contagieuses*.

C'est une affection contagieuse, qui se propage par le coït et est caractérisée au début par de petites ulcérations aux parties génitales, suivies bientôt d'éruption de pustules le plus souvent croûteuses au cuir chevelu et par tout le corps.

Il signale les dégâts causés par le mal dans la bouche, sur le voile du palais, dans le pharynx ; puis les gommes, les exostoses, les ostéites, les douleurs nocturnes périarticulaires, la chute des cheveux, des sourcils, de la barbe « qui rend les hommes ridicules » ; le caractère phagédénique de certains ulcères ; l'état de fatigue accompagné de fébricule ; la cachexie syphilitique, la syphilis congénitale. Il est plutôt pour la cure de gaïac, le traitement mercuriel étant souvent mal appliqué et parfois dangereux. Contrairement à

Jean de Vigo, il croit — à tort du reste — que la maladie est de son temps en voie de diminution, que même elle pourra disparaître. Il dit aussi que cette affection est spéciale à l'homme et n'a jamais été observée chez les animaux. J.-C. Scaliger, son compatriote, dans sa « Poétique », étudiant surtout Fracastor comme poète, affirme l'avoir vue communiquée à un chien qui avait léché les emplâtres de son maître atteint de mal français. « *Cum vero negat animalia cætera præter hominem morbo gallico tentari... nos tamen vidimus canem ex lue captum, qui heri sui emplastra inxisset.* »

Nous arrivons au milieu du xvie siècle, la syphilis a 50 ans d'existence et son histoire va nous être faite aussi complètement que possible par Antoine Musa Brassavole, de Ferrare, dans son traité « de Morbo Gallico » (1550).

Il repousse toute origine occulte de la maladie : influence astrale, colère divine, état épidémique. Le plus souvent à la suite d'un coït impur apparaît chez les hommes à la verge une petite *ulcération*[1]. Puis le virus dont cette petite ulcération est en quelque sorte la porte d'entrée remonte vers les parties glandulaires de l'aine, y fait naître des *bubons*, comme si la nature voulait s'opposer à sa marche; gagne le foie et va contaminer le sang, qui, pour s'en débarrasser, va faire des éruptions à la peau, à la tête et par tout le corps. Viennent ensuite des douleurs violentes au niveau des jointures, des indurations, des tumeurs dures, la chute des poils, des ongles, la perte de la vue, etc.

Le virus du mal français est un poison qui ne s'est jamais propagé par l'air, comme l'ont prétendu certains médecins, la propagation se fait par le *contact seul*, « *attactu solo.* »

Par quels contacts se fait cette propagation? par les

---

1. J. Fernel dira plus exactement (1557) : « Cuicumque particulæ lues primum invaserit illuc inhærens *pustulam* excitat et *ulcusculum*. » La petite ulcération est précédée d'un bouton sur le point où s'est faite l'inoculation première de la maladie.

parties du corps où la peau est plus fine et plus mince ; chez les femmes par la bouche, les seins, la vulve, l'anus ; chez les hommes par l'extrémité de la verge, le gland, le prépuce, quelquefois par le canal de l'urèthre.

Par la bouche ce sera au moyen de baisers « more columbarum ». Par les seins, c'est l'enfant infecté qui contamine le mamelon ou le mamelon infecté qui contamine la bouche de l'enfant. En voici un exemple.

« La dame Orobon, de Ferrare, était arrivée au 7e mois de sa grossesse et avait retenu une nourrice qui vint à perdre son enfant. Celle-ci pour garder son lait, alla donner le sein à un enfant trouvé, atteint du Mal Français qu'il tenait de sa mère. Pendant ce temps, la dame Orobon accouche, la nourrice rend l'enfant trouvé à l'hôpital et donne le sein au fils de M. Orobon. Au bout de huit jours la nourrice a ses seins tellement malades qu'elle ne peut continuer l'allaitement. La mère alors veut suppléer la nourrice pendant qu'elle se soigne et est infectée par son enfant. » Ce fut, ajoute Brassavole, un cas très grave. Cependant elle guérit et eut dans la suite de nombreux enfants.

Pour l'anus, la contamination ne se fait que dans un coït contre nature.

Il peut y avoir d'autres modes de propagation de la maladie. Il ne sera pas prudent de boire dans un verre, de coucher dans un lit, de s'essuyer avec une serviette, de manger dans une assiette dont se sera servi un syphilitique.

Il signale le cas d'une sage-femme qui fut contaminée par le doigt en touchant une cliente atteinte du mal français.

Il décrit la fièvre lente, hectique, qui mine certains malades, la pâleur de la face, l'aspect terreux de la peau, les fissures de la paume de la main, de la plante du pied.

Il divise la maladie en trois périodes : la première qui va jusqu'au 25e ou 45e jour, depuis l'apparition du chancre jusqu'à la première éruption ; la seconde, contemporaine des pustules ; la troisième, assez mal limitée, qui comprend

es accidents consécutifs; ce qu'il traduit par maladie commençante, confirmée et non invétérée; confirmée et invété-
ée. Plus tard, on dira période primaire, secondaire et ter-
iaire.

Pour terminer, disons qu'à cette époque la gonorrhée
virulente va être considérée comme symptôme du mal
français et que cette confusion persistera jusque vers le
milieu du xixe siècle. Déjà à cette époque on conseillait des
injections astringentes à l'eau de roses et un électuaire
aux santals rouge et jaune.

Pour le traitement du mal français, c'est surtout au mercure et au gaïac que l'on a recours.

Le mercure, qui ne se donnait qu'au moment de l'apparition des pustules, était administré en fumigations, en
frictions, en applications de cérats. L'usage interne n'était
conseillé que dans les cas graves et rebelles, comme celui
de François Ier qui ne put être guéri que par les pilules de
Barberousse, dont le fameux pirate tenait le secret d'un
médecin juif. C'étaient des pilules de mercure cru : « Mer-
curius nativa forma seu crudus. » Nous avons dit plus haut
que Jean de Vigo conseillait le précipité rouge. Le traitement était continué jusqu'à salivation, salivation qu'on
entretenait — non sans danger — pendant assez longtemps
parce qu'on pensait que le virus, le poison s'éliminait par
cette voie. Pour Brassavole le mercure est comme l'antidote
du poison du Mal Français.

Cependant, il a été un des premiers à employer le gaïac
en Italie, à Ferrare en 1525. La décoction ou le vin se donnaient pendant 18, 20, 25 jours, quelquefois pendant 50
ou 60 jours; avec cette médication, le virus s'éliminait surtout par les sueurs.

Comme succédanés du mercure et du gaïac, dont parfois
on alternait les cures, il nous faut citer : la décoction de
squine, très usitée en France, en Allemagne et dans les
Flandres; la décoction de salsepareille très estimée de

G. Fallope qui l'appelle « un moyen royal » et dont l'efficacité était surtout remarquable pour les ulcères.

Plus tard à partir de Fernel (1555), le Mal Français, la Maladie vénérienne n'aura plus d'historien original. Elle sera plutôt moins bien décrite, moins bien connue parce qu'elle sera le plus souvent soignée par les charlatans. Son histoire définitive ne sera reprise qu'au XIX° siècle.

Au dire de Frank, pendant tout le XVI° siècle « pas une année, pas une région de l'Europe ne furent indemnes de la *peste* ». On peut, pour s'en convaincre, jeter un coup d'œil sur la bibliographie très importante qui se trouve dans son traité de Médecine, au chapitre de la Peste. Les Médecins de cette période purent donc l'observer à loisir. Le résultat de leurs observations aboutit à la séparation de la peste à bubons des autres fièvres pestilentes, et à la description de la fièvre lenticulaire qui n'est autre chose que notre typhus exanthématique.

La première description de la peste est rapportée à Rufus d'Ephèse, qui vivait sous Trajan. Procope, au VI° siècle, signale le bubon dans la grande peste de Constantinople, en 543 ; à peu près à la même époque, Grégoire de Tours signale en France, surtout à Marseille, une maladie meurtrière et contagieuse qu'il appelle *lues inguinaria* (549). Gui de Chauliac nous a fait le récit de la peste de 1348 et de 1360 en Avignon. Mais l'histoire de la peste ne fut vraiment faite qu'au XVI° siècle au point de vue de la nosologie et de la pathogénie par Fracastor et au point de vue symptomatique et prophylactique par Mercuriali.

A cette époque, on confondait sous le nom de fièvres pestilentes des fièvres malignes, continues, ayant un caractère contagieux et déterminant la mort le plus souvent. C'est ainsi que la suette anglaise (sudor anglicus) était une fièvre pestilente.

Fracastor commence par dégager de ces fièvres deux formes bien déterminées qui avaient été longtemps confondues.

1° la vraie fièvre pestilente, très meurtrière, la peste à bubons actuelle ; 2° les fièvres non pestilentes, dont la plus grave et la plus facile à confondre avec la peste est la fièvre qu'il appelle lenticulaire, encore appelée pourprée, pourpre, notre typhus exanthématique. La *fièvre lenticulaire* apparut pour la première fois en Italie en 1505, puis une seconde fois en 1528. On l'appelait ainsi parce que ceux qui en étaient atteints présentaient du 4ᵉ au 7ᵉ jour de la maladie une éruption de taches ressemblant à des piqûres de puce, du diamètre d'une lentille, d'une teinte rouge pourpre. Ces taches se remarquaient aux bras, sur le dos, à la poitrine. La maladie se jugeait du 7ᵉ au 14ᵉ jour. C'était une affection grave, moins grave que la vraie peste. C'est du « pourpre » que mourut en France un grand ami de Fracastor, André Navagerio, ambassadeur de la République de Venise auprès de François Iᵉʳ (1529). C'est la même maladie qui a été décrite par Jourdan sous le nom de « Morbus hungarius » et qui a plus spécialement trait au typhus des armées.

La *vraie peste*, la peste à bubons, a surtout été bien décrite à la fin du xviᵉ siècle par J. Mercuriali, officiellement chargé d'étudier les deux épidémies de peste qui ravagèrent Venise et Padoue en 1575 et en 1576[1].

Cette maladie est caractérisée par une fièvre continue avec agitation, délire, adynamie, tintement d'oreilles, un pouls rapide et inégal, écoulement de sang par le nez, vomissement de matières bilieuses, des selles liquides et fétides. A la fin du deuxième, troisième ou quatrième jour apparaissent : 1° des tumeurs de dimension variable, douloureuses ou indolores, arrivant rarement à maturation, placées aux aines, sous les aisselles, derrière les oreilles ; 2° des charbons (carbunculi, carbuncles) isolés ou en groupes sur une ou plusieurs parties du corps. Le charbon avait la forme

---

1. Consulter au point de vue clinique le livre VI des *Observations* de Petrus Forestus.

d'une petite tumeur à base rouge, avec un centre noir à surface vésiculeuse et blanchâtre ; 3° des taches noires, violacées, rougeâtres, plus ou moins nombreuses, petites ou larges, exhalant une odeur infecte.

Cette description correspond bien à la définition actuelle de la peste à bubons : maladie typhique contagieuse caractérisée par des bubons, des charbons et des pétéchies.

Il y eut des formes foudroyantes. Dans l'épidémie de 1545 à Paris, d'après Gonthier d'Andernach (de Pestilentia), les malades tombaient morts comme foudroyés sur les places, dans les rues.

Les statistiques des premières années du xvie siècle sont, au point de vue de la mortalité, terrifiantes. J. Cardan, Paulmier disent qu'il guérit un malade sur 1.000 ; à la fin du même siècle, Mercuriali parle de 1 sur 100. La maladie s'atténuait peut-être en virulence ; mais aussi certaines mesures prophylactiques avaient été prises : isolement des malades, isolement des douteux, isolement des gens bien portants. Les maisons des pestiférés sont marquées d'une croix. Les médecins ou chirurgiens traitants, qui ne doivent pas voir d'autres malades, ont un petit bâton blanc à la main : « Virgulam quamdam albam gestant ». L'isolement était maintenu pendant quarante jours. D'où très probablement l'origine du mot *quarantaine*. « Venetiis extra muros omnes ejusdem modi ægros emigrare cogunt... ad quadraginta dies manere ». (Gonthier d'Andernach). On ne peut aller d'un pays à l'autre que muni d'un billet de santé. (Cf. Thomas Platter, Voyages de Montaigne.)

D'autres précautions hygiéniques et prophylactiques étaient recommandées : nourriture saine et suffisante, pureté de l'eau ; transport des cadavres hors des villes, désinfection des objets ayant servi aux pestiférés, désinfection des locaux qu'ils occupaient.

Le *scorbut* eut pour historiens différents auteurs, parmi lesquels il faut tirer hors de pair JEAN WIER, qui, dans son livre « d'Observations rares » (Bâle, 1557), nous en donne une description minutieuse.

Pour lui, cette affection, dont la première mention a été faite par un auteur suédois, Olaüs Magnus, qui la considère comme une maladie des armées, des camps (castrensis), est la même que celle qui a été décrite par les Anciens sous le nom de *scelotyrbe* et de *stomacace*. Les Danois et les Allemands du Nord l'ont appelée *scorbuk*, ce qui correspond au mot cachexie. Au début les malades accusent une sensation de lourdeur, de lassitude spontanée, d'abattement de tout le corps avec une angoisse précordiale, de la faiblesse des jambes, de la rougeur et du gonflement douloureux des gencives qui ne tardent pas à saigner (stomacace), et une coloration jaunâtre de la face. L'inflammation hémorragique des gencives augmente, les dents se déchaussent et deviennent chancelantes; puis apparaissent aux jambes des taches rouges analogues à des piqûres de puce; et bientôt des taches plus larges, livides, plombées, pourprées d'un rouge violet de sang corrompu. Les progrès du mal amènent des raideurs des jambes, de la contracture avec impossibilité de marcher (scélotyrbe); de la gêne de la respiration à l'occasion du plus petit mouvement. Les jambes ou s'atrophient définitivement ou se gonflent comme dans l'éléphantiasis; et il s'y produit parfois des ulcères difficiles à guérir. La mort chez les sujets gravement atteints était annoncée par des épistaxis rebelles à tout traitement. Cette affection est contagieuse et se rencontre surtout chez les gens de mer, les soldats, les populations en état de siège. Il en rapporte la cause à une alimentation défectueuse comme celle dont on use à bord des navires : chair de porc mal cuite, lard séché à la fumée insuffisamment cuit; conserves de poisson avariées, pain vieux, eau corrompue. Il faut y joindre l'état physique et moral des matelots et des assiégés : fatigues de toute sorte, préoccupations, chagrins, etc. Comme traitement il conseille l'alimentation avec des farines; de toucher les gencives avec le jus de cochlearia ; de faire mâcher du cresson.

La *suette anglaise* (sudor anglicus) est encore appelée par Fracastor fièvre pestilente éphémère parce que en un jour le malade qui en est atteint en guérit ou en meurt. Le sujet est pris subitement d'une fièvre intense. Il faut laisser la sueur se produire et si elle n'a pas tendance à s'établir la provoquer. Cette maladie contagieuse apparut pour le première fois en Angleterre, l'année 1486 : elle fut revue à quatre reprises vers le milieu du xvıᵉ siècle. On l'observa aussi en Belgique. Depuis elle n'a jamais été signalée à moins qu'on ne l'assimile à la suette miliaire qui fut observée en France au xvıııᵉ siècle.

Sous la dénomination de « cephalalgia seu catarrhus epidemicus » ou de « catarrhus cum cephalalgia, gravedine anhelosa et tussi epidemica », VALLERIOLA décrit une maladie contagieuse qui paraît bien être la *grippe* ou *influenza*. Elle sévit en Allemagne (1507) et en France (1510). La toux avait le caractère coqueluchoïde. « Tussisque adeo valida, ut in præfocationis periculum deducerentur ». L'état général s'accompagnait d'inappétence, de lassitude de tout le corps, d'une grande dépression des forces (virium dejectio). L'épidémie de 1510 ne fut pas très grave. Les malades pouvaient sortir et se promener. Pour ne pas avoir froid ils se couvraient la tête avec un capuchon (cuculio): aussi cette maladie fut-elle appelée cuculuche (a cuculione), d'où est venu le mot coqueluche. Cette maladie fut également décrite par Fernel, Gesner, Mercuriali.

Quant à ce que nous appelons aujourd'hui la *coqueluche*, elle fut décrite pour la première fois par GUILLAUME BAILLOU en 1578 sous le nom de Tussis quinta ou *quintana*, dont nous avons fait *toux quinteuse*[1]. Elle frappe surtout les

---

1. Ainsi appelée soit par onomatopée du bruit ou du son émis par la toux, soit parce que cette toux se reproduisait habituellement toutes les cinq heures.

enfants de 4 à 10 mois et aussi de plus âgés. Le caractère
de la toux est bien exprimé.

« *Intumescere videtur et quasi strangulabundus æger
mediis faucibus hærentes spiritus habet.* »

Il signale un cas de phtisie consécutive à une coqueluche
chez une petite fille.

« M. Sulpitii filiola *tussim quintanam patiebatur cum
febre. Destillatio in pulmones ab eo tempore ita vi destilla-
tionis et febris exarcuit, ut tabida evaserit.* »

G. Baillou est aussi un des premiers médecins de cette
époque qui sépare la description de la rougeole de celle de
la variole confondues depuis Rhazes (1574). Il montre les
caractères différentiels de l'éruption et aussi sur les symptômes du début de la rougeole : larmoiement, rougeur des
conjonctives, inflammation du pharynx, du larynx amenant
de la raucité de la voix et parfois de la suffocation (laryn-
gite striduleuse).

La contagion et l'infection. — Le xvie siècle fut donc le
siècle des maladies contagieuses. Aussi ne faut-il pas s'étonner que, dans un milieu en proie aux épidémies de toute
sorte, quelqu'un ait pensé à poser le problème de l'infection
et de la contagion et ait cherché à le résoudre. C'est ce que
fit J. FRACASTOR, de Vérone, qui, à la fin de sa vie, écrivit
ses trois livres *sur la contagion, les maladies contagieuses
et leur traitement* (1546), ouvrage remarquable, dans lequel
il définit la contagion et propose une doctrine nouvelle de
la pathogénie des affections contagieuses.

C'est l'étude des fièvres pestilentes dont il a le premier
dégagé les différences qui l'a déterminé à hasarder une sorte
de théorème sur leur définition et leurs causes. Il ne veut
pas admettre, comme Galien, que les fièvres pestilentes diffèrent seulement des fièvres putrides par une putridité plus
grande. Ce qui caractérise la fièvre pestilente c'est la présence, dans l'organisme, de petits corps, inaccessibles à nos
sens qui non seulement causent la maladie, mais encore

peuvent la transmettre. Il ne nie pas la putridité, toutefois c'est une putridité spéciale, quelque chose d'analogue à ce qui se passe par exemple quand le vin se putréfie et se change en vinaigre. Il ne prononce pas le mot de ferment, mais l'exemple qu'il choisit le fait singulièrement pressentir.

Puis, abordant l'étude de la contagion, il nous dit, comme son nom l'indique, qu'elle suppose toujours deux facteurs : celui qui donne la contagion et celui qui la reçoit : la contagion n'est que le passage d'une infection de l'un à l'autre, infection absolument semblable et pour celui qui la donne et pour celui qui la reçoit. Elle peut se faire ou par le contact seul, ou par l'intermédiaire d'un foyer, ou à distance, mais quel que soit le mode de transmission, sa cause ne peut être rapportée à des propriétés occultes. Cette transmission est opérée par des corps infiniment petits, qui ne tombent pas sous nos sens et qu'il appelle « *seminaria contagionum* ». Ce sont ces semences, ces graines qui expliquent la spécificité et le caractère contagieux de beaucoup de maladies. C'est ainsi que la variole, la rougeole, la suette anglaise, la peste, la fièvre lenticulaire ont leurs semences spéciales comme la rage, l'ophtalmie, la gale, la syphilis et aussi la phtisie. C'est en effet la première fois que l'on rencontre dans un ouvrage de médecine un chapitre intitulé « de phthisi contagiosa ». Fracastor admet qu'un individu complètement sain peut contracter cette maladie par la vie en commun avec un phtisique et même par l'intermédiaire d'un foyer. Il a vu des vêtements portés par des phtisiques avoir pu donner la contagion deux ans après (post biennium). Cette doctrine de la contagiosité de la phtisie pulmonaire, formulée pour la première fois par Fracastor au XVIᵉ siècle, restera toujours très vivace en Italie. Paul Zacchias en parle dans ses Quæstiones medico-legales et discute pour savoir si une femme bien portante peut demander à se séparer d'un mari phtisique, si elle peut lui refuser l'acte conjugal. Plus tard Morgagni aura tellement peur de contracter la maladie qu'il ne fera jamais une autopsie de phtisique. Enfin, au xviiie siècle, il y aura une terreur telle que Cotugno signera le fameux décret de Naples.

La Thérapeutique logique de la maladie contagieuse ainsi conçue sera la lutte contre les germes : empêcher l'entrée dans l'organisme ; arrêter, quand ils y auront pénétré, leur marche envahissante, et plus tard s'efforcer de les anéantir ou de les chasser. Fracastor conseille déjà les poudres absorbantes. Il est aussi très partisan des antidotes et compose une petite Thériaque, le Diascordium, dont on se servait encore il y a quelques années.

Plus tard, à la fin du siècle, Mercuriali, dans son étude sur la peste, tout en rendant justice à l'ingéniosité du médecin de Vérone « qui primus aperuit oculos hominum ad intelligendum contagium », n'admet pas son interprétation de l'action des semences : leur action pour lui est analogue à celle des poisons « quemadmodum faciunt plura venena. »

Si bien qu'à cette époque comme de nos jours la doctrine de l'infection avait déjà abouti à son terme définitif, qui est l'intoxication.

Cette conception, n'étant appuyée sur aucune preuve scientifique, ne tardera pas à tomber dans l'oubli et n'en sera tirée que par l'éclat des découvertes contemporaines qui l'ont confirmée sur un grand nombre de points.

Au siècle suivant elle sera remplacée par la doctrine des ferments et de la fermentation, qui prétendra expliquer la fièvre mais qui ne cherchera pas à établir la notion de spécificité.

Il est encore des noms célèbres qui n'ont pas trouvé leur place dans le court exposé que nous venons de faire de la Médecine au xvie siècle.

Jacques Houllier, d'Etampes (1510-1562), fervent disciple de la doctrine hippocratique, possesseur de manuscrits précieux, qui furent utilisés par Louis Duret (1527-1586), médecin de Charles IX et de Henri III, professeur au Collège de France pour ses travaux sur la Collection Hippocratique. J. Houllier fut l'auteur estimé d'un traité de Médecine et de Chirurgie qui fut classique pendant plus de 50 ans et ne fut surpassé que par le livre de Fernel.

Guillaume Rondelet, brillant praticien, très expert en matière médicale (il était fils d'un droguiste), zoologiste éminent, excellent anatomiste, fit construire à Montpellier le premier amphithéâtre d'anatomie. C'était un contemporain, un ami de Maître François Rabelais, qui prit son nom pour en faire le Docteur Rondibilis du tiers livre.

Laurent Joubert (1529-1583) était aussi de l'Ecole de Montpellier. Humoriste dans ses traités « du Ris » et des « Erreurs Populaires » il fut de plus un praticien remarquable et le savoureux traducteur de Gui de Chauliac, de « Maître Gui », comme il l'appelle (1578).

Félix Platter, de Bâle (1536-1614), avait fait ses études à Montpellier comme son frère Thomas. Il est l'auteur d'un recueil d'observations où sont relatées les six pestes de Bâle au xvie siècle. La première qui dura trois ans (1539, 40, 41); la seconde quatre ans (1550, 51, 52, 53); la troisième, la grande peste, qui dura deux ans (1563, 64); la quatrième trois ans (1576, 77, 78); la cinquième, deux ans (1593-94); la sixième deux ans (1594-95). Il s'y trouve de curieuses observations sur les maladies mentales dont la classification commence à s'ébaucher.

Avant lui Jean Wier (1515-1586), médecin du duc de Clèves, étudiant aussi les maladies nerveuses, avait démontré tout ce qu'il y avait d'imposture parmi les pratiques des sorciers; que les démoniaques n'étaient après tout que des malades ou des simulateurs ; qu'il n'y avait donc pas de raison pour être aussi sévère à leur égard. Il blâme les exorcismes comme pratiques superstitieuses auxquelles il ne faut pas ajouter foi : et nous cite à cet égard des formules qui ont une grande analogie avec celles des prêtres exorciseurs de l'Inde antique.

« Seigneur Jésus-Christ, je te prie que tu tires toutes langueurs de tous les membres de cet homme ; de la teste, des cheveux, du cerveau, du front, des yeux, des oreilles, des narines, de la bouche, de la langue, des dents, du palais, dn gosier, du col, du dos, de la poitrine, des mamelles, du cœur, du sang, des os, des jambes, des pieds, des doigts, du talon, de la moelle, des nerfs, de la peau, de toutes les jointures de ses membres, etc. »

C'est la même énumération de toutes les parties du corps humain et Jean Wier fait précéder cet exorcisme de cette réflexion : « y a une prière qui propose à Jésus-Christ l'anatomie du corps humain, comme s'il ignorait quelle partie il faut guérir. »

Petrus Forestus (1522-1595), d'Alkmaar, fut pendant près de quarante ans le médecin de la ville de Delft, où il avait été appelé en 1557 pour y soigner les pestiférés. Sthal avait pour lui la plus grande estime et rendit justice à l'exactitude de ses observations dont il nous a laissé plusieurs centaines, la plupart encore intéressantes à lire, d'autant plus qu'elles sont suivies de scholies qui en font autant de « cliniques ». Il s'y trouve la relation de la fièvre typhoïde dont fut atteint le prince d'Orange en 1574, qu'il appelle fièvre bilieuse maligne subintrante avec accidents graves. Il le guérit avec l'Eau de Cinnamone (cannelle). Lui aussi pense que les fièvres pestilentes ont en plus de la putridité quelque chose de toxique « toxicum aliquid ». Il les traite par des antidotes, de petites thériaques auxquelles il incorpore, pour suivre les idées du temps, de la poudre d'or et dont il n'a qu'à se louer. Très scrupuleux, très respectueux de sa profession, il a porté sur les médecins de son temps un jugement assez sévère : Si aujourd'hui les médecins sont presque tous instruits, la plupart ne sont que des faiseurs et il y en a fort peu d'honnêtes. « *Itaque hodie, quamvis eruditi multi, plurimi vero astuti, pii admòdum pauci.* »

Louis de Mercado (1513-1599), plus connu sous le nom de Mercatus, professe à Walladolid ; médecin de Philippe II et de Philippe III, il attire le premier l'attention sur les formes pernicieuses de la fièvre tierce intermittente, formes graves et malignes : cholériforme, syncopale, algide, bilieuse, asphyxique. (Cf. Torti. et Daniel Sennert.)

Amatus Lusitanus (1511), de son vrai nom Jean Rodriguez, né en Portugal, fit ses études à Salamanque, parcourt l'Europe, professe à Ferrare (1547) et se retira à Ancône, où il se fit une grande réputation (1549). Soupçonné d'être juif, il fut forcé de quitter l'Italie et finit ses jours à Thessalonique, où les Juifs avaient une synagogue. Il a laissé lui aussi comme Forestus de nombreuses observations (Centuriæ VII) qui ont encore leur intérêt.

N'oublions pas Henri Cornelius Agrippa (1487-1534), de Nettesheym, qui fait une sorte de trait d'union entre le xve et le xvie siècle, entre le Moyen-âge et la Renaissance. Quoique médecin — il fut le médecin de Louise de Savoie, mère de François Ier — sa nature le pousse à médire de la médecine. Toutes les sciences, d'ailleurs, sont pour lui sans valeur. Son traité *de Vanitate scientiarum* lui attira les foudres de l'Église. Il fut mis en prison, mais ne tarda pas, une fois libre, à mener une vie singulière et désordonnée. Ami de Jean Trithème, il étudie l'art de Raymond Lulle et s'intéresse vivement aux mystères de l'Alchimie. Lié avec Erasme, qui avait fait l'Eloge de la Folie, il écrit l'Eloge de l'Ane, pour être conséquent avec sa diatribe contre la Vanité des Sciences. La femme seule trouve grâce devant son ironie et dans son traité « de Nobilitate et Præcellentia sexus feminæi », il n'est pas sans intérêt d'y trouver parmi les femmes nobles et illustres notre Jeanne d'Arc. « *Jam quis sâtis laudare poterit puellam illam nobilissimam (licet humili genu ortam) quæ anno christianorum 1428, occupato per Anglos Franciæ regno, amazonis more sumptis*

*armis primamque aciem ducens tam strenue feliciterque
pugnavit ut pluribus præliis superatis Anglis, Francorum
regi jam amissum regnum restituerit. In cujus rei perpe-
tuam memoriam apud Genabum oppidum, quod Aurelianum
vocant, in ponte qui est super Ligurim fluvium sacra statua
puella creata est.* »

Médecine légale. — La Médecine légale ne prendra corps
qu'au siècle suivant, avec le traité de P. Zacchias. Cependant
déjà le médecin et le chirurgien sont appelés par les magistrats à donner leur avis sur des coups, blessures, état de
maladie ou de santé, existence d'une affection contagieuse.

Tout d'abord l'examen des blessures pour établir un rapport : leur gravité et leur pronostic; les certificats pour
maladies contagieuses, peste, mal français, lèpre, etc. ; rapports sur les empoisonnements, l'asphyxie par submersion,
la pendaison, pour les maniaques, mélancoliques et démoniaques; la simulation des maladies, des signes de la grossesse, de la virginité, de la défloration, de la stérilité, de
l'impuissance.

Enfin, à cette époque, le commerce des esclaves n'étant
pas encore aboli dans l'Europe méridionale, le médecin est
tenu d'examiner avec beaucoup de soin les sujets à vendre.

Roderic de Castro (1557-1637), qui exerça d'abord à Lis-
bonne, et vint plus tard se fixer à Hambourg, nous a laissé
un spécimen de cet examen qui a beaucoup d'analogie
avec celui de nos compagnies d'assurances sur la vie.
Pendant son séjour en Allemagne, il fut tout étonné de voir
que les médecins laissaient auprès des malades comme assistants, non pas des infirmiers (parabolani) ou des pères de
différents ordres, comme cela se faisait en Espagne et en
Italie; mais bien de jeunes médecins ou des étudiants sur
le point d'être licenciés. (Cf. Bartholomæus Vicarius, de
Œgrotantium optimo assistente.) Il semble bien que ce soit
là l'origine de l'*assistant*, qui n'a d'abord existé que chez les
Allemands et qui maintenant se trouve un peu partout.

ANATOMIE.

Pendant des siècles il ne fut rien changé à l'anatomie de Galien. Les dissections étaient défendues par la religion chrétienne et par la religion musulmane. Cependant, au XIIIe siècle, Frédéric II avait imposé à ceux qui aspiraient au titre de chirurgien l'obligation d'avoir disséqué ; et aux Ecoles de Sicile et de Naples celle d'anatomiser un cadavre au moins tous les cinq ans. Mais ce ne fut qu'au XIVe siècle que MONDINI DE LUZZI, professeur à Bologne, publia son livre d'anatomie qui servit pendant près de deux cents ans de manuel aux élèves et de canevas aux professeurs pour faire leurs leçons (1315). Un peu plus tard, BERTRUCCI, qui enseignait aussi à Bologne, faisait, comme nous l'a dit plus haut Gui de Chauliac son élève, son cours d'anatomie sur le cadavre en quatre leçons : dans la première il traitait des viscères abdominaux parce que ces organes se putréfient facilement ; dans la seconde, des organes contenus dans le thorax ; dans la troisième, du cerveau et des nerfs ; dans la quatrième des membres supérieurs et inférieurs.

En 1520, ALEXANDRE ACHILLINI fait paraître une nouvelle édition de Mundini et décrit sommairement la valvule iléocæcale, découvre l'enclume et le marteau, dont il indique l'usage (1480).

En 1524, BÉRANGER DE CARPI, surnommé « l'Hérophile italien », fait paraître une édition plus complète de l'Anatomie de Mundini et l'augmente de découvertes portant sur les organes de l'ouïe, de l'odorat, et sur les muscles de l'œil. Il affirme que le sang ne peut passer d'un ventricule dans l'autre et définit mieux le rôle des valvules mitrales ; tricuspides et sigmoïdes ; il décrit en outre, le premier, le cæcum et son appendice, les points lacrymaux, le canal nasal.

En 1534, le peintre et graveur ALBERT DURER publie le premier traité d'Anatomie des formes, d'Anatomie artistique.

En 1541, GONTHIER HERMANN RYFF fait paraître des « tableaux anatomiques » supérieurs à ceux de Béranger de Carpi, et de JEAN DRYANDER, qui avaient été édités en 1537.

Mais tous ces travaux vont être éclipsés par l'apparition du fameux traité d'Anatomie d'André Vésale « De corporis humani fabrica », qui parut en 1546.

ANDRÉ VÉSALE (1414-1564) naquit à Bruxelles. Son père était pharmacien à la Cour de Charles-Quint; son grand-père était un mathématicien distingué qui avait aussi étudié la Médecine et commenté Rhazès et Hippocrate. Il était donc d'une famille de savants et, de plus, de famille noble, car les Vésale, originaires de Clèves, portaient sur leur blason trois belettes (Wesel). Le jeune Brabançon fit ses études au collège de Louvain, s'y adonna à l'étude des sciences physiques, puis à celle des langues, connaissant à fond le grec et le latin. Il édita ou fit éditer plusieurs traités de Galien et corrigea les Administrations Anatomiques dans les éditions latines des Junte. Il apprend même l'arabe pour mieux étudier Rhazès et les dix livres à Almanzor. Il fréquente les plus célèbres Académies de son temps. C'est ainsi qu'à Montpellier il a pour compagnon d'études le chirugien Tagaut; qu'à Paris il suit les cours de Sylvius après avoir fréquenté chez J. Fernel. Il se lie avec Gonthier d'Andernach, qui lui donne quelques leçons d'anatomie et revient à Louvain, où il fait ses premières démonstrations anatomiques et où il confectionne son premier squelette avec les os d'un pendu.

Il va ensuite en Italie, à Venise, où il parfait ses études médicales en visitant des malades avec des maîtres; malgré cela toujours en quête de cadavres. En 1536, à l'âge de 22 ans, il est appelé à Padoue par le Sénat de Venise pour y faire des leçons d'anatomie. Il va plus tard à Bologne où il confectionne un squelette d'homme et de singe. Cosme, grand duc d'Etrurie, lui offre six cents couronnes d'or pour professer à Pise et lui fait donner des cadavres qui sont pris dans les cimetières. C'est à qui, parmi les Écoles italiennes, l'aura dans son Académie pour y enseigner l'anatomie. Il faisait ses cours en suivant les livres de Galien : il n'osa d'abord en faire remarquer les inexactitudes et les erreurs ; puis, s'enhardissant, il résolut de ne plus donner ses leçons d'Anatomie d'après Galien, mais d'après ses propres dissections. Il fut encouragé dans cette voie par Marcus Antonius Gemma de Padoue et Wolfgang Herwort, praticien de la Cour de Charles-Quint.

Pour tâter l'opinion, il fait paraître à Venise en 1539 des planches anatomiques dessinées d'après ses préparations, puis bientôt son Epitome tiré des 7 livres de son grand ouvrage, qu'il dédie au prince Philippe, fils de Charles-Quint. Enfin quelques mois après paraît son traité en entier (1546) qui allait faire tant de bruit dans le monde des médecins et des anatomistes.

Quand cet ouvrage, illustré des dessins de Jean Calcar, parut, démontrant que Galien n'avait jamais disséqué un corps humain, et que l'anatomie qu'on enseignait depuis des siècles dans les Ecoles était l'anatomie du singe ou d'autres animaux, ce fut, dans le clan des galénistes, une véritable levée de boucliers. Et cependant Galien le dit expressément au début du premier livre de ses Administrations anatomiques, mais qui donc alors avait lu Galien dans ses éditions complètes ? Assurément un très petit nombre de médecins.

Jacques Sylvius, qui avait été le maître de Vésale, ne pouvait admettre que ce qu'il avait enseigné pendant trente ans avec tant de ferveur était entaché d'inexactitudes ; de plus, il refusait à un jeune homme de vingt-cinq ans la possibilité de savoir plus qu'un vieillard de soixante-dix ans. Eustachi, de Rome, Dryander, de Marbourg, firent chorus avec lui, et allaient jusqu'à dire, pour soutenir leur cause, que les hommes du xvi⁰ siècle devaient être autrement conformés que ceux du ii⁰ : ce qui dénotait chez eux une étrange aberration de l'esprit.

Pour se défendre, Vésale va à Ratisbonne, où il écrivit sa lettre sur la squine à Jacques Sylvius et dans laquelle il détaille toutes les erreurs de Galien dans la description des veines, des muscles et des organes abdominaux (1546). Puis il revient en Italie et fait des démonstrations publiques à Padoue, à Bologne et à Pise. Il fut défendu dans cette ville contre l'esprit servile des galénistes par des esprits indépendants tels que Fuch de Tubinge, Massa de Venise, Rondelet de Montpellier : et en 1554 Hennerus se fit leur porte-paroles en publiant une apologie de Vésale à laquelle répondit par une apologie de Galien Franciscus Puteus de Verceil.

Néanmoins, le bon sens devait triompher et avec lui la vérité ; et c'était justice, car à cette époque l'étude de l'anatomie n'était pas chose facile. Pour se procurer des cadavres on avait recours aux moyens les plus divers et les plus dangereux. A Padoue, les étudiants vont déterrer les morts ; à Montpellier, on se procurait des cadavres de la même façon. « Des individus, appostés, nous prévenaient des enterrements et nous menaient la nuit à la fosse. » (Félix Platter.) Il fallait bien agir de ruses, car dans les centres d'études anatomiques les cadavres étaient rares. A Tubinge, Fuch avait un cadavre par an ; à Leyde, Pauwen en obtient quatre ; Bokel, à Helmstadt, deux. En Italie, les cadavres sont moins rares ; c'est ce qui a fait que les premières découvertes anatomiques sont venues de là, d'où la fréquence des noms Italiens dans la nomenclature anatomique. C'est ainsi que Béranger de Carpi, dans l'espace de vingt-cinq ans, avait pu disséquer cent cadavres.

Mais revenons à Vésale, l'auteur justement célèbre des 7 livres du traité « *de humani corporis fabrica* », qui a fait de lui le fondateur de l'anatomie moderne. Son génie observateur, sa science ne lui faisaient pas oublier les Anciens, qu'il avait en haute estime, qu'il regardait comme ses maîtres et qu'il avait commentés. Il faisait aussi de la chirurgie et de la médecine, donnait des règles pour faire la saignée dans la pleurésie, pour préparer la décoction de squine qu'il conseille à Charles-Quint contre sa goutte.

Sa grande renommée lui fit des envieux et des ennemis. Charles-Quint mort, l'entourage de Philippe II résolut de le perdre dans l'esprit du roi. Il fut accusé d'avoir fait l'autopsie d'un homme vivant parce que, dans une dissection publique, un assistant prétendit avoir vu palpiter le cœur du sujet. Il dut partir pour la Palestine pour expier sa faute; en revenant, il fit naufrage et vint échouer dans l'île de Zante, où il mourut. Le Sénat de Venise venait de lui offrir la chaire d'Anatomie laissée vacante par la mort de Fallope.

Gabriel Fallope (1523-1562), de Modène, avant de professer à Padoue avait enseigné à Pise et à Ferrare: il fut un défenseur de Vésale. Il a le premier décrit la trompe utérine « qui a me tuba uteri vocatus est » et que nous appelons la Trompe de Fallope.

Eustachii (1500-1570); adversaire de Vésale, professe à Rome et décrit le premier la trompe et la valvule qui portent son nom.

Enfin, Varoli, Ingrassias, Arantius et Botal ont laissé leurs noms à différentes particularités anatomiques qui sont dans toutes les mémoires.

PHYSIOLOGIE.

L'anatomie occupe trop tous les esprits pour que la physiologie soit étudiée. Ce qui domine toujours c'est la vieille physiologie d'Aristote, de Galien et des Arabes.

Parties similaires, parties dissimilaires, éléments, humeurs, sont ce que nous avons déjà dit plus haut, les principes de l'organisme. (Aristote et Galien.)

La chaleur donnée par l'esprit évolue dans l'humide radical, et cette triade : chaleur, esprit, humide radical, constitue la vie. (Arabes.)

Il y a trois esprits : 1° esprit naturel, qui a son siège dans le foie (nutrition) ; 2° esprit vital dans le cœur (action de l'air sur le sang) ; 3° esprit animal dans le cerveau (sensibilité, âme) qui vont enfin disparaître de la physiologie après la découverte de la circulation du sang.

L'estomac transforme les aliments en crème, puis en chyle. Le chyle passe dans l'intestin et par les veines mésaraïques va au foie qui transforme le chyle en sang et qui de plus en sépare la bile jaune, qui va à la vésicule biliaire, la bile noire qui va à la rate et la pituite qui va aux autres organes. Cette transformation se fait par un phénomène analogue à ce qui se passe dans la fermentation du raisin. L'idée de l'action des ferments était donc déjà dans l'air à cette époque : Van Helmont la reprendra et la développera au siècle suivant.

Il se fait dans l'organisme une triple digestion : la première dans l'estomac, une seconde dans le foie, une troisième dans les organes par l'intermédiaire du sang. Van Helmont va en décrire sept. La circulation n'est pas soupçonnée, tout au moins dans la première partie du xvie siècle. Le mouvement des humeurs est rapporté à la longueur des vaisseaux, à la ténuité des sucs, à la force d'attraction des veines. On est un peu naturiste à la façon d'Hippocrate et surtout d'Aristote. Pour le reste, c'est toujours Galien le grand maître ou plutôt Aristote. Cependant, vers le milieu du xvie siècle, un fait nouveau se produit : des savants plutôt que des médecins esquissent la description de la *petite circulation* à peu près à la même époque et semblent bien avoir ignoré leurs travaux respectifs (1553, 1559, 1569).

Realdo Colombo, de Crémone, dans son « de Re Anatomicâ », qui parut à Venise en 1559, décrit le premier la circulation pulmonaire.

« Sanguis per arteriam venam (artère pulmonaire) ad pulmonem fertur, ibique attenuatur, deinde cum aere una per arterialem venam (veine pulmonaire) ad sinistrum cordis ventriculum defertur. »

Le sang est porté par l'artère pulmonaire aux poumons, où il est atténué, puis, ayant subi l'action de l'air, il est ramené au ventricule gauche du cœur par la veine pulmonaire.

Ce qui, ajoute-t-il, n'a encore été remarqué par personne, quoique cela puisse être remarqué par tout le monde.

Cependant avant lui ou peut-être en même temps (1553), MICHEL SERVET, dans un ouvrage de théologie où personne n'aurait pensé aller chercher une découverte physiologique, avait dit que le sang noir se transforme en sang rouge dans le poumon et cela grâce à un mouvement de circuit du sang. Le sang, sorti du cœur droit par l'artère pulmonaire, revient au cœur gauche par la veine pulmonaire.

ANDRÉ CÉSALPIN (1519-1603), dans ses « Quæstionum peripateticarum (lib. Ier) » (1569), sans connaître les faits avancés par Servet et Colombo, décrit la circulation pulmonaire et a le pressentiment de la grande circulation.

Enfin, en 1574, FABRICE D'AQUAPENDENTE (1537-1619) décrit les valvules des veines sans y attacher autrement d'importance. Nous verrons bientôt tout le parti que saura en tirer William Harvey.

CHIRURGIE.

Les Chirurgiens subissent comme les Médecins la nécessité de faire œuvre personnelle et de ne pas toujours s'en rapporter aux Anciens. C'est le conseil que leur donne ANTONIUS BENIVENUS, chirurgien de Florence. Dans son livre « *de Adbitis rerum causis* », il détourne les chirurgiens de son temps de la « compilation » pour les ramener à l'étude de la nature, de l'anatomie faite sur le cadavre.

ALEXANDRE BENEDETTI, dont nous avons déjà parlé à propos des premières années du Mal Français, relève aussi la chirurgie de son temps en traitant rationnellement les luxations, qui le plus souvent étaient soignées par des gens étrangers à la chirurgie (paysans, mercenaires, nos rebouteurs).

JEAN DE VIGO fut chirurgien de Jules II et eut pour élève MARIANO SANTO, connu surtout par son traité de la Taille (de Lapide ex vesica per incisionem extrahenda, Venetiis, 1535) où il expose la Méthode de JEAN ROMAIN.

La méthode de Jean Romain, inaugurée vers 1520, consistait à inciser sur une sonde conductrice le périnée en côté à égale distance de l'anus et de l'ischion, c'est ce qu'on a appelé la taille latérale à cause du siège de l'incision ; et aussi le *grand appareil* parce que pour le pratiquer beaucoup d'instruments étaient nécessaires contrairement au petit appareil, taille de Celse, qui nécessitait peu d'instruments et se pratiquait seulement chez les enfants.

L'incision latérale faite, on plaçait des écarteurs et on allait saisir le calcul avec une pince spéciale qui le broyait, et les débris étaient enlevés avec une cuiller.

Jacques Béranger de Carpi, qui aurait fait la première hystérectomie ; Jean Manard de Florence, commenté par Rabelais, Nicolas Massa, Tagault, qui commente Gui de Chauliac et qui fut aussi un peu le maître de Paré, Vidus Vidius, qui fut surtout un professeur, et qui professa au Collège de France ; Ph. d'Ingrassias n'ont rien laissé de bien intéressant en chirurgie et sont plutôt connus comme anatomistes ou syphilographes.

AMBROISE PARÉ (1510-1592). — Le grand chirurgien du XVIe siècle fut un Français : AMBROISE PARÉ, de Laval, au pays du Maine.

C'était un esprit droit, indépendant, qui, dans un milieu

hostile, sut prendre la première place. Les barbiers et les
chirurgiens étaient alors sous la dépendance absolue des
médecins, qui n'avaient pour eux que peu ou pas de considération : aussi ces derniers ne pardonnèrent pas à un
ancien barbier, devenu chirurgien, d'avoir pu se mettre à
leur hauteur, sinon de les avoir dépassés. Et quand Ambroise
Paré eut fait paraître une édition complète de ses œuvres
dans un superbe in-folio, orné de gravures, où se trouvait
réuni non seulement ce qui avait trait à la chirurgie, mais
encore à peu près tout ce qu'il était important de savoir en
médecine et en thérapeutique : fièvres, peste, eaux distillées
avec la manière de préparer les médicaments ; l'Ecole
trouva qu'il empiétait un peu sur son domaine et chercha
par tous les moyens possibles de le perdre et dans l'opinion
publique et dans l'opinion du roi qui le protégeait. Elle n'y
réussit pas du reste. La Faculté, entr'autres griefs, lui reprochait d'avoir écrit son livre en français, d'avoir employé des
mots obscènes pour décrire les parties génitales, de donner
à ses malades du poison (antimoine, soufre, mercure), de
lier les vaisseaux contrairement aux anciennes pratiques
qui conseillaient la cautérisation.

Il avait écrit son livre en français parce qu'il ne savait
pas le latin, d'ailleurs le divin Hippocrate n'avait-il pas écrit
ses œuvres dans sa langue maternelle, qui était le grec ;
quant à l'obscénité dont on l'accuse il faut bien que « Messei-
gneurs de la cour » sachent « que c'est toute autre chose
de traitter de la civilité des mœurs en philosophe moral pour
l'instruction de la tendre jeunesse et autre chose de parler
de matières naturelles en vrai médecin et chirurgien pour
l'instruction des hommes jà tous faicts ». Il n'a d'ailleurs
écrit « que pour endoctriner le jeune chirurgien ».

Il ne donne pas de poison à ses malades : l'antimoine
bien manié n'est pas plus dangereux que la rhubarbe ; le
soufre est conseillé par Galien « qui en baille pour résister
aux venins ». Dioscoride en fait prendre aux asthmatiques.

« Le vif argent est baillé par Brassavole, médecin très docte »,
Matthiole dit que les femmes le donnent aux petits enfants
pour les vers.

Quant à la ligature des artères, elle a été conseillée par
Galien, Avicenne, Gui de Chauliac, M. Houllier, Celse, Vésale, Jean de Vigo, Tagaut, Pierre d'Argelate, Jean André
della Cruce.

C'est ainsi qu'il répondit aux accusations de la Faculté
dans un mémoire, publié pour la première fois par M. le
docteur Paulmier en 1884, l'année 1575.

Puis il avait eu le malheur de dire qu'on avait voulu
l'empoisonner au siège de Rouen parce que quelques-uns
« l'hayoyent à mort pour la religion » (1542). Il se rétracte
déclarant que « tel empoisonneur n'estoit ny d'une ny
d'autre Religion, ains seulement libertain et sans aucune
crainte de Dieu. »

Mais revenons au chirurgien qui faisait ainsi « la section
du membre » dans les amputations à la suite de gangrène.

« En premier lieu roboreras la force et la vertu du patient,
s'il est besoin, par aliments propres de facile digestion et
pleins d'esprit, comme œufs molletz, *roustie trempée en bon
vin* ou autres semblables. Puis situe le patient ainsi qu'il
appartient, et tire les muscles en haut vers les parties saines
et faits une ligature extrême un peu au dessus du lieu que
l'on voudra amputer avec un fort lien délié de figure platte
comme ceux desquels les femmes lient leurs cheveux.
Icelle ligature sert de trois choses; la première est qu'elle
tient avec l'aide du ministre le cuir et les muscles en haut
afin qu'après l'œuvre ils recouvrent l'extrémité des os qui
auront été coupés; la seconde est qu'elle prohibe l'hémorragie ou flux de sang; la troisième est qu'elle rend obtus et
ostè grandement la sensibilité de la partie »; la section
faite avec l'instrument tranchant; les os sciés, il laisse le
sang s'écouler un peu; puis « le sang écoulé en quantité
suffisante (prenant toujours une indication des forces du

malade) il faut promptement *lier les grosses veines et artères si ferme qu'elles ne fluent plus.* Ce qui se fera en prenant lesdit vaisseaux avec un *instrument appelé « bec de corbin »*. Les vaisseaux pincés avec cet instrument et tirés on les doit bien lier avec un bon fil qui soit double. » On trouve dans cette description l'idée de la bande d'Esmarch ; on y trouve aussi un peu grossière mais aussi efficace la pince à forcipressure sous le nom de bec de corbin.

Son traitement des fractures est très judicieux et très précis. Il fut lui-même victime d'une fracture « des deux os de la jambe senestre à quatre doigts au-dessus de la jointure du pied » en 1561 ; ce qui ne l'empêcha pas plus tard de suivre les armées un peu par toute la France pendant les guerres de religion. A. Paré fut d'ailleurs un des premiers chirurgiens militaires et sa grande renommée au début de sa carrière vint de ses succès dans le traitement « des plaies faites par arquebusades. »

Il traite la syphilis par le mercure et suit le livre de Thierry de Héry, un des premiers syphilographes français avec Jacques de Béthencourt. Citons une de ses observations à propos des maladies imaginaires. Nous y verrons comment on soignait les syphilitiques.

« J'ay veu un homme s'estimant avoir la grosse vérole, et ne pouvant gaigner sur lui par toutes remontrances ne l'avoir point, il me dit que si je ne le pensais pas comme il le désirait, qu'il s'en irait à un autre pour se faire frotter ; le voyant en telle volonté, de peur qu'il ne tombast en quelque méchante main qui l'eut possible frotté à bon escient, je lui accordai qu'il serait frotté comme ceux qu'on guérit de la vérolle. Je pris une livre de beurre battu en un mortier de plomb pour avoir la couleur de l'onguent auquel entre le vif argent. Il fut frotté dudit beurre et sua par trois diverses matinées et chacun jour se disait allégé de ses douleurs. Ainsi il fut guéry par opinion sans nulle offense de son corps. »

L'opération de la taille est décrite d'après Jean Romain.

L'opération de la cataracte et les instruments pour « l'abattre » sont également décrits.

Il s'occupe de la génération, des maladies des femmes et de l'accouchement et passe en revue : la chaire obstétricale, analogue à celle de Moschion ; le bout de sein artificiel, le tire-lait et différents instruments pour les cas de dystocie : couteau courbe pour fendre le ventre et la tête de l'enfant mort dans la matrice ; crochets pour le tirer ; pieds de griffons, qui sont comme l'ébauche grossière du forceps. Il est le premier à avoir conseillé dans les hémorragies pendant le travail de débarrasser l'utérus le plus tôt possible.

Il admet l'opération césarienne chez la femme morte, comme Gui de Chauliac. Il a su cependant que Maistre Barbié de Héricy près de Fontainebleau l'a faite avec succès et pour la mère et pour l'enfant, mais c'est une exception « un vray miracle de nature. »

Il nous a laissé des modèles de rapports et parmi eux un très curieux « pour un lépreux » atteint de lèpre anesthésique, disant que le sieur G. P. est ladre confirmé. Par quoy sera bon qu'il soit séparé de la compagnie des sains d'autant que ce mal est contagieux.

Sa thérapeutique est très moderne : il allie la Thérapeutique des Anciens à celle des Chimistes ; emploie et la thériaque et l'antimoine ainsi que les eaux distillées et les teintures. Il ne dédaigne pas de se servir d'un médicament alors considéré comme le véritable antidote des contusions et des plaies : la Mumie. Matthiole la décrit comme « une liqueur resséchée sortant des corps humains aromatisés et embaumés ». Malheureusement elle était le plus souvent falsifiée et vendue très cher par les charlatans.

Brantôme l'appelle le premier chirurgien de l'Europe.

Albert de Haller dit de lui : « Vir modestus, cordatus, *expertissimus*. » Il fut en effet très expert dans son art, l'art chirurgical.

Jacques Guillemeau (1550-1612) fut son disciple favori qui s'occupa plus volontiers des maladies des femmes et d'obstétrique. Il eut même occasion, à propos de la fille d'Ambroise Paré, de mettre en pratique les conseils de son maître dans le cas d'hémorragie grave pendant l'accouchement (1599). C'est le premier accoucheur français avant Mauriceau. Il était très hostile à l'opération césarienne, qui pratiquée par lui dans 5 cas eut 5 insuccès sur la femme vivante.

François Rousset au contraire en était très partisan, prétendant que l'utérus peut très bien se cicatriser, car il a vu des femmes, qui, après cette opération, ont eu des enfants et ont accouché : « quæ post incisum uterum, conceperint et peperint. » Son petit ouvrage intitulé : Traité nouveau de l'hystérotomakie ou enfantement césarien (Paris, 1581) est considéré par Haller comme l'ouvrage le plus original du siècle : « cujus eo seculo nihil prodiit simile ». Rousset était, de plus, partisan de la taille sus-pubienne, qu'on a appelée haut appareil, pratiquée déjà d'après lui au temps de Louis XI, puis plus tard par Franco.

Pierre Franco (1556) en effet pratiquait la taille sus-pubienne chez les enfants, ouvrant la vessie au-dessus du pubis. Mais il est plutôt partisan de la taille de Mariano Santo. Il fit construire de nouveaux lithotriteurs. Très brillant opérateur il eut de nombreux succès non seulement pour la taille, mais encore pour les hernies avec le point doré, pour l'opération du bec-de-lièvre et de la cataracte. C'était un Français qui pratiqua la chirurgie à Lausanne et à Berne.

En Italie, Tagliacozzi tenta le premier la rhinoplastie à lambeau, lambeau qu'il taillait dans la peau du bras et qu'il appliquait sur le nez traumatisé, le laissant pendant vingt jours adhérent à son origine. Alors le lambeau était réséqué ; au quarantième jour on le suturait à la lèvre supérieure et on insérait dans les narines deux sondes de plomb pour

:sauvegarder la bonne configuration de l'organe. Quelquefois le lambeau pouvait être pris sur un étranger. (Cf. Van
:Helmont.)

Il avait sa statue à l'amphithéâtre de Bologne : il y était
:représenté tenant un nez à la main.

C'est au xvi⁰ siècle que commence la dynastie des COLOT
:qui, pendant près de deux cents ans, furent les plus fameux
:lithotomistes de toute la France. LAURENT COLOT, médecin
:à Tresnel, en Champagne, avait appris l'opération de la taille
:par le grand appareil, d'Octavius de la Ville qui la tenait de
:Mariano Santo de Barletta. En 1556 Henri II l'appelle à Paris
:et crée pour lui à l'Hôtel-Dieu une charge de lithotomiste
:qui fut possédée par ses descendants jusqu'à Philippe Colot.
:Cette opération, d'abord gardée comme un secret de famille,
:fut plus tard enseignée par Philippe Colot à Giraut, son
:neveu, et à Séverin Pineau. Le dernier des Colot, François,
:élève de Giraut mourut le 25 juin 1706.

Les accouchements à cette époque étaient faits par des
:sages-femmes ; les chirurgiens n'ayant à intervenir que
:dans les cas de dystocie.

LOUISE BOURGEOIS (1563-1636) fut la sage-femme célèbre
du xvi⁰ siècle et du commencement du xvii⁰ siècle. C'est
:elle qui assista Marie de Médicis dans ses six couches. Le
:récit qu'elle nous en a laissé pourrait s'appeler « les caquets
de l'accoucheuse », car il ne s'y trouve rien d'intéressant
:au point de vue obstétrical.

Elle avait épousé en 1584 le sieur Martin Boursier, « chi-
:rurgien barbier » attaché à l'armée du Roi, qui avait étu-
:dié sous Ambroise Paré, dans la maison duquel il avait
:demeuré non moins de vingt ans.

Dans son « Instruction à ma Fille », elle nous raconte
:l'histoire malheureuse d'une pauvre sage-femme de soixante
:ans qui prit « la vérolle sur la main droite. Il luy vint

donc une *bube* rougeâtre, pour laquelle elle ne délaissait d'accoucher des femmes à l'ordinaire ». Le pis est qu'« Elle en gasta bien trente-cinq ménages. »

Mais où il faut chercher la valeur de Louise Bourgeois comme sage-femme, c'est dans son traité, dédié à la Reyne, qui parut en 1609 à Paris et qui est intitulé : Observations diverses sur la stérilité, perte de fruict, fécondité, accouchements et maladies des femmes, etc., qui fut, pendant longtemps, le vade-mecum des sages-femmes de cette époque. Il a d'ailleurs été traduit en latin, en allemand et en hollandais.

Les présentations y sont bien étudiées, et elle est une des premières ou la première des sages-femmes qui ait insisté sur la valeur positive de la version podalique dans certains cas de dystocie, dans les présentations transversales (épaule), comme on les appelait alors, et dans les hémorragies utérines.

Siebold en fait grand cas et dit en parlant d'elle qu'elle est « la digne élève d'un maître tel qu'Ambroise Paré, que les faits qui y sont décrits sont encore aujourd'hui des modèles d'observation rigoureuse. » D'après de Waldeyer, ce livre est caractérisé « par un esprit d'observation pénétrant et par une lucidité merveilleuse ». (*In* Histoire des Femmes-médecins depuis l'antiquité jusqu'à nos jours, par Mélanie Lipinska, docteur en médecine, Paris, 1900.)

Elle fut une ardente vulgarisatrice de l'usage du fer en thérapeutique et pour les jeunes filles chlorotiques et aussi pour les gentilshommes, qui tombent en faiblesse — les neurasthéniques d'alors.

La Thérapeutique.

Dans la première moitié du XVIᵉ siècle, c'est la thérapeutique de Galien et celle des Arabes qui prédomine : purgatifs et saignée dans les maladies aiguës ; on purge dans la cacochymie ; on saigne dans la pléthore, on saigne un peu dans toutes les maladies : c'est le remède à tous les maux. Car comme le disait au siècle précédent Jacques Desparts, encore classique à cette période, la saignée,

> Longiorem vitam
> Sanitem ministrat ;
> Sanguinem alienum ejicit,
> Proprium sanguinem nutrit,
> Tristitiam aufert,
> Memoriam præbet,
> Vesicam purgat,
> Cerebrum temperat,
> Stimulum libidinis fugat,
> Auditum aperit,
> Lacrymas stringit,
> Stomachum purgat,
> Digestionem invitat,
> Leniorem producit vocem,
> Visum acuit,
> Ventrem coercet,
> Somnum minuit,
> Anxietatem tollit,
> Ingenium acuit,
> Medullas calefacit :

c'est une vraie litanie.

Il se fit contre cette médication trop systématique une réaction dont les principaux promoteurs furent Fernel, qui faillit y perdre sa réputation dans sa lutte avec Flesselle ; Fracastor et Mercuriali, qui n'en n'usent que rarement. Le plus ardent de tous ces « saigneurs » fut l'Italien Léonard Botal, qui vint en France en 1564 et fut le médecin de Charles IX et de Henri III. Sa méthode fut condamnée par la Faculté de Paris comme hérétique et très dangereuse. Etienne Pasquier, qui fut son avocat, lui reprochait d'affaiblir ainsi ses malades. Il lui répondit que « plus on tirait de l'eau croupie d'un puits, plus il en revenait de bonne, et

plus la nourrice était tétée par son enfant, plus elle avait
de lait. »

Avec les purgatifs et la saignée, les clystères, les suppositoires, les ventouses, les vomitifs sont fréquemment employés. C'est de plus l'époque où les *vésicatoires volants* et
les *cautères* à demeure entrèrent dans la thérapeutique. Les
cautères étaient entretenus dans les affections chroniques :
vertige, manie, apoplexie, paralysie, épilepsie. Les vésicatoires dans les fièvres étaient appliqués aux jambes. On les
conseillait aussi d'une façon permanente comme les cautères pour se préserver des affections contagieuses, la peste
par exemple : ils attiraient au dehors les humeurs qui
offensaient les parties internes.

Dans les affections qui ne permettaient pas l'alimentation
par la bouche, on donnait des lavements nutritifs avec du
lait, de la ptisane, du jus de viande, des jaunes d'œufs.

Les cantharides sont employées dans les affections rénales.

On commence à donner la limaille de fer dans les « pasles
couleurs ».

La Thériaque est toujours le médicament de choix dans
les fièvres graves, malignes, la peste, etc.

Mais ce qui fut nouveau au XVIᵉ siècle ce fut l'introduction dans la préparation des médicaments de *procédés chimiques* qui s'appliquaient aussi bien aux substances d'origine végétale qu'à celles d'origine animale ou minérale.

J. LIÉBAULT, gendre de Charles Estienne, faisant l'éloge
de ces préparations, nous dit que :

« Deux ou trois gouttes d'huile de *thym* ou de *sauge* profi-
teront davantage à l'*apoplectique*; trois gouttes d'huile de
corail à l'*épileptique*; trois gouttes de *quintessence de perles*
à la *syncope*; trois gouttes d'huile de *soufre* ou de *térébenthine* à l'*asthmatique*; une goutte d'*huile de girofles* à la *douleur froide des dents*; trois gouttes d'*huile d'ammoniac* au
splénique; un drachme d'eau, d'huile ou de sel de *bois
de gaïac*; ou d'huile de *vif argent* à la *vérolle*; un drachme

d'huile d'*hièble* à la *goutte* ; trois gouttes d'*huile de fer* à la *dysenterie* et aux *fleurs blanches des femmes* ; trois gouttes d'*huile de cristal* au *calcul* ; trois gouttes d'*huile de girofles* ou de *baies de lauriers* à la *colique* ; trois gouttes d'*huile d'antimoine* à la *lèpre* ; qu'une livre ou plus de toutes ces matières non distillées. »

C'est aussi à cette époque que la *médication thermale*, dont Paracelse, au commencement du siècle, faisait déjà le plus grand cas, fut fondée par ANDRÉ BACCIO qui, dans son traité « de Thermis » (1570), nous en donne les indications et les modes d'application.

Cette précaution n'était pas inutile, car au xve siècle les stations thermales étaient des lieux de plaisirs, sinon de débauches. Il suffit, pour s'en convaincre, de feuilleter la petite plaquette de Pogge sur les Bains de Bade au xve siècle. De son côté, Pontanus avait dit :

> Quid Thermæ, nisi lene, molle, mite.
> Hic fas est juveni, hic licet puellæ
> Certatim teneros inire lusus.
> Hic est basia, morsiunculasque
> Subreptim dare, mutuos fovere
> Amplexus licet, et licet jocari
> Impune ad cyathos, thoros, lucernas.

Il ne faut pas considérer la cure thermale comme une médication « in extremis », mais seulement comme une médication un peu différente des autres, qui doit être conseillée par un médecin. Il ne faut pas aller « aux eaux » pour s'amuser, par mode ou sur le conseil d'un ami ou d'un parent.

Les eaux thermales étaient administrées sous forme de bains, de douches, d'application de boues, de vapeurs et enfin en *boisson*.

L'eau minérale se boira le matin, à l'aurore, au sortir du lit quand l'air est encore calme et que le soleil n'a pas encore amené l'évaporation des substances minérales, qui sont à la surface des sources. Le malade bien couvert ira boire deux ou trois verres d'eau chaude, puis se promènera et reviendra boire quelques verres et ira de nouveau se promener. Pour la quantité à ordonner il faudra consulter la perméabilité des reins, « que les reins soient sains et leurs méats libres ». La durée de la cure était de 10 à 15 jours.

Les bains se prenaient ou dans un grand bain commun ou dans de petites cabines. Il y avait le côté des hommes et le côté des femmes et des cabines d'isolement pour les contagieux : lépreux ou syphilitiques. Le baigneur, à jeun et le ventre libre, vêtu d'un caleçon avec un bonnet sur la tête, d'ailleurs complètement nu, entrera petit à petit dans l'eau jusqu'aux épaules pour habituer sa peau à la chaleur et ne pas amener de constriction des pores. Il remuera le moins possible et restera ainsi pendant une heure ou plus exactement jusqu'à ce que la peau des orteils commence à se rider, et que la sueur apparaisse au front, ce qui est l'indice de l'action éliminatoire du bain. Sorti, le malade essuyé sera suffisamment couvert, étendu sur un lit jusqu'à sudation. Il sera de nouveau essuyé avec un linge doux jusqu'à ce que la peau revienne à son état naturel, après quoi il déjeunera légèrement. Telle est la méthode italienne. En Allemagne on reste beaucoup plus longtemps dans le bain : on s'y installe, on y boit, on y mange sur des tables de liège, on y joue toute la journée. MONTAIGNE nous dit en effet que les Allemands « pour toutes maladies se baignent et sont à *grenouiller* d'un soleil à l'autre. »

On usait encore d'aspersions appelées *douches*. Ces aspersions paraissent remonter aux premiers siècles de notre ère et étaient appelées : stillicidium, aspersio, aquarum illisio, conspersio ex alto.

Toutefois ce qu'on appelle la douche et que les Italiens appellent « duccia » était à cette époque une chose nouvelle. « Ainsi, dit encore MONTAIGNE, ont les Italiens leurs *doccies* qui sont certaines gouttières de cette eau chaude qu'ils conduisent par des cannes et vont baignant une heure le matin et autant l'après-dînée par l'espace d'un mois ou la tête ou l'estomac ou toute autre partie du corps à laquelle ils ont affaire.

Elle avait pour but d'amener une révulsion plus violente en ajoutant à la chaleur le choc de l'eau tombant de haut.

Les stations où ce mode de traitement était le mieux organisé : Saint-Philippe de Sienne, Corsène, étaient très fréquentées. A Corsène se donnait la douche des désespérés qui devait amener sur la tête la sensation d'une verge de fer rouge. Padoue et Viterbe avaient aussi leur installation de douches.

Les *bains de vapeur* et *les bains naturels* se prenaient dans les Thermes urbains.

Les applications de *boues minérales* étaient aussi très employées, surtout celles de Saint-Barthélemy de Padoue. Elles faisaient disparaître toutes les impuretés des organes, les douleurs tenaces, fortifiaient et raffermissaient les jointures, les ligaments, les tendons.

Parmi les stations thermales les plus connues, il cite en Italie Pouzzoles et Baïes, en France Bourbon-Lancy, en Suisse Baden (près de Thurgau), en Bohême Carlsbad, en Angleterre Bath, et en Allemagne, pour ne nommer que les principales : Aix-la-Chapelle, Baden-Baden, Ems ; en Belgique Spa ; en Lorraine Plombières. Il fait mention de l'eau chaude purgative de Hongrie, près de Buda Pesth, qui vient d'être découverte par Georges Vernher, conseiller royal de Pannonie.

J. Cardan, d'après Montagnana et Savonarole, auteurs du xve siècle, divise ainsi les eaux minérales :

Eaux salées nitreuses, conseillées contre les catarrhes chroniques de la tête et de la poitrine, les hydropisies, les humidités de l'estomac : elles n'ont qu'un inconvénient, c'est d'être purgatives.

Eaux alumineuses, astringentes, agissant contre les flux de sang, les varices, les sueurs abondantes.

Eaux sulfureuses, les plus importantes et les plus salutaires, qui détendent les nerfs, corrigent les spasmes, guérissent les fluxions articulaires, les indurations de la rate, les obstructions du foie, les relâchements de l'utérus, les douleurs de hanche; elles sont, de plus, indiquées dans les affections de la peau, dans les maladies du poumon et contre-indiquées chez les congestifs.

Eaux calciques et calcaires, astringentes et légèrement caustiques, conseillées contre les affections de la gorge, pour la cicatrisation des vieux ulcères.

Eaux ferrugineuses, qui resserrent, refroidissent, qui tonifient l'estomac et la rate et sont indiquées pour arrêter les flux de sang, d'où qu'ils viennent.

Enfin, *eaux bitumineuses, aériennes, cendrées, plombifères, argentifères*, dont les indications étaient variables.

C'est le bain qui était le plus employé (Paracelse, J. Cardan).

En boisson il vaut mieux les consommer sur place ; cependant on transportait déjà les eaux minérales en bonbonnes.

Comme nous l'avons vu plus haut, on faisait déjà de *l'organothérapie* parce qu'Averrhoès avait dit : « Membra quæque ratione similitudinis juvare putantur similia membra ut quodlibet cerebrum cerebro humano confert, quidlibet cor cordi, et sic de cæteris. » On donnait de la poudre de poumon de renard aux phtisiques; de la poudre de cervelle aux pauvres d'esprit ; de la poudre de vessie de porc ou de brebis aux enfants atteints d'incontinence nocturne d'urine ; du sang de bouc aux pleurétiques.

L'Enseignement médical.

Ce sont toujours Galien et les médecins arabes qui sont les maîtres de l'enseignement médical au début du xvi° siè-

cle. Dans un « Articella » de 1520, on trouve les noms
d'Honain avec une introduction à l'étude de la médecine;
de Philarète avec son traité du pouls; de Théophile avec
son traité des urines ; d'Hippocrate avec le serment, la loi,
le pronostic, les aphorismes, le régime dans les maladies
aiguës, les épidémies, la nature de l'enfant, la nature de
l'homme, les eaux, les airs, les lieux; de Jean Damascène
avec quelques aphorismes; de Corn-Celse, avec quelques
extraits; d'Arnauld de Villeneuve avec ses aphorismes; de
Galien avec sa tegni, art médical, ars parva; d'Avicenne
avec son canon presque en entier, ses cantiques; de Rhazès
et le neuvième Livre à Almanzor ; de Jacques Desparts
avec un petit manuel de matière médicale. C'est Avicenne,
Rhazès, Honain, tous Arabes, qui y tiennent la première
place. Les travaux d'érudition de la première moitié du
siècle vont peu changer les choses, comme nous l'avons
dit plus haut. D'ailleurs l'éducation de l'étudiant ou phi-
liatre est encore toute scolastique. J. Cardan va discuter sur
les questions suivantes:

Vita hominis an brevis sit ? Zinziber an humidum? Lens
an frigida? Febris an siccitatem contineat?

A part quelques séances d'anatomie fort rares, le reste du
temps était employé à lire les auteurs et surtout à les commenter et à les discuter.

Examinons maintenant comment les études étaient comprises dans les écoles d'alors.

Le plus habituellement le jeune homme qui se destinait
à la médecine, après avoir été reçu maître ès arts, ce qui
ressemblait beaucoup à notre baccalauréat, passait un
examen pour être immatriculé, inscrit comme élève dans
une faculté. Il avait ordinairement pour cela deux parrains.
Il suivait les cours surtout le matin. Au bout d'un an il
passait un premier examen qui faisait de lui un bachelier ;
c'est alors qu'il étudiait plus spécialement la médecine et
préparait sa licence. Devenu licencié, c'est-à-dire ayant la

licence de voir des malades et de les soigner, il lui fallait faire son apprentissage de clinicien, allant voir les malades dans les hôpitaux ou, plus favorisé, accompagnant un praticien renommé dans ses visites. C'est alors qu'il pouvait passer son doctorat. Celui qui avait de la fortune, ses études terminées dans son pays d'origine, allait perfectionner son éducation médicale dans les centres scientifiques les plus réputés : Padoue, Bologne, Pavie, Pise, Ferrare, Rome; Paris jouissait déjà d'une certaine réputation. Montpellier était depuis longtemps une école renommée. C'est ainsi que Vésale fait ses études à Louvain et parcourt l'Europe savante avant de publier son traité d'anatomie; que Petrus Forestus, avant de se fixer à Delft, reste plusieurs années en Italie, passe quelque temps en France et retourne définitivement en Hollande. Félix Platter, de Bâle, vient faire ses études à Montpellier, voyage un peu en France et retourne dans son pays d'origine.

Pendant tout le xvie siècle, ce sont les universités italiennes qui sont les plus fréquentées et les plus réputées parce qu'elles savent s'attacher les meilleurs professeurs et aussi parce que c'est en Italie que la civilisation est la plus avancée, les autres peuples de l'Europe étant considérés encore comme des Barbares, d'ailleurs en train de se civiliser.

Bilan du XVIe siècle. — Les érudits de la Renaissance, en faisant le bilan de l'Antiquité, en ont fait aussi la liquidation. Hippocrate et Galien restent seuls les grands maîtres chez lesquels il n'y a plus rien à apprendre. Les Arabes, depuis que l'on connaît mieux Galien, vont disparaître du monde médical. Il faut donc faire œuvre personnelle. C'est ainsi que Paracelse introduit dans les sciences biologiques la notion chimique, la grande nouveauté de l'époque; que Vésale fonde l'anatomie; qu'A. Paré crée la chirurgie; qu'une pléiade de praticiens décrivent des maladies nouvelles. On n'a pas touché à la physiologie : ce sera l'œuvre du siècle qui va suivre. Cette liquidation du passé a préparé l'avènement des temps modernes.

Enfin, avant de passer à l'étude du xviie siècle, citons encore un savant, très partisan de l'usage de l'opium et de l'antimoine, qui seront employées couramment au siècle suivant :

Conrad Gesner (1516-1565), de Zurich, qui fut d'après Haller, son compatriote, un « monstre d'érudition ». On le considère comme le créateur de la botanique scientifique. Il chercha à utiliser comme émétique l'Eupatoire et le Polygala. Il combattit l'usage des pierres précieuses et de l'or comme médicaments inertes qui n'étaient pas absorbés. Il est très partisan du vieil Hellébore, et surtout de l'opium : il va jusqu'à dire que la Thériaque ne doit son action bienfaisante qu'à l'opium qu'elle contient; il s'étonne qu'on n'use pas plus souvent de l'eau froide dans les fièvres malignes, contre lesquelles, avant Sydenham, il prescrit l'huile de vitriol; il plaide la cause de l'antimoine, qu'il a expérimenté sur un malade, un jeune homme mélancolique, à la dose de cinq grains, ce qui le fit vomir, aller à la selle avec coliques, nausée et douleur de tête. Il le conseille chez les gens robustes, à la dose de cinq à dix grains ; aux moins robustes trois à quatre dans la conserve de roses ; aux enfants de 4 à 6 ans un grain et demi. Il est sans danger pour les femmes grosses. Il est indiqué dans la peste, les poisons, catarrhes, hydropisie, débilité d'estomac, asthme, fièvres quartes, dermatoses contagieuses.

Matthiole, de son côté, en fait les plus grands éloges. Il aurait guéri un de ses collègues, Andreas Gallus, médecin de Trente très gravement malade, qui n'avait pu être soulagé par aucun médicament, et qu'une dose d'antimoine rendit à la vie. Il avait été poussé à prendre cette substance sur les recommandations de Georges Handschius, son médecin habituel.

LIVRE VI

LA MÉDECINE AU XVIIe SIÈCLE

Les Médecins chimistes : l'iatro-chimisme. — Les Médecins traditionalistes : la clinique. — Les Médecins mécaniciens : l'iatro-
mécanisme. — La Chirurgie. — La Gynécologie et l'Obstétrique. — Anatomie et Physiologie. — La Thérapeutique. —
La Médecine légale. — Les Maladies nouvelles. — L'Enseignement
médical.

L'impulsion donnée au siècle précédent par Paracelse aux
études chimiques, et par Vésale aux études anatomiques va
se continuer au xviie siècle dans les pays qui veulent bien
suivre les idées nouvelles.

La chimie aura des apôtres remarquables comme Van
Helmont, Sennert, Deleboë, Willis. Les études anatomiques
vont mener à une physiologie nouvelle qui ne restera plus
dans le domaine métaphysique et qui aboutira à la découverte d'un fait capital dans l'histoire des Sciences biologiques : la circulation du sang, en partie pressentie au siècle
précédent. Cette découverte s'appuyait sur les lois de la
mécanique et de l'hydraulique, sur l'iatro-mécanisme dont
le promoteur en médecine fut Sanctorius, et les continua-
teurs, Borelli, Bellini, Pitcairn, Baglivi lui-même. Iatro-
chimistes et iatro-mécaniciens vont réaliser d'ardeur pour
faire triompher leurs idées, pendant que des esprits plus
calmes, moins systématiques, en quelque sorte traditionalistes resteront en dehors du débat, faisant surtout de la
clinique, tout en acceptant les découvertes de la chimie et
de la physique, comme Sydenham, surnommé l'Hippocrate
Anglais, comme Morton son rival.

De sorte qu'une division toute naturelle s'impose dans cette étude des médecins au xviie siècle : 1° les médecins chimistes (iatro-chimistes) ; 2° les médecins traditionalistes (cliniciens) ; 3° les médecins mécaniciens (iatro-mécaniciens).

Les Médecins chimistes

J.-B. Van Helmont (1577-1644), seigneur de Royenborch, de Pellines, de Mérode, d'Ooschot et autres lieux, naquit à Bruxelles, d'une famille noble. Il fit ses études à l'université de Louvain et voulut marcher sur les traces de Paracelse.

Mystique comme lui, il se fait de la médecine une idée supra-terrestre, un sacerdoce qu'on ne peut exercer sans en avoir reçu le don de Dieu lui-même. Aussi hésite-t-il long-temps avant de s'engager dans cette voie. La botanique et la chimie lui semblent d'une étude plus intéressante et satis-font mieux le côté positif et scientifique de son esprit. Mais, un beau jour, à la suite d'une crise nerveuse, extatique avec hallucination de la vue et de l'ouïe, il se voue à la méde-cine. Il se met donc à voir et à soigner des malades tout en faisant de la chimie; ce qu'il appelle de la pyrotechnie. C'est le premier médecin qui ait tenté de faire de la chimie biologique; c'est lui aussi qui eut le premier l'intuition géniale du rôle très important joué dans l'organisme à l'état de santé et de maladie par les *ferments*. Pour lui, il ne s'opère dans l'organisme aucun changement, aucune trans-mutation sans l'intermédiaire d'un ferment. Les ferments sont « parentes transmutationum ». Il y en a partout, dans le sang, les urines, la bile, l'estomac, l'intestin. Puis, géné-ralisant sa théorie, il prétend que cela est vrai aussi pour toutes les transmutations qui se font dans la nature : c'est la chimie qui le lui a appris. « Quomodo fermentum transmu-tationum parens sit non melius quam per Pyrotechniam inveni. » Comme les Hindous, comme les philosophes ioniens il attribue à l'eau un rôle très important dans la nature,

disant qu'avec de l'eau, une graine et un ferment on peut
tout créer. « Universam ergo in mundo scenam fermenta
per semina uno sub aquæ elemento ludunt. »

En physiologie, le premier il décrit dans la digestion de
l'estomac deux facteurs : un acide et un ferment qui peuvent amener la production de ce qu'il appelle le *gas*, d'où
plus tard on fera le mot gaz dont la paternité lui appartient.

Il fait l'analyse chimique du sang où il trouve un sel, le
sel marin ; ce qui lui fait dire que les galénistes sont des
ignorants quand ils parlent de la putréfaction du sang ; le
sel étant un agent qui empêche la putréfaction.

Il analyse l'urine, y trouve le carbonate d'ammoniaque
et aussi le sel marin. Il est donc le premier à avoir décelé
dans le sang et l'urine la présence du chlorure de sodium.

De plus il appelle l'attention sur la densité de l'urine. Il
prend pour type l'eau de pluie et trouve que l'urine des
vieillards pèse moins que celle des adultes ; que sa densité
augmente dans les fièvres. Il constate chez une jeune fille,
après une crise nerveuse, que son urine ne pèse pas plus
que l'eau de pluie, qui lui a servi de terme de comparaison.

En pathologie il entrevoit le rôle du ferment dans certaines maladies. Parmi tout le fatras mystique du « Tumultus
Pestis » on trouve cette phrase positive : « Quapropter
hujus venini organum est ipsum fermentum. » La peste
est causée par un poison et l'organe de ce poison c'est un
ferment.

C'est également un ferment qui amène la production des
calculs ; c'est un ferment acide qui est cause de la fluxion
goutteuse.

Il peut donc, à juste titre, être considéré comme le chef
des *Fermentistes*, dénomination qui a été donnée par Torti
aux médecins qui admettaient que la fièvre était causée par
une sorte de fermentation.

Et justement Van Helmont ne l'admet pas pour la pathogénie de la fièvre qu'il envisage d'un autre point de vue. Il

admet, comme Basile Valentin et comme Paracelse, que les opérations chimiques de l'organisme sont dirigées par l'archée, qu'il considère comme le principe vital. Or pour lui la fièvre n'est que l'expression de la lutte de l'archée contre la matière peccante. Cet archée n'est autre chose que l' « ενορμων » d'Hippocrate, *spiritus vitalis impetum faciens*, que M. Bergson a tout dernièrement appelé *l'élan vital*. C'est ce principe vital qui, dans sa lutte contre l'ennemi, cause le frisson, le retour des poussées fébriles par le fait d'un nouvel assaut contre le mal. Les découvertes contemporaines n'ont fait que donner plus de valeur à cette conception d'ailleurs très ancienne que la fièvre n'est que le fait de la réaction de l'organisme (archée) contre les toxines (matière peccante).

Sa thérapeutique de la fièvre se proposera surtout de donner à l'archée les forces nécessaires pour sortir vainqueur de cette lutte, de ce duel, comme il se plaît à le dire. Quand il faiblira donner du vin ; bien se garder de purger ou de saigner. Enfin, comme il est disciple de Paracelse, il conseillera l'Alkahest, un sel de mercure (?) un diaphorétique remarquable.

Il est l'adversaire implacable des vésicatoires et surtout des cautères très employés de son temps ; impitoyable qu'il est contre les *humoristes* dont Galien est pour lui le type le plus parfait. Il les a personnellement en horreur parce que, atteint d'une dermatose qui paraît bien avoir été la gale, il fut d'abord purgé et saigné comme entaché d'un vice d'humeurs, et ne guérit qu'après une application de pommade soufrée ; ce qui n'avait rien à voir avec les humeurs.

Nous avons vu plus haut qu'il avait des extases, des hallucinations de la vue et de l'ouïe, qu'il raconte avec complaisance dans ses œuvres ; c'était de plus un vertigineux qui avait un mauvais estomac, tellement distendu et atone qu'il lui arrivait parfois de rendre le matin son dîner de la veille après avoir été gêné toute la nuit. C'est très probable-

ment ce qui lui a fait écrire sur la physiologie du pylore et
sur son rôle en pathologie les pages fantaisistes qu'on lit
dans le chapitre intitulé « Pylorus rector. »

Quoiqu'il en soit, sa chimie, qui n'est plus l'alchimie rudimentaire de Paracelse, lui a permis de faire avec des résultats positifs les premiers essais de chimie biologique ; de plus
il a eu le premier l'idée du rôle joué par les ferments dans
l'organisme sain et dans l'organisme malade. Cette doctrine
très séduisante sera adoptée par l'Ecole anglaise, par Willis
et Sydenham comme nous le verrons plus loin. Nous l'avons
classé parmi les chimistes, mais c'est aussi un vitaliste et
surtout un fermentiste (Torti).

Libavius (1588-1636), plus chimiste que médecin, est très
sévère pour Paracelse et les Paracelsistes qu'il appelle « des
perdeurs de charbon » et prétend qu'ils ont usé de l'antimoine et du vif argent sans bien les connaître ; ce qui prouve
que le décret de la Faculté de Paris sur les dangers de l'emploi de l'antimoine était en partie justifié. Aujourd'hui la
chimie est devenue une science, qui, comme l'agriculture
ou l'horticulture ne fait rien de contraire, à la nature, « c'est
la science d'extraire les éléments des corps et d'en tirer
les essences ». La chimie et la médecine sont deux sciences
différentes ; toutefois il est bon pour le médecin d'y recourir
pour la préparation des remèdes. Il en fait ce qu'on appellera plus tard une science auxiliaire de la médecine.

Daniel Sennert (1572-1637) est absolument du même
avis. Il reste toujours médecin et praticien, traditionaliste,
mais cela ne l'empêche pas de faire établir à Wittemberg
une chaire d'enseignement de la chimie, la première en
date dans l'histoire de la Médecine. Pourquoi, en effet, tout
en restant fidèle aux anciennes doctrines d'Hippocrate ou
de Galien ne pas accepter les découvertes nouvelles de la
chimie ? Les médicaments chimiques sont une suite naturelle de l'histoire de la thérapeutique, de la pharmacologie ;

ils y constituent même un progrès; Gonthier d'Andernach au siècle précédent ne parlait pas autrement.

Son traité de médecine est un curieux assemblage de choses anciennes et de choses nouvelles. Ce n'est pas sans étonnement qu'on y retrouve la description des différents tempéraments d'après les Astrologues et les influences planétaires : tempéraments saturnins, joviaux, martiaux, solaires, vénériens, mercuriaux et lunaires. Les tempéraments jovial et martial son restés dans la littérature française.

C'est de son temps que l'on commence à donner le nom d'alcool à l'esprit de vin. « *Alcohol vocant atque hoc vocabulo etiam ad spiritum vini subtilissimum transferunt.* »

La chimie n'a pas eu en Allemagne de défenseur plus ardent que lui. Toutefois il pense que, comme tous les autres médicaments, les remèdes chimiques doivent être maniés avec prudence. Il n'en garde pas moins l'aloès comme le meilleur conservateur de la santé, car son usage régulier permet au corps de se nettoyer de ses impuretés, de résister à la putréfaction et à la corruption.

Il prescrit aussi les Robs et les Electuaires. Ce fut un éclectique, une sorte de « conciliator ». Il se fit cependant des ennemis qui l'accusèrent d'impiété et de blasphème parce qu'il enseignait que l'âme des bêtes n'était pas matérielle. « Et on prétendait que c'était la même chose que d'enseigner qu'elle était aussi immortelle que l'âme de l'homme. »

Il mourut de la peste laissant un nom universellement respecté si bien que « chez les étrangers on ne l'entendait jamais prononcer sans se découvrir la tête. »

Il est comme Paracelse pour les principes chimiques, et non pour les anciens éléments : le sel, le soufre et le mercure, et spécifie bien que le mercure représente les parties liquides, le soufre les parties huileuses, le sel les parties plus épaisses du corps, et qu'il ne faut prendre le sel et le soufre et le mercure dans leur acception habituelle.

DELEBOË (Sylvius) (1614-1672) fit en Hollande pour la chimie ce que Sennert avait fait en Allemagne, mais il est plus systématique ; il fait en chimie du méthodisme, rapportant tout à l'acide et à son contraire. « Acria et sibi contraria : Salsum lixivium et acidum. »

Dans la peste, c'est l'acrimonie acide qui coagule le sang ; l'épilepsie est causée par des esprits acides mais volatils ; la teigne par l'acreté peccante du corps de l'enfant. Aussi, comme dans l'Ecole méthodique qui ne voyait que deux facteurs dans la pathogénie des maladies, il ne voit que deux indications pour les guérir ; quand elle est causée par l'acide il prescrit le sel de soude ; si au contraire il y a de l'alcalinité, il donne les acides. Il ne veut pas admettre pour expliquer la fièvre la doctrine de la fermentation chère à Willis et à Sydenham. L'effervescence de la fièvre est due à l'action chimique des humeurs les unes sur les autres. Il admet une effervescence naturelle du sang qu'il appelle « feu vital ». Quant à la fièvre elle est due à une action chimique soit au sel de lessive, soit à l'acide âcre, soit à leur mélange, le sel muriatique. La bile pourra agir sur la lymphe à la façon d'un acide sur un sel, ou de l'eau sur la chaux vive.

Il est de ce fait très partisan des remèdes chimiques : teintures, extraits, sels volatils et huileux, l'antimoine « qui affine le corps comme il affine l'or ». Il emploie aussi la Thériaque, les opiacés, le laudanum opiacé, qui arrête l'effervescence. (Cf. Sydenham.)

Il décrit le premier l'ictère des nouveau-nés, très fréquent en Belgique. Il signale la diarrhée verte infantile, qu'il qualifie d'acide. Il est le premier à avoir décrit les tubercules dans la phtisie pulmonaire.

« Vidi, non semel, glandulosa in pulmonibus *tubercula* minora, vel majora, in quibus aliquando pus varium contineri sectio manifestavit. »

Il croit à la contagion de la phtisie, et aussi à son héré-dité ou tout au moins à la prédisposition des consanguins

de phtisiques à contracter la maladie. « Consanguinei præsertim afficiuntur, inficiuntur et tandem in morbum simi-
lem phtisim prolabuntur. »

Comme Van Helmont il a la prétention d'instituer une
médecine nouvelle ; son livre est intitulé *Praxeos medicæ*
Idea nova. Cette médecine systématique lui fit beaucoup
d'ennemis. Sa renommée néanmoins fut européenne : on venait le consulter de partout comme un « Apollon Pythien »,
dira son panégyriste.

Grand praticien, doué d'un grand sens clinique, de plus
professeur très sûr, il enseignait la pathologie et le diagnostic au lit du malade, faisant contrôler ses dires par l'autopsie.
Il inaugura l'enseignement clinique. Il fit de l'hôpital la
véritable école du praticien. Ce fut aussi un anatomiste
remarquable ; nous parlerons plus loin de ses découvertes
et des recherches qu'il a conseillées. Il fut un des plus brillants représentants de cette École de Leyde qui, pendant
plus d'un siècle, va jeter un si vif éclat dans le monde
médical.

Sa rigueur scientifique est digne de tous les éloges : car
c'est lui qui a dit dans ses « Dissertations médicales » :

« Nihil in Medicina vel naturalium rerum cognitione ad
mittendum pro vero nisi quod verum esse ostenderit aut
confirmaverit per sensus externos Experientia. »

C'est l'influence de Bacon, qui commence à se faire sentir.

Malgré cela il fera lui aussi des théories qui n'ont pas de
preuves scientifiques, telles que sa théorie de l'acide et de
son contraire.

Thomas Willis (1622-1675) fut en Angleterre le représentant et le propagateur des idées nouvelles. C'est un
iatro-chimiste qui adopte les idées de Van Helmont sur
l'action des ferments. La fièvre n'est qu'une fermentation du sang, ce qui avait déjà été dit par Rhazès au
viie siècle. Pour lui « Sanguinis pars sulphurea et spirituosa
evicta instar vini efferventis immodice in vasis ebullit ».

Pour ramener le malade à la santé il faudra s'opposer à cette fermentation ; le médecin aura à remplir en quelque sorte l'office d'un bouilleur de vin : « Medici fere idem est ac œnopolæ officium ». Sydenham sera le premier à accepter cette pathogénie de la fièvre.

Th. Willis fut aussi un clinicien et s'occupa beaucoup des maladies nerveuses, étude à laquelle l'avaient préparé ses travaux sur l'anatomie du système nerveux.

L'hystérie n'est pas une maladie de la matrice, mais une maladie du système nerveux comme chez les hommes l'hypocondrie, la maladie des Anglais, le spleen, qu'il rapporte à une obstruction de la rate. Pour lui le sang, qui doit y être dépuré par un ferment spécial, reste chargé de principes mauvais par le fait du mauvais état de l'organe, principes mauvais qui vont exciter le système nerveux. Il est donc pour l'origine toxiinfectieuse de l'hypocondrie. Il décrit encore parmi les maladies convulsives l'épilepsie, l'asthme, la coqueluche (chincough).

C'est lui qui le premier constate dans l'urine des diabétiques la présence du sucre : « Instar sacchari aut mellis mire dulcescit. »

Il fait de la fièvre puerpérale une fièvre maligne.

Ce fut au point de vue théorique un fermentiste : c'est quelque chose d'hétérogène qui se mêle au sang dans la fièvre intermittente, et en amène l'ébullition. Dans les fièvres continues c'est un ferment malin et vénéneux, dans les fièvres pestilentielles un ferment plus toxique encore.

Il va jusqu'à dire :

Nec tantum ratione fermentorum nascimur aut nutrimur, sed et morimur. Quilibet morbus fermenti cujusdam suas excitat tragædias. Toute maladie est sous la dépendance d'un ferment spécial.

Au point de vue physiologique il a pressenti la sécrétion interne des glandes et rapporte au ferment des glandes génitales chez la femme et chez l'homme les phénomènes qui sont l'indice de la puberté chez la jeune fille et chez le jeune homme.

A propos de l'anatomie et de la physiologie nous reviendrons sur ses travaux d'anatomie et de physiologie nerveuses.

Il s'étend assez longuement sur la phtisie pulmonaire, si fréquente en Angleterre de son temps, amenant d'après Sydenham les 2/3 de la mortalité dans les affections chroniques, et la soigne par le soufre et le changement d'air. Il envoyait les phtisiques en France, à Montpellier.

Les Médecins traditionalistes. Les Cliniciens.

Th. Sydenham (1624-1689) prétend faire l'histoire des maladies comme le botaniste fait l'histoire des plantes, « leur histoire naturelle ». De plus il pense, comme le maître de l'École de Cos, que la nature « est le médecin des maladies. »

Dans une période troublée et remuante où se heurtent intransigeants des systèmes nouveaux, il nous ramène au calme antique du ive siècle avant Jésus-Christ, il refait les constitutions épidémiques, rappelle l'influence des milieux, de la température, notions vieilles comme le monde et qu'on semblait avoir oubliées. Cela n'est pas pour l'éloigner des doctrines nouvelles comme celle de la fermentation et de l'ébullition dans les fièvres. Ainsi pour la fièvre intermittente, il admet une période de frisson (exhorescentiæ); d'ébullition (ebullitionis) et de despumation (despumationis). Pour les autres fièvres il les rapporte plutôt à un mouvement qui se fait dans le sang.

Ce qu'on appelle coction n'est pour lui que la séparation de la matière peccante de la matière saine.

C'est lui, très partisan de la médication opiacée, qui en a établi les règles. L'opium dans la fièvre calme l'effervescence et de plus est un cordial. Il substitue le laudanum opiacé liquide, qui portera longtemps son nom, au laudanum opiacé solide.

Ses travaux sur la variole sont restés classiques jusque vers le milieu du xixe siècle. Il la traite par des saignées et par les acides, qu'il croit avoir le premier employé parce qu'il n'en trouve aucune mention dans Hippocrate, ni dans Galien, et que nous avons vu avoir été déjà conseillés par Rhazès. Il pensait que les acides combattaient avec succès l'effervescence du sang. L'acide dont il se sert n'est plus un acide de fruits, mais un acide d'origine minérale, l'esprit de vitriol, qu'il donnait dans de la petite bière à la dose de quelques gouttes. Cette boisson acide, en détruisant la putridité, abat la violence de la fièvre : « c'est le vrai spécifique de ces maladies » (varioles irrégulières des années 1676 et 1675).

La médication acide et la médication opiacée inaugurées par Sydenham avec la médication par l'alcool préconisée plus tard par Brown seront toujours la base de la médecine anglaise, sa note dominante.

Il décrit l'hystérie chez l'homme (hypocondrie) et chez la femme, insiste sur les douleurs de tête, le *clou hystérique* qui se fixe en un seul endroit dans la largeur d'un travers de doigt ; les palpitations de cœur ; les crises abdominales simulant la passion iliaque ou la colique néphrétique ; la rachialgie, qui persiste après les crises ; les œdèmes qui se distinguent de l'œdème ordinaire parce que la pression du doigt n'y laisse pas d'empreinte ; l'évacuation abondante d'urine claire après les crises ; la production de gaz ; un état mental caractérisé par de la colère et de la désespérance, des jalousies et des soupçons sans motifs, de l'indétermination dans les actes, du doute, des changements continuels, des pleurs sans cause appréciable.

Il conseille comme traitement la saignée, les préparations martiales associées aux antispasmodiques ; le safran de mars ou les eaux ferrugineuses naturelles comme celles de Timbrige, de Bath ; enfin la thériaque, le quinquina (remède nouveau), le vin d'Espagne soit seul soit avec de la gentiane, de l'absinthe, de la petite centaurée ou de l'écorce d'oranges. La diète lactée, les sports, l'équitation seront des moyens adjuvants.

Sa description de la danse de Saint-Guy est si exacte qu'on l'a depuis appelée Chorée de Sydenham.

Son traité de la goutte, qui a été traduit et publié il y a quelques années, a été aussi longtemps classique. C'est un livre vécu, comme on pourrait dire. Car Sydenham fut un grand goutteux. Il n'est pas partisan des purgatifs ni des diaphorétiques. Il est surtout nécessaire de rétablir le bon fonctionnement de l'estomac et de le maintenir tel par son traitement qui est surtout un traitement hygiénique.

Son hippocratisme n'en fait pas un réactionnaire. Il est le premier à prescrire des médicaments chimiques quand cela lui paraît nécessaire ; mais il n'est pas comme certains médecins systématiques qui ne voient que la chimie. C'est ainsi qu'il emploie couramment l'émétique, l'antimoine, les préparations martiales, l'esprit de vitriol, etc.

Pour terminer, laissons-le parler sur ce sujet tout d'actualité à cette époque :

« Ce serait assurément une ingratitude extrême de ne pas reconnaître les obligations que nous avons à la chimie de ce qu'elle nous a donné des remèdes utiles et très propres à différentes médications entre lesquelles un des principaux est l'infusion émétique.

« ... Mais ceux-là se trompent grossièrement qui s'imaginent et se persuadent que le principal défaut de la Médecine est qu'elle manque de remèdes puissants et efficaces que la chimie seule peut fournir. Au contraire, si on examine les choses comme il faut, on verra clairement que ce qui manque le plus à la médecine n'est pas de savoir remplir telle ou telle indication, mais de savoir précisément quelle est cette indication qu'il s'agit de remplir. Le moindre garçon apothicaire m'apprendra dans un demi-quart d'heure les remèdes dont je dois me servir pour faire vomir ou purger, suer ou rafraîchir; au lieu que, pour m'apprendre avec la même certitude quand et dans quel cas je dois employer tel ou tel remède dans les différentes maladies, il faut être extrêmement versé dans la pratique de la médecine. »

C'était prendre la question de haut, en parler en philosophe et mettre les choses au point dans cette malheureuse querelle des iatro-chimistes et des autres médecins.

RICHARD MORTON (1698) fut d'abord chapelain d'une famille noble, mais comme il était non conformiste, il fut forcé de quitter l'habit ecclésiastique et s'adonna à la Médecine. Il fut médecin du Prince d'Orange et voulut lui aussi tenter des théories nouvelles sur la pathogénie des maladies.

D'abord sur la pathogénie de la fièvre, qu'il prétend être causée par un poison, agissant à la façon d'un ferment, poison donnant lieu à tous les symptômes fébriles, déterminant ici des vomissements, là du délire, ici de la diarrhée (1690). Puis, généralisant sa pathogénie des fièvres, il va jusqu'à dire que c'est un poison qui est la cause de toutes les maladies, un poison qui infecte les esprits. Ce qui l'a conduit à adopter cette idée c'est l'introduction récente du quinquina dans le traitement des fièvres intermittentes, alors très fréquentes en Angleterre. Il pense que le quinquina agit comme un antidote, qu'il neutralise l'action du poison fébrigène. Il ne peut en donner une meilleure preuve que le récit d'une consultation avec un jeune confrère, qui depuis 4 semaines luttait sans succès contre une fièvre par les alcalis, les acides, les adoucissants, les altérants, les opiacés, les astringents et enfin les arcanes et qui fut guéri au bout de quatre jours par l'Écorce du Pérou avec du laudanum, « à la stupéfaction du savant et de l'érudit. »

A cette époque, en effet, il y eut en Angleterre de nombreuses épidémies dont la relation nous a été laissée par Willis, par Sydenham et par Morton lui-même, qui furent les trois grands cliniciens de cette époque. Les formes de fièvres observées semblent presque toutes être sous la dépendance de la malaria, du paludisme. Du reste Morton a remarqué la fréquence de leur réapparition à l'automne et cela plus volontiers au bord de la mer, à l'embouchure des fleuves, dans les endroits marécageux, couverts d'arbres touffus où l'air ne se renouvelle pas et se putréfie. Certaines revêtent la forme intermittente type, quotidienne, tierce et quarte, d'autres la forme continue, dont la pathogénie doit d'ailleurs être la même; enfin le genre de ces fièvres peut être protéiforme et revêtir la marque d'autres affections (sublarva, fièvres larvées), diarrhée, vomissements, coma, etc.

Les formes continues furent très répandues de 1658 à 1664, période pendant laquelle la plus grande partie de l'île ressemblait à un hôpital : « Nosocomii publici speciem præ se ferebat », et où dans certains endroits on ne trouvait plus de gens bien portants pour soigner les malades.

C'est en 1658 à l'automne qu'Olivier Cromwell et son père, médecin distingué, pris de cette maladie, moururent.

En 1665 c'est une épidémie de peste.

De 1666 à 1672 des diarrhées et des dysenteries.

Et nous ne parlons ni des varioles, ni des rougeoles, ni des grippes (1675-1679).

Sydenham insiste sur les fièvres intermittentes de 1661 à 1675, et sur le choléra morbus de 1669. C'était la meilleure école que l'on pût rêver pour un clinicien.

Mais revenons à Morton, qui le premier au xviie siècle tenta une doctrine de pyrétologie nouvelle et fut en outre le plus ardent propagateur de l'usage du quinquina dans les fièvres, qui, à cette époque, se trouvaient en Angleterre être de vraies fièvres paludéennes.

Il est plus connu comme phtisiologue. Il rapporte la phtisie pulmonaire à des tubercules qui s'enflamment et s'ulcèrent. Il pense qu'ils sont produits par du sang coagulé dont la coagulation est due à une infection de la masse sanguine par un principe âcre et malin. Il croit à la contagion de la maladie. Elle contamine ceux qui couchent dans le même lit par une sorte de miasme, comme une fièvre maligne. Mais il la croit surtout héréditaire. « Præ cæteris omnibus hereditarius. »

Il distingue trois degrés : commençante, confirmée, désespérée. Le premier correspond à l'envahissement du poumon par un excès de sérum du sang ; le second à la production du tubercule ; le troisième à l'inflammation du poumon, à l'apostème des parties enflammées et à leur ulcération.

Il cite des cas de phtisie qui ont duré cinquante ans, comme celui de Lord Harthe, comme celui de son père, habile médecin qui toussa toute sa vie et mourut d'une fièvre putride (?) épidémique en 1658. (V. plus haut.)

Il était fils de médecin, d'un médecin phtisique, ce qui nous explique pourquoi il étudia plus spécialement cette maladie, qu'il regardait comme héréditaire.

Son traitement consistait en : diète lactée, usage des eaux ferrugineuses, des balsamiques et des sels volatils. Quand il y a de la fièvre donner l'Écorce du Pérou. Les cautères, les vésicatoires sont également conseillés. Il insiste beaucoup sur l'alimentation et l'hygiène.

Pendant qu'un peu partout en Europe, dans les Pays-Bas, en Allemagne et en Angleterre on suit l'impulsion donnée aux sciences en général et aux sciences médicales en particulier ; en France, on y reste réfractaire. C'est surtout contre la chimie que s'insurge l'École, surtout l'École de Paris, car à Montpellier on fait des concessions, témoin Lazare Rivière. Cependant, en 1567 (était-ce pour répondre au fameux décret du collège de la Faculté contre l'antimoine, qui parut en 1566 ?) JACQUES GOHORI (Leo Suavius), dans son *Compendium Paracelsi*, veut introduire dans notre pays les idées du Réformateur et plus particulièrement ses médicaments, sa tentative n'eut aucun succès ; du reste son autorité était médiocre et la doctrine de Paracelse est dans son ouvrage mal exposée et insuffisamment expliquée.

Plus tard quelques esprits indépendants, assez avides de tapage, se proclamèrent chimistes, hermétiques, spagiriques, comme Jos. Quercetanus, DUCHESNE, *sieur de la Violette*, qui fut médecin de Henri IV. Tout partisan qu'il est de l'introduction des médicaments chimiques dans la thérapeutique, il ne repousse pas les anciens médicaments comme le voulait Paracelse, il pense qu'on peut employer les uns et les autres. Mais il ne réussit qu'à s'attirer les sarcasmes et les inimitiés de la Faculté ; et comme il avait été apothicaire, on pensait qu'il voulait surtout faire acheter ses remèdes : des élixirs de vie, de l'eau thériacale, de l'eau antiapoplectique et antiscorbutique ; enfin son vin Chalybé, le plus célèbre de ses vins médicamenteux, dont l'usage va maintenant devenir habituel en thérapeutique.

Pour se défendre il reprend la thèse de Daniel Sennert ; et de Gonthier d'Andernach et aussi de notre Ambroise Paré. « Au nom de quelle religion condamner aujourd'hui les remèdes tirés des métaux et des minéraux, si ces remèdes sont préparés suivant les lois de la nature et de l'art et non par un empirique ignare ou un charlatan ? Mais les Anciens se servaient déjà de remèdes analogues, que l'on parcoure l'Antidotaire de Nicolas Myrepsus et on y trouvera des préparations où entrent le fer, le soufre, l'arsenic, le vitriol. Quant à l'antimoine, considéré par certains comme un poison mortel, c'est un médicament sans danger s'il est bien préparé, et si on sait en manier les doses. L'antimoine est d'ailleurs employé par des médecins hippocratiques tels que Théodore Zwinger, Félix Platter ». Il ne put gagner le procès de l'antimoine, qui fut de nouveau condamné par la Faculté en 1615. Gui Patin fait de Duchesne « un grand charlatan, un grand ivrogne et un franc ignorant, puis un monstre parce que c'est un chimiste et que le meilleur chimiste n'a guère fait de bien au monde et que celui-là y a fait beaucoup de mal aussi bien que ceux qui l'ont suivi ou imité ». Si nous avons cité ce passage d'une lettre écrite en 1650, c'est afin de montrer de quel esprit était animée la majorité des médecins parisiens à cette époque.

THÉOPHRASTE RENAUDOT (1586-1653) ne fut pas plus heureux que Duchesne. Il était avec cela trop en avance sur son temps. N'est-il pas le fondateur du journalisme, puisqu'il a créé la première gazette (Gui Patin ne l'appelle jamais que le gazetier)? N'a-t-il pas créé aussi la publicité avec son bureau d'adresses? le Mont-de-Piété en prêtant sur gages aux nécessiteux, pour lesquels il institua des consultations gratuites? Il était très partisan de l'antimoine et fut très protégé par Richelieu qui avait son génie inventif en estime; et c'est à ces différents titres qu'il dut d'être persécuté par le Collège de la Faculté de Médecine de Paris, d'être cité au Châtelet pour exercice illégal de la Médecine. Il fut condamné et la Faculté le poursuivit de sa haine jusque dans ses fils : Emile, l'auteur de l'*Antimoine triomphant*, et Isaac, qui attendirent pendant plusieurs années « leur bonnet de docteur. »

C'est que la Faculté, très jalouse et très autoritaire, était réfractaire, comme l'a fait remarquer Maurice Raynaud, à tout progrès dont elle n'avait pas eu l'initiative.

Mais revenons à la tradition : tous ces irréguliers furent une exception au xviiᵉ siècle en France.

Le plus traditionaliste des médecins d'alors fut JEAN RIOLAN (1577-1657), qui, quoique bon anatomiste, ne voulut pas tout d'abord admettre la circulation du sang, que Willam Harvey venait de découvrir.

Il pense que l'apoplexie est due à la réplétion des ventricules ou par une humeur pituiteuse ou séreuse ou par du sang (d'où l'ancienne division en apoplexie séreuse et sanguine); dans ce dernier cas, il se fait à la base du cerveau.

dans le rete mirabile, une rupture des petites artères ; d'où le nom de coup de sang qui lui a été donné par Sextus Aurelius Victor. Il fut médecin de la reine mère et du roi Louis XIII. Il était professeur d'anatomie et de botanique. C'est à lui que l'on doit la fondation du Jardin-Royal, le Jardin des Plantes.

Le plus intraitable de ces réactionnaires fut le fameux GUI PATIN (1601-1672), qui ne voit en thérapeuthique que les purgatifs et la saignée avec l'emploi de quelques simples. Il a des apothicaires une opinion tellement mauvaise qu'il pense qu'il vaut mieux s'en passer et dans ce but il écrit ou fait écrire « le Médecin charitable », où sont réunies toutes les recettes de tisanes, vins et autres médicaments usuels que l'on peut préparer soi-même sans avoir recours à l'apothicaire.

Son recueil de lettres n'en est pas moins très intéressant à lire. Il est encore le régal de beaucoup de lettrés. Il ne s'y trouve d'ailleurs rien de médical à proprement parler. C'est une chronique du temps écrite par un médecin français plutôt « libertin » pour employer une expression du XVII⁰ siècle et cependant autoritaire et intransigeant quand il s'agit de la saignée ou de l'antimoine ; de la saignée qu'il faut toujours faire ; de l'antimoine qu'il ne faut jamais donner.

LAZARE RIVIÈRE (1589-1655) est le premier à avoir introduit la chimie dans la vieille Faculté de Montpellier. On l'accusa quand parut sa « Pratique Médicale », d'avoir fait de larges emprunts à Daniel Sennert. Son ouvrage est une sorte de compilation. L'auteur a surtout voulu faire un livre d'instruction médicale et a cherché à le faire le plus complet possible en prenant chez les Anciens, les Arabes, et les chimistes ce qui lui parut le meilleur. Parmi les remèdes chimiques il emploie : le mercure doux, le safran des métaux (antimoine) le vitriol blanc préparé, le sel de vitriol, les huiles d'ambre et de romarin ; l'alun, la pierre hématite, l'or, le fer. Il a laissé des centaines d'observations parmi lesquelles plusieurs de phtisie contagieuse. La plus curieuse est celle d'un abbé phtisique qui, pour se soigner, prenait le lait au sein d'une femme. Cette femme fut infectée et mourut : elle communiqua la maladie à sa sœur qui en guérit. Quant à l'abbé, cause de tout le mal, son traitement ne l'empêcha pas de mourir.

Guy Crescent Fagon (1638-1718); neveu de Guy de la Brosse, médecin de Louis XIII, fut à la fin de sa vie médecin de Louis XIV. Il était plus souple que ses prédécesseurs. En 1663, il soutint une thèse favorable à la circulation du sang, ce qui pour l'époque et le milieu était plutôt une hardiesse. Voici d'ailleurs ce qu'en dit Saint-Simon :

« Fagon était un des beaux et bons esprits de l'Europe, curieux de tout ce qui avait trait à son métier, grand botaniste, *bon chimiste*, habile connaisseur en chirurgie, excellent médecin et bon praticien. Grand ennemi des charlatans, il *aimait* la Faculté de Montpellier, et en tout *la Médecine jusqu'au culte.*

C'est pour cela qu'il fut l'adversaire d'Helvétius, « un gros Hollandais qui n'avait pas ses degrés ». Ce qui ne l'empêchait pas de faire des cures remarquables avec son ipéca.

Il vulgarisa en France la médication des fièvres par le » kinkina » d'après la méthode de l'Anglais Talbot. Il rapporte, comme c'est courant à cette époque, son efficacité à son action sur le « levain » de la fièvre, action qu'il regarde comme chimique, analogue à celle des yeux d'écrevisse avec le vinaigre distillé.

Fagon était donc aussi un fermentiste comme Van Helmont, et Willis, un chimiste comme Deleboe. Il n'avait donc pas été réfractaire aux idées ambiantes qui vont être rejetées dans l'ombre par la découverte de Harvey et qui n'en sortiront que plus tard, quand les découvertes du XIXᵉ siècle auront montré qu'elles n'étaient pas complètement erronées.

Les Iatro-Mécaniciens.

Ces doctrines chimiques et fermentistes, plutôt vitalistes, vont être battues en brèche par les doctrines physiques et mécaniques qui ne voudront pas tenir compte des phénomènes vitaux, rapportant tout, dans leur exclusivisme, à la mécanique et à l'hydraulique.

Le grand promoteur de ces doctrines fut William Harvey (1578-1658), qui naquit à Folkstone et fit ses études au Collège de Cantorbery. Il voyagea par toute l'Europe et resta longtemps à Padoue, suivant les cours d'anatomie de Fabrice d'Aquapendente, qui venait de décrire les valvules des veines : on sait quelle influence cette découverte eut sur celle de Harvey. Si la constatation anatomique de la non-communication des deux ventricules a permis de découvrir la circulation pulmonaire, c'est la présence de valvules dans les veines qui a permis d'établir le retour du sang au cœur par ces vaisseaux et en même temps de découvrir la grande circulation ; ce qui a été l'œuvre de Harvey, qui, en somme, n'a décrit que deux circulations, la circulation pulmonaire, déjà décrite imparfaitement avant lui, et la grande circulation, incomplètement, puisqu'il a ignoré le système capillaire et été jusqu'à nier l'existence des vaisseaux lactés qui furent décrits de son vivant par Aselli, mais qu'il n'avait pas vus ou pas voulu voir.

Il ne tarda pas à se fixer à Londres à son retour d'Italie et fut nommé médecin de l'hôpital Saint-Barthélemy (1604). Nommé régent l'année 1613, il fit des cours où il exposa pour la première fois ses idées sur la circulation du sang ; idées qui eurent leur forme définitive en 1628 dans un petit livre qui parut à Francfort sous le titre d'*Exercitatio anatomica de cordis et sanguinis motu in animalibus*.

Nous avons vu plus haut que les anciens n'avaient aucune

idée de la circulation. Seulement au siècle précédent Michel Servet, Colombo et Césalpin avaient déjà décrit la circulation pulmonaire. Ces travaux étaient peu connus. Voici d'ailleurs d'après Stahl (du mouvement tonique vital) l'idée que l'on se faisait alors du mouvement du sang : le sang *nutritif* dans les veines, *vital* dans les artères, restait stagnant ou en équilibre dans les vaisseaux qui le contiennent et n'avait par là même de sa nature d'autre mouvement intime que celui de la fluidité. Ils s'imaginaient toutefois que les *esprits* s'agitent de haut en bas dans cet étang sanguin, comme les poissons dans l'eau, qu'ils s'y nourrissent, qu'ils se portent à travers ce liquide dans les diverses parties de l'organisme et que parfois cependant ils se saisissent d'une partie de la substance sanguine pour l'entraîner avec eux en la poussant hors des vaisseaux vers tel ou tel endroit du corps : ce que l'antiquité appelait tantôt épanchement, tantôt soustraction des humeurs.

Le cœur était considéré depuis Hippocrate comme l'origine des artères et le foie comme l'origine des veines ; le rôle de la respiration était mal connu ou faussement interprété puisqu'on pensait que c'était dans le ventricule gauche que le sang prenait son caractère de sang artériel. Il est donc tout naturel que la découverte de Harvey ait soulevé tant d'étonnement et amené tant de protestations.

William Harvey affirme et démontre que le cœur ne contient ni air ni esprits, que c'est un organe qui distribue mécaniquement le sang dans tout l'organisme de la façon qu'il va décrire.

L'oreillette se contracte d'abord et par sa contraction projette dans le ventricule le sang qu'elle contient et dont elle abonde, puisqu'elle est la tête des veines, la réserve et la citerne du sang. Le ventricule rempli, le cœur se redresse, tend tous ses nerfs (fibres), contracte ses parois et constitue le pouls, la pulsation : cette pulsation va amener dans les artères la protrusion du sang qu'il contenait et qui lui venait de l'oreillette.

Le ventricule droit le projette dans les poumons par ce vaisseau qu'on appelle la veine artérieuse, et qui vraiment par sa constitution et sa fonction, en tout enfin est une artère; le ventricule gauche le projette dans l'aorte et par les artères dans tout le corps.

Il nous décrit ensuite comment le sang va du cœur par le parenchyme pulmonaire dans l'artère veineuse, puis dans le ventricule gauche et nous dit que Galien a presque décrit la circulation pulmonaire en disant : « Sanguinem per pulmones de vena arteriosa in arteriæ venosæ ramulos permeari propter cordis pulsum ». Quant à Colombo, qu'il considère comme un anatomiste habile et très instruit, il ne l'a, dit-il, décrite qu'imparfaitement. Il n'en n'est pas moins vrai qu'il l'a décrite, comme Michel Servet et Césalpin, dont il a très bien pu ne pas connaître les ouvrages.

W. Harvey a donc mieux décrit que ses prédécesseurs la petite circulation ; c'est lui qui le premier a bien décrit la grande circulation, la partie la plus délicate et la plus originale de son œuvre. Pour expliquer le retour du sang au cœur par la voie veineuse il fait des ligatures au bras et démontre que la stagnation des veines se fait de la périphérie vers le centre et cela grâce aux valvules que son maître Fabrice d'Aquapendente a le premier décrites.

Le résultat le plus étonnant de cette découverte était la quantité énorme de sang qui passait par le cœur des veines dans les artères; c'était aussi ce mouvement circulaire, cette circulation du sang, en un mot, qui le fait s'écrier :

Adeo nova et inaudita ut non solum ex invidia quorumdam metuam malum mihi; sed verear ne habeam inimicos omnes homines; tantum consuetudo aut semel imbibita doctrina alterque defixis radicibus, quasi altera natura apud omnes valet et antiquitatis veneranda suspicio erigit. Utcumque alea jacta est : spes mea in amore veritatis et doctorum animorum candore. (Ch. VIII.)

Le sang est lancé du cœur par les artères dans le reste du corps, grâce à la contraction du ventricule gauche comme il est lancé dans le poumon par la veine artérieuse du ventricule droit, et de nouveau par les veines dans la veine cave jusqu'à l'oreillette droite, comme des poumons par l'artère dite veineuse dans le ventricule gauche. Il n'a pas pressenti le rôle du poumon dans la petite circulation.

Il n'a vu dans la circulation du sang que le côté mécanique. Cette nouvelle façon d'interpréter le rôle du cœur, muscle puissant, propulseur du sang ; cette dépossession du rôle du foie dont on faisait l'origine des veines amenèrent, comme il l'avait prévu, des protestations de la part de nombreux anatomistes, parmi lesquels les plus ardents furent J. Riolan et Primerose. W. Harvey en vrai « gentleman » répond au bon J. Riolan avec le plus grand calme et la plus grande courtoisie et termine sa lettre en lui démontrant l'inanité des *esprits*, qu'on trouve à chaque page de la pathologie de la physiologie des Anciens et même des Modernes : « illos spiritus sublimes, lucidos, ethereos, cœlestes naturæ, divinos, vincula animæ velut Deos immediatos autores opinantur et prædicant. »

Nous avons vu plus haut dans la citation empruntée à Stahl le rôle dévolu aux esprits. Si, comme il l'a prouvé, le cœur est l'organe qui distribue le sang au poumon et au reste du corps, le rôle des esprits et leur existence est réduite à néant. C'est le cœur qui fait tout cela ; c'est le principe, la source et l'origine première de la vie avec les veines, les artères et le sang que ces vaisseaux contiennent ; mais ce n'est pas là que le sang se fait ; ce n'est pas là non plus le foyer, l'origine de la chaleur : le sang donne plus de chaleur au cœur qu'il n'en reçoit. Bref, W. Harvey s'est borné à démontrer le rôle mécanique du cœur dans la circulation, c'est ce qu'il fait qu'il doit être regardé comme le premier des iatro-mécaniciens, c'est certainement le plus célèbre, à moins que chronologiquement on n'accorde la priorité à Sanctorius.

Sanctorius (1561-1636), dans *la Médecine statique* publiée en 1624, introduit dans les sciences médicales la notion du poids, notion toute physique. Sa doctrine est fondée sur les pertes que subit le poids du corps par le fait de la perspiration insensible, pertes qui doivent être réparées par l'alimentation et le régime et qu'on ne peut constater que par la balance. Il s'est fait construire un appareil dans ce but ; constate le poids du corps avant et après les repas, au réveil, après le coït, après certains exercices violents et fonde la santé sur le maintien d'un poids uniforme chez l'homme adulte. C'est donc un point de vue nouveau dans la Médecine. Les Anciens n'en n'ont jamais parlé.

Il appelle perspiration insensible une sorte d'évaporation qui se fait à la peau, mais qui n'est ni la transpiration, ni la sueur.

Il pense que la chair vivante ne se corrompt pas comme la chair morte, parce qu'elle est dans un état continuel de rénovation, phénomène qui se passe dans les fibres, plus souples chez l'enfant et chez l'adulte, dures chez le vieillard, moins aptes à se renouveler et plus tard incapables de le faire, d'où la mort.

Il n'est plus question d'humeurs mais de fibres : nous sommes en plein solidisme.

Sanctorius fut professeur à Padoue, puis médecin très consulté à Venise. Doué d'un esprit ingénieux et inventif, il pense à se servir du thermomètre, récemment découvert, pour juger de la chaleur du corps dans la fièvre ; il invente un petit appareil pour mesurer le pouls (sphygmomètre) ; construit un cathéter à trois branches pour l'extraction de la pierre vésicale. Il a l'idée du trocart dont il se sert pour la paracentèse abdominale et dont aussi, d'après Mulvicini, il se servait pour faire la trachéotomie entre le 3e et le

4ᵉ anneau de la trachée. Il eut l'idée du speculum à bains et remit en honneur les bains suspendus d'Asclépiade.

Mais le fondateur de cette école iatro-mécanique, encore appelée iatro-mathématique, fut BORELLI (1608-1679), qui, dans son livre sur *le Mouvement des animaux*, considère d'après les lois de la Mécanique que les os sont des leviers mis en jeu par des cordes, qui sont les muscles. Au xvıᵉ siècle la Médecine subit l'influence des idées chimiques ; au xvııᵉ c'est la physique qui la domine par des découvertes importantes : baromètre, thermomètre, télescope, etc. Borelli, élève de Galilée, subit cette influence prépondérante.

BELLINI (1643-1704) suit la même voie et par son autorité donna plus de poids et de considération à l'École iatro-mathématique en Italie et chercha à la réunir avec la doctrine chimiatrique.

C'est lui qui le premier à propos de la contraction et de son effet contraire fait intervenir une force nouvelle, l'*élasticité* (vis elastica) en vertu de laquelle un corps qui s'est contracté, allongé ou raccourci dans une impulsion quelconque revient quand cette impulsion a cessé à son état primitif.

Il pense que les muscles sont formés de fibres divisées elles-mêmes en fibres plus petites qui peuvent se contracter soit volontairement, soit involontairement, on dirait qu'il a pressenti les disques de Bowman.

Il s'élève contre la généralisation de la doctrine des fermentistes et des chimistes qui voient des ferments partout, jusque dans la sécrétion des glandes. Il pense que la mécanique peut expliquer la plupart des transformations qu'on rapporte aux ferments : calibre et forme des vaisseaux.

Nous aurons occasion d'en parler à nouveau à propos de l'anatomie et de la physiologie. C'est lui qui le premier faisant chauffer le sérum du sang, la lymphe, s'aperçut qu'ils contenaient une substance analogue au blanc d'œuf, réac-

tion qu'il n'observe pas avec le liquide céphalo-rachidien :
c'est la première notion de l'albumine et des albuminoïdes.

BAGLIVI (1669-1708) est le représentant le plus remarquable et le plus complet de l'Ecole italienne à cette époque.
Il ne peut échapper aux influences doctrinales qui l'entourent; il sera aussi iatro-mécanicien, mais ce sera surtout un observateur et un clinicien avec des idées générales, qu'on trouve réunies dans son livre de la « Pratique Médicale », conçu et écrit dans un esprit philosophique qui n'a rien de systématique. Il s'inspire du « Novum organum ». Il paraphrase Bacon. Un de ses traducteurs français du reste fait précéder son livre d'une introduction sur l'influence du baconisme en médecine.

Il étudie la médecine d'abord à Padoue, puis à Bologne, où il devient l'ami intime de Malpighi. Plus tard, devenu médecin du pape Innocent XIII, il se fixe à Rome à l'âge de 23 ans. Sa « Pratique Médicale » parut en 1696 : il avait 27 ans. Il débute par une profession de foi baconienne, sinon hippocratique.

« Ministre de la nature et son interprète, quoi qu'il veuille faire ou quoi qu'il fasse, le médecin doit se rappeler que le seul moyen de commander à la nature, c'est de savoir soi-même lui obéir. »

Il n'est pas l'ennemi des idées modernes, cependant il pense qu'il ne faut pas opposer les Anciens aux Modernes, mais plutôt chercher, autant que cela peut se faire, quel lien ininterrompu les unit.

D'ailleurs pourquoi être systématique et perdre son temps en discussions stériles? Il faut d'abord observer, car en médecine tout ce qui a été acquis de certain n'a été dû qu'à l'observation. Ce qui fait la valeur des aphorismes, du pronostic, des Prénotions de Cos, c'est qu'aujourd'hui encore nous pouvons contrôler la réalité des phénomènes qui ont été bien observés et bien décrits. Parmi les médecins, les uns donnent trop au raisonnement et rien à l'expérience les autres font tout le contraire. C'est de part et d'autre de l'aveuglement : d'où ces discussions qui font tant de tort à la médecine. Assurément, à la base de la médecine on trouve l'expérience ; mais pour arriver à connaître et à traiter les maladies, l'observation et le raisonnement doivent se donner un mutuel appui.

Ce qui empêche les progrès de la médecine ce sont : le mépris des médecins anciens, les *idoles* médicales (Cf. Bacon), ou opinions préconçues, les fausses analogies, les lectures mal faites, la mauvaise interprétation des auteurs, et la manie de vouloir bâtir des systèmes. Il faut en outre tenir compte de la nature et du tempérament du médecin qui, suivant qu'il sera bilieux ou hardi, mélancolique ou timide, usera plus volontiers le premier de remèdes énergiques ; le second de remèdes anodins.

Pourquoi mépriser les anciens comme l'ont fait Paracelse et Van Helmont ? ce sont eux qui ont établi les fondements de notre art médical et Galien tant conspué a laissé pour un auteur du IIIe siècle une œuvre remarquable. Il n'est pas fermentiste ; il est plutôt iatro-mécanicien préférant aux théories de Van Helmont les doctrines de ses compatriotes Borelli et Bellini qui l'un à Rome, l'autre à Florence ont appliqué les lois de la physique et de la mécanique à l'explication des effets morbides. Il n'aime guère les chimistes qui ont le tort d'assimiler le corps à une cornue.

Il faut en outre savoir lire les auteurs et avoir vis-à-vis d'eux la plus grande indépendance d'esprit ; il faut les juger, les discuter. Il sera bon de prendre des notes en les lisant. « Ce sera donc une chose fort utile pour ceux qui aiment les livres de se procurer une sorte de registre avec les titres des matières les plus importantes et d'y transcrire avec exactitude tout ce qu'ils trouveront d'intéressant dans leurs lectures.

On peut de cette façon relire ces notes chaque jour aux heures de loisir ; elles finissent par se graver au plus profond de la mémoire; l'esprit se féconde ainsi et se perfectionne de manière que bientôt le traitement des maladies les plus difficiles n'a plus rien qui puisse venir à bout de l'effrayer ou le surprendre[1]. »

Il n'est pas nécessaire que le médecin soit érudit; il faut seulement qu'il soit *doué* (et cela se trouve chez ceux qui sont médiocrement instruits) de cet admirable instinct (ευτοχια) qui révèle sur-le-champ la nature d'une maladie et la médication qui lui convient. Il ne peut du reste y avoir de bons praticiens sans la pratique elle-même.

Il ne paraît pas aimer les remèdes chimiques.

Quant aux remèdes nouveaux de cette période, le quinquina, par exemple, il n'en est pas du tout partisan parce que, l'ayant employé plusieurs fois à Rome, il ne lui a pas réussi. Par contre il fait l'éloge du café dont il fait usage pour sa santé, pour dissiper ses maux de tête l'après-midi, quand sa digestion est difficile. Il pense aussi que le thé et le chocolat peuvent rendre des services pour donner du ton au système nerveux et pour faciliter les digestions.

« Jusqu'à aujourd'hui, cependant, il faut l'avouer, la pratique des Galénistes est restée supérieure à celle des Modernes. »

Et il s'emporte contre tous les systèmes en honneur de son temps; contre les mécaniciens qui ne voient dans l'estomac qu'une cornue, dans le cœur qu'un ressort, dans les viscères que des cribles, dans les artères que des tubes hydrauliques, dans le poumon qu'un soufflet, dans les muscles que cordes; contre les chimistes, qui ne voient que fusion, sublimation, précipitation. Assurément il y a dans toutes ces interprétations une part de vérité; mais ce n'est pas là le but de la médecine qui est l'art de guérir et qui ne s'apprend que par l'usage, l'exercice, la pratique et l'observation intelligente du malade.

1. Baglivi, De l'accroissement de la médecine pratique. Trad. J. Boucher. Paris, 1851.

« Le plus subtil mathématicien du monde est toujours moins subtil que la nature elle-même. »

« Si l'expérience vous a montré cent fois la vérité d'une chose, cette chose est véritable, soyez-en sûr. »

Ces deux aphorismes sont en quelque sorte la base de son système : il est donc bien de la vieille et grande école hippocratique.

Et la médecine ne pourra progresser que par la méthode suivante :

1° Réunir un ensemble aussi nombreux que possible d'observations particulières avec le contrôle de l'autopsie ; 2° les ranger ; 3° les mûrir, les digérer ; 4° en déduire des principes généraux des axiomes. Et parmi les médecins qui ont laissé des observations il cite : Hippocrate, Cœlius Aurelianus, Aétius, Arétée et Galien lui-même quand il sort des nuages de la spéculation ; puis dans les temps modernes : Duret, Houllier, Jacot, Baillou, Mercuriali, Forestus, Ettmuller, Valesius, Sydenham, Morton, Septalius, Manget, Tulpius, Rivière, etc.

Il nous renseigne aussi sur la Médecine et la Chirurgie de son temps : les Anglais soignaient surtout par les opiacés (Sydenham) ; les Hollandais par les diaphorétiques (Van Helmont, Deleboë) ; les Allemands par l'émétique (Paracelse) ; les Espagnols par la saignée (Arabes). Les Français étaient plutôt réputés comme chirurgiens : ils faisaient la suture des tendons, l'opération de la hernie étranglée avec le plus grand succès et savaient guérir les ulcères chroniques. A Rome rien de tout cela ne pouvait réussir à cause de la malignité des fièvres. Car Rome est toujours infestée par le paludisme, la fièvre hémitritée (semitertiana) comme au temps de Galien. « Febris semitertiana exquisita familiaris est popularibus almæ hujus Urbis ; et fere perpetuo hic grassatur ; quod etiam cognovit Galenus... » Il signale aussi des fièvres qu'il appelle « mésentériques » forme continue et typhoïde du paludisme.

Il saigne au début, puis donne des diaphorétiques et le
quinquina (sel ammoniac et poudre de quinquina en pilules),
qu'il ne condamne pas, mais dont il condamne l'abus comme
celui des vésicatoires.

Il est un des premiers qui ait parlé d'une intervention
chirurgicale possible dans la phtisie pulmonaire.

Tel est le Baglivi de *la Pratique Médicale* son œuvre capitale. Quand nous traiterons de la physiologie au xviiᵉ siècle nous parlerons du Baglivi « des Canons de la Médecine
des solides d'après les règles de la statique », ainsi que des
autres iatro-mécaniciens, qui s'appellent William Cole,
Charleton, Pitcairn.

Quant à Claude Perrault, ce fut surtout un architecte.
Cependant il a laissé des mémoires physiologiques intéressant la mécanique animale. On sait qu'il mourut à la suite
d'une piqûre anatomique en disséquant un dromadaire ma-
ade.

La Chirurgie.

On trouve au xviiᵉ siècle beaucoup de recueils d'observations chirurgicales, et peu de chirurgiens, d'opérateurs.

Fabrice d'Aquapendente (1537-1619), qui découvrit les
valvules des veines, ne fait guère que commenter Paul
d'Egine (Haller).

Fabrice de Hilden (1560-1634) est considéré comme le res-
aurateur de la Chirurgie en Allemagne. Il a réuni un grand
nombre d'observations, parmi lesquelles un cas curieux de
rupture utérine pendant l'accouchement.

« Comperta est matrix erumpente infante lacerata, ejus-
que caput in laxam ventris capacitatem dimissum, eademque
matrix pars nervosa infantis collum contractum quæ ipsum
procul dubio suffocaret. »

Il est l'inventeur de nombreux instruments parmi les-

quels : une pince à dents pour extraire le fœtus, analogue
à celle dont on se servait pour tirer les pierres de la vessie
et qui inspirera le forceps de Chamberlen ; un amygdalo-
tome ; des canules pour l'extraction des corps étrangers de
l'œsophage ; un appareil pour la réduction des luxations de
l'épaule ; une pince pour l'extraction des polypes du nez.

Il se sert pour la paracentèse abdominale du trocart de
Sanctorius (triquetra). Il est partisan de l'opération césarienne.

JEAN SCULTET (1597-1645) était le fils d'un batelier d'Ulm ;
il fit ses études à Padoue. Dans son « Armentarium chi-
rurgicum » se trouvent réunis et figurés les différents instruments et appareils de chirurgie de son temps parmi lesquels l'appareil qui a gardé son nom. En dehors de la chirurgie des Anciens, on y trouve de bonnes descriptions de
l'opération de la hernie et de la cataracte par abaissement. Les oculistes d'alors étaient pour la plupart des Italiens ; cependant il cite parmi les Allemands, Plater et Bar-
tisch, Georges de Dresde.

En Hollande, TULPIUS, plus connu comme anatomiste,
cite un cas de contagion de cancer du sein chez une servante qui pansait sa maîtresse malade. Il faisait pour la
curation du torticolis la section du sterno-cleido-mastoï-
dien.

PAUL BARBETTE eut comme praticien une grande célébrité ; dans les cas d'étranglements interne, il conseillait
la gastrotomie ; il perfectionna le trocart de Sanctorius,
récemment importé en Hollande par Jacob Blok, et disait de
faire la paracentèse « in musculo obliquo descendente, ad
recti musculi latus ». Avant lui la paracentèse abdominale
se faisait plutôt sur la ligne médiane.

En France, P. DIONIS nous a laissé un « Cours d'opérations
de chirurgie » qui peut être considéré comme le modèle du
genre. C'était d'ailleurs l'exposé des leçons de chirurgie qu'il
faisait au Jardin du roi.

Il réduit les opérations de chirurgie à quatre espèces : *synthèse*, qui rejoint ce qui est séparé ; *diérèse*, qui divise les parties dont l'union est contraire à la santé ; *exérèse*, qui ôte ce qui est étranger ; *prothèse* qui ajoute ce qui manque.

Il faisait la paracentèse abdominale sur la ligne médiane.

Il est contre l'opération césarienne.

Il n'admet pas l'efficacité de la suture royale et du point doré dans la cure radicale des hernies. Après l'opération il conseille de porter un brayer comme celui de Blegny. L'opération de la hernie étranglée est très bien décrite. Il faut procéder avec « patience et douceur » pour ne pas » percer le boyau. »

C'est à cette époque que l'opération de la cataracte devient plus précise depuis que Brisseau de Tournai a fait voir que c'était bien le cristallin épaissi et endurci qui en était la cause, opinion déjà émise par Lasnier en 1690.

Il décrit la suture des tendons, faite pour la première fois par Bienaise, il y a cinquante ans. Haller donne le nom de du Tau et dit qu'à l'étranger on regardait cette opération comme miraculeuse : « ea res pro incantamento habita ». Nous venons de voir que Baglivi en parle comme d'une opération bien pratiquée en France.

Dans l'amputation pour faire l'hémostase, il se servait du tourniquet, puis, la section faite, pratiquait la ligature des vaisseaux.

Il rappelle une méthode ancienne de la pratiquer « au couteau rougi » et la machine que Botal avait fait construire à cet effet et dont le Dr Guillotin a dû s'inspirer pour « la Guillotine ».

Botal, en effet, veut « que l'on mette la jambe entre deux couperets semblables à ceux des bouchers, enchâssés dans deux billots de bois, la jambe étant posée sur le tranchant de celui de dessous ; il veut qu'on laisse tomber l'autre sur la jambe par le moyen d'une coulisse, il prétend que ces deux couperets sépareront les chairs et les os plus promptement que la scie ; il ajoute qu'on a coupé plusieurs jambes par cette méthode ; et que les blessés ont été bien guéris, sans sentir dans l'opération qu'une très légère douleur. »

C'est à cette époque aussi que fut proposée l'amputation à lambeau par Verduin, chirurgien Hollandais, reprise plus tard par un chirurgien Génevois, Sabourin.

Mais la grande et fréquente opération du chirurgien du xvııᵉ siècle est la saignée. Il y consacre près d'une centaine de pages. C'est une opération qui donne lieu à des surprises : chez les personnes grasses, la veine glisse et échappe à la pointe de la lancette. Il est toujours préjudiciable au chirurgien de faire une saignée blanche ; plus préjudiciable encore de piquer un tendon, d'ouvrir une artère.

On saignait dans toutes les maladies parce que « toutes les maladies ayant leur source dans le sang, la saignée débarrasse l'organisme du sang vicié, remplacé par un sang nouveau non vicié. »

Pour faire la phlébotomie il fallait « une bougie ou un rat de cave, une bande de toile, deux compresses, trois poëlettes à oreilles qui contiennent trois onces. »

Le malade sur le bord du lit, les rideaux fermés, la bougie allumée, est tenu par un aide ; un autre aide tient le bras solidement et le phlébotomiste opère avec fermeté et prudence. Il est bon que le chirurgien puisse opérer des deux mains. C'est la médiane ou la basilique qu'on ouvre le plus souvent. La veine était sectionnée en long, en travers ou de biais en deux temps : celui de la ponction et celui de l'élévation. Le lendemain le chirurgien venait voir le sang conservé dans les poëlettes pour juger de sa bonne ou mauvaise qualité.

C'est de cette époque que date l'Eau de Rabel, du nom de son inventeur Rabel, qui prétendait avec elle pouvoir arrêter toutes les hémorragies.

Haller avait Dionis en haute estime, il loue volontiers et

son ouvrage et sa personne : « Senis opus rotundi et sinceri hominis, non quidem inventoris, sani tamen judicii viri. »

Il n'a pas la même estime pour NICOLAS DE BLÉGNY, « vanus homo, nimiumque laudis cupidus ». Ce fut un chirurgien herniaire, qui construisit les premiers bandages herniaires qu'on appelait brayers et qui étaient faits de tissu élastique; ce qui constituait un grand progrès dans l'art du bandagiste.

GYNÉCOLOGIE ET OBSTÉTRIQUE.

J. VARANDAL, de Montpellier (✝ 1617), étudie les maladies des femmes et ne fait guère que répéter ce qu'en ont dit les Anciens. Il signale cependant avec plus de soin les « pasles couleurs » pour le traitement desquelles il conseille le fer ou plutôt l'acier à la dose de 1/7 de drachme pendant 7 jours. Les Empiriques employaient le safran de Mars.

Contre la stérilité il prescrit des tablettes faites de « Râclure de la partie d'un taureau ou d'un cerf avec poivre long, gingembre, cannelle, cantharides et musc ». Son obstétrique se borne dans les cas de dystocie à l'extraction du fœtus avec un crochet, à sa section, enfin à l'opération césarienne.

JACQUES PRIMEROSE fit ses études à Paris, puis à Montpellier et alla se fixer à Hull, dans le duché d'York. Nous avons vu plus haut qu'il fut un des plus ardents protestataires contre la découverte de Harvey. Il a la prétention d'avoir fait sur les maladies des femmes le premier traité vraiment complet. Il commence par des généralités sur la menstruation, qu'il considère comme une fonction excrémentitielle. Contre les affections utérines avec état cachectique il prescrit des testicules de cheval, de la matrice de chèvre; puis les eaux thermales sulfureuses, nitreuses et bitumineuses, mais défend les eaux furrugineuses.

Il conseille les injections vaginales avec un appareil spécial, l'introduction de pessaires médicamenteux, des fumigations, comme dans la Collection Hippocratique.

Il discute la valeur de l'hymen dont l'intégrité est une preuve de virginité pour lui, Avicenne, Vésale, Fallope et J. Wier, et qui n'a aucune valeur pour Oribase, Laurentius, Paré, Pineau, Eustachi et Columbo. Les deux camps ne pouvaient s'entendre parce qu'il semble bien qu'ils n'avaient pas en vue la même membrane.

Il signale les suppurations péri-utérines qui se faisaient jour soit par l'intestin, soit par la vessie, soit par l'utérus. Les cas les plus favorables étaient ceux où la collection purulente se plaçait entre le péritoine et les intestins : l'ouverture s'en faisait soit au bistouri, soit au fer rouge.

Il décrit aussi les pâles couleurs des vierges, qu'il rapporte à la rétention des règles. Il conseille également le fer déjà employé par Celse (aqua fabrorum) et par Rhazès (scoria ferri) : sa préparation préférée est le safran de Mars : on peut encore donner la limaille de fer de Mercati ou le vin chalybé de Duchesne.

Il faisait la version céphalique, se servait du crochet de Celse pour l'extraction du fœtus et pratiquait l'embryotomie. Il était aussi partisan de l'opération césarienne sur la femme vivante. Pourquoi l'utérus ne se cicatriserait-il pas, puisque l'estomac, la vessie se cicatrisent bien à la suite de traumatismes occasionnels ou chirurgicaux ? Il y avait du reste à cette époque beaucoup de cas d'opération césarienne faite avec succès dans ces conditions.

Thomas Bartholin rapporte le cas de la femme d'un chirurgien de Paris, qu'il a connue, quand il y habitait et qui subit quatre fois l'opération : « cui quater partus ex ventre fuit excisus, nullo relicto detrimento. »

Mauriceau (1657-1709) fait paraître le premier traité

d'obstétrique ; c'est le premier accoucheur qui nous ait donné de bons conseils pour la pratique des accouchements. Comme Aristote, comme Mercuriali, il considère la grossesse comme un état physiologique plein de dangers.

« La grossesse est une mer orageuse sur laquelle la femme grosse et son enfant voguent pendant l'espace de neuf mois, et l'accouchement qui est le seul port est si plein de dangereux écueils que très souvent l'un et l'autre, après y être arrivés et y être même débarqués, ont encore besoin de beaucoup d'aide pour les garantir de quantités d'incommodités qui ont coutume de suivre les peines et les fatigues qu'ils y ont endurées. »

Il commence par décrire les parties génitales appelées aussi parties honteuses et comme il écrit en français et que des figures accompagnent le texte, et qu'il voudrait bien ne pas subir les mêmes reproches que ceux qui avaient été faits à A. Paré, il se couvre d'une citation de Tertullien : « Ne itaque pudeat necessariæ interpretationis : natura veneranda est, non erubescenda ; concubitum libido non conditio fœdavit. »

Passant en revue les malaises habituels de la grossesse, il conseille contre les vomissements l'application de la peau d'un vautour à la région épigastrique ; contre les douleurs des lombes, des reins et des aines, ou la saignée ou le laudanum ; contre la rétention d'urine, les diurétiques et le cathétérisme ; contre le flux de ventre, le laudanum ; contre le flux de sang, le repos au lit ; si le flux du sang prend le caractère d'une perte, de faire l'accouchement en pratiquant la dilatation manuelle du col de l'utérus, puis la version podalique. Il signale parmi les causes d'avortement la syphilis, qui doit être traitée par le mercure chez la femme grosse ainsi que chez le nouveau-né.

Il divise l'accouchement en naturel et contre nature et le

définit émission (naturel) ou extraction (contre nature) de
l'enfant à terme hors de la matrice.

La position normale de l'enfant dans l'utérus est la tête
en bas. La présentation de la tête doit être considérée
comme la plus favorable. Cependant l'enfant peut se présenter par les pieds et l'accouchement se faire seul. C'est
ce qui, dans les cas de présentation par les fesses ou les
épaules, le pousse à pratiquer la version podalique, contrairement aux Anciens, qui faisaient habituellement la version céphalique.

Quand l'arrière-faix se présente le premier, on sent un
corps mollasse, il sort du sang en abondance; la femme a
des faiblesses, il faut terminer l'accouchement le plus tôt
possible, rompre les membranes et faire la version en allant
chercher les pieds.

Dans les cas de dystocie nécessitant l'emploi d'instruments il se sert du crochet, puis de son tire-tête, appareil
sans valeur. Il n'est pas partisan de l'opération césarienne.
Cependant il est des cas où on peut la tenter. Alors il vaudrait
mieux faire l'incision médiane que l'incision latérale gauche
le plus souvent employée en France; ce qui fait dire dans le
peuple, d'une femme qui a subi cette opération, qu'elle a
été accouchée « par le côté. »

Il nous parle aussi du forceps. Hugo Chamberlen est
venu à Paris et justement demandé chez une de ses clientes
qui ne pouvait accoucher. « L'Anglais », comme il l'appelle,
prétendit la délivrer dans un demi-quart d'heure. Il essaya
pendant plus de *deux heures* à introduire et à articuler son
instrument, et cela sans succès. A cette époque, l'anatomie
normale était encore bien imparfaite et les indications du
forceps non établies. Dans le cas particulier qui nous occupe,
il faut penser que Chamberlen eut affaire à un vice de conformation du bassin.

Ce fut surtout un praticien. Il ne veut pas admettre la
découverte de Régnier de Graaf, qui avait décrit le chemin

que parcourt l'ovule pour aller de l'ovaire à l'utérus par le
pavillon de la trompe. C'est pour lui une « imagination
chimérique ». Et cependant c'était le seul moyen capable
d'expliquer les grossesses extra-utérines dont il nous donne
un cas avec planche dans son ouvrage et qu'il rapporte à
une hernie de la matrice.

Quant à Hugues CHAMBERLEN (1664-1728), malgré l'échec
qu'il subit à Paris auprès de la cliente de Mauriceau et qui
valut à ce dernier une traduction anglaise de son Traité
d'Accouchements (1683, 1766, 1727), ce fut un accoucheur
remarquable. Il est de plus, avec son père et son frère, l'inventeur du forceps, instrument très ingénieux et très précieux puisqu'il permettait d'extraire l'enfant vivant sans
blesser la mère : les autres instruments, sauf le crochet et
encore, ne pouvant être employés que sur des enfants morts.

Les inventeurs se sont inspirés des pinces (forcipes), dont
on se servait pour extraire les corps étrangers de la chair;
la pierre, de la vessie. Nous avons parlé tout à l'heure de
la pince à dents de Fabrice de Hilden. Ils ont fait les mors
plats, allongés et pleins, puis fénêtrés; ont séparé les deux
branches de la pince pour permettre l'introduction succes-
sive de l'une et de l'autre, qui, l'introduction faite, sont
réunies et immobilisées par une articulation, facilitant la
traction puis l'extraction du fœtus.

Nous verrons au siècle suivant les perfectionnements
apportés à ce remarquable instrument. Pendant longtemps
il resta la propriété de la famille Chamberlen, comme l'opération de taille resta longtemps en France le secret des Colot, et en Italie celui des chirurgiens de Norcia (Ombrie).

ANATOMIE ET PHYSIOLOGIE.

Immédiatement après la découverte de W. Harvey il faut
placer la découverte des chylifères et des lymphatiques et

de la circulation capillaire qui complètent l'ensemble des circulations du sang, de la lymphe, du chyle ; en un mot de la circulation.

W. Harvey fait ses premières communications sur la circulation du sang en 1614 et ce n'est qu'en 1628 que son livre paraît à Francfort. Pendant cet intervalle, Aselli découvre les vaisseaux lactés (1622), les chylifères, que W. Harvey ne veut pas admettre parce qu'il ne les a pas vus.

En 1648, Pecquet découvre le réservoir du chyle, puis le canal thoracique et sa communication avec la veine sous-clavière droite. En 1650, 1651, 1652, Olaüs Rudbeck et Thomas Bartholin découvrent les vaisseaux lymphatiques qui vont aussi se jeter dans le canal thoracique. Enfin l'année 1661 Marcello Malpighi aperçoit la circulation du sang dans les capillaires du poumon de la grenouille grâce à un instrument nouveau découvert par Jans Zacharie de Middelbourg et perfectionné par Leuwenhoeck, qui, en 1695, aperçoit les globules sanguins chez l'homme, déjà signalés par Swammerdam chez la grenouille, et par Malpighi chez le hérisson.

Gaspar Aselli (1581-1626), de Crémone, fut professeur à l'Université de Pavie, et pratiqua à Milan, où il découvrit par hasard, comme il le dit lui-même, les vaisseaux chylifères qu'il appela vaisseaux lactés. Ces vaisseaux blancs avaient été déjà vus par les Anciens, notamment chez les chèvres, par Herophile.

Voici comment Aselli les vit pour la première fois. Ce fut en faisant une démonstration anatomique sur le vivant, au sujet des nerfs récurrents, sur un chien, le 22 juillet 1622. En ouvrant l'abdomen et en relevant les intestins avec l'estomac, il aperçut : « plurimos eosque tenuissimos candidissimos ceu funiculos, per omne mesenterium et per intestina infinitis prope modum propaginibus dispersos. »

Etonné, il perce ces sortes de petits cordons blancs, et il s'en écoule une liqueur blanche, analogue à du lait, à de la crème, « liquorem album lactis aut cremoris instar. »

Il pense bien avoir fait une découverte. Cependant il ouvre de nouveau l'abdomen d'un chien et ne les trouve plus.

Il pense que cela tient à ce que l'animal était à jeun. Chez un chien qu'il sacrifie peu de temps après l'avoir fait manger, il les retrouve et en conclut que ce sont eux qui transportent le chyle dans le sang par l'intermédiaire du foie.

Jean Pecquet (1622-1694), l'année 1648, démontra que ce transport se fait par une autre voie. En effet « le petit Pecquet », comme l'appelait Mme de Sévigné, dont il était le médecin, en « ouvrant un jour la poitrine d'un chien et en détachant le cœur, aperçut au milieu du sang qui s'écoulait un liquide blanc, qu'il prit d'abord pour du pus; qu'il reconnut bientôt pour être du chyle. Par quelle voie ce chyle avait-il pénétré dans le sang? par un canal qui va se jeter dans les veines sous-clavières et qui commence par une sorte de réservoir, de poche (receptaculum), auquel vont se rendre tous les vaisseaux lactés, dont aucun ne passe par le foie[1]. »

Pour le démontrer il fait l'expérience suivante : « Il lie les deux veines sous-clavières un peu au-dessus de l'endroit où elles vont se décharger dans la veine cave, afin que ce qui est au-dessous n'ait plus de communication avec le reste; puis ayant ouvert la cavité droite du cœur, on y fait dégorger tout le sang qui était au-deçà des ligatures, et l'on a soin de le bien nettoyer avec des éponges. Après quoi, pressant premièrement les veines lactées, puis le réservoir du chyle et enfin le conduit qui est le long des vertèbres, ces vaisseaux se vident l'un après l'autre et l'on voit tout le chyle tomber dans la cavité droite du cœur. Ce qui nous oblige de croire en attendant qu'on trouve encore quelque autre che-

---

1. *Experimenta nova Anatomica, quibus ignotum hactenus chyli receptaculum, et ut ab eo per thoracem in ramos usque sub clavios vasa lactea deteguntur.* Parisiis, in-12, 1651.

min, que *tout le chyle passe des intestins dans les veines lactées, de ces veines dans le réservoir, et de ce réservoir dans les sous-clavières où il se mêle avec le sang pour aller droit au cœur.* » (Jacques Rohault, du mouvement du chyle, ch. XXI). Il y eut pour cette découverte comme pour celle de W. Harvey des protestations nombreuses ; on disait que cela pouvait se passer ainsi chez le chien ; mais qu'il n'en était pas de même chez l'homme. Le hasard permit à un chirurgien, M. Gayan, d'en faire la démonstration sur un soldat qui venait d'être tué dans une rixe par un de ses camarades. (*In* J. Rohault)

En 1650 un jeune Suédois, Olaus Rudbeck (1610-1702), découvre aussi à Leyde le tronc commun des vaisseaux lymphatiques qu'il ne savait pas avoir été décrit par Pecquet. Il trouve de plus sur le foie des vaisseaux nouveaux distincts des vaisseaux lactés, qu'il appelle hépatico-aqueux parce qu'ils sont pleins d'une humeur aqueuse.

Ces vaisseaux avaient été vus également à Copenhague par Thomas Bartholin (1616-1681) ; il leur donne le nom de *vaisseaux lymphatiques,* qui leur est resté. Il les cherche partout et les trouve partout dans les viscères, dans les membres et quel que soit le lieu d'où ils naissent on les voit toujours, comme O. Rudbeck l'avait déjà dit, se rendre dans un réceptacle commun, le réservoir du chyle, qui se continue par le canal du chyle (canal thoracique) aboutissant à la veine sous-clavière droite où le système lymphatique se confond avec le système sanguin. C'est sur le foie d'un chien qu'il les a vus tout d'abord à l'amphithéâtre d'Anatomie de Copenhague, le 15 décembre 1651. Il y avait là Olaüs Worms, Pierre Bourdelot et Henri. Fuirenius. Ce ne fut qu'en 1653 qu'il rendit sa découverte publique. Les vaisseaux qu'il a vus sont différents de ceux d'Aselli et c'est pour cela qu'il leur a donné un autre nom.

« Ita novum hoc *vasorum lymphaticorum genus* tot seculis ignoratum et absconditum in explicandis affectibus quibusdam utilissimum nobis primis Hafniæ natura, favente et invitante, se manifeste aperuit, quod in Dei creatoris laudem, Naturæ nobis amicæ augmentum, mortalium salutem, et patriæ nostræ celebritatem sine ullæ propriæ gloriæ aut ostentationis profanæ ambitione, scripto publico breviter in vulgus Cal. Maii anni labentis (1653). » (Th. Bartholini, Hist., cent. II, hist. XLVIII.)

Le rôle du foie était bien réduit puisqu'il n'était plus l'origine des veines, qu'il ne recevait plus le chyle par les veines mésaraïques ; aussi Th. Bartholin écrit tout un chapitre sur ses obsèques et lui compose une épitaphe.

Cependant le foie est de nouveau étudié par GLISSON (1597-1677), qui décrit le premier sa capsule et insiste sur l'appareil biliaire, la partie la plus importante de l'organe. La bile est pour lui une humeur qui s'oppose à la putréfaction, qui empêche la coagulation du sang, partant l'obstruction ; qui le dépure enfin en se séparant de lui.

C'est lui qui le premier a décrit le *Rachitisme* (the Rickets) et qui a signalé dans les tissus une faculté spéciale qu'il a appelée *l'irritabilité* et dont l'étude sera reprise plus tard par Stahl et Haller. Son nom au point de vue de l'anatomie du foie, doit être uni à celui de SPIGEL (1578-1625).

Tous les organes d'ailleurs vont être étudiés à nouveau et avec plus de soin et de méthode.

NICOLAS STÉNON (1638-1686) est surtout connu par ses travaux sur les glandes salivaires ; il a le premier décrit le conduit d'excrétion des glandes parotides, et d'après Flourens aurait vu le premier les fibres du cerveau dont l'anatomie macroscopique et la circulation ont été étudiées à cette époque par Deleboë et Willis ; nous y reviendrons plus loin. Il a aussi démontré que le cœur n'était qu'un muscle en décrivant ses différents faisceaux musculaires et leurs différentes couches. Toutefois c'est plutôt RICHARD LOWER (1654-1691), qui, à cette époque, est regardé comme ayant le mieux étudié la musculature du cœur et sa physiologie après W. Harvey. Son traité « de Corde, idem, de Motu et calore sanguinis et chyli in eum transitu » (1669) est tout moderne quant à la conception et rempli d'observations intéressantes.

Après avoir décrit la musculature du cœur et le péricarde, et nous avoir donné une observation de péricardite avec épanchement et de symphyse cardiaque, il aborde la physiologie de cet organe.

Les mouvements du cœur sont causés par les différentes couches de fibres musculaires qu'il a signalées ; il ne faut donc pas dire avec Descartes que c'est le sang en effervescence qui est la cause des mouvements du cœur. Le muscle cardiaque est d'ailleurs soumis à d'autres influences : sanguines, par sa circulation propre (les coronaires) ; nerveuses, par ses rapports avec le système nerveux, dont il va démontrer la réalité par l'expérience suivante :

Il lie chez un chien les nerfs de la 8e paire (Pn.) au cou et immédiatement le cœur, qui battait régulièrement et modérément, se met à palpiter de la façon la plus confuse ; l'animal est en proie à l'angoisse, vit péniblement pendant un jour ou deux et ne meurt pas immédiatement parce que selon lui le cœur reçoit encore l'influence nerveuse par l'anastomose du récurrent avec le nerf intercostal (Gr. Symp.).

Il venait sans le savoir de démontrer l'action modératrice du pneumogastrique sur les mouvements du cœur.

Il démontre aussi que le changement du sang veineux en sang artériel se fait dans le poumon, et que ce changement est dû à l'action de l'air, à l'esprit nitreux de l'air : « spiritus aëris nitrosus. »

« Qu'on ouvre la poitrine d'un chien vivant, le poumon s'affaisse et ne reçoit plus d'air, le sang de la veine pulmonaire est noir ; qu'on souffle de l'air, et le sang devient rouge ; qu'on cesse l'insufflation il redevient noir ; qu'on la reprenne il redevient rouge » (*in* Flourens, *Histoire de la circulation du sang*).

En même temps WIRSUNG, un Bavarois, décrit le premier,

à Padoue, en 1642, le conduit qui porte son nom ; pendant que Deleboë et son élève Regnier de Graaf étudient le pancréas et le suc pancréatique qui fait effervescence avec la bile et dont l'usage est encore inconnu.

Marcello Malpighi (1628-1694) et son ami Fracassati étudient la structure des *vésicules pulmonaires*, le foie, la rate, *la peau*, *les reins*. C'est Malpighi qui le premier divise les glandes en conglobées et conglomérées ; les premières, dont le type est la glande lymphatique qui ne sécrète rien ; les secondes les plus nombreuses de l'économie, la plupart glandes à sécrétion comme le thymus, le pancréas, les glandes salivaires, etc. Il a été jusqu'à faire du poumon une glande conglomérée. Sa conception du lobule pulmonaire n'a pas complètement disparu de la physiologie. Nous y reviendrons plus loin.

Bellini décrit les tubes qui ont gardé son nom.

Regnier de Graaf (1641-1673), qui avait étudié le pancréas et le suc pancréatique sur les instances de Sylvius, est célèbre par ses travaux sur les organes génitaux de l'homme et surtout de la femme, dont il a en quelque sorte créé la physiologie. W. Harvey avait repris les expériences de son maître Fabrice d'Aquapendente sur les œufs de poule ; puis grâce à la libéralité du roi d'Angleterre, fait des expériences sur des biches du Parc de Windsor, qui avaient été fécondées. Elles ne sont pas concluantes. Cependant elles lui permirent de poser l'axiome : « omne vivum ex ovo ». Aussi, chacun, parmi les savants et les physiologistes, de vouloir en donner la démonstration. A Leyde, Van Horne et Svammerdam font des recherches sur la génération des poissons et des grenouilles : ce dernier décrit le premier la segmentation du vitellus chez la grenouille (Kölliker). Mais c'est à Regnier de Graaf que revient l'honneur d'avoir le premier décrit les différentes phases de l'ovulation, quoi qu'il n'ait pas vu l'ovule ; et de l'avoir soupçonné dans la vésicule qui a gardé son nom.

Le titre complet de son ouvrage est celui-ci : « Traité nouveau des organes de la femme servant à la génération et démontrant que *les hommes et tous les animaux appeles vivipares*, comme *les ovipares, tirent leur origine d'un œuf.* » Il voulait donc donner une démonstration, démonstration expérimentale, comme nous le verrons, de l'axiome de Harvey.

Les femelles des animaux vivipares ont, comme celles des ovipares des *ovaires*, remplis d'œufs nombreux. Ces œufs sont chassés des ovaires, excités par la semence du mâle — ce sont les vésicules qui ont gardé son nom — puis portés dans l'utérus par la trompe de Fallope.

Il ne veut plus qu'on appelle ces organes les testes muliebres, mais bien *ovarium*, ovaire. Car la fonction du testicule des femelles est d'engendrer des œufs, de les échauffer et de les amener à maturité.

Il démontre qu'en dehors des œufs contenus dans l'ovaire de la femme rien chez elle ne concourt à la conception et à la génération ; que la fonction de la trompe est très importante puisqu'elle a pour but de porter, dans le coït fécondant, par le chemin le plus court la partie la plus subtile (les spermatozoïdes qui vont être bientôt aperçus au microscope) de la semence mâle vers le testicule de la femme ; puis quand les œufs ont été fécondés de les recevoir par leur pavillon et de les ramener dans l'utérus. Les trompes sont donc de vrais canaux déférents ou plus exactement des *oviductes*. Tout ce qui a été dit sur la semence de la femme est erroné ; l'humidité des parties génitales de la femme constatée soit avant soit après le coït n'est qu'un liquide lubréfiant que la nature a mis là pour faciliter le coït et qui est sécrété par une glande que Bartholin vient de décrire et qui a conservé son nom.

Et pour confirmer ces données nouvelles il en appelle et à l'expérimentation chez les animaux, et à l'anatomie pathologique avec les grossesses extra-utérines dont il rapporte quelques cas.

Le système nerveux est également étudié. Sylvius (Dele-boë) décrit *l'aqueduc* et *la scissure*, qui ont gardé son nom. Th. Willis décrit *l'hexagone artériel* de la base du cerveau, et aussi le cerveau et la moelle ; les différentes paires de nerf crâniens ; insiste beaucoup sur les anastomoses du vague et du nerf intercostal (pneumogastrique et grand sympathique;) sur les anastomoses d'autres paires nerveu-ses : le trijumeau et le facial, et s'en sert pour expliquer les symptômes de certaines maladies jusqu'alors rapportées à certains organes comme l'utérus dans l'hystérie, qui n'est pas une maladie de la matrice, mais une maladie nerveuse ; c'est lui qui a donné le branle aux études de neurologie qui ont illustré l'École Anglaise depuis Robert Wightt jus-qu'à Ferrier en passant par B. Bell. Pour lui, le système nerveux forme un système à part en rapport avec tous les organes dont le centre est la moelle et la moelle allongée, dont le cerveau n'est que l'expansion terminale et maîtresse.

Essayons maintenant de dire quelle physiologie générale se dégageait de ces recherches et de cette physiologie spé-ciale.

Ce sont les idées de Sanctorius et de W. Harvey qui domi-nent dans la physiologie du xviie siècle qui avait commencé par être fermentiste et chimique ; c'est la notion méca-nique, physique et solidiste. Les humeurs existent assuré-ment ; mais dans les maladies ce ne sont pas elles qui souf-frent, mais bien les solides, *la fibre*. La fibre est pour les solidistes et les mécaniciens une sorte d'élément anatomique dont la fibre charnue ou le muscle est le type. Elle est for-mée de fibres plus petites, d'une réunion de fibrilles et douée de force, d'élasticité, d'irritabilité. Cette fibre vit dans un milieu liquide, *fluide* pour employer un mot nouveau, qui n'est pas très loin du mot humeur. La santé va consister dans l'équilibre de la fibre et du fluide ou plus exactement des solides et des liquides. Cette conception avait déjà été formulée dans l'Antiquité par l'École d'Alexandrie et reprise par Asclépiade. La fibre se divise en deux sortes : la fibre charnue et la fibre membraneuse : la première représentée par les muscles, la seconde par les vaisseaux; viscères, enveloppes d'organes. Pour être dans son état normal, elle doit être tendue, avoir du *ton* (ubi tensio vita); s'il y a du relâchement, de l'*atonie*, c'est la maladie ou la mort. D'où toute une thérapeutique nouvelle, celle des stimulants (stimuli), qui donnent du ton. Ce qui prouve bien que dans les maladies c'est la fibre qui est touchée, c'est que par exemple un bras, qui, avant une fièvre longue, pouvait porter 40 livres, peut à peine après cette fièvre en porter vingt.

On croit toujours au fluide nerveux charrié dans le corps par les nerfs qu'on pensait être creux; ce fluide nerveux est tout simplement ce qu'on appelle les esprits animaux, les derniers survivants de l'ancienne physiologie; les esprits animaux, chers à Descartes.

« La Chimie, la Mécanique, la Physique firent admettre que le corps humain, les actes naturels n'étaient pas autre chose qu'un ensemble de mouvements chimico-mécaniques purement mathématiques. « Telle est l'opinion de Baglivi; telle doit être la conclusion générale de l'esprit de la Physiologie du xviie siècle; il y restera prépondérant au siècle suivant avec Boerhaave, Hoffmann, Stahl lui-même, malgré ses modifications, et Van Swieten.

Pour terminer, disons que l'étude de l'anatomie normale tira un grand profit d'une technique nouvelle : les injections dans les vaisseaux de substances colorées coagulantes, imaginées par Ruysch (1638-1751), qui le premier soupçonna la nature musculaire de la paroi utérine. Elle tira aussi un grand profit du perfectionnement des microscopes, qui, comme nous l'avons vu plus haut, permirent à Malpighi de voir la circulation capillaire, et à Antoine Leeuwenhoeck de voir les globules rouges et les spermatozoïdes (animalcules spermatiques) (1690) qui furent vus chez l'homme pour la première fois par Hartkofer et auxquels on n'attacha pas tout d'abord grande importance, mais qui, au siècle suivant, va créer la querelle des ovaristes et des animalculistes.

Ce que nous avons dit de la physiologie de la circulation du sang, de la lymphe et du chyle nous explique comment on comprenait la physiologie de la digestion et de la nutrition. Quant à la découverte de Lower sur l'action de l'air sur le sang veineux qu'il rend rouge, elle passe inaperçue et ne sera rappelée qu'après la découverte de Lavoisier.

On peut donc dire que le xviie siècle a fondé la physiologie moderne, qu'à aucune époque sauf au xixe il n'a été fait autant de découvertes importantes parce qu'on est revenu à la méthode inaugurée au iie siècle par Galien, à la méthode expérimentale, aidée aussi d'une anatomie plus précise.

La découverte de Régnier de Graaf, tout incomplète qu'elle est, n'en est pas moins un type de rigueur scientifique, basée qu'elle est et sur l'anatomie normale, l'expérimentation et l'anatomie pathologique. Les pièces d'anatomie furent pendant longtemps exposées à l'hôpital de Leyde, où elles avaient eu le contrôle de Sylvius ; puis de Graaf avait sacrifié des femelles d'animaux à différentes époques après le coït fécondant et noté les différents phénomènes observés dans l'ovaire et ce qu'il appelle l'œuf (vésicule de Graaf). Enfin, dans deux cas de grossesse extra-utérine faussement interprétés il fait voir qu'ils ne sont dus qu'à l'arrêt de l'œuf fécondé dans son trajet de l'ovaire à l'utérus.

Malgré la prépondérance de la doctrine mécanique et mathématique il y a encore nombre de médecins et de physiologistes qui attachent une grande importance au rôle des ferments. Nous avons dit plus haut les opinions de Willis sur la fièvre et celles de Sydenham ; William Cole (1660) les fait intervenir dans les sécrétions dont le phénomène ne peut être expliqué par l'action seule des pores et des canaux. Il admet comme facteur nécessaire un ferment qui se développe dans les glandes par l'action des nerfs. Cette théorie est acceptée aussi par Needham, CHARLETON (1619-1707), qui disent que le ferment existe avant l'acte sécrétoire ou se produit au moment où se fait la sécrétion; ce qui était aussi l'avis de Van Helmont.

Fermentation, mouvement, action du système nerveux : telles sont les notions nouvelles de la physiologie du XVIIe siècle. Ces notions positives vont avantageusement remplacer la doctrine des esprits, qui n'était d'ailleurs qu'un masque derrière lequel se cachait l'ignorance des Anciens.

L'anatomie normale devient plus minutieuse. On décrit les différentes tuniques des organes, de l'œsophage, de l'estomac, des intestins, des artères; dans l'œsophage une tunique interne villeuse, moyenne, charnue, à fibres ascendantes et descendantes, externe de revêtement, de protection. G. Fallope avait le premier établi au siècle précédent le principe que, dans l'organisme, il n'y avait pas un mouvement qui ne fût produit par de la chair vraie, du muscle, de la substance musculaire. L'estomac présente aussi une tunique interne villeuse, veloutée, avec des glandes, qui sécrètent un suc transformant les aliments en chyle; puis une tunique moyenne à fibres longitudinales, obliques et transversales, enfin une tunique externe protectrice. Il en est de même pour l'intestin qui a trois tuniques : villeuse, charnue à fibres droites et circulaires (W. Cole en décrit de spirales). Aux artères on en décrit quatre : une muqueuse, une glanduleuse, une musculaire à fibres annulaires, une à fibre droite; il y est aussi question d'élasticité quoique la tunique élastique ne soit pas décrite, on connaît les vasa vasorum et le « vasorum plexus retiformis ». Sylvius fait l'anatomie des conduits biliaires, d'où la pathogénie de l'ictère; et Malpighi décrit le lobule pulmonaire, dernière division du poumon, cavité close où l'air inspiré vient s'épancher pour modifier le sang contenu dans le réseau périlobulaire, péricellulaire, comme il l'appelle.

On fait déjà des analyses des différents liquides de l'éco-

nomie. Nous avons vu plus haut que Laurent Bellini avait,
en faisant chauffer le sérum du sang et la lymphe, trouvé
une substance qu'il dit être celle du blanc d'œuf ; que Van
Helmont y a décelé le sel marin ; que les auteurs sont d'accord pour dire que ce qui domine en lui c'est le sel alcalin,
l'alcalinité du sang. Les examens se font et par le microscope et par les réactions chimiques (Verheyen).

LA THÉRAPEUTIQUE.

Avant d'étudier la thérapeutique spéciale à chaque maladie, dont il a été déjà question au cours de ce travail, nous
dirons quelques mots de la thérapeutique générale inspirée
par la doctrine des Iatros-Mécaniciens, qui, comme les
Méthodiques du 1er siècle, voient dans la maladie, surtout
dans la maladie chronique, un relâchement de la fibre. D'où
l'indication capitale de réagir contre ce relâchement par les
stimulants, qui vont faire leur entrée dans la thérapeutique.
Qu'est-ce qu'un stimulant ? Bellini, l'un des représentants
les plus autorisés de l'École iatro-mécanicienne, va nous le
dire.

Le *Stimulant* (stimulus) doit déterminer dans les parties
un effort plus grand, portant sur tout le système des membranes ; effort qui amènera une expression de liquide, une
sorte de dérivation, puis une contraction des fibres ; agissant ainsi et sur les solides et sur les liquides dont l'équilibre sera rétabli et partant la santé, puisque celle-ci consiste
dans cet équilibre. La contraction des fibres agit contre
la tendance que le sang peut avoir à se coaguler ou à s'épais-
sir en augmentant la rapidité de la circulation, et par là
même en aidant à l'expulsion des matières nocives.

Parmi les stimulants les uns sont simples, les autres
additionnés de ferment.

Les stimulants simples sont ceux qui déchirent, rubéfient

les parties et y déterminent de la douleur. Leur action est toute extérieure et ne communique rien aux humeurs : ce sont la cautérisation au fer rouge, les frictions, les ventouses sèches ou scarifiées et autres moyens analogues.

Les stimulants additionnés de ferment en dehors de leur action mécanique communiquent quelque chose aux humeurs, tels sont les *vésicatoires*, les sinapismes, les pommades épipastiques, etc., dont les particules âcres stimulent non seulement la région où ils sont appliqués mais sont encore absorbées par le sang et vont agir sur sa masse, en la fondant, en la remuant, en l'ouvrant.

Et cette théorie des stimulants aboutit dans Baglivi à l'apologie du vésicatoire, introduit dant la thérapeutique par les Arabes, très en honneur pendant tout le xvie siècle (A Paré, J. Mercuriali), combattu par Van Helmont ; une théorie nouvelle n'avait donc pas abouti à une thérapeutique nouvelle, mais donné la raison de l'efficacité d'une thérapeutique ancienne. Les iatro-mécaniciens préconisent l'emploi du vésicatoire, en blâment l'abus et en donnent les indications. Pour eux le vésicatoire diminue l'abondance des humeurs, sert à chasser la malignité ; il a de plus une action locale sur les points d'application, amène la résolution d'engorgements, d'épaississements, de coagulations. Enfin l'irritation stimulante produite sur les extrémités nerveuses agit indirectement sur le cerveau, excite son énergie pour rejeter au dehors ce qui peut être préjudiciable au système nerveux lui-même et à l'organisme tout entier. Bref le vésicatoire est indiqué dans tous les cas où il y a quelque chose à résoudre, à chasser ; une dérivation, une excitation à provoquer.

Voilà donc le vésicatoire également prôné et par les humoristes et les iatro-mécaniciens. Il ne faut pas s'étonner qu'il soit resté si longtemps dans la thérapeutique comme un agent très important dans le traitement de beaucoup de maladies.

La *saignée* est toujours pratiquée un peu partout; plus volontiers en France et en Espagne.

Les *purgatifs* sont à peu près toujours les mêmes : on commence à employer les purgatifs chimiques : le sel de tartre, le mercure doux.

Mais ce qui est le plus intéressant à cette époque, c'est l'introduction de *nouveaux médicaments* dans la matière médicale, tels que le quinquina, le café, le chocolat, le thé, l'ipécacuanha et même le tabac.

Le *quinquina*, dont on employait l'écorce sèche réduite en poudre, venait du Pérou, et l'usage en fut introduit en Europe par la comtesse del Cinchon, épouse du vice-roi de Lima, qui avait été guérie d'une fièvre tierce très grave grâce à ce médicament, que lui avait envoyé de Loxa le préfet de la ville.

La poudre de la comtesse del Cinchon (d'où le nom de quinquina) ne tarda pas à devenir célèbre en Espagne d'abord, puis en Italie grâce à Jean, cardinal de Lugo, de la Société de Jésus, qui distribuait cette poudre aux pauvres, appelée par Gui Patin poudre des Jésuites et par les Anglais jésuit's powder. Cette dénomination lui fit au début un peu de tort dans les pays réformés. Mais en moins de 10 ans (1649-1659) l'usage s'en répandit en Angleterre, en France, en Allemagne et dans les Flandres. En France le remède fut introduit par l'Anglais Talbot. Il fut donné au roi sous le nom de « remède anglais ». Il guérit aussi le duc de Bourgogne, le duc d'Anjou et le duc du Maine. Le quinquina d'abord employé en poudre ne tarda pas à être administré sous d'autres formes : en macération dans du vin ou de l'esprit de vin, puis en bols et en pilules. Fagon l'emploie réduit par le moyen de l'esprit de vin en forme d'Extrait liquide à la dose de un drachme et demi. La formule la plus usitée était la macération dans le vin : une once par pinte de vin de trente-deux onces que l'on faisait macérer pendant 4 à 5 jours.

Sydenham et surtout Morton en font grand cas et en usent largement dans les fièvres à type intermittent, fréquentes pendant cette période en Angleterre. Nous avons vu que Baglivi n'en avait pas su tirer grand profit à Rome ; il faudra toute l'autorité de Torti pour l'y mettre en honneur et créer le type des fièvres à quinquina.

Le *thé* eut dans le fameux Bontekoë un ardent admirateur. Il en fit une sorte de panacée, un élixir de longue vie. Il guérissait toutes les maladies, conservait la santé et prolongeait la vie. Il recommandait d'en prendre jusqu'à 100 et 200 tasses par jour : pour lui, il en faisait un usage continuel, en prenant nuit et jour.

Le thé venait de la Chine et du Japon, et ses feuilles étaient recommandées en infusion pour chasser le sommeil, ranimer les esprits, dissiper les vertiges, les douleurs de tête, l'ivresse ; purger le cerveau, raffermir la mémoire, donner plus de vivacité à l'esprit ; faciliter la digestion, augmenter la sécrétion urinaire. Il était donc utile aux hypocondriaques et aux hystériques, aux phtisiques même ; et d'après les Chinois aux arthritiques et aux graveleux.

Le *café* venait d'Arabie et sa préparation était un peu plus compliquée que celle du thé à cause de la torréfaction. On le donnait pour aider la digestion chez les migraineux ; contre les vers ; pour ramener les règles chez les chlorotiques ; on le considérait comme un préservatif de l'hydropisie, des calculs, de la goutte. Conseillé également contre les fièvres intermittentes, mélangé au lait dans la phtisie, il était considéré comme ayant une action bienfaisante sur le cerveau « en tenant ouverts ses pores et en y permettant le libre passage des esprits. »

Le *chocolat* (succolata) se présentait sous forme de pastilles, de tablettes et venait d'Amérique : il était composé de différentes substances dont la principale était le cacao. C'était plutôt une friandise qu'un médicament. Cependant il était regardé comme tonique, donnant de la résistance aux marcheurs, de la voix aux prédicateurs ; de la force aux cachectiques. Comme sa digestion était plutôt difficile, on le défendait aux chlorotiques.

L'ipécacuanha fut introduit en France sous le nom de racine antidysentérique et y fut conseillé pour la première fois par le médecin Legras (1672), qui, l'ayant donné à doses trop élevées, l'abandonna et le fit abandonner pendant quelques années. Quand plus tard (1686), expérimenté par un droguiste, Garnier, il fut adopté par Helvétius, qui sut en tirer un grand profit : nous en reparlerons au siècle suivant. L'ipécacuanha venait du Brésil.

En dehors des médicaments nouveaux, la thérapeutique plus disciplinée établit les règles de certaines médications parmi lesquelles la plus importante : la *médication opiacée.*

Sydenham en fut le plus ardent propagateur. Il en fut aussi un peu le législateur, employant surtout deux préparations : le *sirop diacode,* dont *une once* équivalait *à seize* gouttes de son Laudanum liquide dont voici la formule : « Prenez vin d'Espagne une livre ; opium deux onces ; safran une once ; cannelle et clous de girofle en poudre, de chacun un gros. Mettez infuser tout cela au bain-marie pendant deux ou trois jours jusqu'à ce que la liqueur ait acquis une consistance requise. Coulez-la ensuite, et la gardez pour l'usage. » (Trad. Jault.)

L'opium devint alors une sorte de panacée et était donné dans les douleurs, fluxions, évacuations exagérées, insomnies, fièvres intermittentes, fièvres malignes, toux, diarrhée, rougeoles, varioles, migraines, céphalée, vertiges, manie, épilepsie, asthme, bronchites, phtisie, pleurésie, palpitations, syncopes, cardialgie, arthritis, colique néphrétique, goutte, affections utérines, pertes de sang, flueurs blanches, etc. C'est une nouvelle thériaque.

Le laudanum opiacé est considéré comme « une main divine, l'ancre sacrée de la vie ». Encore faut-il savoir le manier : autrement c'est « une épée entre les mains d'un fou furieux. » (Weinhart.)

L'opium depuis cette époque est toujours resté un des premiers médicaments de notre arsenal thérapeutique.

La *médication martiale* est aussi très en vogue au XVIIe siècle. Le fer a une double propriété : il est astringent et apéritif. Conseillé dans la mélancolie et l'hypocondrie, il est encore employé dans toutes les cachexies, dans la chlorose, il corrige l'acrimonie des humeurs, donne du ton à la circulation, comme cela se voit au pouls ; enfin il ranime les esprits animaux. La limaille de fer, le safran de mars étaient surtout employés en nature ou dans du vin.

On faisait aussi déjà des *cures de lait* et de *petit lait*.

Il y avait la diète légère, la diète stricte, enfin la diète médiocre. Dans la diète stricte on en donnait 40 onces par jour (à peine 1 litre 1/2).

La *médication vomitive*, qui n'avait jamais été proscrite de la thérapeutique, devient plus fréquente par l'usage des préparations antimoniales et est très recommandée par certains médecins, parce que le vomissement ainsi provoqué a une action toute différente de la purgation alvine. Les purgatifs ont une action élective sur les humeurs ; ce qui en réduit la puissance. Le vomitif a une action plus générale et aussi plus puissante. Il débarrasse l'estomac du phlegme adhérent à ses villosités, le nettoie et, agissant indirectement sur le pancréas, la rate, le foie et le mésentère, nettoie aussi ses organes dont il ouvre les obstructions par son choc violent ; il chasse ainsi les mauvais ferments, les semences cachées des maladies, enfin, en ouvrant les pores des petites artères, il a une action résolutive sur le sang, en chasse les sérosités et les impuretés. Il est pour cela excellent dans les affections nerveuses, les affections cérébrales... Il est contre-indiqué chez les débilités et les cachectiques... Les préparations d'antimoine les plus employées étaient :

le verre et les fleurs d'antimoine ; le safran des métaux, le
soufre d'antimoine (sel de tartre et antimoine cru).

Parmi les autres médicaments d'origine minérale, les
préparations mercurielles sont toujours employées : précipité blanc, précipité rouge, turbith minéral, le sublimé, le
mercure doux, le mercure cru.

L'eau de chaux commence à être employée comme anti-
acide.

Le sel de nitre est le plus employé des diurétiques.

Le soufre est toujours prescrit dans les affections pulmonaires.

Bref, c'est encore la pharmacie galénique, comme l'a dit
plus haut Baglivi, qui est prépondérante, augmentée de
médicaments exotiques nouveaux : quinquina, ipécacuanha,
thé, café, cacao ; le tabac lui-même conseillé comme hypnagogue et antiseptique.

Pour terminer, disons quelques mots des essais de *médication intra-veineuse*, qui furent tentés par différents médecins et qui sont exposés dans la Chirurgie d'ETTMULLER (1644-
1683) sous le titre de *Dissertatio de chirurgia infusoria*.

Depuis la découverte de W. Harvey, il était courant dans
les laboratoires de physiologie de faire des expériences sur
la propriété des médicaments, par l'injection de leurs solutions dans les veines d'un animal, d'un chien, par exemple.
(Richard Lower, Baglivi.) Peut-être était-il permis de penser
traiter chez l'homme certaines maladies par des injections
intraveineuses de solutions médicamenteuses ?

FRACASSATI, ami et émule de Malpighi, avait imaginé, pour
guérir les apoplectiques, de faire pénétrer dans les veines
une substance capable d'aller dissoudre dans le cerveau le
sang qui y était coagulé. Ses expériences n'eurent aucun
succès.

ELSHOLZ (1623-1688), médecin de l'Electeur de Brandebourg, fut plus heureux ; chez une femme dont il améliora
un ulcère de la jambe en lui injectant dans la veine crurale

de l'eau de plantain. Il n'eut aucun accident. Il en fut de même pour un scorbutique, auquel il injecta pour la même cause et par la même voie de l'eau de cochléaria.

Plus hardi, Schmidt, de Dantzig, et plus heureux, guérit d'ulcères syphilitiques un soldat qui présentait en outre des exostoses et de la céphalée, en lui injectant sept drachmes (21 grammes) de résine de scammonée avec 3 drachmes (12 grammes) d'essence de gaïac.

La transfusion du sang. — Richard Lower pensait qu'on pourrait en faire autant avec le sang et dans les cas de maladies, et dans les cas d'hémorragies graves (1663).

En 1667, Denis, de Montpellier, pratique cette opération chez un homme de 16 ans atteint de fièvre grave. On lui fit à plusieurs reprises une transfusion de 270 grammes de sang artériel d'agneau. En Italie, la transfusion est pratiquée d'homme à homme par Fracassati, Riva, Manfredi. Il y eut des abus, beaucoup d'insuccès, puis des morts attribuées à cette méthode, qui fut condamnée, puis défendue sous peines graves par les autorités religieuses et civiles.

La médication par l'injection intraveineuse rentra dans le même cas, fut confondue avec la transfusion du sang et subit les mêmes rigueurs : elle reparaîtra triomphante à la fin du XIXe siècle.

La *médication thermale* est dans les mêmes conditions qu'au siècle précédent. En France, on est un peu réfractaire à ce mode de traitement. Quand Louis XIII va aux eaux de Pougues où il guérit (1634) ; c'est contre l'avis des Médecins parisiens et de l'Université. Cependant, Mauriceau conseille aux jeunes filles malades les eaux de Forges, aux jeunes femmes stériles les eaux de Vichy. Boileau va à Bourbonne, où on le saigne, où on le purge et d'où il revient à peu près guéri. Les stations les plus fréquentées étaient, en France, Dax, Bagnères, Chaudesaigues, Balaruc, le Mont d'Or, Bourbon-Lancy, en Suisse, Pfaefers ; en Allemagne, Gastein, Baden-Baden ; en Belgique, Spa ; en Angleterre, Bath.

Médecine légale.

Paul Zacchias (1584-1659) inaugure au xviiᵉ siècle l'étude de la Médecine légale par son traité intitulé « Questiones medico-legales. »

On y trouve passés en revue les différents cas pour lesquels aujourd'hui encore le médecin est appelé par le législateur à donner son avis.

Légalement la durée de la grossesse était fixée à 275, 280 jours. L'enfant était déclaré viable à 7 mois ; avant ce terme considéré comme abortif.

Le diagnostic de grossesse important à établir chez les condamnées, chez les veuves, chez les jeunes filles, est toujours difficile à affirmer. L'absence des règles, l'augmentation de volume du ventre, les taches du visage, les bizarreries et les défaillances de l'estomac, l'apparition de points noirs sur l'aréole du mamelon peuvent se rencontrer dans beaucoup d'affections utérines et abdominales. Le seul signe certain ce sont les mouvements du fœtus. Encore ne faut-il pas s'en rapporter aux seules affirmations de la femme. De plus il faudra faire le diagnostic différentiel avec la môle charnue (fibromes), la môle venteuse (tympanite hystérique), la môle aqueuse (kystes de l'ovaire).

Comme à cette époque il existait déjà des assurances sur la vie, on discutait beaucoup pour savoir si la mort survenue après l'accouchement devait être regardée ou non comme une mort naturelle. Si on en faisait une mort violente les ayants droit n'avaient rien à toucher. Il n'en n'était pas de même si la mort était considérée comme naturelle. C'est à cette dernière opinion que se rattache Paul Zacchias.

Les signes de l'accouchement ou de l'avortement récents sont souvent impossibles à déceler.

La stérilité et ses causes sont longuement étudiées. A propos de l'impuissance virile, il condamne définitivement le congrès, comme Boileau d'ailleurs :

> Jamais de biche en rut n'a pour fait d'impuissance
> Traîné du fond des bois le cerf à l'audience.
> Et jamais juge entre eux ordonnant le *congrès*
> De ce burlesque mot n'a sali les arrêts.

Les signes de la virginité et de la défloration sont souvent incertains. Pour la virginité il attache une grande importance à l'intégrité de l'hymen, intégrité qu'il a cependant constatée chez une femme grosse et dont l'hymen ne s'est rompu qu'au moment de l'accouchement.

Le pédérastie passive chez les enfants peut ne donner lieu à aucun signe probant.

Pour l'examen des aliénés, il y a dans sa nomenclature pas mal de confusion : faibles d'esprit, idiots, mélancoliques, maniaques, ceux qui ne délirent que sur un point, ceux qui délirent par intervalles sont considérés comme atteints d'aliénation mentale. La folie érotique, l'ivresse constituent dans les délits des circonstances atténuantes : il conclut à une responsabilité limitée. Dans la vie, les amoureux doivent être assimilés aux prodigues. Il confond dans la même catégorie les phrénétiques, les maniaques, les furieux, les extatiques, les lycanthropes. Les démoniaques et les fanatiques sont assimilés les uns aux fous furieux, les autres aux mélancoliques.

Il insiste sur l'état mental des hystériques (femmes) et des hypocondriaques (hommes) : l'hystéro-neurasthénie.

La toxicologie y est assez rudimentaire ; la difficulté pour établir l'empoisonnement criminel est grande, puisque certains médicaments sont de vrais poisons : tel le mercure que l'on donne à l'intérieur en pilules [1] dans la syphilis, et contre les vers des enfants. De plus il peut s'engendrer

---

1. Pilules de J. B. Melsius, chimiste de Scipion Charles Borghèse. Les remèdes chimiques commençaient à pénétrer en Italie.

en nous des poisons qui sont contagieux. « Venenum in nobis genitum non solum acquirit veneni naturam, sed fit contagiosum. »

Le poison peut être administré par la voie stomacale ou la voie rectale. Il signale l'empoisonnement par des eaux contaminées dans des tuyaux de plomb.

La simulation des maladies est fréquente et parfois difficile à dépister et parmi les cas de simulation les plus fréquents il cite : la fièvre, les plaies, les ulcères, la douleur, la folie, la syncope, l'apoplexie, l'épilepsie, l'extase, la virginité, la grossesse, l'accouchement récent.

La dissimulation porte plus particulièrement sur le Mal français, l'épilepsie, les convulsions.

Pour les esclaves. les clercs, les religieuses, il existe des cas rédhibitoires : la mélancolie, la lèpre, l'impétigo, les vices des organes génito-urinaires; les vices du langage, la boiterie, les varices, l'hydropisie, puis, chez les conjoints, l'impuissance et la stérilité.

Pour certaines exemptions, pour le salut public, pour bien d'autres cas encore, il sera nécessaire au médecin de bien connaître les signes des maladies contagieuses telles que la gale, la lèpre, les scrofules, les alopécies, les ophtalmies, la phtisie, le mal français; et une maladie est dite contagieuse quand elle peut se transmettre « per contagium » à un ou à plusieurs.

Le chirurgien aura à statuer sur la gravité des blessures, des plaies, des contusions, des coups ; si les blessures ont été faites pendant la vie ou après la mort: si un pendu a été pendu vivant ou après avoir été tué; si un cadavre a été frappé de la foudre ou a succombé à des violences criminelles. Enfin il passe en revue l'importance, la gravité des mutilations, la perte, l'impotence d'un membre, etc.

Le médecin aura ainsi à s'occuper de questions d'hygiène, des conditions d'un air salubre; que personne n'est tenu par exemple d'accéder dans un air pestilent. Le meilleur réactif de la qualité de l'air est la santé des habitants. Quant à l'eau, ses qualités sont très importantes à spécifier. Si on la suppose douteuse il faut la faire bouillir. C'est un conseil déjà donné par les Anciens : Hérodote, Hippocrate, Pline, et par les Modernes comme Laurent Joubert, surtout quand il s'agit d'eaux marécageuses, fétides, boueuses. Il s'occupe déjà des établissements salubres et insalubres, ces derniers qui doivent être placés hors des villes ; de la propreté des rues, des égouts, des aqueducs ; de la surveillance des moulins, des fumiers, des latrines, des étables.

Enfin la profession médicale est elle-même très minutieusement examinée au point de vue moral et technique. Pour bien comprendre cette investigation dans le domaine de la conscience du médecin il ne faut pas oublier que nous avons affaire à un médecin romain, très catholique et tremblant devant l'inquisition, qui vient de condamner Galilée. Il faut ajouter que les médecins en Italie étaient très mal vus par les Jurisconsultes, qui prétendaient que la médecine était un art inconstant où l'expérience a plus de valeur que le raisonnement : que ce n'était pas un art libéral, mais en quelque sorte un art manuel ; qu'il n'y avait rien de plus sot qu'un médecin si ce n'est un grammairien ; qu'il n'y avait pas de bons médecins qui n'eussent de mauvaises mœurs ; bref, qu'ils avaient tous les défauts : envieux, querelleurs, bavards, irréligieux ; qu'ils étaient autrefois des esclaves, que ce ne sont aujourd'hui que des infirmiers : qu'ils ne valent pas mieux que les sages-femmes ; qu'un satirique a eu raison de dire : « Medicus, merdicus, mendicus. »

C'était la vieille haine des vieux Romains qui se réveillait contre les médecins : la haine des Caton et des Pline. Aussi que de péchés il va commettre ce malheureux praticien !

Par exemple, quand il promet sans raison une guérison certaine ; quand il cause trop ; quand, prié de dire la vérité, il s'y refuse ; quand, dans les cas douteux, il ne veut pas de l'assistance de ses confrères ; quand il ne veut pas changer d'avis pour n'avoir pas l'air de s'être trompé ; quand, dans une maladie bénigne, il crie au danger ; quand il ne conseille pas au malade de se confesser ; quand il traite par correspondance des malades qu'il n'a jamais vus ; quand il donne des conseils contraires aux préceptes religieux ; quand il abandonne son malade, même si celui-ci a refusé de suivre ses prescriptions ; s'il abandonne un lieu infecté où il aura été officiellement placé ; s'il refuse ses soins à un malade qui l'a demandé ; s'il fait traîner une maladie ; s'il ne donne pas le remède utile et salutaire ; quand il ne suit pas les préceptes de son art ; qu'il ne travaille pas à parfaire son instruction ; quand il néglige ses malades ; quand il exerce trop vieux ; quand il suit une doctrine erronée ; quand il n'a pas ses titres officiels ; qu'il est d'une science insuffisante ; quand il veut prescrire avant de connaître la maladie ; s'il donne des médicaments nouveaux, non éprouvés ; s'il soigne trop de malades à la fois, s'il refuse de changer un médicament qui n'a pas été efficace ; quand il est trop indulgent auprès d'un vieillard ou d'un ami qui ne veulent pas accepter le bon remède et auxquels il en donne un autre moins sûr ; quand il sacrifie trop aux habitudes locales ; quand il donne des médicaments abortifs, des remèdes superstitieux ; enfin quand il se soigne lui-même.

Autrement, le médecin au point de vue légal criminel commet une faute soit par dol, soit par ignorance, par négligence, par omission de conseil ou en donnant un conseil. Les chirurgiens sont sous la dépendance des médecins, ne doivent rien faire que d'après leurs ordres, ne pas se permettre de prescriptions, et n'ouvrir que la veine qu'ils lui auront dit d'ouvrir.

Maladies nouvelles.

Th. Willis ajouta à l'histoire du diabète, qu'il rapporte à la fluidité plus grande du sang, un signe nouveau : la *saveur sucrée de l'urine* : c'est donc de cette époque que date le diabète sucré, qui sera définitivement bien connu au siècle suivant.

Sylvius étudie la pathogénie des ictères, et signale l'*ictère des nouveau-nés*.

Sydenham dit quelques mots de la *scarlatine*. Richard Morton semble la confondre avec la rougeole au point de vue éruptif. Elle peut revêtir un caractère malin avec coma et délire.

Glisson étudie *le rachitisme* (the rickets) (1650). La maladie aurait fait son apparition en Angleterre vers 1620 (Flover) et aurait envahi presque toutes les régions australes et occidentales du pays. Elle fut rare dans les comtés du nord; son nom lui fut donné surtout à cause de la déformation de la colonne vertébrale.

L'Enseignement médical.

Il ne diffère guère de celui du siècle précédent.

Le futur médecin était pendant deux ans candidat, passait son baccalauréat, restait bachelier pendant deux ans, puis se présentait à la licence; devenu licencié il passait alors son doctorat. Après la licence, en France, à partir de 1696, l'étudiant devait suivre les leçons du jardin du roi (botanique et cours d'opération); puis assister toutes les semaines aux consultations des malheureux; puis pendant deux ans accompagner les médecins à l'Hôtel-Dieu. C'est le commencement du stage. C'est de cette époque aussi que date l'introduction de la pharmacie chimique dans le cours du professeur de pharmacie, concurremment avec la pharmacie galénique.

En Allemagne, les études de chimie et de physique sont plus développées. En Hollande, l'enseignement clinique est prépondérant depuis l'initiative de Deleboë, à Leyde, qui avait fait de l'hôpital la vraie école du futur médecin. En Angleterre, après le diplôme du maître ès arts, l'étudiant travaillait quatre ans pour obtenir le grade de bachelier, puis quatre ans pour obtenir celui de docteur. Ce qui faisait huit ans de durée pour les études médicales. Oxford était le grand centre scientifique à cette époque. Les médecins de Londres formaient une corporation riche et puissante au-dessous de laquelle s'agitait tout un monde de parasites médicaux : charlatans, pseudo-chimistes, apothicaires, chirurgiens, sages-femmes, contre lesquels la peine capitale est édictée si un malade meurt entre leurs mains.

Les honoraires médicaux à Londres étaient déjà très élevés : pour les grands médecins 20 sch., pour les autres 10 sch. la visite. Un bon praticien se faisait facilement par an 2 à 3.000 livres sterling.

LIVRE VII

LA MÉDECINE AU XVIIIᵉ SIÈCLE

En Hollande, en Allemagne, en Autriche, en Italie, en Angleterre
et en France. — Maladies des enfants. — Maladies vénériennes
et Dermatoses. — Maladies des femmes et Accouchements. —
La Chirurgie. — Anatomie et physiologie. — Embryologie. —
Sémiotique. — Thérapeutique et matière médicale. — Médecine
légale. — Les Maladies nouvelles.

En Hollande.

Le xviᵉ siècle avait introduit dans les Sciences médicales
la notion chimique ; le xviiᵉ y avait ajouté la notion ferment et la notion physique ; le xviiiᵉ va, tout au moins dans
ses premières années, reprendre les mêmes doctrines et les
fixer telles que nous les retrouvons à la fin du xixᵉ siècle.

Hermann Boerhaave (1668-1738) va tout d'abord en faire
la synthèse dans son œuvre touffue, ramassée presque
tout entière dans ses *Aphorismes*, qui contiennent en substance tout ce que l'on savait alors en médecine, en chirurgie, en chimie, en physiologie et en thérapeutique. Il
ne s'y trouve rien de personnel, car Boerhaave, qui est
surtout un savant et un professeur, fut un éclectique. Il en
appelle pour la direction générale des études à l'observation telle que les Anciens l'ont comprise dans la Collection
Hippocratique ; telle que les Modernes l'ont reprise comme
Sydenham, qu'il appelle l' « Hippocrate anglais » et pour
lequel il a une profonde admiration. Cependant il laisse
un peu l'humorisme de côté comme antique et suranné, ne

parle guère de la fermentation, s'étend longuement sur la Chimie et la Mécanique, dont les récentes découvertes avaient eu un si légitime retentissement sur les sciences biologiques.

Sa division des maladies va nous montrer les opinions dominantes de cette période.

Il parle d'abord des maladies de fibre *solide simple*; de celles de la fibre *faible* et *lâche* et de celles de la fibre *rigide* et *élastique*. Comme nous l'avons dit plus haut avec l'École italienne, tout est à la fibre, comme plus tard tout sera à la cellule.

« La fibre la plus simple est composée de petites particules simples, terrestres, séparées du fluide contenu dans les vaisseaux, réciproquement appliquées les unes aux autres, par l'*action vitale*; et tellement unies qu'il n'y a peut-être aucune cause dans un corps vivant qui puisse rompre leur adhérence ou altérer leur nature. C'est pourquoi chaque molécule en particulier n'est sujette à aucune maladie que les médecins nous aient dit avoir vue ou traitée; mais la plus petite fibre qui est composée de ces parties unies ensemble est susceptible des maladies suivantes, etc.... » Ici tout en étant solidiste il est aussi un peu vitaliste. Plus loin il sera chimiste, tout en étant aussi humoriste en traitant des « Maladies des vices les plus simples et spontanés des humeurs; des maladies spontanées qui naissent des humeurs acides; de la viscosité glutineuse de l'alkali spontané »; après l'Ecole italienne, l'Ecole hollandaise, la doctrine de son compatriote Deleboë. Il parle aussi des maladies par le seul excès de circulation, ce qui a beaucoup de rapport avec la pléthore galénique. Sa définition de la maladie est tirée du galénisme le plus pur : on appelle maladie tout état du corps humain dans lequel les fonctions vitales, naturelles et animales sont lésées.

C'est donc un traditionaliste qui s'est mis au courant de la science. Aussi n'admet-il en médecine que deux méthodes qui se complètent : l'observation et l'analogie. L'observation s'acquiert par l'histoire exacte de la maladie, de ses causes, de sa nature, de ses effets ; par la juste évaluation des phénomènes qui ont paru favorables ou contraires, soit qu'on les ait employés par hasard en suivant les règles de l'art ; enfin par la dissection et l'examen des cadavres dont on avait auparavant observé les maladies. L'analogie nous fait comparer un cas présent et inconnu avec d'autres cas déjà vus. Il ne faut plus de sectes. Assurément la Médecine a dû ses progrès aux progrès de l'Anatomie, de la Botanique, de la Chimie, de la Physiologie et de la Mécanique, et on a pu dire que la mécanique et la chimie expliquent tout ; néanmoins dans sa thérapeutique il insiste beaucoup sur l'*indication vitale*; sur la mauvaise action de certains médicaments qui obstruent le passage des vaisseaux au point d'intercepter le *flux vital*; il semble ainsi admettre avec l'action mécanique et chimique une action vitale. Ce fut donc un éclectique. N'avait-il pas dit « qu'il ne fallait plus de sectes »? Ce ne fut pas un iatro-mécanicien militant et systématique, mais un savant renseigné qui voulut mettre dans son œuvre, très importante d'ailleurs, tout ce qui s'était fait de nouveau dans les sciences médicales.

Et c'est pour cela aussi que Cullen le met, comme éducateur, comme professeur, bien au-dessus de Stahl et d'Hoffmann.

Il saigne, il purge, il applique des vésicatoires et des cautères, ne dédaigne pas la pharmacie galénique et, parmi les médicaments chimiques, use du sel polychreste, et du sel de Glauber pour purger ; de l'antimoine pour faire vomir, du mercure comme antihelminthique et antisyphilitique ; du sel ammoniac pour faire suer ; de la teinture de Mars comme astringent et apéritif.

Dans son traité du *Mal Vénérien*, qui ne présente rien d'original, il décrit la gonorrhée comme symptôme de la maladie, qu'il soigne par la décoction de gaïac, quoique le mercure soit toujours très en honneur.

Il ne se contente pas d'écrire, de professer et de pratiquer : il dirige encore des éditions d'auteurs anciens comme Arétée (1731), ou d'auteurs modernes comme Vésale (1725).

Sa renommée fut universelle : une lettre lui parvint d'Asie avec cette adresse : à M. Boerhaave, médecin en Europe. La Mettrie raconte qu'un Anglais eût cru mal le payer en lui donnant moins de dix louis d'or pour une consultation. On dit qu'appelé auprès du roi de Prusse il lui recommanda Fr. Hoffmann, dont il appréciait la haute valeur et qui d'ailleurs n'avait peut-être pas besoin de cette recommandation.

En Allemagne.

Si Boerhaave fut un éclectique tout en étant chimiste et mécanicien, Fr. Hoffmann et Ern. Stahl furent des systématiques.

Pour Fr. Hoffmann (1660-1742), dans sa « Médecine rationnelle et systématique », la vie, la santé, les maladies, leur guérison ne dépendent que de *la Mécanique* ; c'est-à-dire d'un certain mouvement des fibres, d'une certaine disposition, d'une certaine proportion du mouvement et de la progression convenable des liquides. Il ne veut entendre parler ni de chaleur innée, ni d'humide radical, ni d'esprit vital, ni d'archée. *C'est la mécanique qui est la cause, la source, la loi de toutes les actions.* « *Mechanismus causa, fons, lex omnium actionum.* »

La vie c'est le mouvement ; c'est le mouvement du cœur qui empêche la mort, qui nous préserve de la putréfaction.

Et pour expliquer ce mouvement qu'il appelle vital il ne faut pas faire intervenir la nature, ou l'âme, ou les esprits, ou l'archée, ou je ne ne sais quel ingénieux démon, ou le principe vital. Le cœur est mû par le sang des coronaires et

surtout par le nerf de la 8e paire (Pn) et le nerf intercostal
(grand sympathique). Il admet bien aussi le fluide nerveux
de Willis, de Bohn et de Perrault et dit aussi que « le cœur
et les parties solides motrices tirent leur mouvement, leur
force, leur ton, leur puissance contractile et élastique de
fluides très petits, qui sont dans le cerveau, les nerfs et le
sang lui-même ». Ces fluides, très petits, ont beaucoup de
ressemblance avec les anciens esprits dont on vient de démontrer l'inanité.

Les maladies sont causées par les influences barométri-
ques, les perturbations de l'âme, les venins, les poisons qui
suscitent des perversions de mouvements et amènent la
stase, la stagnation des fluides, cause première des maladies : nous revenons à la doctrine d'Asclépiade. Fr. Hoffmann
a d'ailleurs un faible pour Cœlius Aurelianus. Mais comme
les méthodiques, son système est surtout un système de
façade et pour la pratique il est comme Hippocrate, il pense
que la nature est le médecin des maladies, mais il ajoute à
la formule hippocratique la notion nouvelle physique, disant
que la nature est mécaniquement le médecin des maladies.
Ce fut surtout un praticien très judicieux, souple et prudent. Il est partisan d'une médication simple et plutôt hé-
sitante, rappelant à cet effet, et une phrase de Bacon qui dit
que « l'abondance et la variété des remèdes sont filles de
l'ignorance », et un vers de Juvénal :

Cunctator debet esse qui de salute judicat.

Il faut temporiser quand il s'agit du salut du patient.

Il purge, il saigne surtout les pléthoriques ; il est très
partisan des stimulants, du vin, du vin du Rhin, des sels
volatils et huileux, des poudres précipitantes qui tempèrent
l'acrimonie des humeurs. Il est un des premiers à avoir
conseillé comme purgatif l'eau naturelle de Sedlitz qui fut
découverte en 1717. Il donne la magnésie blanche comme
laxatif ; le musc et l'ambre comme stimulants chez les

enfants ; la *liqueur éthérée*, qui a gardé son nom, chez les adultes ; le sel ammoniac urineux et la corne de cerf aux hémiplégiques ; le café aux vieillards.

Il est aussi pour la cure thermale : il a beaucoup écrit sur la matière ; comme chimiste il fut chargé de faire l'analyse de la plupart des eaux minérales allemandes : Pyrmont, Seltz, Schwalbach, Lauchstadt, Ems, Viesbaden, Aix-la-Chapelle, Sedlitz et enfin Carlsbad, qu'il lance en 1708 ainsi que les sels de Carlsbad.

C'est lui enfin qui nous a laissé l'exposé le plus net des idées qu'on se faisait alors (1738) de la contagion et des miasmes, frappé peut-être du malheur qu'il avait eu de perdre son père et sa mère au cours d'une épidémie très meurtrière (1675); il avait alors 15 ans. C'est un contagioniste, qui a peur de la contagion et qui dans la plupart de ses ouvrages donne aux médecins des conseils avec les moyens propres à l'éviter. Nous avons vu plus haut que Van Helmont avait écrit que la peste était causée par un poison, dont l'organe était un ferment. Willis fait de la fermentation du sang la cause de la fièvre. Plus tard R. Morton dira que la fièvre, puis toutes les maladies générales sont causées par un poison, des poisons. Fred. Hoffmann résume ainsi la question. Les fièvres malignes, les fièvres intermittentes, la variole, la peste, certaines maladies chroniques, comme le mal vénérien, sont causées par des poisons, poisons qui sont engendrés par des miasmes et qui agissent en nous comme des ferments. A la place du mot miasmes mettons le mot microbes et nous aurons une conception toute contemporaine de la pathogénie des maladies.

Il ne pense pas que les miasmes soient directement absorbés par le sang ; et pense qu'ils sont plutôt absorbés par les lymphatiques et cela par l'intermédiaire de la salive, aussi recommande-t-il au jeune médecin, quand il va auprès de malades atteints de fièvres malignes, de faire usage d'acides et de garder dans la bouche des substances pouvant corriger

le mauvais effet des miasmes qu'il a pu absorber, telles que
la myrrhe, la zédoaire, la racine de contrayerva ou d'angé-
lique.

Cette notion et cette crainte de la contagion est d'ailleurs
très vive en Allemagne même dans le peuple. C'est ainsi que,
de son temps, à Halberstadt, un médecin faillit être lapidé
par la population pour n'avoir pas déclaré aux autorités
un cas de peste d'ailleurs suspect. Il ne faut donc pas s'é-
tonner si les mesures prophylactiques de l'hygiène moderne
n'ont pas trouvé de résistance en Allemagne, puisque les
esprits y étaient préparés depuis longtemps. En France, en
1720, à propos de la peste de Marseille, on discutait encore
sur la contagiosité de la maladie.

Dans une de ses dissertations il nous a laissé son appréciation sur les principaux peuples de l'Europe, appréciation
qui n'est pas à dédaigner puisqu'elle émane d'un esprit
positif et observateur et qu'elle est, en partie du moins,
encore exacte aujourd'hui.

« *Italici pictura, architectura, musica præstantissimi;
Hispani profundæ speculationis sunt in moralibus et phi-
losophicis; Angli in theologia morali, metaphysica et inven-
tione, artium mechanicarum; Galli præstantissimi oratores
sunt, politici anatomici et chirurgi; Germani optimi chy-
mici, medici, jurisconsulti, mechanici; plurimas quippe
inventiones ipsis debemus. Sufficeret tantum meminisse pul-
veris pyrri, typographiæ, tuborum opticorum, præstantissi-
morum experimentorum physicorum c. q. phosphori vitro
rubini, artis metallurgicis et fusione, tormentorum bellico-
rum medicamentorum optimorum.* »

« Excellents chimistes et médecins, inventeurs des meilleurs médicaments », tels sont encore les Allemands. Quant
à nous, nous sommes encore bons anatomistes et bons
chirurgiens.

Frédéric Hoffmann est encore un mélancolique, peut-être
un pessimiste; il est de la patrie de Schopenhauer. Nous

l'avons vu tout à l'heure toujours en crainte de la contagion.
On sait quelle haute situation il avait acquise en Allemagne
et en Europe. Malgré cela, dans sa *Politique du Médecin*, il
dira : « Medici vita præsertim pratici non immerito omnium
miserrima dicitur » : la vie du médecin, surtout du médecin
praticien, est regardée, et à juste titre, comme la plus misé-
rable de toutes. Le malheureux praticien ; se souvenait-il
de ses débuts à Minden ou à Halberstadt? il s'épuise à soigner ses malades; il est le valet des valets, « servus servo-
rum ». Ajoutez à cela qu'il peut, en visitant des gens
atteints de fièvre maligne, être victime de la contagion.
Aussi le médecin ne doit pas refuser l'argent qu'on lui offre,
ce n'est pas un salaire, ce sont des honoraires. « Non servile sostrum, sed honorarium. »

Il eut pour ami, pour émule, puis pour rival GEORGES-
ERNEST STAHL (1660-1754), qui professa d'abord à Halle,
puis à Iéna, où il expose sa doctrine nouvelle qu'on trouve
presque tout entière dans sa *Theoria Medica Vera*.

C'est une protestation contre les doctrines positives des
mécaniciens qui ne voyaient dans le corps humain, dans la
vie, la santé ou la maladie, que des phénomènes physiques,
mécaniques, hydrauliques ou chimiques. Stahl, qui est un
chimiste et un savant, pense qu'il y a dans certains actes de
l'organisme des phénomènes d'ordre différent, dans la sécrétion par exemple, auxquels il donne le nom de *vitaux*. Le
corps humain n'est pas simplement un mixte, c'est un organisme vivant. Ces phénomènes, ou plutôt ces actes vitaux,
sont sous la dépendance d'un principe directeur qu'il appelle
l'âme raisonnable : telle est la base du vitalisme et de l'animisme de Stahl[1]. Pour établir sa doctrine, qui n'est pas nou-

---

1. Et voici que dans un livre tout récemment paru de M. Jacques Duclaux, préparateur à l'Institut Pasteur, *la Chimie et la Matière vivante*, il
est de nouveau question de l'*âme* de l'organisme. « Cette âme est ce qui le
distingue d'un organisme artificiel, ayant à cet instant les mêmes fonctions
que lui,.. c'est cette âme qui distingue l'être vivant *animé*, du cadavre....
L'état embryonnaire de nos connaissances sur la matière vivante est cause

velle, il s'appuie sur la Collection Hippocratique. La nature d'Hippocrate est bien un peu l'âme de Stahl, et aussi l'archée de Basile Valentin, de Paracelse et de Van Helmont. Quant à la vie, aux phénomènes vitaux, il faut bien avouer qu'ils sont un peu différents de ceux de la mécanique et de la chimie, aux lois desquelles ils sont cependant soumis.

En somme, Stahl reprend la doctrine de la nature médicatrice et dira que la fièvre est un phénomène utile, qui n'est que l'expression de la lutte de la nature, de l'âme « contre la matière peccante pour la chasser de l'organisme » (cf. Van Helmont); l'inflammation qui se circonscrit est également un acte protecteur. L'expectation sera donc une méthode de traitement excellente mais à la condition qu'elle ne soit pas « nue », nous dirons plus tard à la condition qu'elle soit armée.

« En somme il se produit dans la maladie une admirable synergie d'actes médicateurs, *actes vitaux* par excellence qui font que spontanément et sans l'intervention de l'art cette synergie résiste facilement à l'influence des causes morbides, qu'elle peut les dissiper et les vaincre. »

Aux reproches qu'on lui fait d'être expectant (voir la satyre de Gédéon Harvey), il répond par l'exposé de sa nouvelle doctrine médicale qui est d'ajouter à la Médecine physique la *Médecine physiologique* et distinguer ainsi la pathologie physico-médicale de la *Pathologie physiologico-médicale*. Cette dernière s'appuie sur les causes de la maladie, sur ce que nous appellerons plus tard la pathogénie. Car si vous savez ce que la nature *souffre* dans la maladie, ce qui est la cause de son mal, il vous sera plus facile de faire une thérapeutique rationnelle : attendre tant que tout se comporte suivant les « lois naturelles », intervenir quand la marche naturelle vers la guérison sera entravée d'une façon

que la chimie ne nous enseigne pas grand'chose sur l'âme ainsi définie, *âme qui périt avant le corps*, ou plutôt dont la disparition entraîne la mort du corps » (pp. 242, 243).

quelconque. Cette expectation, vraiment médicale, est donc de l'art. « *Expectatio vere medica, artificiosa.* »

Il appelle l'attention sur les phénomènes congestifs, sur les congestions qu'il divise en actives et passives et contre lesquelles il conseille la saignée, son remède favori ; et pour ses malades et pour lui-même qui, arrivé à l'âge de 69 ans, en était à sa cent deuxième saignée (1727).

Parmi ses autres agents thérapeutiques nous signalerons les diaphorétiques, les yeux d'écrevisse, l'esprit de sel ammoniacal, le camphre, la myrrhe, l'esprit de vin en lotions, le salpêtre, l'antimoine, les opiacés, l'essence du succin, le séné, la camomille ; le mercure doux, les fleurs d'hématite, la terre sigillée, le bol arménien, le safran de Mars astringent, le baume térébenthiné de soufre additionné d'essence de myrrhe.

Chimiste remarquable ; il est l'auteur de la théorie du *phlogistique* qui eut son moment de faveur. Physiologiste non moins remarquable — puisqu'il a établi les bases de la Médecine physiologique — il a démontré le premier (Iéna, 1685) que « l'acte de la respiration, bien loin de refroidir la masse sanguine, l'échauffe au contraire. »

En Autriche.

Immédiatement après Hoffmann et Stahl, il faut placer Gérard Van Swieten, l'élève et le commentateur de Boerhaave.

Van Swieten (1700-1772), né à Leyde, eut, à cause de sa religion (il était resté catholique), beaucoup d'ennuis. Persécuté en quelque sorte, il se réfugie en Angleterre, puis, en 1745, appelé à Vienne par l'Impératrice, il s'y fixe et acquiert rapidement une grande renommée et comme praticien et comme professeur. Il peut être considéré comme le fon-

dateur de la brillante Ecole de Vienne illustrée par Avenbrugger et Stoll au xviiie siècle.

Comme son maître il est éclectique, pense qu'il ne faut
pas mépriser les Anciens ; qu'il ne faut voir dans les Sciences Médicales qu'une sorte d'évolution ; et que la base d'une
bonne Médecine sera d'ajouter aux bonnes observations des
Anciens les découvertes des Modernes.

En thérapeutique il est très partisan de la saignée ; il emploie le vésicatoire dans la pleurésie ; le seton à la nuque
dans la phtisie ; conseille la trachéotomie dans les cas urgents. Il est le premier à avoir employé avec succès le quinquina contre les névralgies faciales à retour périodique.
Mais sa grande œuvre thérapeutique est d'avoir su donner
les règles de l'administration du mercure à l'intérieur dans
la syphilis avec une préparation facilement absorbable et
facilement maniable.

Avant lui, depuis le xvie siècle, le mercure, qui était considéré, et à juste titre, comme l'antidote du virus vénérien,
était prescrit d'une façon dangereuse parce qu'on était, et à
tort, persuadé de l'élimination du virus par la salive et qu'il
fallait entretenir cette salivation jusqu'à la production de
6 livres de salive dans les 24 heures.

Van Swieten montre le danger des frictions, des cérats et
des fumigations, préparations infidèles, mal titrées. Il pense
que la meilleure façon de donner le mercure c'est de le faire
absorber par la voie stomacale. Il y avait déjà eu des essais
dans cette direction : il y avait le précipité rouge de Jean de
Vigo ; les pilules de Barberousse au mercure cru, et de son
temps les pilules de Belloste, employées en France par ce
chirurgien qui s'en était réservé la vente et avait gardé le
secret de leur composition. Ces préparations sont toutes
solides, il leur préfère une préparation soluble, le sublimé
corrosif dissous dans l'alcool (1/2 grain de sublimé pour
1 once d'esprit de vin). Cette préparation lui a été suggérée par Ribeira Sanchez, archiâtre de l'Impératrice de

Russie. De plus il prétend que la salivation est non seulement dangereuse, mais encore inefficace. Des expériences
furent faites à l'hôpital Saint-Marc de Vienne, où étaient
soignés les vénériens nécessiteux. On fit deux catégories
de malades : les uns soignés par le sublimé à l'intérieur
et sans salivation; les autres par les anciens procédés avec
salivation. La supériorité du traitement par le sublimé à
l'intérieur sans salivation fut démontrée. Néanmoins sur
ce point Van Swieten ne nous donne pas d'autres détails
et aime mieux nous citer les résultats heureux obtenus par
d'autres médecins qui ont employé sa méthode, comme
Pringle, médecin militaire anglais, comme Lebègue de
Presle, de Paris.

Il n'est pas partisan de l'inoculation dans la variole. Cela
paraît tenir à ce qu'en Autriche la mortalité par la variole
n'avait rien d'inquiétant et à ce que la variole y était moins
fréquente qu'en Angleterre et en France (1 cas de mort sur
30, sur 40). De plus il a vu des cas d'inoculation suivis de
mort et cite le cas d'un médecin de Leipzig, de Haen, qui,
une année, sur 4 inoculés et 12 varioleux, eut un décès parmi
ses inoculés et n'en eut pas à noter chez les douze autres,
qu'il avait justement considérés comme trop faibles pour
être inoculés.

Jérôme David Gaub (1705-1780), un autre élève de Boerhaave, moins célèbre que Van Swieten, doit être rappelé
ici. Né à Heidelberg, il vint faire ses études à Leyde et,
après différents séjours à Paris, à Strasbourg et à Heidelberg, revint en Hollande, à Amsterdam (1729), puis à
Leyde où il suppléa puis remplaça définitivement Boerhaave
comme professeur. Il sert de lien entre la première moitié
du xviiie siècle et la seconde. Il a, dans son livre intitulé :
« *Institutiones pathologiæ medicinalis* », condensé les idées
courantes alors sur la pathologie générale. On pourrait dire
que c'est le premier traité de pathologie générale que l'on
rencontre dans l'histoire de la médecine. L'éclectisme le

plus large y règne. Il accepte comme dogme fondamental la doctrine naturiste des Hippocratistes, la nature médicatrice qu'il est inutile d'appeler; comme on l'a fait depuis, ou âme ou archée. La maladie n'est donc que la lutte de la nature pour sa propre conservation, pour son propre salut; et le médecin doit être le serviteur, le ministre de la nature (*naturæ minister*). Il n'admet pas que l'homme soit une machine brute qui reçoit inerte les injures d'agents nocifs. Il y a, dans l'homme, quelque chose qui le pousse à réagir et à chasser l'ennemi, une incitation qui, modérée à l'état de santé, exagère son activité dans l'état de maladie pour frapper son ennemi à coups répétés. Il est à la fois solidiste, humoriste, chimiste et mécanicien; il admet de plus dans les solides, une force vitale par laquelle le solide qui se contracte au contact d'un corps irritant se resserre, se crispe (crispat). Il fait donc de l'irritabilité de Haller la force vitale du solide. Il admet aussi un principe vital, qui pendant qu'agissent les excitants morbides et que se produisent ici ou là des lésions dans l'organisme, va les chasser où ils se trouvent.

Il étudie les causes des maladies des fluides et des solides : les influences atmosphériques, l'action des aliments, des boissons, des excès de toutes sortes, l'usage intempestif des remèdes et vient à aborder la question des virus, dont il rapporte l'action à une puissance toxique. Les miasmes n'agissent que par le virus qu'ils engendrent (virulenta potestate) et ce sont eux qui sont les agents des contagions. Il se demande si toute contagion est animée et si elle revêt la forme d'animalcules ayant chacune leur espèce d'où naissent et se multiplient les différentes contagions et si on ne pourrait pas trouver un antidote spécifique contre ce poison contagieux (venenum contagiosum).

Enfin c'est à Gaubius que revient l'honneur d'avoir donné le premier des règles pour formuler : c'est le premier maître dans l'art de formuler.

Il fit avant Cabanis un traité des rapports du physique
et du moral dans lequel il s'attache à prouver que les affections du corps exercent une influence puissante sur celle de
l'âme, (*De regimine mentis, quod medicorum est*) (1747-
1764) et que l'empire du corps sur l'âme est bien supérieur
à celui de l'âme sur le corps; ce qui lui valut les éloges de
La Mettrie.

En Italie.

Les médecins italiens ne sont pas à cette époque seulement iatro-mécaniciens, ils sont aussi cliniciens. Ils ont
d'ailleurs pour exercer leur sens clinique un fléau national
à combattre et à étudier, le paludisme, si répandu par toute
l'Italie, si fréquent à Rome et dans ses environs.

Les premières études furent faites par LANCISI (1654-
1714), médecin de plusieurs papes, un des rares partisans
dans ce pays des remèdes chimiques de Sylvius. On
savait depuis longtemps combien étaient nocives les efflu-
ves qui s'élevaient des terrains marécageux et des marécages. Lucrèce, Varron, Columelle dans l'antiquité en font
mention et croient que de petits insectes invisibles s'en
échappent et pénètrent dans l'organisme pour y déterminer
la maladie. Lancisi, qui est un chimiste, ne croit pas à la
nature animée de la contagion pour les fièvres intermittentes. Il fait l'analyse des eaux marécageuses et y trouve
par distillation des sels acres et une huile très fétide, aux
émanations desquelles il rapporte la fièvre intermittente
tierce, la forme la plus fréquente de l'infection paludéenne
(1717). Il signale en outre les fièvres pernicieuses avec
symptômes graves et le plus souvent mortels à brève
échéance: et enfin les formes chroniques contenues avec
état cachectique, et regarde le quinquina comme leur véritable antidote. Il est aussi l'auteur d'un traité sur les ané-

vrysmes (sujet cher à l'École italienne), qu'il divise en vrais et faux, les premiers spontanés ; les seconds traumatiques.

RAMAZZINI (1633-1714) professa à Padoue et fut un excellent praticien. Il fit le premier, un traité des maladies professionnelles, dont la plupart amènent des accidents d'intoxication. En première ligne l'hydrargyrisme, fréquent chez les doreurs, les miroitiers (vernis), les « graisseurs de vérole », comme les appelait Rabelais. Et à ce sujet il rapporte que ces frictions furent inventées par Bérenger de Carpi, qui, plus heureux que les Alchimistes, transforma le mercure en or, c'est-à-dire qu'il trouva par ce procédé le moyen de gagner plus de cinquante mille ducats d'or. Les accidents observés étaient : le tremblement du cou, des mains, des jambes, qui devenaient vacillantes ; les vertiges, les coliques, la chute des dents.

Puis l'intoxication saturnine, fréquente chez les potiers, qui employaient le plomb pour émailler leurs poteries. Les coliques, déjà signalées par Fernel, le tremblement, les paralysies, un certain état cachectique en étaient les principaux symptômes.

Il signale chez les peintres, comme Raphaël ou le Corrège, une intoxication polymorphe caractérisée par du tremblement des articulations, de la noirceur des dents, de la décoloration de la face, de la perte de l'odorat ; de la mélancolie, causée par le maniement des couleurs et la mauvaise habitude de mettre dans la bouche un pinceau chargé de couleurs faites de minium, cinabre, céruse vernis, huile de noix.

Enfin l'intoxication par le tabac, fréquente chez les priseurs, les fumeurs, les chiqueurs ; plus fréquente chez les ouvrières qui travaillent dans les manufactures de tabac, la plupart juives et prises de vomissements, de diarrhée et de flux hémorroïdaire.

FRANÇOIS TORTI (1658-1741) est surtout remarquable par son *Traité des Fièvres* et par la persistance avec laquelle il a établi, puis imposé leur médication par le quinquina, que Baglivi avait avant lui déconsidéré, disant que de son temps à Rome il ne lui avait pas donné de bons résultats ; et contre lequel Ramazzini s'était aussi élevé, prétendant qu'on en avait abusé.

Il s'appuie sur l'autorité et l'expérience de Morton, ardent propagateur de l'usage du quinquina contre les fièvres intermittentes en Angleterre et parvient à donner les règles de son emploi. Ces règles étaient celles des Jésuites qui, dans la « Schedula Romana », conseillaient de le faire prendre avant l'accès. Torti en donnait deux drachmes (8 grammes) au commencement du paroxysme, soit en poudre, soit dans du vin. Cette méthode a fait ses preuves depuis plus de 25 ans et lui a permis de guérir des milliers de fiévreux, quelquefois il donnait cette même dose au moment du déclin de l'accès fébrile. Il a d'ailleurs dans le quinquina une confiance toute personnelle, prétendant avoir échappé à la mort en 1696, après en avoir absorbé 6 drachmes. C'est un médicament d'une innocuité certaine, attestée, par de nombreux médecins autorisés : Bade, Monginot, Daquin, Sydenham, Morton, Lancisi, Fagon. Ce qui a pu faire croire à son inefficacité ou à son action novice, c'est l'ignorance où l'on est encore des différents aspects de la fièvre intermittente, de son « génie protéiforme », comme l'a dit Morton ; et de la gravité de certaines formes malignes, telles que les *fièvres pernicieuses* dont il se fait l'historien.

Le premier auteur qui ait appelé l'attention sur ces sortes de fièvres est Ludovicus Mercatus de Valladolid, qui insiste sur la gravité de la fièvre tierce, contrairement à ce qui en était dit dans la Collection Hippocratique ; et sur les dangers des formes avec irrégularité des frissons, dyspnée, délire, sommeil profond, vomissements verts, déjections alvines dysentériques, etc.

Lancisi insiste aussi sur la gravité et la malignité de la fièvre tierce.

Torti reprend l'historique de la nomenclature des fièvres que les Anciens divisaient en : simples, putrides, pestilentes ou malignes.

La fièvre simple est la fièvre éphémère ou synoque, ou fièvre quotidienne ; celle-ci intermittente.

Les fièvres putrides étaient divisées en continues et intermittentes ; ces dernières caractérisées par des accès avec apyrexie.

La fièvre intermittente revêt habituellement trois formes : la fièvre quarte avec accès tous les quatre jours, la fièvre tierce avec accès tous les trois jours, la fièvre quotidienne avec accès tous les jours, ce qui fait pour la première deux jours, la seconde un jour, la troisième 12 heures d'apyrexie.

Entre la quotidienne et la tierce se place l'hémitritée, très fréquente à Rome au temps de Galien, et dont Q. Serenus nous dit la gravité :

Mortiferum magis est quod Græcis Hemitritæum
Vulgatur verbis

et qu'il appelle la demi-tierce.

Mais la fièvre intermittente (il vaudrait mieux dire le paludisme, dont il dégage la spécificité) n'a pas toujours cette pureté de formes et de symptômes avec stade de froid, de chaleur et de sueur ; il peut exister des types différents qui revêtent une grande malignité et qui cependant ressortissent à la fièvre tierce et qui pour cela a été appelée fièvre tierce pernicieuse. Il distingue huit variétés, dont quelques-unes sont restées dans la nomenclature nosologique : forme cholérique ou dysentérique, forme hépatique (ictère), atrabilaire (vomissements) ; forme cardialgique ; *forme sudorale, syncopale, algide, comateuse* ; enfin la fièvre tierce peut dégénérer en fièvre subcontinue.

Bref, du chaos des fièvres, il dégage une fièvre spécifique qui peut être intermittente type ou intermittente anormale maligne, continue ou subcontinue et qui a le pouvoir d'être combattue avec avantage par le quinquina ; confirmant ainsi un vieil aphorisme hippocratique : « naturam morborum ostendunt curationes ». C'est ce qu'il a appelé les *fièvres à quinquina* (V. Therapeutice Specialis, p. 422, 1756). Quelle est la cause de ces fièvres? Morton pense que c'est un poison qui infecte le sang ; d'autres, et c'est le plus grand nombre, croient à un ferment, comme Willis et Sydenham, les fermentistes ; c'est ainsi qu'il les appelle (*Fermentistarum* hypothesis) ; pour lui il pense plutôt que quelque chose d'analogue à une *menstrue* agit sur les humeurs, les fluides et détermine tous les accidents et les symptômes observés comme un poison tantôt émétique, tantôt diaphorétique ou encore comateux ou syncopal. C'est un peu l'hypothèse de Morton. Bref, les accidents spéciaux des fièvres périodiques sont causés par un poison spécifique. C'est donc toujours à l'intoxication définitive que toutes ces discussions aboutissent, quel que soit l'agent qui l'amène et qui est encore inconnu, mais que la plupart ont déjà assimilé à un ferment.

Le quinquina doit être donné par la voie buccale, il n'est pas partisan de l'administration par la voie rectale comme le conseillait Helvétius (1712).

Enfin comme représentant important de l'École italienne pendant cette période, il ne faut pas oublier J. B. Morgagni (1682-1771), qui dans ses « Lettres sur le siège et les causes des maladies », passe en revue la pathologie tout entière.

On y trouve dans la 1re Lettre une observation de méningite tuberculeuse : « Un enfant de treize ans, de beaucoup d'esprit et d'intelligence, avait perdu une sœur et un frère, morts de phtisie, et avait lui-même éprouvé l'année précédente une inflammation du poumon gauche. Il fut pris de *douleur de tête sus-orbitaire* ; et ses yeux laissent échapper une humeur visqueuse. Le lendemain *il délire* ; ses yeux se *fixent* sur les assistants ; il rejette par le vomissement quelques viscosités. Ensuite il est agité tout à coup de *mouve-*

ments convulsifs; après quoi il tombe dans une espèce *d'affection soporeuse* ; cependant il est souvent réveillé par des *convulsions*, accompagnées de *difficulté de respirer*. Enfin il meurt. A l'autopsie on trouve à *la base* du cerveau une *sérosité sanieuse*, à laquelle il rapporte la maladie.

Il considère l'hémorragie cérébrale comme une des causes les plus fréquentes de l'apoplexie cérébrale. Avant lui, Botal, Duret, avaient déjà remarqué dans certains cas un épanchement de sang dans les ventricules, ainsi que Riolan (v. pl. h.); il a pu le constater également et l'expliquer par la rupture d'un petit vaisseau distendu. Il constate aussi chez les apoplectiques de l'endurcissement des membranes des vaisseaux du cerveau, et le développement dans leurs parois de petits fragments osseux ; c'est une des premières mentions de l'athérome.

Toute sa doctrine scientifique est contenue dans l'épître dédicatoire de sa lettre XLIX à l'illustre J.-Fred. Schreiber. C'est la doctrine déjà préconisée par Baglivi, qui consiste « à recueillir et comparer entre elles le plus possible d'histoires de maladies et de dissections (autopsies) appartenant à d'autres et à soi. »

Il est, à juste titre, considéré comme le plus célèbre des anatomo-pathologistes anciens ; c'est de lui que dérive toute l'école anatomo-pathologique, qui jeta un si vif éclat au commencement du siècle suivant.

EN ANGLETERRE.

JOHN FREIND (1675-1728), « archiâtre de la sérénissime reine Caroline », fut un homme universel : médecin d'abord, mais aussi mécanicien, mathématicien, géomètre, chimiste. Il fit aussi de la politique, ce qui ne lui réussit pas, car il fut pour ses opinions enfermé à la Tour de Londres, où il écrivit philosophiquement sur la variole et sur l'Histoire de la

Médecine depuis Galien jusqu'à l'époque de la Renaissance. C'est en faisant la relation de la vie de Jean de Gaddesden (1320 environ) qu'il trouve mentionné le *traitement de la variole par les rayons rouges* employé avec succès par ce médecin chez un prince anglais, le fils du roi Georges Ier, ou Georges II. Lui-même ayant eu à soigner le fils de la reine Caroline, n'eut qu'à se louer de ce moyen. « Capiatur *scarletum*, et involvatur variolosus totaliter, sicut ego feci de filio nobilissimi Regis Angliæ — et feci omnia circa lectum esse *rubra* —, et est bona cura ».

Il s'occupa plus particulièrement des maladies des femmes. Il considérait la menstruation comme un phénomène mécanique ; comme une sorte de pléthore des vaisseaux utérins aboutissant à une évacuation abondante et salutaire. D'où la production de phénomènes graves quand il y a rétention des règles en dehors de la grossesse. Parmi les emménagogues il préconise le fer (chalybs), qui « ouvre les vaisseaux en leur donnant *du ton* en corroborant *les esprits* d'où dépend la contraction des fibres. »

Grand admirateur de W. Harvey et de Th. Sydenham, il eut pour ami MEAD (1673-1754) qui pendant la peste de Marseille (1719-1720), fit prendre toutes les précautions nécessaires pour empêcher le fléau d'envahir l'Angleterre : lazarets, quarantaines, cordon sanitaire furent mis en œuvre. Dans sa *Mechanica expositio venenorum*, il conseille contre la morsure de vipère la poudre ou les trochisques de chair de vipère grillée, ou encore, comme le font les médecins italiens et les médecins français, du jus ou de la gelée de chair de vipère, moins pour faire de l'arganothérapie ou de l'opothérapie sans le savoir, que d'après cette conviction que la chair de vipère (voir Thériaque) était excellente « pour fortifier et purifier le sang épuisé par les maladies ou infecté par *la tare d'un ferment mauvais et tenace* ». Explication qui n'a d'ailleurs rien de mécanique.

Il étudie l'opium dont il rapporte les vertus bienfaisantes

à un sel alcalin et volatil, intimement combiné et uni à une certaine substance huileuse et sulfureuse.

Ce fut lui qui persuada au richissime libraire Guy de fonder un hôpital, le « Guy's Hospital. »

Très riche lui-même, il gagnait de 7 à 8.000 guinées par an, il fut aussi généreux vis-à-vis de Freind, qu'il remplaça auprès de ses clients pendant sa captivité à la Tour de Londres et auquel, à sa libération, il fit parvenir 5.000 guinées touchées, assurait-il, auprès de ses clients pendant son absence.

A peu près à la même époque, HUXHAM († 1768) publie un *Essai sur les fièvres* où se retrouvent toutes les doctrines de la pyrétologie de Boerhaave auxquelles il ajoute l'acrimonie alcaline du sang et son état dissous et putride. C'était plutôt faire un mouvement en arrière.

W. CULLEN (1712-1790) va envisager la fièvre à un autre point de vue et va la faire résider dans *le spasme et l'atonie*, dans le resserrement et le relâchement des fibres, comme l'avait déjà dit Fr. Hoffmann pour la majorité des maladies, comme l'avaient déjà dit les médecins méthodiques.

Au spasme du début (frisson), qui amène le resserrement des *petits vaisseaux* de la périphérie, succède un réaction stimulante de l'économie qui en détermine le relâchement. Au siècle suivant, Cl. Bernard dira que la fièvre résulte d'une action exagérée des nerfs vaso-dilatateurs. Ce que cette conception pathogénique eut de plus prochain ce fut de donner naissance au système de Brown, qui fut son élève, puis son rival et enfin son ennemi.

Cullen étudie le premier, sous le nom de *dyspepsie*, qu'il croit avoir employé le premier et que Vogel avait déjà mis dans le vocabulaire médical, un syndrome que l'on rencontre chez certains sujets. Ce syndrome est caractérisé par des « distensions subites et passagères de l'estomac, des rapports des différents genres, une chaleur brûlante dans la région du cardia, des douleurs dans la région de l'estomac et la constipation ». C'est d'ailleurs une affection secondaire et symptomatique. Il conseille le vomissement qui nettoie l'estomac, puis, comme il y a souvent dans ces cas-là un excès d'acidité, on le corrige par l'usage de sels alkalins, des terres absorbantes, la magnésie, par exemple, puis l'eau de chaux. Quant à la constipation, elle est combattue par des laxatifs. Enfin il faut redonner du ton à l'estomac : les toniques amers, le fer. C'est de cette époque que date l'usage du vin de quinquina et du fer dans les dyspepsies. Il a confiance dans le froid : application d'eau froide et bain froid. Quant au régime, chez les estomacs paresseux, il doit être assez sévère. Chez certains nerveux ou spasmodiques, l'éther vitriolique, la chaleur réussiront mieux.

Jean Brown (1735-1778) a été tour à tour appelé l'Asclépiade et le Paracelse du XVIIIe siècle. Il fut, comme ses ancêtres médicaux, un réformateur. Cependant il semble avoir plus de parenté avec le mystique Van Helmont. Comme chez ce dernier, c'est son état pathologique qui sera le point de départ, l'origine de sa nouvelle théorie médicale : un accès de goutte qui se prolonge, qui a été soigné par des débilitants et qui ne guérit pas, qui finit par guérir, puis récidive, et dont il se débarrasse définitivement par des stimulants, des *incitants*, suivant son expression.

C'est cette incitation qui lui avait réussi pour se débarrasser de la goutte qui va devenir la base de tout son système.

Pour lui, toutes les fonctions de l'animal vivant s'exercent de manière à tendre vers un seul et même but. Cette faculté évidente, quelle qu'elle soit, au moyen de laquelle l'animal peut sentir l'impression des stimulants extérieurs de sorte qu'il en résulte quelque changement en lui, c'est ce qu'il appelle l'*incitabilité*. C'est cette faculté qui distingue l'animal vivant de l'animal mort, les êtres animés de la matière morte.

La vie est entretenue par des stimulants : externes comme

la chaleur animale, les aliments, l'air, le sang, les humeurs; internes comme la contraction musculaire, l'exercice des sens, de la pensée, les affections morales.

Pour la maladie, il est des stimulants analogues qui, augmentés, produisent les maladies *sthéniques*; diminués, les maladies *asthéniques*.

Laissons-le parler :

« L'état morbifique ne consiste ni dans la pénurie, ni dans la dégénération des humeurs devenues acides ou alcalines; ni dans l'introduction de matières étrangères dans le corps; ni dans un changement de forme des molécules organiques; ni dans une disproportion dans la distribution du sang; ni dans une diminution ou une augmentation de la force du cœur et des artères qui opère la circulation; ni dans l'influence d'un principe raisonnable qui régisse les fonctions; ni dans un rétrécissement ou un élargissement des pores; ni dans une constriction des vaisseaux capillaires par le froid; ni dans un spasme, qui occasionne une réaction de la part du cœur ou des vaisseaux profonds; ni dans rien de ce qu'on a jamais imaginé sur la nature et la cause des maladies. J'ai fait voir au contraire que la santé et la maladie ne sont qu'un même état dépendant de la même cause, à savoir de l'*incitation qui ne varie dans les différents cas que par ses degrés. Le médecin ne doit avoir égard qu'à l'aberration qu'éprouve l'incitation pour la ramener par des moyens convenables au point où réside la santé.* »

Telle est sa théorie, qui doit ramener « la médecine, un art conjectural, à une science certaine. »

Nous sommes loin de la clinique et de l'esprit positif des Sydenham et des Morton.

Parmi les maladies sthéniques il comprend la pneumonie, le rhumatisme, la variole, la rougeole, le catarrhe, contre lesquelles il conseille la saignée, les purgations alvines, le froid, qu'il considère comme un débilitant. Il n'a pas hésité à exposer à l'air froid, demi-nu, son fils atteint de rougeole.

Les maladies asthéniques sont pour lui les plus fréquentes (97/100) : ce sont l'hydropisie, la goutte, la rhumatalgie,
la colique des peintres, la peste qui réclament un traitement
stimulant : viandes, assaisonnements variés, boissons spiritueuses à cause de leur teneur en alcool, le musc, l'alcali
volatil, l'éther et surtout l'opium.

Et comme c'est un asthénique, il ne commence jamais
son cours qu'après avoir absorbé quarante à cinquante gouttes
de laudanum dans un verre d'eau-de-vie ; dose qu'il répé-
tait plusieurs fois pendant sa leçon suivant le degré de son
« asthénie. »

La potion de Todd additionnée d'Extrait Thébaïque a été
inspirée par le brownisme. La cure de Wisky, qui se fait
volontiers, en Écosse a la même origine. C'est lui le vrai
fondateur de la médication anglo-saxonne : viandes, froid,
alcool et opium.

Sa méthode eut un grand succès. Elle était, au fond, très
simple, trop simple certes. Elle se répandit un peu par
toute l'Europe à la fin du XVIIIe siècle et au commencement
du XIXe en Russie, en Autriche, en Suisse, en Allemagne ;
en France elle ne fut adoptée que par l'École de Montpellier ;
en Italie, Rasori la propage tout d'abord, puis la modifie et
en fait le contro-stimulisme.

JEAN PRINGLE (1707-1782), né à Stikel House, comté de
Roxburg, esprit des mieux équilibré, forme un contraste
frappant avec le fondateur du stimulisme, un irrégulier
qui mourut d'apoplexie cérébrale à peine âgé de 50 ans.

D'abord médecin ordinaire, il devient (1745) médecin en
chef des hôpitaux, puis premier médecin des armées bri-
tanniques : c'est lui qui le premier en Flandre fit admettre
une convention d'humanité en vertu de laquelle les hôpitaux de blessés en quelque lieu qu'ils fussent seraient considérés comme neutres et respectés par tous les partis. En
temps de paix il s'occupe de l'hygiène des casernes, des
hôpitaux et des prisons, fait pratiquer des désinfections avec

des vapeurs de soufre, fait établir des ventilateurs pour y combattre les maladies les plus contagieuses d'alors : la dysenterie, la fièvre des prisons, d'hôpital, qui n'est autre que le typhus exanthématique. Il relate même une curieuse observation d'épidémie de cette affection à la cour criminelle d'Old Bailey. La maladie fut communiquée par un prisonnier aux six membres du Tribunal, dont quatre moururent. Deux ou trois avocats ainsi qu'un sous-schériff contaminés moururent également : bref, un prisonnier malade infecta plus de quarante personnes (mai-juin 1750).

Il est un des premiers, sinon le premier, à avoir fait appliquer dans la pneumonie le vésicatoire sur le côté malade ainsi que dans la pleurésie. Avant lui le vésicatoire dans les fièvres ne s'appliquait pas « loco dolenti », mais le plus souvent aux jambes. Ce vésicatoire ne devait pas être plus grand que la main. Son effet était de ranimer le pouls et de soulager la poitrine : dans les fièvres rémittentes et intermittentes il donne l'émétique en lavage « selon la méthode que les Français ont fait connaître les premiers ». Dans la dysenterie il donne l'ipéca, puis le mercure doux ou la rhubarbe, et quand les premières voies sont débarrassées, l'opium ; calomel, ipéca et opium sont restés longtemps dans la thérapeutique de la dysenterie des pays chauds

Robert WHYTT (vers 1714) continue les études de neuropathologie brillamment inaugurées par ses compatriotes Willis et Sydenham, insiste sur la maladie hystérique qui, pour lui, ne diffère pas chez la femme de la maladie hypocondriaque de l'homme. Cette affection est fréquente chez les goutteux.

Il signale les troubles de la sensibilité cutanée, la chaleur accusée par le malade et constatée par le *thermomètre*, les douleurs erratiques, les crises convulsives, les coliques venteuses, la polyurie, l'asthénie, la toux, les variations du pouls normal (80) ou (40) (on commence à compter les pulsations); la céphalée, les vertiges, la diminution de l'acuité visuelle sans lésion apparente de l'œil, la mélancolie, la folie, les cauchemars. Son traitement consiste dans l'administration des amers : gentiane, petite centaurée, écorce de quinquina en infusion (l'auteur, qui était hypocondriaque, en a usé avec succès pendant 8 mois); le fer, le bain froid, l'air, le vin, les exercices du corps, la navigation, l'équitation et, pour ceux qui ne peuvent le faire, l'usage du *trémoussoir* ou fauteuil de poste au moyen duquel, sans sortir de sa chambre, on éprouve à son gré les secousses d'une voiture plus ou moins cahotante ; les frictions, les distractions, et comme calmants : l'opium, l'asa fœtida, la jusquiame, le castoreum, le musc, le camphre; enfin une cure aux eaux de Spa, de Pyrmont ou de Bath.

John Rollo, comme Pringle, était un médecin militaire, chirurgien général de l'artillerie royale. C'est lui qui nous a donné la première observation de diabète sucré. Nous avons vu que c'était Willis qui, le premier, avait décelé la présence du sucre dans l'urine des diabétiques. L'honneur d'avoir trouvé et décrit cette maladie revient donc à l'École anglaise. Il s'agit du capitaine Mérédith, de l'artillerie royale, qui, après trois ans d'exercices de garnisons pénibles, fut pris d'un *appétit excessif* (il pesait alors 93 kilos), puis qui au bout de deux ans *maigrit* beaucoup quoiqu'il mangeât énormément; puis d'une *soif excessive* avec la peau sèche et brûlante, rendant *urine très abondante d'une saveur douce*. Il évacuait en 24 heures 11 litres d'urine et buvait 7 à 8 litres de liquide. Il présentait de l'*inflammation du prépuce et des gencives*, ce qui amena de l'*ébranlement des dents*. Un kilogramme de son urine fournit à Cruiskank par l'évaporation 1 hectogramme d'extrait sucré qui ressemblait à de la mélasse épaisse, ayant presque la consistance de la cire. Le sang est examiné et l'on constate qu'il résiste pendant plus de 16 jours à la putréfaction, tandis que le sang normal donne des marques de putréfaction dès le 4e jour. Son poids était tombé à 80 kil. Voici le traitement qu'on lui fît suivre : à déjeuner un litre et demi de lait avec un demi-litre d'eau de chaux, du pain et du beurre ; à dîner des boudins composés de sang et de graisse, des viandes faisandées (usage modéré), des graisses aussi rances que l'estomac peut les supporter, graisse de porc : à souper comme à déjeuner. La boisson consistait en un demi-décalitre d'eau additionnée de 4 grammes de sulfure de potasse. Frictions matinales avec du lard. Flanelle. Exercices légers. Avant de se coucher : vingt gouttes de vin antimonial tartarisé et 25 gouttes de teinture d'opium. Sur chaque rein on entretient, avec soin un vésicatoire et la liberté du ventre est assurée par des pilules savonneuses à l'aloès. Mérédith, qui fut aussi saigné, guérit avec ce traitement.

John Rollo pense que le diabète sucré est une maladie de l'estomac provenant de quelques changements morbifiques dans les puissances naturelles de la digestion et de l'assimilation, que c'est le régime qui doit être la base du traitement. Toutefois ce traitement par le régime ne pourra être bien établi que lorsque nous connaîtrons plus exactement la physiologie de la digestion et de l'assimilation.

EN FRANCE.

Dans la préface de la deuxième édition des *Affections vaporeuses du sexe* (1758), Jacques Raulin nous dit qu'un médecin allemand, dans un ouvrage récemment publié, prétendait « qu'il n'y avait que six médecins en Europe, et que les Français étaient exclus de ce nombre ». A ce compte il n'y aurait aucun médecin français à citer dans les soixante premières années du xviiie siècle. Assurément il ne s'y trouve aucune personnalité à opposer à Boerhaave, à Fr. Hoffmann, à Stahl, à Van Swieten, à Cullen, à Brown, aux deux Hunter ; néanmoins il s'y trouve encore quelques noms qui ne sont pas tout à fait tombés dans l'oubli et qui appartiennent aussi à l'histoire de la Médecine.

Ph. Hecquet (1661-1737) est un type du médecin français à cette époque. Il était d'Abbeville, étudia la théologie et resta dévot toute sa vie : trouvant qu'il était indécent aux hommes d'accoucher les femmes[1] ; ne voulant plus retourner chez une de ses clientes très mondaine avant qu'elle ne se fut confessée[2]. Il jeûnait, se livrait à des macérations. Ce qui ne l'empêcha pas d'avoir une grande réputation, justement méritée d'ailleurs, car il était un excellent praticien et un médecin honnête.

C'est un mécanicien : il va jusqu'à dire que le rôle de l'estomac dans la digestion n'est que celui d'un organe triturateur-broyeur. Les glandes sont des *passoires* naturelles ; ce ne sont partout dans l'organisme que de simples séparations ou *colatures*. La mesure des pores de ces membranes fait le secret de cette opération.

La santé n'est que l'harmonie de tous ces organes, de ces fluides, de ces solides ; si cette harmonie vient à se rompre, il y a des maladies. Il peut se produire aussi des troubles de circulation, des congestions, des phlegmons, des altérations dans les humeurs qui deviennent stagnantes. Les qualités des humeurs qui sont l'aigre, le doux, l'acide, le vitriolique, l'âcre, l'urineux, l'alcali, le sulfureux vont aller infecter le système nerveux en passant des vaisseaux dans les nerfs, déterminant des coliques, des spasmes, des vents, des engorgements glandulaires. Il a donc lu et Boerhaave et Morton et Hoffmann, les iatro-mécaniciens italiens. Tout ce désordre prend son origine de l'éréthisme des solides, et

---

1. *De l'indécence aux hommes d'accoucher les femmes.* Trévoux, 1708.
2. Il y avait en effet une bulle d'Innocent III, confirmée par un décret de Pie V (1566), où il était dit : « Cum Medici ad infirmos in lecto jacentes vocati fuerunt : ipsos ante omnia moneant ut confessori omnia peccata sua juxta ritum S. R. E. confiteantur, nec *tertio die* ulterius *eos visitant*, nisi longius tempus ob aliam causam infirmo concesserit. »

c'est la stricture des parties (partium strictura) ou leur resserrement spasmodique qui fait tout le mal, car ce resserrement empêche l'évacuation naturelle des humeurs.
C'est donc au rétablissement de l'ordre dans les mouvements des solides et dans les oscillations de leurs fibres
que le médecin doit s'appliquer beaucoup plus qu'à évacuer
les sucs ou les humeurs. D'où, comme il le dit, « la paucité
des remèdes » à employer, puisque la maladie n'est qu'un
équilibre altéré et qu'il reste un fonds de forces dans les
parties souffrantes pour se relever ou se rétablir ; puisque c'est
la tendance naturellement attachée à tout ce qui est élastique,
que les fibres allongées au-delà de leur ressort naturel fas-
sent effort pour les ramener au point naturel de leur puissance. « La nature guérisseuse » demande peu de remèdes ;
elle demande surtout la juste proportion de ces remèdes
pour le *ton naturel* où il faut rappeler les solides. Sa grande
médication est la saignée, qui obéit à la nature en rétablis-
sant la proportion et l'équilibre des parties fluides entre
elles, et de celles-ci avec les solides. Le sang est d'ailleurs
pour lui l'unique cause des maladies, de quelque maladie
que ce soit, et pour connaître l'étiologie des maladies il faut
bien posséder les développements des parties du sang, la
nature de ses *exaltations*, de ses *volatilisations* ou de ses
sublimations. « *Je ne trouve partout que le sang pour unique cause morbifique* ». La bile n'est qu'un sang bilieux, la
pituite un sang séreux, la mélancolie un sang brûlé. C'est
donc aussi un humoriste. Toutefois c'est aussi et surtout un
mécanicien, car la saignée rétablit la vertu *systaltique*, qui
donne aux solides leur *ton* et comme toutes les humeurs
sont subordonnées à cette vertu systaltique, il est juste
aussi de tout attribuer au sang mû et poussé par cette même
vertu. De plus la saignée dégorge les capillaires.

Il était végétarien plus par faiblesse d'estomac que par
dévotion ; dans son traité sur *le Régime maigre*, il vante
après le médecin allemand Portius et le médecin anglais

Cheyne, qui en avait fait l'expérience sur lui-même, la valeur bienfaisante et nutritive des graines telles que le blé, l'avoine, le riz, l'orge, le millet, le seigle, les pois, les panais, les fèves ou haricots, les lentilles seules ou associées aux œufs, au lait. Car *les graines sont comme les œufs des plantes.*

Elles sont très nutritives parce que dans un si petit volume elles renferment toutes les parties des plantes qui doivent y prendre leur accroissement avec leur suc nourricier primordial. Ces graines contiennent et le *volatil* le plus abondant, et le *spiritueux* le plus fin qui soit dans la nature. C'est une *moëlle* bienfaisante. C'est donc un préjugé que de dire : la chair nourrit la chair. Il fait surtout de ces graines un aliment du système nerveux « fournissant au cerveau un *suc nerveux* très louable, et des *esprits* suffisamment pour tous les nerfs qui composent le corps humain ». Sa dévotion n'avait rien à voir avec ses devoirs de médecin; on sait qu'à propos des convulsionnaires de Saint-Médard il écrivit une petite plaquette sur « *le naturalisme des convulsions* », où les cléricaux de l'époque voulaient voir quelque chose de divin. Il est bien de la lignée du médecin de la Collection Hippocratique, qui ne veut pas voir dans l'épilepsie une maladie sacrée, mais simplement une maladie du cerveau. Il est aussi de la lignée des vieux médecins français qui, comme Gui Patin, aimaient « faire des mots ». Ne pouvant continuer à soigner une cliente, il lui recommande un de ses confrères en lui disant : « Celui-là, Madame, ne vous tuera pas. — Comment ne me tuera pas, répartit la dame avec vivacité, mais je veux un bon médecin qui me guérisse! — Il est très bon médecin, répliqua-t-il, mais sachez bien, Madame, que le bon médecin laisse mourir, et le mauvais médecin tue. »

Chirac (1650-1732) est du Midi. Saint-Simon lui reconnaît « tout l'esprit et le savoir possibles ». Théophile de Bordeu veut en faire une sorte de rénovateur de la Médecine, qui a pour les Anciens le plus profond mépris. « Ils ne peuvent être regardés, dit-il, que comme des maréchaux-ferrants qui ont reçu les uns des autres des traditions incertaines, — ils n'étaient que des empiriques ». Sa méthode, « le chiracisme », n'est pas de laisser faire la nature, mais de la diriger, de la relever dans ses chutes, de la violenter, de ne pas attendre les crises. Il eut son heure de célébrité. Mais aujourd'hui, qui connaît Chirac? Il faut lire dans Saint-Simon le récit de sa lutte médicale au chevet de la duchesse de Berry mourante avec le fameux Garus, dont l'élixir alors était regardé comme une panacée.

Son gendre CHICOYNEAU (1672-1752) lui succéda comme médecin du roy. Il est l'auteur d'un traité de la Peste écrit à propos de la peste de Marseille de 1720. Il semble ignorer tout ce qui avait été fait sur ce sujet au xvie siècle. Quoiqu'il ne soit pas très affirmatif sur la contagiosité de la maladie, il conseille néanmoins les désinfections, les infirmeries et les quarantaines. Il fut un des premiers en France, avec J.-N. Pechlin, à faire connaître les inconvénients de la salivation dans le traitement de la syphilis par les préparations mercurielles.

Jean SÉNAC (1705-1770) avait écrit en 1749 un admirable livre sur la structure du cœur et ses maladies. On y trouve la première ébauche d'une pathologie cardiaque. Déjà apparaît un ordre plus régulier dans la description des lésions et des symptômes; la dilatation de l'aorte, des oreillettes, les ossifications de la valvule auriculo-ventriculaire gauche sont signalées pour la première fois. Sénac note la fréquence des palpitations et il en donne une des meilleures descriptions qui existent encore aujourd'hui. Il indique comme symptômes importants des affections cardiaques l'asthme, l'orthopnée, les crachements de sang, l'enflure des pieds, etc.

Attentif aux mouvements des artères et des veines, il avait noté les irrégularités et les anomalies. Les battements

violents des artères du cou et de la tête lui avaient paru
souvent en rapport avec une hypertrophie du ventricule
gauche, tandis que, au contraire, les battements mous des
veines indépendants des soulèvements artériels lui semblaient correspondre à la dilatation des cavités droites du
cœur. ». (Potain, *Clinique médicale de la Charité.*)

Théophile de Bordeu (1722-1776), était un Béarnais qui
avait fait ses études à Montpellier et vint en 1752 s'établir à Paris. Il appelle l'attention sur le rôle important du
système nerveux dans l'organisme et fait la base de son
système dans la *sensibilité*, qui n'est que le *strictum*
des Méthodiques, le mouvement tonique, le mouvement
fibrillaire, le stimulus, l'irritation, l'agacement des nerfs,
les spasmes et la contracture des Modernes; c'est aussi cette
propriété, cette activité des nerfs que Glisson appelait l'irritabilité. Les sensibilistes firent école et Fouquet de Montpellier dira contre Barthez qu'il « faut donner la préférence
à la dénomination de sensibilité sur celle de principe vital,
quoique la doctrine de la sensibilité soit la même que celle
du vitalisme puisque *tout ce qui est sensible est vital...* »

Cette conception de la vie lui fait rejeter l'opinion des
mécaniciens qui ne voyaient dans la sécrétion des glandes
qu'une action mécanique, une compression de l'organe. Il
démontre contre Boerhaave que cette sécrétion, pour la paro-
tide par exemple, est produite par le jeu de la sensibilité du
système nerveux. Il y a, du reste, une sensibilité propre à
chaque organe dont le centre est dans le cerveau, qui lui-
même « est partagé en autant de départements qu'il y a d'organes. »

Pour Flourens, « Bordeu a vù un point de l'Anatomie générale ; Bichat a vu l'Anatomie générale tout entière ». Il est
certain que c'est Bordeu qui le premier a eu la conception
générale du tissu muqueux, comme il l'appelle, ou cellulaire comme une vaste atmosphère celluleuse dans laquelle
sont plongées toutes les parties du corps. Il va jusqu'à

dire qu'il nourrit tous les organes ; il a eu comme l'intuition que le tissu cellulaire n'était qu'un vaste lac lymphatique (p. 763), invoquant pour cela l'adénite axillaire consécutive aux plaies des doigts et du poignet, et aussi ce que dans les maladies on a appelé des métastases.

Il fait du cerveau, du cœur et de l'estomac le trépied de la vie.

Au fond c'est un naturiste pour lequel « le chimiste et le mécanicien n'arriveront jamais à faire du sang ou une machine semblable au cœur ; il y a donc loin des lois de la chimie et de la mécanique à celles de la nature ».

Il croit « aux miasmes et corpuscules délétères, poisons et virus de toute espèce qu'on sait être la cause matérielle de bien des maux et contre lesquels on vante des spécifiques », mais comme on ne peut parvenir à les détruire puisqu'on ne les connaît pas, il faut surtout donner à l'organisme la résistance suffisante pour les vaincre.

Quesnay (1694-1774) est considéré comme le chef de l'École des Économistes. Ce fut aussi un médecin, le médecin de Louis XV et de Mme de Pompadour à laquelle il dédia son *Traité des Fièvres continues*. Dans cet ouvrage, il passe en revue les différentes doctrines de la Fièvre dans les différentes sectes. Il n'est pas pour la fermentation. Il pense qu'il y a d'abord du spasme (Cullen) et que ce spasme est causé par une *matière hétérogène*, dispersée dans la masse des humeurs ; cet *hétérogène fébrile* peut être caustique, cathartique, évacuant, sudorifique, putride, putréfiant, narcotique, excitant. Cet hétérogène est l'analogue des poisons, du venin, des délétères. Bref son hétérogène est un peu comme le microbe pathogène des auteurs contemporains. La nature, pour amener la guérison, lutte contre lui par la coction, *l'inviscation*, qui lui permet de s'en saisir, de l'envelopper et de l'entraîner hors de l'organisme par les voies excrétoires habituelles.

Cabanis (1757-1808) fut plutôt un philosophe. Ses *rapports du physique et du moral* en ont fait à cette époque une sorte de matérialiste. On disait volontiers qu'il avait affirmé que le cerveau sécrétait la pensée comme l'estomac le suc gastrique. Ce fut un positiviste ; mais ce ne fut pas un sceptique ; car dans son traité « *Du degré de certitude en médecine* » il dit : « Pour étudier et pratiquer convenablement la médecine, il faut y mettre de l'importance, et pour y mettre une importance véritable, *il faut y croire.* »

Paul-Joseph BARTHEZ(1734-1806), une des illustrations de l'École de Montpellier, rapporte tout au *principe vital* « qui n'explique rien ». C'était l'opinion de Cuvier : « Je n'ai jamais pu penser, dit-il, que le nom de principe vital introduit dans la science de l'homme donne la clef ou l'explication d'aucun phénomène. »

Il rapporte la goutte à la prédominance de la substance terreuse dans les humeurs excrémentielles. Berthollet (1786) analyse l'urine des goutteux et pense que « l'acide phosphorique, en se combinant avec plus ou moins d'une terre calcaire et d'une substance animale, forme les dépôts ou tufs arthritiques ». Il considère l'angine de poitrine comme une affection goutteuse.

De J. RAULIN (1708-1784), il n'est rien resté. Il fut cependant médecin du roi Louis XV et chargé par lui — on se plaignait déjà de la dépopulation de la France — de s'occuper de l'instruction des sages-femmes et des nourrices. Un de ses ouvrages les plus importants est son traité *de la Pulmonie,* où il se déclare franchement contagioniste, comme c'était d'ailleurs l'opinion courante en Provence, en Lorraine, en Italie, en Espagne, en Allemagne même (Cf. Evers, Gœttingue, 1782) où l'on prenait les plus grandes précautions pour en empêcher la transmissibilité .

« En Provence, dès qu'un pulmonique est reconnu comme tel, on lui marque son lit, ses draps, son linge de table, son couvert, en un mot tous les objets à son usage personnel ; dès qu'il était mort on enlevait les meubles de sa chambre, on grattait les murs des cloisons, on les recrépissait à neuf, on lavait les parquets et les pavés ; on ne se servait plus de son lit, ni de son linge : souvent on les brûlait ou on les vendait après les avoir fait lessiver plusieurs fois. s'il y avait des tentures ou des tapisseries dans la chambre on les exposait au grand air pendant une année entière. »

En Italie, Cirillo et Cotugno, s'inspirant des idées d'Escobar (1776), qui est le premier à avoir pensé à la désinfection des crachats des tuberculeux, signent le fameux édit de Naples du 20 septembre 1782, qui fut publié à son de trompe dans les rues et les carrefours de la ville par ordre du roi Ferdinand. Le phtisique, aussitôt sa maladie reconnue, devait être isolé. Le médecin qui n'en fera pas la déclaration sera une première fois condamné à une forte amende, une seconde fois à un bannissement de 10 ans. Les mêmes peines seront infligées aux ecclésiastiques qui se mettraient en travers des dispositions royales. Quant aux particuliers qui ne voudraient pas se conformer au règlement de l'édit, pour les pauvres ce sera la forteresse, pour les riches une grosse amende. Le mobilier des phtisiques devra après leur mort être porté hors la ville et désinfecté par des fumigations et des lavages.

Raulin prétend avoir vu plus de 1.000 cas de contagion, quand Bosquillon (1795) prétend n'en n'avoir jamais vu dans sa clientèle très étendue. C'est cette dernière opinion qui va prévaloir en France et un peu par toute l'Europe jusque vers le milieu du XIXe siècle, jusqu'à la découverte du bacille de Koch ; car les expériences de Villemin sur l'inoculabilité de la tuberculose n'avaient d'abord pas amené cette conclusion, qu'elle était contagieuse.

MALADIES DES ENFANTS.

C'est au XVIIIe siècle que l'on trouve les premiers traités sur les maladies des enfants. Cependant déjà au XVIe siècle,

Jérôme Mercuriali avait écrit spécialement sur ce sujet séparant la rougeole de la variole avec laquelle elle était habituellement décrite. Il insiste sur la « Maigreur » *de Macie*, dont on fera plus tard l'athrepsie, puis l'hypotrophie et qu'il faut combattre par l'hygiène de la nourrice à laquelle on pourra même faire suivre un traitement spécial.

La paralysie infantile y est sommairement décrite sous le nom de paralysie et torpeur des extrémités ne survenant pas, comme chez l'adulte, à la suite d'apoplexie, mais souvent à la suite de convulsions. Il a traité avec succès, par des applications de boue d'Apono, un petit garçon et une petite fille qui étaient atteints de cette affection et avaient « les extrémités inférieures torpides et en résolution. »

Il soignait l'incontinence d'urine par la poudre de vessie de brebis et de porc, déjà conseillée avant lui par Galien.

Au xviie siècle, les maladies des enfants sont étudiées avec beaucoup de soins surtout au point de vue des fièvres éruptives : variole, rougeole et scarlatine par Sydenham et Morton : Glisson décrit le rachitisme. Toutefois il n'existe pas de Traité des Maladies des enfants.

Nils Rosen de Rosensein (1706-1773), plus connu sous le nom de Rosen, était président de l'Académie des Sciences de Stockholm et médecin de la famille royale.

Il n'apporte rien de nouveau à la description de la variole.

Pour le traitement, il n'est pas partisan de l'inoculation. Il emploie volontiers les rayons rouges dont l'action bienfaisante a été constatée par le docteur Mieg (de Bâle). Il ne rappelle pas sur ce point l'opinion des médecins anglais, de Freind entr'autres, dont nous avons parlé plus haut. De son temps, en Suède, la mortalité des enfants atteints de variole était de 1/10.

La rougeole y est mieux décrite avec ses trois stades, de contagion, d'éruption et de terminaison. Il nous dit que Home, d'Edimbourg, avait essayé de la traiter aussi par l'inoculation.

La coqueluche, qui pour lui aurait apparu en France pour la première fois en 1414, est une maladie très meurtrière en Suède, où de 1749 à 1764 elle a fait 43.393 victimes et pendant la seule année 1755 : 5.832.

Il croit que le rachitis ou noueure des enfants n'est qu'une vérole dégénérée. Cette opinion était d'ailleurs courante à cette époque et fut reprise au XIXe siècle par Parrot.

Voici comment il décrit la maladie que les Écossais ont appelée croup (Home[1]) et qu'il appelle *suffocation striduleuse avec une peau morbifique dans la trachée* et que plus tard Michæl appellera *angine polypeuse ou membraneuse*[2].

Il se forme à l'invasion de la fièvre dans cette maladie une peau molle, blanchâtre, épaisse, dans le larynx, qui s'étend quelquefois jusqu'au bas de la trachée. Elle n'est pas adhérente aux parois de ce conduit cartilagineux, elle y est comme suspendue.

Peu de gravité des symptômes au début, asphyxie rapide, l'enfant meurt en pleine connaissance : description un peu sommaire où l'auteur n'a vu ni les relations du croup avec l'angine, ni la spécificité de la maladie, car il dit que la « formation de cette peau n'a rien d'extraordinaire. »

Cullen, quelques années plus tard, décrira mieux l'*esquinancie maligne*, avec taches blanches ou cendrées de la gorge et gonflement des ganglions du cou pouvant se propager au larynx et à la trachée et donner lieu à l'esquinancée trachéale, qui parfois peut aussi être primitive. Il conseille d'administrer des gargarismes antiseptiques et de combattre la putridité et la malignité par le quinquina.

C'est Cullen aussi qui décrit le mieux la fièvre scarlatine signalée par Sydenham et Morton au siècle précédent.

Il insiste sur les formes angineuses qu'il a décrites avec

---

1. Franois Home, *an Inquiry on the nature, cause and cure of the Croup*, 1765.

2. Michaelis, *De angina polyposa sive membranacea*, Argentorati, 1778.

l'angine maligne. Mais il y a des scarlatines sans angine
maligne. Il signale l'anasarque et ne semble pas lui attacher aucun symptôme de gravité.

Les oreillons étaient alors une maladie fréquente, caractérisée par un mouvement de fièvre et l'apparition à l'angle
de la mâchoire d'un gonflement douloureux. Il signale
comme presque constant le retentissement testiculaire chez
les garçons et le retentissement mammaire chez les filles.

MICHEL UNDERVOOD (1715-1795), plus doctrinaire, insiste
sur la nécessité d'instituer une médecine infantile, laissée
jusqu'alors aux mains des vieilles femmes et des nourrices.
Il réagit contre l'opinion de Hunter qui voulait qu'on aban-
donnât les enfants malades aux seules ressources de la nature. Pour lui la médecine infantile est plus difficile que celle
des adultes parce que les enfants donnent peu ou pas de
renseignements sur leur état. « Cependant les maladies des
enfants ne s'énoncent pas moins clairement que celles des
adultes ». Il divise les convulsions en symptomatiques
(affections non cérébrales) et idiopathiques (affections
cérébrales). Il est un des premiers, sinon le premier, à
avoir décrit la méningite sous le nom *d'hydrocephalie
interne*. Cette affection est fréquente de deux à dix ans, s'an-
nonce par une fièvre sourde avec douleur de tête frontale,
nausées, lourdeur, tristesse, stupidité, *pouls irrégulier et
lent*, photophobie, délire, diplopie, *dilatation de la pupille*,
joues bouffies, rouges, assoupissement, convulsions. C'est
R. Whytt qui le premier avait signalé la dilatation pupil-
laire et la lenteur du pouls. D'après Armstrong il conseille
les frictions mercurielles.

Contre les écrouelles il est partisan de l'air marin et des
bains de mer.

Il décrit la vulvo-vaginite des petites filles.

Il fait surtout une croisade pour l'allaitement maternel et
s'emporte contre la négligence des dames anglaises à ce
point de vue et au point de vue de l'éducation physique de

leurs enfants et leur donne à ce sujet quelques conseils.

Il faut d'abord éviter aux enfants les refroidissements. Il est cependant partisan des lotions froides et des bains froids qui favorisent la transpiration insensible. L'enfant ne doit être plongé qu'une fois dans l'eau, puis retiré complètement, on le recevra sur une couverture de laine et on l'essuiera avec un linge le plus rapidement possible. Il ne faut pas serrer l'enfant ; il ne faut pas l'emmailloter. Il pense qu'il est difficile de régler les tétées. Quand l'enfant aura toutes ses dents on lui donnera du bouillon avec du pain ; de la semoule, du riz, du salep dans du lait. De son temps la mortalité infantile était effrayante. En 10 ans, Londres et ses environs comptaient une mortalité de 16.283 sujets répartis en 7.947 au-dessous de deux ans, 10.145 au-dessous de cinq ans, ce qui faisait les 2/3 de perdus pour la société, *dont 3/4 au-dessous de deux ans.*

Il en était de même en France, où J. RAULIN fut chargé, à peu près à la même époque, par Louis XV, le Père du peuple, de chercher le moyen de remédier à ce fléau. Tout d'abord il faut s'occuper de la santé et de l'hygiène des femmes grosses et des femmes récemment accouchées, puis de la « conservation des enfants » (1769). Il est contre le maillot et les vêtements d'adultes que l'on faisait porter aux enfants quand ils commençaient à marcher. Il ne veut pas qu'on abuse du berceau. Le lait sera toujours l'aliment de choix : lait de la mère ou d'une nourrice, à leur défaut lait d'animal. Déjà ETTMULLER, HEINKE, voulaient qu'on réglât les tétées ; qu'on donnât le sein toutes les deux heures pendant les trois premiers mois, puis six fois dans les 24 heures, puis deux fois par jour. Il est aussi pour le réglage des tétées : toutes les trois heures pendant les deux premiers mois ; puis toutes les quatre heures jusqu'aux septième et huitième mois ; alors on peut commencer à donner de la bouillie, deux, puis trois fois par jour. Il faut bien surveiller la nourrice. Voici comment il conseille d'habiller les enfants d'après les indications du docteur Cactogan : pendant les trois premières années les couvrir d'un petit corset de flanelle sans manches qui s'attache légèrement par derrière et auquel on fera coudre un petit jupon (ceci pour éviter les corps de jupe et les baleines très usitées alors) et par-dessus une robe de même étoffe ou de toute autre, pourvu qu'elle soit mince, souple et très légère. Sur la tête un bonnet simple, pas de bas, ni de souliers. La nuit une chemise de flanelle qui ne gêne pas la liberté des mouvements.

D'après lui, en Allemagne à cette époque, on ne donnait pas de lait pur aux enfants, mais des bouillies faites de lait de vache ou de chèvre avec de la farine de froment (Ferriarus)ou encore des panades.

Les Maladies vénériennes et les Maladies de la peau.

J. Astruc, de Montpellier (1684-1766[1]), dans son traité *des Maladies Vénériennes,* étudie la syphilis, la blennorragie, les chancres mous et les bubons suppurants ; affections qu'il appelle vénériennes et qui ont pour principes fondamentaux de ne jamais naître spontanément, d'être causées par un virus, le virus vénérien transmissible d'un individu à un autre, qui peut rester latent pendant des années dans le sang intact et inactif jusqu'à ce qu'une occasion l'en fasse sortir et lui permette de faire de nouveaux ravages. Le seul et véritable remède contre cette semence sont les préparations mercurielles, qui sont efficaces et non nocives à la condition d'être administrées avec prudence : il est encore partisan des frictions jusqu'à la salivation. L'usage à l'intérieur du sublimé est encore tout nouveau et ne deviendra courant qu'à la fin du xviiie siècle, avec Lebègue de Presle en France et Pringle en Angleterre.

Il décrit l'ophtalmie blennorragique, déjà signalée par

1. Né à Sauves, dans le Bas Languedoc.

Charles Saint-Yves (ophtalmiæ veneræ, in tractatu *de Morbis oculorum* 1702) ; parle de l'orchite blennorragique, de la gonorrhée chronique avec ses rétrécissements du canal de l'urèthre, que l'on commence à soigner par la dilatation avec des sondes de plomb, déjà employées en 1560 par un médecin de Nîmes. Quant à la maladie vénérienne, à la maladie confirmée, voici comment il la comprend. Elle est caractérisée par des affections de la peau, des fissures des mains, le chapelet ganglionnaire, la pelade, l'onglade, les différentes maladies de la bouche, du nez, du gosier, des douleurs rhumatismales arthritiques (hanche, rein), des douleurs ostéocopes, des exostoses, des taies de la cornée, des inflammations de l'iris, des maladies des oreilles (labyrinthe et osselets). Cette maladie peut encore amener de l'hémiplégie, de la paraplégie, des paralysies locales particulières, du marasme, des obstructions, des squirrhes. Chez la femme elle peut déterminer la stérilité ou l'avortement fréquent ou la mise au monde de fœtus atteints d'affections cutanées. Comme on le voit, grande richesse de symptômes avec confusion des périodes. L'ouvrage est néanmoins très documenté, surtout au point de vue de l'historique de la syphilis.

Y a-t-il un moyen de se préserver de ces affections vénériennes ? Il n'y en a qu'un c'est de s'abstenir de tout coït suspect « de vulgi vaga venere ». Il y a bien encore un autre moyen qui lui répugne et qui est employé par certains débauchés ou gens prudents : l'usage du *condom*, qui est souvent une précaution inutile. Il suffit d'un petit trou, d'une petite déchirure dans l'appareil protecteur pour que le virus puisse pénétrer.

« Audio a perditissimis ganeonibus, qui meretricos amores effrenatè sectantur adhiberi nuper in Anglia folliculos et tenui et inconsutili pellicula in vaginæ formam onfectos et Anglice *condum* dictos, quibus compressuri obvolutum penem loricant, ut a periculis pugnæ semper dubiæ tutos se præstent. »

D'ailleurs la morale et la religion ne conseillent pas de rechercher ces moyens prophylactiques : ce serait donner trop de licence aux débauchés.

John Hunter (1728-1793) est plus précis quoiqu'il fasse de la blennorragie un symptôme de la syphilis et cela avec l'appui d'une expérience qui n'est pas concluante parce qu'elle a été unique. Il avait inoculé du pus sortant du canal de l'urèthre et avait déterminé la production d'un chancre : c'était le pus d'un chancre uréthral, mais ce n'était pas le pus d'une blennorragie. C'est lui qui depuis les syphiligraphes du xvie a le mieux décrit le chancre qui a été pendant longtemps appelé chancre huntérien. Il a communément une base épaisse et dure, plus apparente chez les hommes que chez les femmes. Il est pour l'extirpation du chancre (excision ou cautérisation), pensant que le virus n'a pas encore eu le temps d'être passé dans le sang. Le bubon n'est pour lui que la conséquence immédiate du virus vénérien depuis que l'on sait que *l'absorption se fait par les lymphatiques* (W. Hunter). Il est partisan du mercure à l'intérieur et à l'extérieur, et aussi de la gomme de gaïac et de la racine de salsepareille.

Le grand progrès fait en vénéréologie au xviiie siècle a été de substituer à l'usage externe de mercure son usage interne et de bien spécifier que la salivation était inutile et dangereuse. Il ne faut plus administrer le mercure jusqu'à « bavement », comme le disait Mauriceau. (Voir plus haut Van Swieten.)

A. C. Lorry (1726-1783), dans son traité *de Morbis cutaneis*, résume à peu près tout ce que l'on connaissait alors sur les affections de la peau (1777). C'est un des premiers ouvrages spéciaux sur cette matière. Ce que Mercuriali en a écrit au xvie siècle n'est qu'une simple énumération des affections cutanées décrites par les Anciens. Quant à Lorry, c'est un humoriste qui ne voit dans les dermatoses qu'une manifestation dépurative de l'organisme « Morbi cutanei depuratorii ». Il admet cependant qu'il y a des maladies de la peau qui sont dues à des causes extérieures irritantes (air, froid, chaleur, compression, frottements, etc.), mais la plupart viennent de la bile âcre ou de la lymphe. C'est l'âcreté des humeurs et surtout l'âcreté du sang qui en domine la pathogénie. Aussi craint-il la répercussion interne de l'affection cutanée qui disparaît, sur le foie, la rate, les reins ; qui peut même déterminer un squirrhe. Cette doctrine est restée longtemps prépondérante en France et est encore très vivace dans le peuple.

Le traitement sera surtout dépuratif : laxatifs légers, légumes qui lâchent le ventre et chassent la bile, petit-lait, laitue, pissenlit, sels neutres et parmi les plantes amères : le cresson, le cochléaria, le fumeterre et enfin les eaux sulfureuses.

Mais le fondateur de la dermatologie moderne fut Robert WILLAN (1757-1812), dont la classification a été conservée jusqu'à nos jours. Nous y reviendrons plus loin.

Cependant avant lui, il y avait déjà eu un essai de classification des affections cutanées qui se rapproche beaucoup de la sienne et qui est la suivante :

1re classe Taches.	9e classe Excroissances cuta-	
2e — Pustules.	nées.	
3e — Vésicules.	10e — Ulcères cutanés.	
4e — Bulles.	11e — Blessures cutanées.	
5e — Papules.	12e — Insectes cutanés.	
6e — Croûtes.	13e — Maladies des ongles.	
7e — Squames.	14e — — des poils.	
8e — Callosités cutanées.	(Cf. Plenck, *Doctrina de morbis cutaneis*, Vindobonae, 1782.)	

LES MALADIES DES FEMMES. LES ACCOUCHEMENTS.

Nous avons parlé plus haut avec les auteurs anglais des

'hystérie, que les Français appellent *affections vaporeuses du sexe* (J. Raulin) ou encore simplement *vapeurs* (Pomme le Montpellier).

La chlorose ou pâles couleurs est rapportée à la diminu-ion des globules rouges et à leur coloration moins vive. « Le sang sera d'autant moins rouge qu'il contiendra moins le globules, ou que la surface des globules sera moins bien nodifiée de la manière propre à exciter l'impression du 'ouge ». Astruc, qui a fait aussi un *Traité sur les Maladies les femmes*, conseille surtout dans ce cas les préparations errugineuses : la limaille de fer, le safran de Mars apéritif la rosée du mois de mai; la teinture de Mars; le vin blanc Chalybé; l'eau ferrée (vieux fers rouillés, clous, broquettes le tapissier mis dans l'eau); on y associera les stomachiques t les apéritifs; et pendant la saison on enverra les malades ux eaux de Vichy, de Plombières, de Balaruc, de Barèges, le Vals, de Spa, de Bussang ou de Forges. Il a déjà remar-ué que certaines chloroses sont sous la dépendance de la uberculose à son début. « L'accident le plus fâcheux des ôles couleurs est la pulmonie ou la phtisie. » Il faut donc hez les chlorotiques surveiller l'état de la poitrine. L'inflam-nation de la matrice, la métrite, l'apostème ou abcès de la natrice qui peut suivre cette inflammation est bien étudiée. l en explique les symptômes (redoublements de fièvre avec haleur, rougeur, douleur et tension, légers frissons, sueurs, liarrhée, état cachectique) par le passage du pus dans le ang par gouttes ou par flocons, ce qui constitue un épais-issement du sang.

« A mesure que les flocons de pus se mêlent plus inti-nement avec le sang à force d'y rouler, le frisson diminue t la fièvre se développe parce qu'alors les sels du pus agis-ent librement et efficacement sur le sang, sur le cœur, sur és artères. De là viennent les bouffées ou accès de fièvre jui succèdent aux frissons, qui sont plus ou moins longs juivant l'abondance où la qualité du pus qui les produit et qui se terminent par des sueurs colliquatives, causées par·la fonte du sang. »

C'est ce que plus tard on appellera la pyohémie, l'infection purulente.

Il signale l'inflammation des ovaires, leur hydropisie à sac (kystes de l'ovaire), l'inflammation et les abcès des trompes, les grossesses tubaires, qu'il faut opérer. Il admet. la doctrine des ovaristes, la seule qui puisse donner l'explication des *grossesses ventrales*, dont il nous rapporte les différents cas épars dans la science, avec la liste des *lithopédions* célèbres.

Le lithopédion Senonense (de Sens) : sa mère l'avait porté 28 ans (1582). Le lithopédion Mussipontanum (de Pont-à-Mousson), qui resta trente ans dans le ventre de sa mère. (1659). Le lithopédion Dolanum (de Dôle), réduit à une masse plâtreuse (1661). Le lithopédion Tolosanum (de Toulouse), (1678). On pourrait y ajouter l'ablation d'un fœtus de 21 mois faite à Leyde par Abraham Cyprianus en 1700,. « matre salvâ et superstite. »

Il y a bien quelques essais d'opérations gynécologiques : nous en parlerons en traitant de la chirurgie au xixe siècle.

Maintenant occupons-nous des accouchements et des accoucheurs qui sont nombreux pendant cette période.

Lamotte (Guillaume Mauquest) de (1655-1737), chirurgien de Valognes, eut, en dehors de sa réputation régionale, une réputation européenne ; car son nom est mis un peu partout au nombre des accoucheurs célèbres. Comme Mauriceau il a laissé de nombreuses observations intéressantes et instructives pour les praticiens d'alors, dont les connaissances en obstétrique étaient le plus souvent insuffisantes. Laissons Lamotte nous en donner des exemples.

« Je parle ici de pauvres femmes dénuées de forces à l'occasion d'une grande perte de sang causée par les violences qu'on leur fait souffrir, auxquelles on trouve les parties toutes contuses, si mal traitées et si déchirées qu'à

quelques-unes les intestins sortent par le vagin. l'arrière-
faix étant resté tout entier ou en partie dans la matrice souvent renversée ; des enfants tronqués et démembrés, quelquefois à demi-sortis et abandonnés dans cet état ; aux uns
la tête, aux autres les bras ou les jambes arrachés et le corps
même tout entier, la tête étant restée dans la matrice. »

Il divise aussi les accouchements en naturel, non naturel
et contre nature, ce dernier réclamant le secours de l'art ; il
insiste sur l'importance du toucher vaginal, fait la version
podalique, insiste sur la valeur séméiologique du raccour-
cissement du col dans la grossesse et n'en reconnaît comme
signe certain que les mouvements actifs du fœtus perçus par
l'accoucheur. Il pratiquait la suture dans les cas de déchirure du périnée. Tout en ayant conscience de sa valeur, il
n'en juge pas moins l'art des accouchements comme difficile
et parfois décevant.

« L'accoucheur, dit-il, à la fin de son traité, le mieux
sensé et le plus expert ne doit jamais affirmativement
décider de l'heureux succès de ses opérations, même les
plus faciles et où tout semble concourir à sa satisfaction. »

Il est partisan de l'opération césarienne dans certains cas
bien déterminés, mais ne veut pas attendre pour la pratiquer
que la femme soit morte, comme le font la plupart des accoucheurs.

Nicolas Puzos (1686-1753) est le premier à avoir bien
insisté sur ce fait, que dans l'accouchement c'est la matrice
qui est active et non le fœtus ; la preuve c'est que l'on
voit des femmes expulser un fœtus mort. Il insiste aussi
sur l'importance du toucher pour le diagnostic de la grossesse à partir du troisième mois seulement. Il est très partisan du forceps, *une espèce de tenette, qui facilite la sortie
d'un enfant vivant sans blesser la mère.*

Il a du reste été « perfectionné de nos jours » et ne peut
amener d'accidents que chez ceux qui ne savent pas s'en
servir. Il ne faut d'ailleurs en faire usage, si on veut s'as-

surer du succès, que lorsque la tête est à peu près hors de la matrice, remplit le vagin et que le vertex n'est pas loin des grandes lèvres.

On ne pouvait mieux donner les indications de l'application du forceps qui venait d'être perfectionné par ANDRÉ LEVRET (1703-1780), accoucheur de la Dauphine de France, qui, plus complètement que Puzos, rapporte définitivement les phénomènes de l'accouchement à des principes de physique et de mécanique; ce qui ne fut pas sans influence sur la modification qu'il fit subir au forceps droit en lui donnant sa courbure *pelvienne*. Il eut beaucoup à faire pour défendre son instrument, et pour montrer sa supériorité sur les forceps de Rathlaw, de Roonhuysen et aussi sur celui de Smellie, qui, en Angleterre, avait fait oublier celui de Chamberlen (1746). Il est aussi l'inventeur d'une pince à polypes qui n'est que le diminutif de son forceps courbe et dont il se servait pour l'extraction de polypes, de fibromes, de placenta de fœtus abortif.

Dans l'inertie utérine avec hémorragie « post partum », il conseille d'aller débarrasser la matrice de ses caillots pour faciliter ou réveiller ses contractions.

Il nous rapporte un cas d'insertion vicieuse du placenta chez la femme de M. Le Seur, maître menuisier, auprès de laquelle il fut appelé une nuit, à trois heures du matin. Il nous raconte ses hésitations et ses craintes devant une hémorragie grave, son étonnement de trouver derrière les caillots une tumeur dont le volume égalait à peu près la moitié du poing, enfin derrière cette tumeur le sphincter de la matrice qui lui servait de ligature. Il pense que cette tumeur pouvait être une portion du placenta. Il dilate le col, pénètre dans l'utérus, rompt les membranes et termine l'accouchement. A son grand étonnement, l'enfant était encore vivant « mais très faible; cependant il est revenu en parfaite santé dont il jouit encore. »

Ces insertions vicieuses du placenta étaient niées par

Deventer qui prétendait que le délivre ne pouvait s'insérer que sur le fond ou les côtés de la matrice.

Levret ajoute que M. Amand, un accoucheur renommé de son temps, n'agit pas autrement chez une parturiente assistée d'une sage-femme qui avait dit que « tout était bouché. »

Il était partisan de l'opération césarienne dans certains cas urgents. Pour les soins consécutifs il ne pense pas qu'il soit nécessaire, comme le faisaient certains chirurgiens, de mettre pour drain « un cierge percé. »

Dans les Pays-Bas, H. DEVENTER (fin du xviie et commencement du xviiie) attache une grande importance dans les accouchements laborieux à l'obliquité de la matrice et c'est pour cela qu'en Angleterre, BURTON, adoptant la même manière de voir, insiste pour que la femme accouche sur le côté, dans ce que nous appelons la position anglaise. C'est plutôt à cette fausse interprétation mécanique, d'ailleurs combattue par Smellie, qu'à la pudeur britannique qu'il faut attribuer cette position usitée surtout chez nos voisins d'outre-Manche.

SMELLIE (W.) (1695-1781) est l'inventeur du forceps qui porte son nom, celui qui se rapproche le plus du forceps primitif des Chamberlen. Il est un peu petit. Son recouvrement en peau de chamois le rend d'un maniement incertain.

Avec BAUDELOCQUE (J. L.) (1745-1810) nous entrons dans la période moderne. Pour lui « l'art des accouchements est un art de pratique, un art dont les principes sont certains, et dont toutes les opérations peuvent être portées pour ainsi dire jusqu'à la certitude géométrique ; « *l'accouchement n'étant aussi qu'une opération mécanique soumise aux lois du mouvement.* »

Il y a une trentaine d'années (le traité de Baudelocque est de 1781), Astruc disait déjà : « Il s'en faut de peu que l'art d'accoucher n'ait atteint sa perfection et que les opérations qu'il faut faire dans l'exercice de cet art ne soient portées jusqu'à la certitude géométrique... l'art d'accoucher se réduit au problème mécanique suivant : une cavité extensible d'une certaine capacité étant donnée, en tirer un corps flexible d'une longueur et d'une grosseur données par une ouverture dilatable jusqu'à un certain point. »

Pour que cela fût exact, ajoute Baudelocque, Astruc, à la place d'une ouverture dilatable jusqu'à un certain point, aurait dû dire à travers un canal osseux d'une forme, d'une direction, d'une largeur données et incapable d'aucune dilatation, si ce n'est accidentellement. Il est sinon l'élève, tout au moins l'admirateur de Smellie et de Levret, qu'il considère comme des maîtres; toutefois si les auteurs qui l'ont précédé lui ont été d'un grand secours, « la nature lui a été bien plus utile. »

Son ouvrage est conçu dans un plan tout à fait moderne.

Le bassin avec ses os, ses articulations, ses diamètres, est bien étudié : il le divise en grand bassin et petit bassin avec son détroit supérieur et son détroit inférieur. Il signale ses vices de conformation et la pelvimétrie appliquée avec le pelvimètre de Coutouly.

Il insiste dans les signes de la grossesse sur le ballottement fœtal, mais ne dit rien du col. C'est la matrice par ses contractions qui chasse le fœtus par la filière génitale. Il esquisse les différentes présentations et positions ; mais il y a là encore beaucoup de confusion.

Dans les cas difficiles il se sert du forceps de Levret, qu'il a fait allonger. Il l'applique déjà tête dernière. Dans les cas moins difficiles il se sert du levier de Roonhuysen. Il s'étend longuement sur l'embryotomie dont les cas sont de plus en plus réduits depuis l'usage du forceps; sur l'opération césarienne et enfin sur la section du pubis et sur la symphyséotomie : ces deux dernières opérations, toutes nouvelles alors, délaissées depuis, sont redevenues d'actualité ainsi que l'opération césarienne.

La *pubiotomie* (dans le cas qu'il rapporte) fut pratiquée sur la branche descendante du pubis droit par M. Dema- THIIS; la *symphyséotomie* par M. SIGAULT, assisté de M. ALPH. LE ROY : cette opération avait déjà été conseillée au XVIIe siècle par Séverin Pineau. Le succès obtenu à cette époque sur la femme Souchet la rendit si populaire qu'elle était pratiquée « à l'envi des autres » et sans raison (1777).

J.-J. PLENCK (1738-1807), qui fut professeur d'obstétrique à Bude et y enseigna l'art des accouchements pendant plus de 10 ans et vint finir sa carrière à Vienne, en 1783, comme professeur d'anatomie, de chirurgie et d'accouche- ments, nous a laissé dans ses « *Elementa artis obstetricæ* » qu'il a traduits en latin de son traité allemand un tableau très exact de l'état de l'obstétrique à la fin du XVIIIe siècle (1781). Cet ouvrage est d'autant plus curieux qu'il est un des rares traités des accouchements que l'on trouve écrits en latin. C'est ainsi que les accoucheurs y sont appelés « obs- trectatores », dénomination qui du reste a été vérifiée exacte par Gruter dans son livre « *De inscriptionibus anti- quis* ».

Il nous cite parmi les accoucheurs célèbres : Van Horn, Mauriceau, de Lamotte, Deventer, Smellie, Levret, Puzos, Crantz, Fried, Rœderer, Saxtorph, Stein, Wrisberg, Deleu- rye, Sigault; et c'est d'après leurs enseignements et sa pra- tique qu'il a fait ses leçons publiques aux étudiants Hon- grois, leçons qu'il a fait éditer.

Les diamètres du bassin sont évalués en pouces parisiens : 4, 5, 4 1/2 (diamètres droit conjugué, transversal, oblique). Pour la mensuration il se servait du pelvimètre de Stein (de Cassel).

Il diagnostique l'âge de la grossesse à hauteur du fond de l'utérus que l'on sent au quatrième mois au-dessus du pubis, au cinquième entre le pubis et l'ombilic; au sixième au niveau de l'ombilic, au septième entre l'ombilic et le creux épigastrique; au huitième et jusqu'au milieu du neuvième au niveau du creux épigastrique; et enfin dans la dernière partie du neuvième entre l'ombilic et l'épigastre.

On se servait encore en Allemagne du siège obstétrical de Stein, siège mécanique, sorte de chaise longue percée, qu'il n'approuve guère et à laquelle il préfère le lit.

La dystocie y est longuement étudiée et précédée de ces vers du cardinal de Polignac,

necesse est
Artificem esse aliquem, latebroso corpore matris
Qui totum disponit opus.

D'abord les vices de conformation du bassin, son étroitesse surtout, qu'il rapporte à sept espèces, d'après Stein.

Avec un rétrécissement d'un demi-pouce (4) l'accouchement peut se faire seul. Quand le diamètre conjugué ne présente que 3 pouces 3/4 l'accouchement est lent à se faire et peut se faire avec l'aide du levier; à 3 pouces 1/2 on peut extraire un enfant vivant, mais avec le forceps; à 3 pouces 1/4 il faut faire la synchondrotomie, si l'enfant est vivant; s'il est mort, l'embryotomie; à 3 pouces ou 2 pouces 3/4 ou 2 pouces 1/2 ou 2 pouces 1/4 l'application de forceps est impossible, il faut faire l'hystérotomie, qui sera pratiquée dans les rétrécissements de 2 pouces, de 1 pouce 3/4 ou 1 pouce 1/2.

Il se demande aussi, dans les cas de rétrécissement du bassin diagnostiqués chez la femme grosse, s'il est permis de provoquer l'avortement. Il répond non, disant que, quoique le résultat de l'hystérotomie soit douteux (anceps), cette opération est préférable à la mort certaine du fœtus. Ce qu'il faut faire c'est de défendre le coït aux femmes atteintes d'un pareil rétrécissement. « Sed coïtus mulieri tali angustia laboranti est interdicendus. »

Il considère comme très rares les rétrécissements dans le diamètre oblique et encore plus rares ceux du diamètre transverse.

Le « placenta prævia » est divisé en « integre prævia » si tout le placenta, et en « semiprævia » quand une partie seulement du placenta sont placés dans l'orifice utérin.

Le diagnostic se fait par les signes suivants : hémorragies utérines dans les derniers mois de la grossesse, augmentant chaque fois, puis cessant seules ; mollesse au toucher du segment inférieur de l'utérus ; sensation d'un corps fongueux donnant beaucoup de sang, à l'orifice utérin ouvert à l'endroit où l'on devrait sentir la poche des eaux.

Le traitement est le suivant : réconforter la parturiente avec de la teinture de cannelle, puis quand l'orifice de la matrice peut admettre l'introduction de deux doigts, dilater cet orifice, introduire la main entre le placenta et l'orifice utérin, puis rompre ses membranes, chercher les pieds du fœtus, et le sortir de cette façon.

L'hydramnios est signalé.

Le manuel opératoire de la version est très minutieusement décrit et l'opération indiquée quand il y a trop de lenteur dans le travail quelle que soit la position du fœtus, dans l'obliquité utérine, dans la procidence du cordon, dans l'hémorragie par placenta prævia, dans les cas de convulsions.

La grossesse extra-utérine est divisée en ovarienne, tubaire et ventrale si l'ovule est resté dans l'ovaire, ou dans la trompe, ou est tombé dans le ventre. Il décrit aussi une grossesse vaginale (?) (W. M. Richter).

Les signes sont les suivants : intumescence latérale du ventre avec situation médiane de l'utérus ; mouvements du fœtus dans cette tumeur latérale ; constatation facile par le toucher de la présence de l'embryon sous la paroi abdominale ; orifice utérin dur, pointu, ayant conservé l'aspect d'un orifice d'utérus non gravide, etc.

Si le fœtus est vivant, faire la gastrotomie ; si le fœtus est putride et forme abcès, inciser la tumeur, retirer le fœtus avec des pinces et faire des injections antiseptiques et donner des antiseptiques à l'intérieur ; si le fœtus est induré, changé en lithopedion, s'il n'y a aucune réaction gênante, le laisser en place.

C'est ainsi que l'on traite l'hydropisie de l'ovaire, mais s'il se produit des symptômes mauvais, il faut l'ouvrir par incision.

Les opérations obstétricales sont également étudiées avec soin ; nous avons plus haut parlé de la version ; maintenant nous parlerons des opérations qui nécessitent l'emploi d'instruments.

L'application du levier de Roonhuyzen, chirurgien d'Amsterdam (vers le milieu du xvii° siècle), qui eut tant de succès en Europe à cette époque, amenait la dépression de la tête, excitait les douleurs, quand la tête était dans l'excavation ou au périnée. Il n'a pas grande confiance dans cet instrument dont il n'y a pas grand effet à attendre.

Il n'en est pas de même du forceps (forcipis obtetriciæ) : forceps droit de Smellie, courbe de Levret, à trois branches de Leake. Il donne la préférence au forceps de Levret[1] et indique la façon de le prendre, de le diriger, de l'introduire, de joindre les branches et de tirer la tête.

Dans d'autres cas on sera forcé de faire la céphalotomie ou l'embryotomie appelée encore éviscération du fœtus ; opération moins fréquente depuis la synchondrotomie des os du pubis ; dans d'autres cas (grossesse extra-utérine), on fera la gastrotomie ou incision de l'abdomen et enfin l'hystérotomie ou incision césarienne. (Cf. Deleurye. *Observations sur l'opération césarienne à la ligne blanche*, Paris, 1774.) Il est pour l'incision médiane et la conseille dans les cas de rétrécissement inférieur à trois pouces.

Et à ce moment on discute beaucoup sur la valeur de l'hystérotomie et de la symphyséotomie, en Allemagne, où Stein, Siebold et Wiedmann soutiennent avec ardeur leurs préférences respectives.

---

1. Comme *Stein* « *Programma de mechanismo et præstantia* forcipis *Levretianæ*, Castellis (1771) ».

En résumé, au xviiie siècle, l'art obstétrical a acquis son
complet développement ; et le xixe siècle ne fera plus que
parce qu'il aura l'antisepsie, courante seulement dans ses
dernières années ; il méritera vraiment les éloges que lui
donne Tibulle dans ses vers mis en exergue au traité de
Plenck :

> ..... laus magna tibi tribuetur in uno
> Corpore servato restituisse duos.
>
> (Tibulle, lib. IV.)

LA CHIRURGIE.

C'est au xviiie siècle que les chirurgiens parviennent à se
soustraire à l'autorité des médecins et à pouvoir exercer la
chirurgie comme les médecins exerçaient la médecine.

En Allemagne, d'après Fr. Hoffmann, les opérations ordinaires et vulgaires étaient laissées aux chirurgiens. Le médecin ne devait ni faire une incision, ni appliquer des cautères
ou des emplâtres ; ce qui est indigne d'un médecin rationnel : « quia infra dignitatem est rationalis Medici suscipere
talia ». Il y a pour cela assez de barbiers, de baigneurs et
de *lithotomistes*.

Cependant le médecin doit connaître la chirurgie, dont
l'étude très noble lui est aussi très nécessaire pour guider
et aider le chirurgien dans ses opérations : le trépan, qui ne
doit pas être appliqué au niveau des sutures ; la paracentèse, qui peut amener des ennuis ; enfin l'amputation avec
ses hémorragies. Le chirurgien ne devait jamais ordonner de
médicaments internes ; en revanche, quand une intervention
chirurgicale était nécessaire, le médecin devait choisir le
meilleur chirurgien de la ville. Pour les autopsies judi-
ciaires, l'examen des blessures, c'est encore le médecin qui
a le pas sur le chirurgien, qui n'est que l'aide du médecin,
qui d'ailleurs lui fait passer ses examens et va faire chez

lui l'inspection de ses instruments, de ses emplâtres et de ses onguents. Si une opération est décidée, c'est le médecin qui est le juge suprême de son opportunité : section de la veine, lithotomie, amputation des membres gangrénés, herniotomie, cataracte, qu'on ne devait opérer que si elle était mûre ; abcès, qu'on ne devait ouvrir que dans les mêmes conditions sous peine de sphacèle, de gangrène et qui, s'ils étaient ouverts trop tard, dégénéraient en fistules. « Signa vero genuina aperiendi abcessus sunt : *pustula albicans* dolorque remittens ». L'amputation dans la continuité était défendue ; il fallait faire l'incision trois ou quatre doigts au-dessus de l'articulation : ceci pour les grosses articulations. Il était permis de faire l'amputation des doigts dans l'articulation.

Le médecin dans les fractures devait d'abord voir si la réduction était bien opérée, puis si la constriction des bandes n'était pas trop forte pour éviter au blessé ou de trop grandes douleurs ou la gangrène du membre.

Dans la cure des hernies il devait veiller à ce que le chirurgien ne fît pas la castration.

En France, il en était un peu de même, car les chirurgiens ne pouvaient exercer qu'après avoir prêté le serment suivant :

« Vous jurerez que vous obéirez au Doyen de la Faculté en toutes choses licites et honnêtes, et que vous *porterez honneur et révérence aux docteurs de la même Faculté, comme écoliers sont tenus de le faire.* »

Cette formule était blessante pour les chirurgiens qui avaient quelque valeur.

J.-L. PETIT (1674-1750) refusa, le premier, de prêter serment. Reçu maître en chirurgie à l'âge de 26 ans, il fut chargé de faire aux élèves de l'amphithéâtre de Saint-Come un cours sur les *maladies des os* qui fut imprimé pour la première fois en 1705 et traduit en allemand en 1711 (Dresde). Depuis la Collection Hippocratique, on n'avait pas eu de traité aussi clair et aussi nettement observé. Son travail sur la rupture du tendon d'Achille et le traitement qu'il conseilla fut en butte aux attaques de beaucoup de médecins, et notamment d'Andry, ennemi déclaré des chirurgiens, qu'il trouvait trop indépendants et trop envahissants. Son traité des luxations est fait d'une façon toute moderne : il y étudie et expose leurs causes, leur mécanisme et leur traitement, l'application des appareils avec la plus grande précision et le plus grand soin. Le premier il explique clairement et exactement le mécanisme de la luxation de la mâchoire inférieure. Il s'occupe aussi des « ankyloses », des tumeurs blanches avec gonflement des épiphyses et suppurations « fréquentes chez les scrofuleux, les vérolés et les rachitiques ». Il conseille la ponction de la jointure et s'il y a du pus de larges ouvertures. Plus tard Park, de Liverpool, le premier conseillera la résection des surfaces articulaires malades. Il fait des exostoses une manifestation syphilitique qu'il faut traiter d'abord médicalement par les préparations mercurielles, et en cas d'insuccès par la gouge et le maillet.

Il fut le premier à différencier la cholécystite des abcès du foie. Il fit plusieurs fois la cholécystomie, et retira ainsi de la vésicule de nombreux calculs. On sait que, pour prévenir et arrêter les hémorragies, il inventa un tourniquet compresseur à pelotes qui a gardé son nom.

La résistance de J.-L. Petit aux exigences des médecins alluma de nouveau la guerre entre la Médecine et la Chirurgie. La fondation de l'Académie Royale de chirurgie, due au zèle et aux soins réunis de Maréchal, premier chirurgien du roi, et de M. de la Peyronie, son successeur, y mit fin (1731). Elle fut placée sous la protection du Roi, qui en régla les statuts, et avait sous sa dépendance les communautés des chirurgiens de tout le royaume. Il y eut des professeurs et des démonstrateurs qui traitaient 1° de l'ostéologie et des maladies des os; 2° de l'anatomie; 3° des maladies chirurgicales et des opérations; 4° des saignées, cautères, ventouses, sangsues et vésicatoires ; 5° des plaies et des apostèmes. Chaque professeur touchait 500 livres par an. Il était fait en outre pour les élèves en chirurgie et pour les sages-femmes un cours d'accouchement. Les études duraient trois ans. Pour les maîtrises, il fallait faire un chef-d'œuvre qui consistait en examens théoriques, puis pratiques : dissection des cadavres, opérations, application de bandages.

Un peu partout en Europe, le mouvement de séparation de la Médecine et de la Chirurgie s'étend, ou plutôt le chirurgien cherche à établir sa valeur et son indépendance vis-à-vis du médecin. En Autriche, Joseph II fonde à Vienne une École de Chirurgie ; Christian VI fait de même à Copenhague (1785). En Angleterre, les chirurgiens se séparent des barbiers (1745). Le Parlement leur accorde une nouvelle charte, et ils font bâtir un école et « un amphithéâtre fort commode » (Dézeimeris).

En Italie, ANEL, qui exerça à Turin au commencement du XVIIIᵉ siècle, est connu par ses travaux sur le traitement de la fistule lacrymale au moyen d'injections modificatrices avec la seringue qui porte son nom. Il est aussi le premier qui ait pensé en médecine et en chirurgie à la *méthode aspiratrice* disant qu'avec sa seringue on pouvait débarrasser sans ouverture et exposition à l'air les liquides contenus dans les cavités naturelles ou pathologiques. Les principes d'une méthode, qui est de plus en plus employée, sont exposés dans un petit livre intitulé : « *l'Art de sucer les plaies sans se servir de la bouche d'un homme*, Amsterdam, 1707. » En effet, à cette époque, pour ouvrir les abcès, on avait plusieurs procédés : le caustique, l'incision, le séton et aussi la *bouche* (Cf. Garengeot)[1] . C'est pour perfectionner ce procédé primitif que le chirurgien de la Cour de Savoie propose l'emploi de sa seringue.

---

1. Cf. également, *Quatre-vingt-treize*, Victor Hugo.

Il s'occupe aussi de la cure des anévrysmes par la méthode attribuée à tort à Hunter.

En France, Pierre-Joseph DESAULT (1749-1795) termine le siècle de la façon la plus brillante pour l'avenir de la chirurgie. Il ouvre des cours d'Anatomie spéciale et crée en France l'Anatomie Chirurgicale. Le premier aussi il fait un enseignement clinique public, opérant devant tout le monde, pour que tout le monde put profiter de ses enseignements et de sa technique opératoire.

« LOUIS fit peu pour la chirurgie. Quant à Desault ce fut un génie chirurgical à la façon de Petit, qui ne fut pas un savant ; de Frère Côme, qui était presque un ignorant et qui trouva le lithotome caché ». (Bichat.)

Desault est surtout connu par son bandage pour la fracture de la clavicule ; ses modifications à la méthode de Hunter pour la cure des anévrysmes. Il simplifia les appareils pour la fracture du col du fémur ; étudia les luxations du radius ; imagina un procédé nouveau pour la ligature des polypes ; enfin vulgarisa et régla l'usage des sondes élastiques récemment découvertes et substituées aux sondes en métal pour le cathétérisme des voies urinaires et aussi d'autres régions : pharynx, larynx, trachée. Il faisait en effet le tubage du larynx (t. II, p. 171) avec une sonde élastique et un stylet ; retirait le stylet, laissant la sonde en place plus ou moins longtemps suivant les cas. Il a traité par la compression seule un anévrisme qui guérit au bout de 96 jours.

Il eut des ennemis jaloux de sa célébrité. Il fut mis en prison (28 mars 1793) sous prétexte de n'avoir pas voulu soigner les blessés du 10 Août. On vint le chercher à 10 heures du matin à l'Hôtel-Dieu et on l'enleva de *son* amphithéâtre, qu'il avait obtenu en 1788 pour y faire ses opérations devant ses élèves, et on le traîna à la prison du Luxembourg. Il échappe à la guillotine et est nommé professeur de clinique externe à l'École de santé ; puis meurt en 1795 d'une fièvre maligne qui le tua en quatre jours. On fit courir le bruit qu'il avait été empoisonné.

Sur son tombeau furent gravés ces vers qui peignent toute une époque.

> *Portes du Temple de Mémoire*
> *Ouvrez-vous : il l'a mérité.*
> *Il vécut assez pour sa gloire*
> *Et trop peu pour l'Humanité.*

En Angleterre.

En Angleterre au xviiie siècle la chirurgie a de nombreux et brillants représentants : W. Hunter (1718-1783), célèbre par sa *Collection anatomique*, ses travaux sur les anévrysmes et l'utérus et surtout sur les vaisseaux lymphatiques (voir plus loin).

J. Hunter (1728-1793, qui aida son frère dans ses travaux sur les lymphatiques et est l'auteur de la doctrine de l'inflammation telle qu'elle est restée jusqu'à Virchow, et qu'il divise en adhésive, suppurative et ulcérative. Il mourut d'une angine de poitrine, maladie récemment décrite par un de ses compatriotes.

Alexandre Monro (1687-1767), anatomiste distingué, qui donne raison à J.-L. Petit à propos de la rupture du tendon d'Achille, dont la réalité était contestée, rapportant un accident qui lui était arrivé et qui a déterminé chez lui une rupture du tendon d'Achille. Il insiste beaucoup sur la *nocivité de l'air* pour les plaies, dans les fractures, dans les amputations, qui guérissent mieux à la campagne qu'à l'hôpital. Il veut que l'on fasse la paracentèse du thorax avec un trocart introduit obliquement pour que l'air ne pénètre pas dans la cavité pleurale; il va, dans l'opération de la hernie étranglée, jusqu'à ne pas faire l'ouverture du sac pour que l'air ne pénètre pas dans la cavité abdominale. C'est une doctrine chère à l'École d'Edimbourg; elle trouvera un adepte fameux dans Lister, ce grand admirateur de Pasteur, qui a démontré la cause de cette nocivité.

Douglas, Cheselden, Sharp, Benjamin Bell apportent leur note personnelle aux opérations de la taille, de l'amputation.

Percivall Pott (1713-1788), chirurgien de l'hôpital Saint-Barthélemy, est surtout célèbre par la maladie qui a conservé son nom, et qu'il traite par l'application de cautères sur la partie saillante et que l'on trouve décrite dans « les Remarques sur cette espèce de paralysie des extrémités inférieures, qui accompagne souvent une courbure de l'épine avec la manière de la traiter, avec une dédicace à J.-L. Petit » (1778).

En Hollande.

Frédéric Ruysch, connu surtout par ses travaux anatomiques, veut rendre courante l'opération de l'ablation de la rate.

Bidloo, archiâtre du roi Guillaume III, qui fait volontiers la bronchotomie et ampute les cancers.

Jacques Denys, lithotomiste et accoucheur qui fonde en 1719 le Collège des accoucheurs de Leyde; c'était un élève de Raw, lithotomiste fameux.

Daniel Schlichling, accoucheur et lithotomiste.

Jacques Van de Haar, chirurgien militaire, qui a remarqué dans les campagnes auxquelles il a pris part que, pour les amputations à la suite de plaies articulaires, les Français ont perdu tous leurs blessés, tandis que les Hanovriens n'en ont perdu que deux sur trois, et les Anglais un sur vingt.

Olaüs Acrel fonde en 1752 l'hôpital de Stockholm, essaie

contre le cancer la belladone et le phytolacca sans succès, du reste, et en conseille l'ablation précoce.

En Danemark.

Les deux CRÜGER, qui obtiennent en 1736 la création d'une école anatomo-chirurgicale à Copenhague.

HEUERMANN, qui conseille dans le volvulus la laparotomie afin de pouvoir aller dégager avec la main l'intestin étranglé. Un des premiers, il fait des injections médicamenteuses dans la trompe d'Eustache.

En Allemagne.

Dans la première moitié du siècle, il faut citer surtout Laurent HEISTER (1685-1758), plutôt professeur qu'opérateur. Il demande plus de précision dans le vocabulaire des opérations chirurgicales; demande qu'on appelle trachéotomie une opération qui se pratique sur la trachée, et non pas laryngotomie ou bronchotomie. Pour l'opération césarienne il propose le nom d'hystérotomie, puisqu'elle a surtout pour but d'inciser l'utérus. Il s'étend longuement sur les fongosités et l'hydropisie des articulations, l'arthrite fongueuse déjà signalée par Heyne et Purmann (1614-1679). C'est une affection d'une cure difficile : il conseille la ponction suivie d'injections modificatrices. Il est pour l'intervention précoce dans le cancer de la langue. Il rapporte un cas de suture de l'intestin qui fut suivie de succès. L'opération fut pratiquée par Ramhdorf, chirurgien du duc de Brunswick. Dans une opération de hernie étranglée avec sphacèle de l'intestin il réséqua les parties mortifiées, puis « binas partes extremas easdemque sanas, superiore in inferiorem insinuata, leviter per injectum filum conjunxit ». Le malade mourut l'année suivante. Il en fit l'autopsie : l'intestin était bien réuni. Heister a d'ailleurs conservé la pièce dans de l'esprit de vin pour qu'on ne pût en douter.

Il fait l'historique de la taille : le grand appareil est le procédé le plus employé. En Allemagne, on est pour la taille latérale. Quant aux accouchements, il nous dit que chez lui (Heister était de Francfort) on se sert toujours du siège obstétrical. (Voir Plenck.) Il ne parle pas des accoucheurs, mais des sages-femmes célèbres de son temps : Seigmund de Brandebourg et Wideman d'Augsbourg. Il n'est pas pour le tire-tête de Palfyn. Il considère la version comme une opé-ration de choix quand la présentation n'est pas naturelle. Il ne connaît pas très bien le forceps. Il a bien essayé, une fois, de se servir d'un forceps anglais, mais il n'a pu l'introduire.

Plus tard Billroth[1] cite :

Jean Ulrich Bilguier (1720-1796), qui fit les campagnes de Bohême et de Saxe (1744-1745), soigna les Français à la bataille de Rossbach et devint médecin de la reine de Prusse en 1762. Il fut un adversaire de l'amputation fré-quente et rapide dans les cas de fractures comminutives causées par des armes de guerre, opposé en cela au chirur-gien français Faure et au chirurgien anglais Percivall Pott.

Antoine Theden (1719-1797), chirurgien en chef des ar-mées du grand Frédéric, améliora les services de santé.

Charles-Gaspard de Siebold (1736-1807) prend part à la guerre de 7 ans, réforme et donne de l'éclat à l'Université de Wurzbourg.

Auguste-Dieudonné Richter (1742-1812), qui enseigna avec succès pendant 46 ans la chirurgie à Gœttingue.

AMPUTATIONS.

C'est au xviiiᵉ siècle, malgré les efforts de Bilguer (1720-1796), qui voulait que l'amputation des membres fût bannie

---

1. Billroth, *Eléments de pathologie chirurgicale générale*, trad. fr. (1868).

en quelque sorte de la chirurgie [1], que cette opération reçut ses indications et arriva comme technique à un degré de perfection qui n'a été surpassé que depuis le règne de l'antisepsie.

PERCIVALL POTT nous dit en effet (1777), en réponse à la dissertation de Bilguer, que « l'amputation est une opération terrible à supporter, horrible à voir et dont l'effet est de laisser l'infortuné qui a dû la subir dans l'état triste qui résulte de la privation d'un de ses membres », que « cependant cette opération est une de celles qui deviennent dans certaines circonstances *absolument et indispensablement nécessaires.* »

L'amputation, à cette fin du xviii° siècle, était indiquée dans les fractures compliquées, ayant mauvais caractère; dans les grandes plaies accompagnées de déchirure et de contusion; dans les séparations accidentelles d'une portion de membre avec brisement des os, comme le peut faire un boulet de canon; dans les gangrènes très étendues; dans les tumeurs blanches articulaires; dans les exostoses volumineuses; dans les cas de cancer, de tumeurs, d'anévrysmes.

Ce qui tout d'abord avait rendu cette opération peu fréquente c'était la difficulté de faire l'hémostase pendant que le chirurgien opérait. Nous avons vu plus haut comment faisait A. Paré au xvi° siècle; Dionis nous dit qu'on ne faisait pas autrement au xvii°. Cependant, dès 1674, un chirurgien de Besançon, Morel, pendant le siège de cette ville, employa pour la première fois le garrot, une compresse avec deux bâtonnets, qui fut modifié par un compresseur ou tourniquet à plaque dure d'un maniement peu sûr et nécessitant l'emploi d'un aide. En 1718, J.-L. Petit substitue au compresseur ou tourniquet à plaque maintenu par un aide, son tourniquet à pelote maintenu en place par une

---

1. *Dissertatio de membrorum amputatione rarissime administranda aut quasi abrogandá,* Halæ, 1761, traduite en français par Tissot sous ce titre : *Dissertation sur l'inutilité de l'amputation des membres* (1764).

vis. L'hémostase étant mieux assurée pendant l'opération, le chirurgien eut plus de hardiesse et aussi moins de précipitation dans les différents temps de son acte opératoire.

Au xvi° et au xvii° siècle, l'amputation se faisait par une incision circulaire intéressant la peau et les chairs jusqu'à l'os, sans la section du périoste; l'ablation de l'os avec la scie, la ligature des vaisseaux, et le pansement.

La section en un temps donnait de vilains moignons; des fractures de cuisse n'étaient pas guéries au bout de 6 mois et souvent quand on appliquait un appareil prothétique l'os faisait saillie, perçait les chairs, puis s'exfoliait. On tenta l'incision en deux temps (J.-L. PETIT et CHESELDEN), mais on avait toujours de mauvais moignons. C'est alors qu'on reprit l'amputation à *lambeau* déjà pratiquée par LOWDHAM d'York à la fin du xvii° siècle. Le belge VERDUIN, le genevois SABOURIN essayèrent de la remettre en honneur; mais on eut encore beaucoup de déceptions. C'est alors qu'ALANSON, de Liverpool, proposa de remplacer l'incision circulaire et perpendiculaire à l'os par une incision circulaire oblique, « une section en forme de cône dont les os occupent le sommet, et ne peuvent jamais venir faire saillie au-delà des chairs divisées ». DESAULT pense « que cette manœuvre est inutile et souvent inefficace, qu'il suffit de couper les muscles couches par couches, de laisser rétracter d'abord la première avant de diviser la seconde; d'inciser ensuite celle-ci au niveau de l'endroit où les chairs se sont retirées et ainsi de suite jusqu'à l'os ». On a ainsi une cavité conique dont le sommet répond à l'extrémité de l'os.

Avant de scier l'os il faut détacher le périoste plutôt pour ne pas faire souffrir le malade et faciliter l'action de la scie que pour aider plus tard à la réparation de l'os.

Les amputations se faisaient habituellement un peu au-dessus ou au-dessous des articulations. Cependant BROMFIELD a déjà fait une amputation du bras dans l'articulation de l'épaule, et PARK, de Liverpool, les premières résections articulaires sous le nom d'amputation des extrémités des os dans les maladies des jointures pour des cas de tumeur blanche du genou.

La Cataracte.

C'est aussi du XVIII° siècle que date l'histoire positive de la cataracte, dont on ignorait jusqu'alors le vrai siège. C'est bien dans le cristallin que siège cette maladie, qui est causée par « l'opacité de cette lentille ».

Depuis les temps les plus reculés, l'opération de la cataracte se faisait, suivant le procédé décrit par Celse, par abaissement. Le cristallin était refoulé derrière l'iris dans la chambre postérieure où il ne tardait pas à être absorbé. C'est seulement en 1708 que Charles Saint-Yves (1667-1735), entré en 1686 à la maison de Saint-Lazare, où il s'appliquait à la médecine des yeux, fit la première opération de la cataracte par extraction.

Dans un cas de cataracte opérée par abaissement où le cristallin était tombé dans la chambre antérieure il fit la section de la cornée et retira le cristallin. Il se servit d'une lancette, mais éprouva une grande résistance parce qu'il avait donné trop peu d'étendue à son incision. Le succès de cette opération n'en démontra pas moins la possibilité de guérir la cataracte par l'extraction du cristallin ainsi que le confirma plus tard Daviel (1696-1762). En 1747, il rendit ce procédé en quelque sorte populaire malgré la multiplicité des instruments qu'il employait.

Plus tard, grâce à Wenzel, Bell, Demours, Nathen, l'opération de Daviel fut simplifiée et devint la méthode de choix pour l'opération de la cataracte.

La Taille.

L'opération de la taille se perfectionne et se réduit à trois procédés. Le petit appareil, le grand appareil, le haut appareil.

Le *petit appareil* décrit par Celse consistait à faire saillir la pierre au périnée, à inciser, sur la saillie, et à extraire la pierre avec une tenette ou une curette : ce procédé fut abandonné sauf pour les enfants.

Le *grand appareil*, introduit dans la pratique chirurgicale par Mariano Santo de Barletta, qui le tenait de Jean Romain, vers le milieu du XVIe siècle, tenu longtemps secret en France dans la famille Colot et en Italie dans celle des de Norcia, passe enfin dans le domaine public à cette époque. Ce procédé consistait à faire une incision au périnée pour pénétrer dans la vessie et en extraire la pierre. L'incision, suivant les lithotomistes , était ou médiane ou latérale. L'incision latérale est introduite en France par FRÈRE JACQUES de Beaulieu (1697), qui la pratiquait à gauche du raphé médian jusqu'à la tubérosité de l'ischion. Le frère Jacques chassé de France se réfugie en Belgique où Raw s'empare de sa méthode qui réussit chez 1540 malades. Cheselden, Garengeot, Porcher apportent quelques modifications à ce procédé. Mais l'incision médiane reprend bientôt le dessus avec Tollet, Le Dran, Le Cat, qui le premier construisit une tenette pour broyer les pierres trop grosses; le frère Côme, inventeur du lithotome caché; Moreau, Foubert, Hawkins, qui perfectionnent le haut appareil par des techniques nouvelles et des appareils nouveaux.

Bref, le haut appareil consistait à pénétrer dans la vessie par la voie périnéale pour y prendre la pierre « sans fatiguer la vessie, puis d'en faire l'extraction. »

LE DRAN, qui fait le parallèle des différents procédés, dit qu'ils ont tous donné des succès à la condition de les bien connaître. Il a taillé lui pendant 32 ans de pratique « une infinité de malades » et leur a demandé s'ils avaient beaucoup souffert pendant l'opération. « Presque tous ont dit que les incisions sont médiocrement douloureuses, mais qu'il y a deux choses qui le sont plus ou moins, sçavoir · 1° les mouvements de la tenette dans la vessie, si la pierre est difficile à prendre ; 2° son extraction si elle est très grosse et que l'ouverture par où elle doit sortir ne soit pas assez grande. Bien des malades m'ont assuré que dans l'opération ils avaient bien moins souffert que quand ils urinaient avant l'opération, et qu'il n'y avait que la répétition des douleurs qui, leur rendant la vie insupportable, les avait déterminés à souffrir l'opération qu'ils trouvaient bien moins douloureuse ». (Suite du *Parallèle*, etc., 1761.)

Le *haut appareil*, qui fut pratiqué pour la première fois par Franco, chirurgien de Turrières en Provence, consistait à retirer la pierre par une incision faite à la vessie au-dessus du pubis, c'est la taille hypogastrique. Le frère Côme faisait l'incision sur un cathéter courbe introduit par l'urèthre. Bonnet, Heister sont très partisans de ce procédé, dont Rousset parlait déjà au siècle précédent, conseillant au préalable une injection d'eau dans la vessie. En Angleterre, Middelton, Douglas se rangent parmi les partisans du procédé du « haut appareil. »

ABERNETHY fait le premier la ligature de l'artère iliaque externe (1796) ; et avait été le premier à faire la ligature de la carotide primitive.

CHOPART fait l'amputation partielle du pied qui a gardé son nom.

J. Hunter traite les anévrysmes par l'ouverture du sac et la ligature de l'artère au-dessus et au-dessous du sac.

Ledran le père pratique comme Bromfield l'amputation du bras dans l'articulation scapulo-humérale.

Avec Park, cité plus haut, il faut parler aussi de Charles White qui fait des résections osseuses et qui le premier les propose dans le cas de pseudarthrose consécutive à une fracture non consolidée (1769).

On enlève les cancers, mais cependant on sait qu'ils récidivent le plus souvent (A. Monro, d'Edimbourg).

Osiander, professeur à l'Université de Gœttingue, propose dans le cancer du col de l'utérus de faire la résection de cette partie et imagine pour cela une pince ou tenaille incisive qui saisit et retranche d'un seul coup la partie malade saillante dans le haut du vagin (1798-1799).

Théden pense aussi qu'on pourra opérer les kystes de l'ovaire, comme il le fit une fois sur le cadavre.

Bref, au xviiie siècle, la chirurgie a déjà établi le bon manuel opératoire de la plupart des grandes opérations et tente quelques-unes de celles qui ne pourront être mises en œuvre avec succès que beaucoup plus tard (anesthésie, antisepsie).

Anatomie et Physiologie.

L'anatomie et la physiologie continuent à bénéficier pendant cette période de deux découvertes : 1° des injections de matières colorantes et coagulables dans les vaisseaux, ce qui permet d'en voir les plus fines ramifications et imaginées pour la première fois par Ruysch (1638-1731); 2° du microscope qui permet de faire un examen plus minutieux des liquides et des solides de l'organisme et dont l'emploi fut vulgarisé par Leuwenhoeck (1652-1723). On continue à faire des expériences sur les animaux et à faire l'analyse chimique du corps humain, de la chimie biologique. Néanmoins, ce qui paraît le plus important parmi les nouveautés anatomiques et physiologiques du xviiie siècle, ce sont : les travaux de W. Hunter, Mascagni et Asalini sur ce que ces auteurs ont appelé les vaisseaux absorbants; ceux de Haller sur l'irritabilité; ceux de Lavoisier sur l'oxygène et son action sur la chaleur animale; ceux de Galvani et Volta sur les effets physiologiques de l'électricité; et enfin ceux de Gaspar Wolf sur l'embryologie.

Il serait difficile de citer ici tous les noms qui, pendant

cette période, se sont signalés dans l'étude de l'anatomie ;
nous nous bornerons à une énumération de ceux qui sont
restés attachés à quelque découverte anatomique.

Avant eux, Albinus qui par son traité d'anatomie peut
être considéré comme le fondateur de l'anatomie descriptive ;
puis Vinslow (hiatus de), Sénac (anatomie du cœur), A.
Monro (trou de) et ses études sur l'ostéologie et le système
nerveux ; Ferrein (tubes de) ; Lieberkuhn (glandes de) ;
Ludwig, Meckel (ganglions de) ; Camper (angle facial de) ;
Gaspar Wolf (corps de) ; Vicq d'Azyr (encéphale) ; Morand
(ergot de), Pacchioni (corpuscules de) ; Douglas (repli de) ;
Mery, Cowper, Littre (glandes de) ; Tenon (capsule) ; Zinn
(zone de) ; Fontana, Demours (canal et membrane) ; Reil
(insula) ; Rolando (sillon de) ; Cotugno (liquide de) : Wrisberg (nerf de) ; Sœmmering (locus niger de) ; Verheyen
(étoiles de) ; Peyer (plaques de) ; Wharton, Stenon (glandes
salivaires) ; Vieussens (valvule de) ; Bertin (cornets de), etc.

Le xvii⁰ siècle s'était surtout occupé de la circulation du
sang ; le xviii⁰ va surtout s'occuper de la circulation lymphatique et Willam Hunter, par ses études et sa conception du
système absorbant, va tenter de se placer auprès de son
compatriote W. Harvey.

W. HUNTER (1718-1783) assimile les vaisseaux lymphatiques aux vaisseaux lactés puisqu'ils vont : les uns, de la
périphérie, de la peau et des organes ; les autres, de l'intestin déverser la lymphe et le chyle dans le système veineux,
dans le sang ; et fait de ces deux espèces de vaisseaux ce
qu'il appelle le *système absorbant.*

Je pense, dit-il, avoir prouvé que les vaisseaux lymphatiques, dans toutes les parties du corps, n'étaient que des
vaisseaux absorbants ; qu'ils étaient de même nature que les
vaisseaux lactés et que ceux-ci tous ensemble constituaient
avec le canal thoracique un grand système général répandu
par tout le corps, destiné à l'absorption ; que ce système
seul avait la faculté d'absorber, et non celui des veines san-

guines; qu'il servait à pomper et à charrier de la peau, des surfaces intestinales et de toutes les cavités ou superficies intérieures quelconques *tout ce qui doit former le sang ou être mêlé avec lui.* Cette théorie a pris crédit de jour en jour ici comme ailleurs et à tel point que nous pouvons dire qu'elle est presque universellement adoptée; et si nous ne nous laissons point aller à l'erreur, on *s'accordera, lorsque le temps sera venu, à la regarder comme la plus grande découverte en Physiologie et en Pathologie, que l'anatomie ait suggérée depuis celle de la circulation du sang.* »

Quelques années plus tard, Pinel la considérera comme plus importante que celle de W. Harvey, « qui a encombré pendant si longtemps la *pathologie* de théories fausses et vaines ». Ceci à l'adresse des iatro-mécaniciens.

Cette conception nouvelle expliquait l'absorption de certaines substances médicamenteuses par la peau (onguent mercuriel); de certains virus comme ceux du mal vénérien, de la peste, de la variole; elle explique la contagiosité de la phtisie pulmonaire.

« Si les absorbants pompent des miasmes nuisibles de l'atmosphère, il s'en fera une plus grande accumulation dans les poumons, ce qui pourra donner lieu à une maladie consomptive. Nous avons vu plusieurs exemples de consomptions pulmonaires ainsi produites pour avoir respiré un air putride, et *nous sommes aussi convaincus que la respiration de l'air dans les appartements d'un phtisique a infecté plusieurs de ceux qui étaient obligés d'être avec eux.* »

Au nom de W. Hunter qui a édifié cette conception générale du système lymphatique il faut joindre ceux de son frère J. Hunter, de Hewson et de Cruiskhank, ses élèves, de Mascagni, qui étudia surtout l'anatomie des vaisseaux lymphatiques, et d'Asalini (1787), qui rapporte au système lymphatique l'absorption des *virus puerpéraux et syphilitiques.* « Cette absorption, ajoute-t-il, par la peau dénudée, appelle l'usage d'antidotes appliqués immédiatement sur la partie infectée....

Un libertin n'a eu, pendant un grand nombre d'années, d'autre moyen prophylactique contre la maladie vénérienne que l'usage du mercure doux dont il prenait une petite dose qu'il unissait avec de la salive dans la paume de la main. Il faisait de cette matière une sorte de pommade avec laquelle il se frottait le gland, le prépuce et toute la verge avant que d'avoir affaire avec ses complices de débauche : à l'abri de cette égide, il satisfit ses appétits déréglés sans y avoir jamais trouvé de sujet physique de regrets. »

Il ne sera plus question de la pommade au calomel comme préservatrice de la syphilis qu'à la fin du siècle suivant.

Le système nerveux est surtout étudié par Monro, Reil, Sommering, Vicq d'Azyr, et Cotugno. Th. de Bordeu croit que les fonctions commencent d'abord dans le cerveau qui est partagé en autant de départements qu'il y a d'organes. Cette affirmation des localisations cérébrales sera reprise par Gall et Spurzheim qui en feront le système des bosses, la phrénologie pour laquelle la postérité n'a pas été indulgente.

La physiologie de la conception et de la génération reste ce qu'elle était au temps de Régnier de Graaf. Cependant la découverte des spermatozoïdes chez l'homme par Hamm dès 1667 donne lieu à la querelle des ovaristes et des animalculistes, qui ne sera définitivement close que par la découverte de la segmentation du vitellus. Cependant l'opinion la plus généralement adoptée sur ce point est la suivante : « Dès que la semence est parvenue aux ovaires, les trompes se contractent, leurs pavillons s'appliquent aux ovaires qu'ils embrassent pour recevoir l'œuf vivifié par la semence ou dans lequel l'animalcule est entré; l'œuf se gonfle, se détache de l'ovaire et descend par une des trompes dans la matrice. »

Pour l'embryologie un homme s'est rencontré que l'on peut considérer comme le précurseur de l'embryologie moderne en ce sens qu'il a substitué, comme le dit Kolliker, la doctrine de l'épigenèse à la doctrine de l'évolution. Avant lui on pensait que tout était préalablement formé dans l'embryon et que son accroissement se faisait comme chez l'adulte. Depuis la découverte du spermatozoïde, certains esprits imaginatifs en avaient fait l'*homunculus*.

G. F. WOLF (1735-1794), dont les travaux n'ont guère été connus que dans les premières années du XIXᵉ siècle (1812), démontra que « tout s'y fait (dans l'embryon) par des rudiments très simples, qui plus tard constituent les organes ; que l'intestin par exemple n'est d'abord qu'un feuillet puis devient une gouttière dont les bords se soudent et font un canal. C'est lui qui a eu le premier l'idée des feuillets ; c'est lui aussi qui a pensé que tous les organes et les tissus étaient formés par des utricules (cellules). Il semble que les divers systèmes constitutifs de l'animal entier se forment en différentes fois, les uns après les autres d'après un seul et même type et qu'ils soient par là semblables quoique bien distincts par leurs transformations ultérieures. Le système qui est produit le premier, qui acquiert d'abord une forme spéciale et déterminée est le système nerveux. Celui-ci constitue la masse charnue, qui à proprement parler détermine l'embryon ; se forme d'après le même type, puis paraît un troisième système, le vasculaire, un quatrième le canal intestinal. » (Theoria generationis, Halæ, 1759. De formatione intestinorum, in *Actes de l'Ac. des Sciences* de Saint-Pétersbourg, 1769.)

Le physiologiste qui a fait le plus parler de lui au XVIIIᵉ siècle est le fameux A. DE HALLER (1708-1777), élève de Boerhaave et d'Albinus, grand admirateur de Ruysch. Il professa d'abord à Goettingue, puis à Berne, son pays natal. Son nom est resté attaché à la doctrine de *l'irritabilité*, très différente, dit-il, de la sensibilité, *qui ne dépend pas des nerfs, mais de la structure intime des parties qui en sont susceptibles.*

« J'ai lié dans de petits animaux les troncs nerveux qui vont aux extrémités ; j'ai rendu ces extrémités insensibles et paralytiques ; j'ai ensuite irrité les muscles et j'ai vu qu'ils se contractaient comme auparavant, quoiqu'ils ne fussent plus soumis à l'empire de l'âme. »

Cette contraction se fait parce qu'il appelle l'irritabilité, différente de l'irritabilité de Glisson qui a inventé le mot et a en effet découvert la force vive des éléments du corps, constatée seulement dans les chairs qui se contractent après la mort quand on les touche avec des liqueurs âcres et piquantes. Ce n'est pas non plus la contractilité naturelle de Bellini. Baglivi semble l'avoir décrite sans y ajouter autrement d'importance puisqu'il a vu « les fragments d'un cœur privé de tout nerf, qui conservaient leurs mouvements alternatifs de constriction et de relâchement » (*de fibrâ motrice et morbosâ*).

Stahl et les Stahliens ont beaucoup parlé du ton et de la contractilité naturelle des fibres qu'ils rapportent à l'âme. - Boerhaave, Woodwart et Stuart ont aussi remarqué cette irritabilité indépendante du système nerveux.

Toutefois, c'est lui qui le premier a dit, en 1739, dans ses *Commentaires sur les Institutions de Boerhaave* : « Donc le cœur est mu par une cause inconnue qui ne dépend ni du cerveau, ni des artères et qui est cachée dans la fabrique même du cœur ». Telle est *l'irritabilité hallérienne*, que n'ont pas encore contredite les travaux les plus récents.

Louis Galvani (1737-1798) a immortalisé son nom par une découverte très importante. Il prétend d'abord que tous les animaux sont doués d'une électricité particulière inhérente à leur organisation et qui se polarise dans les nerfs et dans les muscles; puis plus tard que cette électricité beaucoup plus abondamment répandue dans le système nerveux, secrétée par le cerveau, est distribuée par les nerfs aux différentes parties du corps. Quoi qu'il en soit de l'interprétation du fait qu'il a observé, le galvanisme ou galvanisation est resté dans les sciences biologiques pour exprimer le phénomène d'électricité de contact qu'il a découvert.

Spallanzani, digne émule de Haller, étudie dans ses expériences les phénomènes de la circulation et de la digestion, puis la génération chez les infusoires (1767) récemment découverts par Needham (1747), qui croyait à leur génération spontanée. Spallanzani nie toute génération spontanée et prétend qu'il y a toujours un germe préexistant. Et, pour le prouver, il tente le premier et avec succès la fécondation artificielle sur une chienne (1780) en lui injectant dans le vagin, avec une seringue chauffée à 30 degrés R, du sperme de chien. C'était aussi pour combattre l'assertion de Hunter qui admettait l'imprégnation à distance. Il faut le *contact* de l'animalcule, du spermatozoïde avec l'œuf de la femelle pour que la fécondation puisse se faire.

Lavoisier étudie l'oxygène, découvert par Priestley et Scheele, et pense que c'est l'action de l'oxygène sur le sang qui est la cause de la chaleur animale.

« Cet air que nous avons découvert, M. Priestley, M. Scheele et moi, a été nommé par le premier air déphlogistiqué, par le second air empiréal. Je lui avais d'abord donné le nom d'*air éminemment respirable* ; depuis on y a substitué celui d'*air vital*... nous, nous avons donné à la base de la portion respirable de l'air, le nom d'oxygène, en le dérivant de deux mots grecs οξυς, acide, γεινομαι, j'engendre, parce qu'en effet une des propriétés les plus générales de cette base est de former des acides en se combinant avec la plupart des substances. »

Quant au système osseux, il est encore peu étudié et peu connu.

En 1689 Gagliardi (Anatome ossium) signale la structure lamellaire du tissu osseux, constatée par Clopton Havers en 1691, et définitivement rendue évidente par Lassone en 1751.

Clopton Havers décrit les canalicules qui ont gardé son

nom et qui avaient déjà été vus par Leuwenhoeck, et Albinus en fait connaître la destination qui est celle de protéger les vaisseaux qui les traversent.

Enfin DUHAMEL DU MONCEAU (1742) étudie l'accroissement de l'os en longueur qui se fait pour lui par l'extrémité de la diaphyse; et son accroissement en épaisseur dû plus particulièrement à l'action du périoste sous lequel se produisent des couches nouvelles de lamelles osseuses (1743).

La chimie biologique fait alors ses premiers essais. Le sang contient des matières soufrées, salines et terreuses; il y a prédominance d'alcali.

C'est l'air qui, par ses parties nitro-salines, plus tard son oxygène, rend au sang sa teinte rouge : le sang noir est un sang brûlé (Mayow).

Vauquelin tente les premières analyses des humeurs, du sperme, des mucosités. En 1798, Fourcroy et Vauquelin trouvent dans l'urine la plus azotée des matières animales à laquelle ils donnent le nom d'*urée*, faisant ainsi du rein un organe purificateur par excellence qui débarrasse le corps de l'azote comme le poumon le débarrasse du superflu du carbone.

C'est également Fourcroy qui, avec Delaporte, fait en France la première analyse chimique d'eau minérale, celle des eaux sulfureuses de Montmorency (Enghien) qui a longtemps servi de modèle à ces sortes d'opérations (1787).

F. Olberg et Meckel (1790) trouvent la *docimasie pulmonaire*.

Goupil (an VI) remarque que, dans les inflammations, le thermomètre monte de deux degrés au-dessus de la température normale.

La Physiologie à la fin du xviiie siècle est donc entrée dans une voie vraiment scientifique.

SÉMIOTIQUE.

Il n'existe pas encore de traité de sémiologie : on s'en tient aux vieux auteurs, à la Collection Hippocratique et à Galien. Cependant on commence à compter les pulsations (Rollo), on commence aussi à se servir du thermomètre, en Angleterre surtout (Rollo); en France, on le considère toujours comme un instrument de laboratoire. C'est en France que la thermométrie clinique aura le plus de mal à se généraliser. Nous avons vu plus haut qu'en Angleterre on faisait déjà l'analyse des urines au point de vue de leur teneur en sucre.

C'est au xviiie siècle, dans sa seconde partie, que fut faite en sémiologie une découverte très importante, qui n'aura son plein effet qu'au siècle suivant; nous voulons parler de la découverte de *la percussion dans les maladies de poitrine* par AVENBRUGGER (1722-1790), médecin ordinaire de la nation espagnole à l'hôpital impérial de Vienne (1760).

L'auteur pose en principe que lorsqu'on frappe la poitrine d'un homme sain, cette poitrine résonne. « Thorax hominis sani sonat, si percutitur. » C'est un son analogue à celui que donne un tambour quand il est recouvert d'un drap ou d'une étoffe grossière. Cette percussion se fait en frappant mollement et doucement avec l'extrémité des doigts rapprochés les uns des autres et allongés sur la poitrine recouverte de la chemise tendue.

Si le son est plus élevé (altior), il y a lésion des parties sous-jacentes, et aussi quand le son est plus obscur ou mat, comme on le dira plus tard, comme si l'on percutait sur la chair, sur la cuisse, « tanquam percussi femoris ».

Par ce moyen on décélera l'épanchement de liquide unilatéral ou bilatéral entre la plèvre et le poumon : la pleurésie avec épanchement, l'hydropisie de poitrine ou encore les épanchements du péricarde ; les anévrysmes du cœur (hypertrophie ou dilatation des ventricules).

Cette découverte passa à peu près inaperçue.

En France, une première traduction de la *Nouvelle méthode de reconnaître les maladies internes de la poitrine* fut faite par M. de Rozière de la Chassagne, docteur en médecine de la Faculté de Montpellier et jointe à un manuel des Pulmoniques du même auteur (1770) et eut si peu de retentissement que Corvisart en fera bientôt une nouvelle traduction avec commentaires et qu'il sera le premier à user de cette découverte surtout pour le diagnostic des Maladies du cœur (1808).

Thérapeutique et Matière médicale.

On saigne, on purge, on donne des clystères, on applique des vésicatoires comme par le passé. On prescrit aussi des médicaments nouveaux : l'aconit, la ciguë, la belladone, l'uva ursi, la digitale pourprée, l'eau de chaux, le savon, le sublimé corrosif (à l'intérieur), l'oxygène récemment découvert. Enfin on introduit en Europe une pratique orientale pour le traitement des maladies contagieuses meurtrières (variole ou rougeole), l'*inoculation*, d'où sortira pour la variole la découverte de la *vaccine*, qui a immortalisé le nom de Jenner. C'est le fait capital de la Thérapeutique au XVIIIe siècle.

Il y eut aussi quelques essais d'électrothérapie et de métallothérapie.

Entrons dans quelques détails sur les nouvelles substances médicamenteuses.

La digitale pourprée se donnait en infusion et était considérée comme diurétique. Cullen le premier remarque qu'elle ralentit les mouvements du cœur. William Withering fait la même remarque et la donne dans l'hydropisie parce qu'il la considère comme diurétique : il l'administre en poudre à la dose de 0,02 à 0,05 en infusion[1].

Antoine de Storck ou Stoerck, médecin viennois, fit de nombreuses expériences sur la valeur thérapeutique de médicaments nouveaux et anciens tels que :

Le datura stramonium, qu'il prescrit à la dose de deux à trois grains d'extrait contre les affections mentales, les convulsions, l'épilepsie.

La jusquiame à la dose de 1 grain d'extrait contre les convulsions, le tremblement, le délire, la toux nerveuse.

L'aconit napel, qu'il conseille contre la fièvre, les douleurs sciatiques, les tumeurs squirrheuses du cou, la goutte.

La ciguë, qu'il prescrit contre les vrais squirrhes : « un squirrhe de la mamelle qui était gros comme le poing, que rongeait un ulcère chancreux de mauvaise espèce », a été guéri par l'usage interne de la ciguë. Il s'est détaché et la cicatrisation de la peau s'en est suivie.

La belladone fut également conseillée à l'intérieur contre les squirrhes, puis à l'extérieur. C'est de là que nous est venu l'emplâtre de la ciguë belladonné.

C'est aussi de cette époque que date l'usage de l'arnica, de la valériane (J. Junker), du colchique d'automne, de l'eau de laurier cerise, du quassia amara, du colombo, du lichen d'Islande, du goudron, de la térébenthine qui, associée à l'éther (remède de Durande, Dijon, 1782), dissout les calculs biliaires.

Parmi les médicaments d'origine minérale citons l'alun, qu'Helvétius considère comme le spécifique des hémorragies, le sel d'Epsom, purgatif courant en Angleterre, d'où l'on tire la magnésie (1770), d'abord préparée par Thomas Henry, apothicaire de Manchester.

---

1. *An account of the fox glove and some of its medical uses ; with practical remarks on dropsy and other diseases.* Birmingham, 1785.

L'eau de chaux, l'acide carbonique sont conseillés dans les affections de l'estomac ainsi que l'oxyde de bismuth.

L'oxygène est conseillé dans les cas d'asphyxie, surtout dans l'asthme (Stoll). Fourcroy (1790) l'emploie chez les phtisiques sans résultat appréciable, aggravant plutôt l'état général ; il réussit au contraire dans la chlorose, la scrofule, le rachitisme.

Le phosphore est conseillé dans les fièvres.

L'arsenic dans les fièvres intermittentes (Fowler, Boudin) est donné à l'intérieur et appliqué comme topique curatif sur les ulcères cancéreux.

En dermatologie, l'oxyde de zinc, l'acétate de plomb, l'huile d'asphalte sont les médicaments de choix.

Kratzenstein (de Copenhague) utilise l'action excitante des étincelles électriques chez les cachectiques, dans les cas de contracture, de goutte, de rhumatisme chronique. (*Electricité statique, bouteille de Leyde.*)

L'Américain Perkins (1696-1749) emploie pour les mêmes affections les aiguilles ou tracteurs métalliques. C'est l'origine de la métallothérapie, qui fut alors appelée le perkinisme.

En 1791 Robert Jackson conseille le premier les affusions froides dans les fièvres nerveuses et contagieuses ; Jacques Currie, moins hardi, préconise les bains tièdes.

La médication thermale ne présente rien de particulier qui n'ait été dit au courant de cette étude du XVIIIᵉ siècle.

INOCULATION ET VACCINE.

Mais la partie la plus intéressante et la plus originale de la thérapeutique au XVIIIᵉ siècle est assurément l'*inoculation*, qui amena la découverte de la *vaccine*, procédés nouveaux qui devancèrent d'un siècle les idées pastoriennes sur l'atténuation des virus. Car en pratiquant l'inoculation on était bien persuadé de provoquer une maladie moins grave que la maladie évoluant à sa façon habituelle ; une maladie atténuée. La vaccine, qui fut découverte empiriquement, donnait non seulement une maladie atténuée, mais encore créait l'immunité, pour un certain temps du moins.

La variole causait à cette époque des ravages tels qu'en 1723, à Paris, elle tue 20.000 personnes (Voltaire) ; à Naples, en 1768, 16.000 personnes meurent en quelques semaines (abbé Chappe). Le baron Dimsdale nous dit qu'en Russie 200.000 hommes par an meurent de la variole. Rien d'étonnant qu'on ait cherché les moyens de combattre un tel fléau.

L'inoculation de la maladie était pratiquée depuis longtemps chez les Turcs, les Persans, les Chinois, qui avaient déjà remarqué qu'une variole inoculée était moins grave qu'une variole gagnée par contagion.

En 1721, Lady Montagu, qui revenait de Constantinople, importa cette pratique en Angleterre ; d'Angleterre elle passa en Amérique, puis en Allemagne et en France beaucoup plus tard en 1756. Les premiers enfants inoculés furent ceux du duc d'Orléans. Le grand propagateur de l'inoculation sur le continent fut le génevois TRONCHIN (1709-1781), « l'inoculateur le plus renommé de l'Europe », le type le plus parfait du médecin mondain à cette époque[1].

1. Milady Worthley, duchesse de Montagu, avait apporté de Constantinople le traité d'Emmanuel Timone « Historia variolarum quæ per incisionem excitantur », inspiré par la pratique d'une femme thessalienne, qui avait fait avec succès, à Constantinople 6.000 inoculations. Mais l'inoculation avait ses détracteurs et ses dangers. Nous avons vu ainsi que Van Swieten, de Haen, n'en n'étaient pas partisans. Mais le danger le plus redoutable de l'inoculation était de créer un foyer de variole, qui pouvait rayonner dans les quartiers populeux. Témoin ce fait de Willan, le dermatologiste :

« Un enfant ayant été inoculé dans une cour habitée par vingt ménages où ses parents tenaient un magasin de chandelles, il en résulta que dans cette cour soixante-dix personnes furent attaquées de la petite vérole et que huit en moururent. Ceux-là à leur tour répandirent le germe d'une contagion nouvelle, de sorte que ce qui fit du bien à un particulier occasionna un fléau public. »

Du reste il y avait partout ou à peu près des médecins inoculateurs.

En Angleterre, Edward JENNER (1749-1823), chargé d'inoculer la variole dans le comté de Glocester, en 1775, fut surpris de rencontrer un certain nombre de sujets réfractaires, bien qu'ils n'eussent jamais été auparavant atteints de variole. Il se renseigne et apprend que dans ce pays depuis longtemps on avait remarqué que ceux qui, en trayant les vaches, avaient contracté le cow-pox n'étaient jamais atteints de petite vérole. Ce fut le point de départ des recherches de Jenner sur le cow-pox. Il veut contrôler les affirmations des yeux du peuple et constate en effet qu'il ne peut inoculer la variole à ceux qui ont été atteints du cow-pox ; puis, qu'en inoculant le cow-pox à ceux qui n'ont pas eu la variole, cette inoculation détermine une maladie bénigne à évolution régulière ; et qu'enfin ceux qui ont subi cette inoculation avec la petite maladie consécutive sont devenus réfractaires à l'inoculation de la variole. Ce ne fut qu'après des expériences répétées pendant plus de dix ans, après ses premières observations, qu'il publie son ouvrage intitulé. *Recherches sur les causes et les effets du cow-pox ou variole vaccinale*, 1798[1].

Odier (de Genève) donne le nom de vaccine à cette maladie qui résulte de l'inoculation du virus vaccin.

Il n'y a pas de doute que tout l'honneur de la découverte revient à Jenner. Cependant déjà en 1774 Benjamin Jesty, fermier du Glocestershire, avait pratiqué l'inoculation du cow-pox sur sa femme, ses deux fils, pour les mettre à l'abri de la variole, et avait failli pour cela être lapidé par ses voisins comme « inhuman brute ». Il s'inocule aussi le cow-pox, puis plus tard s'offre à l'inoculation de la variole la plus grave et cette inoculation reste sans effet.

---

1. *Inquiry into the causes and effects of the Variolae Vaccinae or Cow-pox*. London, 1798. *Further Observations,* 1799.

En 1781, M. Rabaut-Pommier, ministre protestant à Montpellier, se trouvant avec M. le docteur Pew et un autre Anglais de ses amis, avança dans la conversation qu'il serait probablement avantageux « d'inoculer à l'homme la picote des vaches (cow-pox) parce qu'elle était constamment sans danger. »

Guersent[1], auquel nous empruntons cette dernière citation, ajoute que la vaccine était pratiquée dans l'Inde, dès la plus grande antiquité (Sancteya grantham) : depuis fort longtemps en Perse (W. Bruce) ; et depuis nombre d'années au Pérou (A. de Humboldt).

Que Jenner ait été précédé dans sa découverte par le fermier Jesty ou encore par Sutton et Fewster, ses compatriotes, que la découverte fut dans l'air, comme on dit, toute la gloire n'en revient pas moins à l'inoculateur du Glocestershire.

Ses expériences furent répétées par Pearson et Woodville, médecins de l'hôpital d'inoculation de Londres, qui confirmèrent la valeur prophylactique du procédé : le cow-pox inoculé à l'homme le rendait réfractaire à la variole.

En Hanovre, puis en France, la méthode ne tarda pas à se répandre. Thouret vaccine le premier huit enfants avec du pus qu'il avait reçu de Londres. Puis, sous la présidence du duc de la Rochefoucauld-Liancourt, il fonde une société pour la propagation de la vaccination, à l'exemple des Anglais qui avaient fondé « la Société royale Jennérienne pour l'extinction de la petite vérole. »

Woodville, aidé de Jenner, vint à Paris et vaccina 140 enfants; à Reims on fonde un hôpital pour la vaccination; à Genève, Odier vaccine 600 enfants. En Allemagne c'est Sachs dans le Mecklembourg; Himly dans le duché de Brunswick; Heim à Berlin et à Vienne qui propagent la nouvelle méthode : elle eut ses détracteurs acharnés qui

---

1. In *Dictionnaire de Médecine*, art. Vaccine (1828).

n'ont pu être réduits au silence que le jour où Pasteur a donné scientifiquement raison à Jenner dans une controverse presque séculaire.

MÉDECINE LÉGALE.

Les anciens auteurs sont toujours mis à contribution : Ambroise Paré pour l'examen des blessures, Paul Zacchias pour toutes les questions de médecine légale. Cependant en Allemagne Michel Bernard, Valentin de Giessen (1657-1729), Hermann-Frédéric Teichmeyer de Iéna (1685-1746) et Bohn de Leipzig (1640-1718), ont laissé des traités plus modernes. En France, Devaux (1649-1729), comme Blegny au siècle précédent, fait paraître un recueil de *Rapports de chirurgie*, précédé de remarques générales, qui eut un certain succès. Plus tard, Paul-Auguste-Olive MAHON (1752-1801) professe l'histoire de la Médecine et la Médecine légale à l'École de Médecine de Paris.

« Les devoirs de médecin-légiste envers la société en général, dit-il, sont sans doute des plus brillants à remplir, mais ils sont extrêmement difficiles. »

« Il faut qu'un expert se garde de l'esprit de système dans le choix de ses conclusions, qu'il soit philosophe. »

« Nul expert ne pourra mériter ce titre s'il ne porte dans sa profession cet esprit de doute qui bannit l'enthousiasme et qui ne donne accès qu'à la lumière des faits. »

Cet esprit de doute avait déjà été recommandé au commencement du siècle par Fr. Hoffmann qui dit expressément : « Incerta si occurrant, incertis quoque verbis designanda sunt : *videtur, potest esse.* »

Quand il n'y a pas certitude, conclure en disant : « paraît, peut être, etc. »

Ailleurs aussi il donne comme règle que le médecin ne doit pas aller au-delà des limites de son office, qu'il doit laisser aux juges la faculté de décider.

« In testimoniis ferendis ante omnia observandum ne medicus judicium suum extra limites extendat, sed *ratio-nem decidendi relinquat jurisconsultis.* »

Ces différentes citations montrent la valeur morale de l'œuvre, qui scientifiquement est de son temps, partant peu documentée. Il pense cependant que, pour les empoisonnements notamment, les progrès de la pharmacologie et la chimie seront des adjuvants précieux.

Nous avons dit plus haut que F. Albert de Meckel avait fait de la docimasie pulmonaire un signe d'une haute valeur dans le cas d'infanticide.

Voici ce qu'à l'époque de Mahon il était conseillé de faire en temps de peste : 1° environner de retranchements et d'un cordon de troupes les lieux qui en sont affligés, de peur qu'aucun des pestiférés n'en sorte et ne porte ailleurs la contagion ; 2° si une province ou une ville est exempte du fléau, on fera subir une quarantaine rigoureuse à quiconque voudra y pénétrer; 3° personne ne pourra entreprendre un voyage sans être au préalable muni d'un certificat de santé.

Si le fléau de la peste ravage une province, une ville, un bourg, un quartier, une maison seule; alors, pour empêcher ses progrès, il suffit d'interdire toute communication entre les malades et le reste des citoyens. On parvient à ce but en établissant des lazarets à une distance convenable de toute habitation, et en y faisant transporter les malades dès le premier moment de l'invasion.

Cordons sanitaires, quarantaines, lazarets ont été pendant longtemps les moyens employés pour empêcher la propagation des épidémies de peste.

Au point de vue social, il insiste sur la protection des femmes grosses, sur les soins à donner aux femmes en couches; sur la nécessité d'apprendre aux mères la meilleure méthode pour élever leurs enfants; sur le danger du mariage chez les *phtisiques* (« mais quoiqu'il soit vrai que la *jeunesse soit plus susceptible de ce mal contagieux*, il n'y a pas toutefois de motifs suffisants de soustraire les autres au pouvoir de la loi commune »), chez ceux qui sont atteints du mal vénérien invétéré ou constitutionnel ; sur la faculté de dissoudre un mariage où l'un des conjoints aurait contaminé l'autre.

ENSEIGNEMENT MÉDICAL

Il est plus pratique et plus scientifique qu'aux siècles précédents, tout au moins en France, comme on peut en juger par la lecture des statuts de la Faculté de Médecine de Paris, confirmés par arrêt du Parlement le 19 avril 1751.

Il n'y aura pas de promotion au doctorat avant l'âge de 25 ans. L'examen du baccalauréat ne se passera que tous les deux ans et la licence ne pourra être accordée qu'après deux ans d'assistance aux disputes publiques. Reçu licencié, le futur médecin devra pendant deux ans suivre les docteurs de la Faculté à l'Hôtel-Dieu et à la Charité pendant leurs visites aux malades pauvres. On demandait donc avant le doctorat deux ans de stage.

L'instruction théorique était donnée par des professeurs qui enseignaient l'anatomie, la pharmacie (matière médicale et thérapeutique), la chirurgie (petites opérations, applications de bandages), et la botanique.

Tous ces professeurs, dans leurs cours publics, porteront la robe longue à manches, le bonnet carré, le rabat et l'épitoge de pourpre. (Statuts, Art. 59.)

Ces statuts renferment en outre quelques règles de déontologie.

Art. 77. — Que tous les docteurs de la Faculté vivent en bonne intelligence. Que nul ne visite les malades, s'il n'y est appelé légalement ; que personne n'aille en consultation avec des empiriques, ni avec des médecins non approuvés par la Faculté de Paris. *Que personne ne divulgue les secrets des malades, ni ce qu'il a vu, entendu ou compris.*

Art. 78. — Dans toutes les assemblées médicales, que les plus jeunes se lèvent devant les anciens ; que les anciens soient bons et bienveillants pour les jeunes. Dans les consultations médicales, les plus jeunes, suivant la coutume, donneront les premiers leur avis et chacun ensuite suivant son rang d'ancienneté au doctorat. Ce qui aura été accepté à la majorité dans ces consultations sera rapporté avec prudence au malade, aux parents du malade ou aux amis par le plus ancien et avec l'assentiment de ses collègues. Que les médecins appelés à ces consultations y arrivent exactement à l'heure fixée par le plus âgé, de peur que le retard d'un seul n'occasionne de l'inquiétude au malade ou de la gêne à ses collègues.

Art. 79. — Les formules par lesquelles seront prescrits des remèdes réconfortants ou altérants ou purgatifs, tant à l'intérieur qu'à l'extérieur, seront écrites en latin et signées de ceux qui les prescrivent, avec l'année, le jour et le nom du malade.

Même observation pour la prescription des saignées.

Ces statuts restèrent en vigueur jusqu'à la Révolution.

Au XIXe siècle, nous reviendrons sur l'histoire de l'enseignement médical pendant cette fin de siècle (1798-1900.

Nous avons signalé plus haut la valeur et la nouveauté de l'enseignement chirurgical de Desault.

Ajoutons qu'en 1771 une chaire de physiologie expérimentale fut fondée au Collège de France et confiée à Antoine PORTAL (1742-1832).

LES MALADIES NOUVELLES.

Le chirurgien anglais Percival Pott décrit, dans une série de notes intitulées « Sur cette espèce de paralysie des extrémités inférieures, qui accompagne souvent une courbure de l'épine et qui est supposée en dépendre », une affection nouvelle, qu'il rapporte à une altération dans les parties de l'épine dorsale : carie du corps, de la vertèbre, destruction

de la substance cartilagineuse interposée entre ce corps :
lésions causées par la maladie scrofuleuse et qu'il ne faut
pas rapporter à un traumatisme. « La maladie qui produit
ces effets sur l'épine et les parties qui sont dans son voisi-
nage est celle qu'on appelle la maladie scrophuleuse, c'est-
à-dire qu'elle est la même que celle qui occasionne l'épaississement de la lèvre supérieure, l'ophtalmie longue et opi-
niâtre, l'induration des glandes situées au col et sous le
menton, l'obstruction du mésentère, la toux sèche et fati-
gante, les gonflements lymphatiques du poignet et des che-
villes du pied, l'épaississement des ligaments des articulations, la tuméfaction et la carie des os, etc., etc. » Il a
aussi constaté chez les sujets atteints de cette maladie des
tubercules scrophuleux dans les poumons. C'est la même
maladie qui peut aussi amener ce qu'on a appelé plus tard
les abcès par congestion qui viennent se faire jour à la
hanche, à l'aine, à la cuisse, et qu'on appelait alors, « abcès
lombaire et psoas ». Dans ces cas il n'y a pas de courbure de
l'épine. C'est ce que nous appelons encore le *Mal de Pott*.

Nous avons parlé plus haut du *croup*

Signalons encore l'*angine de poitrine*, mentionnée par
Rougnon et Heberden; ce dernier a aussi décrit les *nodosités* qui ont conservé son nom. Werlhof décrit le *purpura
hemorrhagica*, qui a gardé le nom de Maladie de Werlhof.
En 1775 apparaît une épidémie de grippe, qui fut alors
appelée *influenza* et qui se répandit par toute l'Europe. La
Russie, la Pologne, la Prusse, l'Allemagne, la France et
enfin l'Italie furent successivement touchées : la maladie ne
dura que quelques semaines dans chacun de ces pays.

Enfin la pyrétologie commence à différencier certains
groupes de fièvres à caractères spécifiques : nous avons
montré comment Torti avait déjà fait un groupe des *fièvres
à quinquina* (fièvres intermittentes, normales, régulières,
fièvres intermittentes anormales, pernicieuses, pouvant revêtir la forme continue).

En 1762, Wagler (1732-1778) soutient une thèse à Gœttingue *de Morbo mucoso*, inspirée par Rœderer (1726-1763).
Dans une série d'observations prises à Gœttingue, Wagler,
du duché de Brunswick, décrit une fièvre, une *maladie* qu'il
appelle *muqueuse* parce qu'elle a pour caractéristique de
déceler à l'autopsie la présence de mucosités abondantes
dans l'estomac, le duodénum et l'intestin, mucosités causées par une inflammation des *follicules* de la face interne
de ces organes.

Cette fièvre muqueuse est une fièvre aiguë, maligne, bilieuse et putride, qui chez les enfants revêt la forme lente.
Il décrit le début insidieux, la petite fièvre du soir ; puis la
fièvre s'établissant définitivement le quatrième jour, la céphalalgie, l'insomnie, l'épistaxis ; la diarrhée et l'apparition
au sixième jour de pétéchies ; il existe parmi ces observations quelques cas de typhus exanthématique. Il décrit
aussi une forme soporeuse.

Il n'a pas décrit tout à fait la fièvre typhoïde. Cependant il
l'a pressentie. Au point que, pendant longtemps, la fièvre
typhoïde a été appelée par les médecins la *fièvre muqueuse*.

Michel Sarcone (1732-1797) décrit aussi une affection de
l'intestin et des ganglions mésentériques, avec fièvre, qu'il
appelle *fièvre glutineuse de Naples*. Ce sont les premiers
essais d'une classification nouvelle des fièvres basée sur les
lésions anatomiques spécifiques.

C'est à cette époque aussi que fut décrite la *varicelle*, que
les Italiens appelaient *ravaglione* et les Français *petite
vérole volante*.

LIVRE VIII

LA MÉDECINE AU XIXe SIÈCLE

1800-1900.

Nous diviserons l'étude de la Médecine au xixe siècle en deux périodes : l'une qui comprendra les deux premiers tiers environ (1800-1870) du commencement du siècle à l'apparition des doctrines microbiennes; l'autre qui en comprendra le dernier tiers (1870-1900) et qui sera surtout l'exposé des doctrines pastoriennes avec leurs conséquences et la révolution qu'elles ont apportée dans les sciences biologiques et médicales.

Première Partie (1800-1870).

L'Anatomie générale. — La clinique et le laboratoire. — L'Ecole française et l'Ecole, allemande. — L'Ecole anglaise. — L'Ecole américaine. — L'Ecole italienne et l'Ecole espagnole. — La Chirurgie. — Les maladies vénériennes; les maladies de la peau, les maladies du cerveau et de la moelle épinière, les maladies mentales, les maladies des reins et du foie, les maladies des femmes. — Maladies nouvelles. — Anatomie, histologie et physiologie. — Sémiotique. — Thérapeutique.

Xavier Bichat (1771-1802), médecin du grand hospice d'Humanité[1], professeur d'anatomie et de physiologie, finit le xviiie siècle et commence le xixe. On sait « l'énorme influence que ses travaux exercèrent sur les opinions

1. Cf. Anatomie générale (1801).

scientifiques de son époque et sur les progrès de la Médecine[1] ». Il pense être l'auteur d'une doctrine nouvelle qui
consiste à analyser avec précision les propriétés des corps
vivants; montrer que tout phénomène physiologique se
rapporte, en dernière analyse, à ces propriétés considérées
dans leur état naturel; que tout phénomène pathologique
dérive de leur augmentation, de leur diminution ou de leur
altération; que tout phénomène thérapeutique a pour principe le retour au type naturel dont elles s'étaient écartées.

Il rapporte donc tout aux *propriétés vitales*, en complet
désaccord avec Hoffmann et les iatro-mécaniciens, différant
un peu des autres vitalistes : ceux de la Collection Hippocratique, Van Helmont, Stahl, Bordeu, avec lesquels il a
beaucoup d'affinité. Au fond des théories antérieures il
dégage une formule nouvelle, mais non une doctrine tout à
fait nouvelle.

Ces propriétés vitales, inhérentes aux corps vivants, sont
soumises à des lois, *lois vitales*; et parmi ces propriétés
vitales il cite les plus importantes : la sensibilité organique (Th. de Bordeu) et la contractilité organique (Alb. de
Haller) qui tiennent sous leur dépendance l'état de santé et
tous les phénomènes de la circulation et de la sensibilité.

Il admet trois portes d'entrée de la maladie : la peau, les
poumons, le tube intestinal. Il pense aussi qu'il ne faut pas
voir dans la maladie qu'une lésion des solides. « Sans doute
dit-il, les solides auxquels les forces vitales sont surtout
inhérentes se trouvent spécialement affectés dans les maladies, mais pourquoi les fluides ne le seraient-ils pas aussi?
Pourquoi n'y chercherions-nous pas les causes des maladies
comme dans les solides? N'est-ce pas le sang qui porte au
cerveau les principes narcotiques qui font dormir? N'est-ce
pas lui qui porte aux reins la térébenthine et les cantharides;
aux salivaires le mercure? »

1. Cf. Virchow, *Pathologie cellulaire*, trad. franç. de Picard.

Bichat est l'auteur du premier traité d'*Anatomie générale*. Il a divisé l'organisme en différents systèmes dont le
nombre est peut-être exagéré. Néanmoins, le principe de
cette division lui a survécu.

Il y considère le système cellulaire, composé de tissu cellulaire ou lamineux comme l'origine principale des absorbants, de ceux surtout qui servent à charrier la lymphe, et
note son rôle dans la production des tumeurs.

Dans le système nerveux, il regarde le ganglion comme
un centre particulier indépendant des autres par son action
comme une sorte de petit cerveau. Des plexus nerveux
entourent les artères; ce qui les met en rapport constant
avec les ganglions.

Pour le système capillaire, comme pour le reste du système circulatoire, il admet que tout vaisseau organisé est
actif, a sa vitalité propre due à des *propriétés vitales différentes des forces physiques, mécaniques ou hydrauliques*.

« *L'inflammation n'est qu'un phénomène causé par l'irritation d'un agent, qui change la sensibilité organique et détermine au lieu irrité un afflux de sang.* »

La fièvre n'est qu'un phénomène général commun à toute
affection locale aiguë un peu vive.

Bichat, par son génie compréhensif, fait la synthèse des
doctrines médicales depuis la Renaissance jusqu'à la fin du
xviiie siècle et donne la prééminence aux doctrines vitalistes et humorales. Ses propriétés vitales, ses lois vitales,
ses forces vitales, c'est la nature hippocratique, c'est bien
un peu le vitalisme de Stahl. Et comme il ne veut pas
qu'on refuse aux fluides d'être la cause, la porte d'entrée des
maladies (comment d'ailleurs expliquer la contagion si ce
n'est par les vaisseaux absorbants qui charrient des fluides?)
il faut bien avouer qu'il est aussi humoriste quoiqu'il n'emploie pas le mot humeur, qui avait alors mauvaise réputation.

C'est d'ailleurs cette synthèse qui a préparé et permis les

grands travaux scientifiques du xixᵉ siècle dans les sciences
biologiques et dans le domaine de la science pure et dans
celui de la clinique.

Car cette période qui comprend les deux tiers du xixᵉ siècle présente deux courants différents : la *clinique* et le *laboratoire*, qui, d'abord opposés, finirent par se confondre ou
tout au moins se prêter un mutuel appui. C'est d'une part
l'École clinique, d'autre part l'École savante ou scientifique :
l'une traitant volontiers avec indifférence et même avec
mépris ce qui se passe dans le laboratoire des physiologistes, des chimistes ou des micrographes; l'autre ne considérant la clinique, l'hôpital que comme le « vestibule » de la
Médecine, dont le laboratoire est le « sanctuaire ».

La clinique est prépondérante en Angleterre, en Italie en,
France, où il y a cependant un Magendie et un Claude Bernard; le laboratoire est maître en Allemagne, où le microscope fait des merveilles, découvre la *cellule*, vers laquelle
tous les travaux vont converger, et qui va servir la base à
une physiologie et une pathologie nouvelles qu'on appellera cellulaires.

La royauté de la cellule ne sera ébranlée que par la découverte des infiniment petits et de leur rôle en physiologie et
en pathologie; mais son importance n'en sera pas diminuée,
puisque c'est sur la cellule que la diastase ou le ferment
pathogène vont diriger toutes leurs attaques; et que c'est
une cellule, d'autres cellules qui vont lutter contre eux et le
plus souvent les absorber.

L'École française.

Corvisart (1755-1821) (J.-Nicolas Corvisart Desmarest,
plus tard le baron Corvisart) est généralement considéré
comme le chef de l'École clinique française au xixᵉ siècle.
C'est lui qui créa l'enseignement de la *sémiologie* (Potain).
Son *Essai sur les maladies et les lésions organiques du*

cœur et des gros vaissseaux, qui ne parut qu'en 1806, quoiqu'il fût en grande partie composé d'après des observations prises à la fin du xviiie siècle, est le premier ouvrage important sur cette matière. Au xviie siècle, Richard Lower, et au xviiie Sénac (1705-1770) avaient seulement fait mention de la péricardite et de la symphyse cardiaque. En somme, rien n'avait encore été fait sur la pathologie cardiaque. Morgagni avait seulement déjà constaté sur le cadavre des lésions d'orifices. Covisart va aussi en parler, mais il ne verra pas le lien pathogénique qui les unit aux affections du cœur.

Corvisart s'enthousiasme de la découverte d'Avenbrugger. Il était très grand admirateur de l'École de Vienne et avait commenté les aphorismes de Stoll (1742-1788). Il traduit son livre, le commente et se sert de la percussion pour le diagnostic des maladies du cœur, les maladies *organiques* du cœur.

« Une maladie organique existe, selon moi, quand un organe ou un solide vivant quelconque est dans son tout ou dans une de ses parties assez dégénéré de sa condition naturelle pour que son action facile, régulière et constante en soit lasse ou dérangée d'une manière sensible et permanente. »

Il s'en fallut de peu qu'il ne découvrît l'auscultation, car un jour, en approchant l'oreille de la poitrine d'un malade, il s'aperçut qu'il entendait les battements du cœur.

Son étude clinique des maladies du cœur est encore intéressante à lire. On ne pouvait guère mieux faire avec la palpation, la percussion jointes aux phénomènes généraux qui accompagnent habituellement les cardiopathies, dont pour lui le pronostic est fatal. « Hæret lateri lethalis, arundo. »

Il étudie d'abord les affections du péricarde : *la péricardite sèche,* aiguë, subaiguë et chronique s'accompagnant souvent de pleurésie, qu'il diagnostique par le point de côté et la dyspnée; qu'il traite par des saignées générales et des vésicatoires.

Il signale ensuite l'*adhérence du péricarde au cœur;* l'hydropéricardite, l'*hydropisie du péricarde*, qui est caractérisée par une grande gêne de la respiration, une asphyxie menaçante avec une sensation de pesanteur à la région precordiale, un pouls petit, fréquent et irrégulier. A la percussion, on constate un son obscur; à l'examen de la région de la voussure, comme l'avait déjà remarqué Sénac. Enfin, en appliquant la main sur la région du cœur, « on dirait que l'organe ne fait sentir ses battements qu'à travers un corps mou ou plutôt un liquide placé entre lui et les parois thoraciques ». Il est pour la paracentèse du péricarde.

Il passe ensuite à l'étude des maladies du muscle cardiaque et de son tissu fibreux et tendineux. C'est le chapitre des affections valvulaires avec toutes leurs suites. Il n'a pas vu la relation qui existe entre les lésions d'orifice et ce qu'il appelle l'anévrysme du cœur : anévrysme actif (hypertrophie avec dilatation du ventricule gauche) et anévrysme passif (dilatation du ventricule droit). Néanmoins, son étude clinique dénote un bon observateur. D'une façon générale, il distingue trois périodes dans les maladies du cœur, à peu près comme cela se fait aujourd'hui.

Il contrôle ses diagnostics par l'autopsie. C'est ainsi qu'après avoir pensé qu'il existait chez un de ses malades (Obs. 19) un rétrécissement ou altération de l'orifice qui fait communiquer l'oreillette et le ventricule gauche avec dilatation d'une ou plusieurs cavités, il trouve, à l'inspection cadavérique, un cœur hypertrophié et l'ouverture de communication de l'oreillette gauche avec le ventricule réduite à une fente elliptique mesurant dans son diamètre le plus grand huit lignes et dans son diamètre le plus petit une ligne seulement. La substance qui entourait cette ouverture était cartilagineuse et même ossifiée en partie ; elle présentait de plus quelques végétations : les unes molles, les autres osseuses.

Il disait qu'il y avait rétrécissement des orifices, quand, à la palpation de la région précordiale, il percevait à la main « un bruissement particulier, causé par la difficulté qu'a le sang à passer un orifice rétréci ».

Il distingue les lésions des cavités droites de celles des cavités gauches par cette particularité que les premières donnent surtout lieu à des troubles de la petite circulation ; les secondes à des troubles dans la grande circulation.

Il mentionne la *Maladie bleue*, affection congénitale due à une malformation du cœur : communication anormale des oreillettes et des ventricules ; persistance du canal artériel.

L'anévrysme de l'aorte thoracique est étudié et diagnostiqué par un bruissement particulier à la palpation et l'obscurité du son à la percussion.

Pour la thérapeutique il insiste sur les saignées générales, les diurétiques, les purgatifs drastiques (jalap, aloès, sirop de nerprun) et paraît peu partisan de la digitale qui cependant « ralentit la circulation. »

Corvisart fut un vrai clinicien, qui ne fit pas de théories : son but est de donner aux praticiens une ligne de conduite qui empêchât la Médecine de devenir de moins en moins « un art conjectural », et cela par les moyens qu'il va nous exposer lui-même.

« J'ai voulu prouver que si les maladies organiques dans leur nombre et leur histoire ne sont pas encore bien connues, que si l'on s'est souvent mépris à cet égard, la faute en est là depuis la Renaissance des lettres aux médecins, qui ont négligé l'anatomie jointe à la physiologie, telle que je l'ai définie ; que cette faute a conduit nécessairement dans une autre, celle de négliger l'ouverture des cadavres ; que de là dérivent des méprises fréquentes, j'ose dire grossières, en substituant souvent des effets à leurs causes ; en prenant les maladies les unes pour les autres. »

Corvisart fut donc aussi le père de l'Ecole anatomo-pathologique qui eut tant d'éclat en France dans les premières années du xixe siècle : Laennec et Bayle étaient ses élèves. C'est lui aussi qui, en insistant sur « la maladie organique » sera le promoteur de l'*organicisme* dont Rostan nous a laissé les articles de foi dans 55 aphorismes aboutissant à une doctrine étroite, qui fut prépondérante en France pendant la première moitié du xixe siècle.

Nommé en 1795 à la chaire de clinique interne de l'école de Médecine, récemment créée, il fut encore promu en 1797 professeur au Collège de France. Mais son véritable enseignement médical fut celui qu'il professa pendant plus de quinze ans à l'hôpital de la Charité. Il avait auparavant fait le même enseignement à l'hôpital Necker. En 1799 fut inauguré l'amphithéâtre actuel de la Charité. Un auditoire nombreux se pressait à ses cours (plus de 300 élèves). « A partir de ce moment l'instruction médicale prit un essor inconnu jusqu'alors ; le maître qui la dirigeait était un véritable esprit organisateur.... Dupuytren, le louant dans le style dithyrambique qui était alors en usage, disait de lui : « Quand il s'élève à des considérations générales, on croirait entendre parler par sa bouche le dieu même de la médecine » (Potain).

A la mort de Barthez il devint le médecin de Napoléon Ier, puis baron de l'Empire.

Gaspard-Laurent BAYLE (1774-1816) fut, comme Laënnec et Dupuytren, un élève de Corvisart. Son travail sur la *Phtisie pulmonaire* et les *Remarques sur les Tubercules* font époque dans l'histoire de la Tuberculose, malgré ses appellations dans le premier ouvrage des phtisies tuberculeuse, calculeuse, cancéreuse, etc. Mais dans le second il fait du tubercule une production spéciale. Il compare les tubercules à de petits kystes, qui ne sont point le produit de l'inflammation et qui contiennent une matière organisée et solide qui peut se ramollir et dont le siège paraît bien être le tissu cellulaire. Il n'est pas rare, d'après ses autopsies, de rencontrer chez un même sujet des tubercules très nombreux dans le poumon et dans le mésentère ; dans le mésentère et dans le foie, dans les poumons, les reins, la prostate et même dans la plupart des organes ; il n'en n'a cependant pas trouvé dans le cerveau. Cette simultanéité paraît indiquer que la nature de tous les tubercules est identique. Il va jusqu'à proposer le nom de *diathèse-tuberculeuse* pour désigner cette tendance à la production des tubercules.

Il distingue les *corps fibreux* des squirrhes de la matrice, décrit les ulcères de la matrice, puis l'œdème de la glotte qu'il appelle *angine laryngée œdémateuse* (1808).

Les tumeurs fibreuses de la matrice sont tellement fréquentes que, dans l'espace de 7 mois, il a pu en consigner plus de 19 cas sur les registres d'anatomie pathologique de l'Ecole de Médecine au commencement de germinal an X. Il ne veut pas qu'on les appelle polypes, pour ne pas créer de confusion dans le vocabulaire médical, réservant ce nom aux excroissances sujettes à se reproduire et qui sont dues à une dégénérescence particulière de la membrane muqueuse d'une partie quelconque comme on en rencontre dans les fosses nasales, l'estomac, l'utérus, le vagin.

Ce fut un très fervent adepte de l'anatomie pathologique, ce qui ne l'empêcha pas d'être aussi un grand praticien, très habile, ayant, pour nous servir d'une de ses expressions, « le coup d'œil, le coup d'œil du praticien », qu'il admire tant chez son maître Corvisart, « qui semblait deviner plutôt que reconnaître certaines maladies. »

Mais ce qui est le plus important dans son œuvre c'est d'avoir montré que la phtisie tuberculeuse était une maladie « sui generis », d'avoir établi la spécificité du tubercule et ainsi préparé la voie à Laennec pour proclamer l'unité de la tuberculose pulmonaire, de la tuberculose.

René-Théophile-Hyacinthe LAENNEC (1781-1826), médecin de l'hôpital Necker, devint plus célèbre que son maître Corvisart et son ami Bayle par sa découverte de l'auscultation,

·découverte des plus fécondes en résultats puisqu'elle va lui
·permettre de créer en quelque sorte la pathologie .pulmo-
.naire avec son anatomie pathologique et sa symptomatologie ;
·et aussi de poser les bases de la sémiologie stéthoscopique
·des affections cardiaques.

Il fait d'abord part de sa découverte dans un mémoire
·adressé à l'Académie royale des sciences le 29 juin 1818.
Les rapporteurs Portal, Pelletan et Percy le jugent assez
·légèrement et concluent en disant « qu'il a mérité la bien-
veillance particulière de l'Académie avec un témoignage spé-
·cial de sa satisfaction pour le nouveau travail dont il lui fait
hommage » quand l'auteur lui-même, et avec raison, à pro-
·pos de sa communication, évoquait les noms de Jenner et
d'Avenbrugger, pensant que la découverte de l'auscultation
·pouvait être mise au même rang que celle de la vaccine ou
·de la percussion ; car, ajoutait-il, il avait trouvé le moyen
« de faire le diagnostic des affections pulmonaires et pleu-
·rales aussi facilement que celui d'une fracture, et de déceler
·les maladies du cœur aussi bien que la présence d'un calcul
·dans la vessie. »

Déjà, avant lui, Corvisart et les médecins de son temps
·faisaient de l'auscultation immédiate, sans grand succès, du
·reste, pour le diagnostie des cardiopathies. Et c'est juste-
·ment à ce propos que Laennec substituant l'auscultation
·médiate à l'auscultation immédiate fit la découverte qui a
·immortalisé son nom.

Laissons-le parler : « Je fus consulté en 1816 pour une
·jeune personne qui présentait des symptômes de maladie
du cœur et chez laquelle l'application de la main et la percussion donnaient peu de résultats à cause de l'embonpoint.
L'âge et le sexe de la malade m'interdisant l'espèce d'examen dont je viens de parler (auscultation immédiate), je
vins à me rappeler un phénomène d'acoustique fort connu ;
si l'on applique l'oreille à l'extrémité d'une poutre, on entend
·très distinctement un coup d'épingle donné à l'autre bout.

« J'imaginai que l'on pouvait tirer parti, dans le cas dont il s'agissait, de cette propriété des corps. Je pris un cahier de papier, j'en formai un rouleau fortement serré dont j'appliquai une extrémité sur la région précordiale et posant l'oreille à l'autre bout, je fus aussi surpris que satisfait d'entendre les battements du cœur *d'une manière beaucoup plus nette et beaucoup plus distincte que je ne l'avais jamais fait par l'application immédiate de l'oreille.*

« Je présumai dès lors que ce moyen pouvait devenir une méthode utile et applicable non seulement à l'étude des battements du cœur, mais *encore à celle de tous les mouvements qui peuvent produire du bruit dans la cavité de la poitrine, et par conséquent à l'exploration de la respiration, de la voix, du râle et peut-être même de la fluctuation d'un liquide épanché dans les plèvres ou le péricarde.* »

Telle est la genèse de la découverte de Laennec.

En substituant à l'auscultation médiate du cœur, qui se pratiquait de son temps, l'auscultation immédiate, il pensa à utiliser son nouveau procédé pour l'exploration stéthoscopique des affections pleuro-pulmonaires.

Et c'est le résultat de ses travaux de trois années (1816-1819) qui fut consigné dans la première édition « de l'*Auscultation médiate ou traité du diagnostic des maladies du poumon et du cœur fondé principalement sur ce nouveau moyen d'exploration* ». (Paris, 1819.) (En deux volumes.)

Cette auscultation médiate, faite d'abord avec un cylindre de papier, fut dans la suite pratiquée avec « un cylindre de bois percé dans son centre d'un tube de trois lignes de diamètre et brisé au milieu à l'aide d'une vis afin de le rendre plus portatif. L'une des pièces est évasée à son extrémité à une profondeur d'environ un pouce et demi, en forme d'entonnoir. »

C'est le *stéthoscope princeps*, qui ne tarda pas à être abandonné.

Enfin, avant d'entrer dans l'étude même de l'auscultation,

Laennec a soin de faire remarquer que sa découverte ne doit pas faire négliger : ni la percussion d'Avenbrugger, ni la succussion hippocratique, ni la mensuration du thorax, moyens d'exploration qui se complètent et se donnent un mutuel appui.

Le premier signe qu'il constate est la *pectoriloquie*, qu'il fait pathognomonique des cavernes pulmonaires. Chez le premier malade où il l'observe, « sa voix, dit-il, semblait sortir directement de la poitrine et passer tout entière par le canal central du cylindre. »

Ce même signe peut se rencontrer dans la *dilatation des bronches*, dont il est le premier à avoir écrit l'histoire, quand la dilatation revêt la forme d'une caverne.

L'égophonie ou pectoriloquie chevrotante est le signe d'un épanchement pleurétique peu abondant.

Le tintement métallique est un signe qui peut se rencontrer : 1° dans le cas de la coexistence d'un épanchement séreux ou purulent dans la plèvre avec pneumothorax, et 2° quand une vaste excavation tuberculeuse est à demi pleine d'un pus très liquide.

Il décrit aussi au début de la péripneumonie un signe nouveau, qu'il fait pathognomonique du premier degré de cette affection (période d'engouement de Bayle) *le râle crépitant* « dont le bruit peut être comparé à celui du sel que l'on fait décrépiter dans une bassine. »

Il décrit encore : la *gangrène du poumon*, l'*emphysème*, les tumeurs, les kystes hydatiques, les maladies encéphaloïdes, l'*apoplexie pulmonaire*. C'est de lui enfin que date l'histoire des *bronchites*, râles (sibilants, sonores) et du pneumothorax, de l'œdème du poumon.

Il définit le *râle* tout bruit produit par le passage de l'air pendant l'acte de la respiration à travers les liquides quelconques qui peuvent se trouver dans les bronches et dans le tissu pulmonaire et décrit le *râle humide* et crépitant, le *muqueux* (gargouillement, ulcère du poumon), le *râle sonore* (ronflement); le *râle sibilant,* ces deux derniers plus spéciaux aux bronchites.

Dans la première édition de son livre, le mot souffle n'est pas employé ; il ne parle que de la *respiration soufflante.*

Dans la deuxième édition parue en 1826 — la première édition était de 1819 et était épuisée depuis 5 ans. — Laennec fait un exposé plus analytique des maladies que l'auscultation lui a permis d'étudier. Il ajoute aussi certaines modifications qui sont dues et à ses découvertes et à l'apparition pendant cette période du *Traité des Maladies du cœur* de Bertin et Bouillaud (1824) et de la *Clinique Médicale* de Lerminier et Andral (1825), en France, et des ouvrages d'Allan Burns et d'Hodgson, en Angleterre; de Kreysig, en Allemagne.

Les médecins et les étudiants étrangers affluent à la clinique de l'Hôpital Necker. Parmi ces visiteurs il nous cite Berentz, Morgenstein de Berlin, Nasse de Bonn, Nathey de Genève, Muller de Vienne, Herbeski de Vilna, Retzius d'Upsal ; Hodgkin, Bennet, sir James Grégor, médecins anglais. Très admiré, et très apprécié à l'étranger, il est un peu maltraité par ses compatriotes, par Andral, auquel il reproche à propos d'une discussion de s'être placé — et à tort — dans l'hypothèse de la mort de l'auteur depuis sa première édition ; et surtout par Broussais, qui ne conteste « ni l'exactitude ni l'utilité de la plupart des signes dont l'auscultation a enrichi le diagnostic médical », mais l'attaque au sujet de ses recherches d'anatomie pathologique.

C'est ainsi que dans son *Examen des doctrines médicales* (1820) il dira :

« Les *altérations pathologiques* considérées en elles-mêmes sont des *faits de pure curiosité* et ne sont d'aucune utilité pour celui qui les étudie, parce que l'inflammation est la cause de ces altérations ou qu'elles ont une autre cause quelconque et qu'on ne doit s'occuper que de pathologie physiologique. »

Il dit encore que M. Laennec « tranche du devin ». Il

semble qu'il ait été dans l'intérieur du corps de ses malades au moment où cette matière a paru d'abord sous l'état crû, qu'il l'a vue croître, envahir les tissus, etc.

Enfin Broussais lui reproche surtout d'avoir tâché de grouper les symptômes des maladies autour des lésions dont ils dépendent, d'avoir cherché à déterminer les modes de lésions qui peuvent exister chez un malade vivant et lui prédit qu'il n'atteindra jamais ce but; de présenter une surabondance de détails anatomiques et séméiotiques fort ennuyeux, propres à décourager le lecteur. (Préface de la 2ᵉ éd.)

Cette critique de Broussais est tout à l'honneur de Laënnec.

C'est dans cette seconde édition qu'à propos de la description des signes stéthoscopiques de la pneumonie il parle du souffle qu'on entend au 2ᵉ degré, de la « sensation de *souffle* dans l'oreille », puis du souffle voilé. Pour le traitement il n'aime guère les vésicatoires, pratique plus volontiers la saignée et donne le tartre stibié selon la méthode de Rasori (Milan) et de Tommasini. Un grain de tartre stibié dans une infusion chaude toutes les deux heures jusqu'à 6 grains consécutifs ; il a été jusqu'à 20 grains et a guéri par ce moyen 27 malades sur 28. Chose curieuse : l'émétique à cette dose massive n'amène pas de vomissements et n'a pas d'effet purgatif. Il constiperait plutôt.

Dans certains cas, il préfère l'oxyde blanc d'antimoine. Enfin, quand on donne ainsi le tartre stibié aux malades, il faut bien se garder de leur dire qu'on leur donne de l'émétique.

Mais de toutes les affections pulmonaires, c'est la *phtisie* qu'il a le mieux étudiée et dont il a su dégager l'unité et la spécificité.

Pour lui la phtisie pulmonaire est causée par la présence et l'évolution dans le poumon du *tubercule*, des tubercules qui peuvent se présenter sous deux formes principales : *corps isolés, infiltration.*

Les corps isolés présentent quatre variétés principales qu'il appelle : tubercules miliaires, tubercules crus, granulations tuberculeuses, tubercules enkystés.

Quant à l'infiltration, elle peut être : infiltration tuberculeuse informe, infiltration tuberculeuse grise, infiltration tuberculeuse jaune.

« Quelle que soit la forme sous laquelle se développe la matière tuberculeuse, elle présente dans l'origine l'aspect d'une matière grise et demi-transparente qui peu à peu devient jaune opaque et très dense. Elle se ramollit ensuite, acquiert peu à peu une liquidité presque égale à celle du pus, et expulsée par les bronches laisse à sa place des cavités, connues vulgairement sous le nom d'*ulcères du poumon* et que nous désignerons sous le nom d'*excavations pulmonaires.* »

Les tubercules ne peuvent être regardés comme un effet ou une terminaison de l'inflammation, comme le prétend Broussais avec les Anciens, ou « se résoudre à prendre ce mot dans une acception aussi générale et aussi vague que le mot irritation ». Bayle l'a suffisamment démontré, c'est une *espèce particulière* de production accidentelle. On les rencontre d'ailleurs dans presque tous les organes : glandes bronchiques et médiastines, cervicales, mésentériques : foie, prostate, péritoine, plèvre, épididyme, testicules, rate, cœur, matrice, cerveau et cervelet, os du crâne, corps des vertèbres avec leur appareil ligamenteux, côtes. Ils sont plus rares dans les muscles. Parfois ils sont primitifs dans l'un de ces organes et secondaires dans le poumon.

La péripneumonie ne peut être considérée comme la cause du développement des tubercules, qui ne peuvent être non plus regardés comme une terminaison de la pneumonie chronique ou du catarrhe ou d'une pleurésie. Il insiste sur la fréquence de la pleurésie tuberculeuse. Enfin, pour lui,

« les tubercules du poumon ne diffèrent en rien de ceux qui, placés dans les glandes, prennent le nom de scrophules et dont le ramollissement est, comme on le sait, suivi très souvent d'une guérison parfaite. »

Laennec proclame donc la spécificité et l'unité de la tuberculose et l'identité de la tuberculose et de la scrofule.

La guérison de la phtisie est possible puisqu'il a trouvé dans des autopsies des ulcères du poumon guéris par leur transformation en fistule semi-cartilagineuse ou par une cicatrice celluleuse ou fibro-cartilagineuse ; néanmoins les guérisons en sont rares.

Il est très faiblement contagioniste. « Beaucoup de faits d'ailleurs prouvent qu'une maladie qui n'est pas contagieuse peut le devenir dans certaines circonstances » et il ajoute : « Les vêtements de laine et les matelas de phtisiques que l'on brûle dans certains pays et que, le plus souvent, *on ne lave même pas en France, ne m'ont jamais paru avoir communiqué la maladie* à personne. »

Une inoculation directe peut-elle produire le développement au moins local de la matière tuberculeuse? « Je n'ai à cet égard qu'un seul fait et quoi qu'un fait unique prouve peu de chose je crois devoir le rapporter ici. »

Il s'agit de lui, à propos d'une inoculation qu'il se fit en pratiquant une autopsie de phtisique en 1806. En examinant des vertèbres dans lesquelles s'étaient développés des tubercules, un coup de scie lui effleura légèrement l'index de la main gauche. Il s'y développa dans la suite une petite tumeur qni se fendit et laissa apercevoir au lieu même où avait passé la scie un petit corps jaunâtre ferme et tout à fait semblable à un tubercule jaune cru. Il le cautérise avec du beurre d'antimoine à plusieurs reprises. Il se fit promptement une cicatrice et dès lors il ne ressentit jamais aucune suite de cet accident.

Les tubercules, en clinique, doivent être recherchés au sommet du poumon, sous la clavicule, plutôt au sommet droit. Il pense que dans la première période, quand ils sont petits et disséminés, les signes stéthoscopiques ne peuvent les déceler ; ce n'est que plus tard quand ils sont plus nombreux et plus rapprochés les uns des autres, qu'une résonnance moindre à la percussion permet de les soupçonner.

Sa thérapeutique est très prudente : il n'aime guère les médicaments et les cautères et est plutôt pour les moyens physiques : air, alimentation, voyages, etc. Il n'a jamais pensé à un médicament spécifique. Il croit à l'action salutaire de l'air marin, des émanations des varechs.

Son étude de la pleurésie est également très fouillée et son traitement est comme celui de la pneumonie, l'usage du tartre stibié avec les saignées, les frictions mercurielles Dans certains cas il conseille la ponction avec un trocart comme le faisaient Morand et Récamier entre la 5ᵉ et la 6ᵉ côte au devant des digitations du grand dentelé.

Ce qu'il dit « des *Bruits du cœur* » est moins complet que tout ce qu'il a dit sur l'auscultation des bronches et du poumon. Le grand signe stéthoscopique est le bruit de soufflet, de scie, de râpe, musical, sibilant, qui témoigne avec le frémissement cataire d'un rétrécissement d'orifice.

Sa méthode de travail était des plus rigoureuses. « Quand un malade entre à l'hôpital, un élève est chargé de recueillir de lui les renseignements anamnestiques qu'il peut donner, et d'en suivre la marche. En examinant moi-même le malade, je dicte les symptômes principaux que j'observe, ceux surtout qui peuvent servir à établir le diagnostic ou les médications curatives, et je porte mon jugement, sauf à le redresser, s'il y a lieu, par des observations subséquentes, Cette dictée, qui se fait *en latin* (1) pour des raisons

1. En voici un spécimen :

17 febr. *Respiratio deest in tota parte sinistra pectoris; ad radicem tantum pulmonis paululum auditur, sed multo minus quam in statu naturali. Pectus tamen valde dilatatur in inspiratione et optime sonat. Ægroto resupino facto, quasi guttam aquæ audio cadentem cum tinnitu in fundo lagenæ paululum tantum liquoris continentis.*

faciles à sentir (A. L. J. Bayle nous dit aussi qu'il le faisait ainsi pour se faire comprendre des médecins étrangers), est recueillie par l'élève chargé du malade, et en même temps sur un cahier séparé que j'appelle *feuille* du *diagnostic*, et qu'un autre élève est chargé spécialement de tenir, afin qu'on puisse me le représenter, et le relire au besoin à chaque visite. Lorsqu'il se présente quelque signe nouveau et propre à modifier le premier diagnostic, je l'y fais ajouter également et si le malade succombe, le procès-verbal de l'ouverture est recueilli par l'élève chargé de l'observation. Je relis ce procès-verbal en présence de tous ceux qui ont assisté à l'ouverture, et s'il y a lieu d'y faire quelque correction, je la fais sur-le-champ et après avoir pris leur avis. »

Il est aussi l'auteur d'un travail important sur la péritonite chronique (1802), sur les kystes hydatiques qu'il appelle acéphalocystes et dont il démontre l'origine parasitaire. Ils sont produits par des vers. Il distingue parmi les cancers la forme mélanique et la forme encéphaloïde (1810) et décrit les *cirrhoses* du foie.

Sa santé était loin d'être brillante. Après la première édition de son ouvrage, fatigué, il fut obligé d'aller se reposer en Bretagne et pensait ne plus jamais revenir à Paris. Il y reste deux ans (1820-1822); et mieux portant il succède à Hallé comme médecin de la duchesse de Berry, puis plus

Diagnosis : *pneumothorax.*
Pectus minime sonat a dextris et etiam per comparationem male sonare videtur cum antice tum postice, respiratio tamen bene auditur, præsertim inferne cum roncho sibilante anticé, cum roncho canoro levi et mucoso ad radicem pulmonis. Pars sinistra pectoris forsan amplior est. Ægroto secundum methodum hippocraticum commoto, strepitus liquidi fluctuentis evidenter auditur.
Diagnosis : *Pneumothorax cum pure effuso ad parvam quantitatem in pleura sinistra.*
Pleuræ cavum cum bronchiis non communicare videtur, nam tinnitus metallicus non auditur cum æger loquitur, tussit aut spiritum trahens conatur.
[Pneumothorax avec du pus épanché en petite quantité dans le côté gauche de la poitrine.]

tard comme professeur au collège de France. Après avoir fait paraître la 2e édition de son traité, de nouveau très souffrant, il retourne en Bretagne respirer l'air de la mer, et les émanations du varech à Kerlouarnec, près de Douarnenez, où il meurt le 13 août 1826, emporté par une phtisie à forme rapide. Il avait 45 ans.

Et A.-L.-J. Bayle (1) se demande « comment un homme à qui un état habituel de souffrance permettait à peine de consacrer quelques instants à l'étude a pu parvenir à bout d'ouvrages qui semblaient ne devoir être le fruit que de la plus longue carrière. Mais les règles ordinaires ne s'appliquent point aux hommes de génie. »

F.-J.V. BROUSSAIS (1772-1838), contemporain et adversaire doctrinal de Laënnec, forme avec ce dernier un contraste frappant. Autant le médecin de l'hôpital Necker, puis de l'hôpital de la Charité est positif, ne s'en tenant qu'à la constatation des faits et à leur interprétation logique ; autant l'ancien médecin militaire, qui, après avoir suivi les armées en Hollande, en Allemagne, en Italie et en Espagne a été nommé médecin en chef de l'hôpital du Val-de-Grâce (1820), est fougueux, systématique et léger dans ses conclusions. On dirait qu'il a transporté dans les sciences médicales le romantisme ambiant. Il est d'ailleurs très brillant polémiste et plaide très habilement sa cause, si habilement que tout le monde est pour lui contre le « dédaigneux » Laënnec. Dans son *Examen des Doctrines médicales*, aucun système ne trouve grâce devant lui parce qu'il n'existe qu'un système, qu'une doctrine : la sienne — la médecine physiologique — qui se réduit à une formule très simple. Toutes les maladies sont causées par l'*inflammation*, causée elle-même par l'*irritation*. Il se garde bien de dire quel est l'agent de cette irritation. Quant à l'inflammation elle se localise dans le tube digestif, et c'est la *gastro-entérite* (inflammation de

1. A. L. J. Bayle, *Revue Médicale* de 1826.

l'estomac et de l'intestin) qui domine et résume toute la pathologie.

Cette doctrine de l'inflammation est restée longtemps après lui très vivace en France et à l'étranger. La thérapeutique logique d'une pareille doctrine est tout entière dans la lutte contre l'inflammation et consistera dans l'usage des débilitants : saignée, abstinence d'aliments solides, usage de boissons émollientes et acidulées. On saignera jusqu'à la syncope. On fera de bonnes applications de sangsues. « Dans les hôpitaux militaires on calculait et on préparait d'avance le nombre des sangsues d'après le nombre des malades nouvellement arrivés. — Combien d'entrants ? demandait à la visite du soir un chef de service. — Dix, lui répondait-on. — C'est bien, cela fait trois cents sangsues. Ainsi c'était très simple : *trente* pour chacun. De cette façon, ajoute Georges Daremberg, à qui nous empruntons ce fait, l'infirmier aurait pu sans difficulté remplacer le chef dans son service. »

On usera des révulsifs, excellents agents réducteurs de l'inflammation. L'émétique est également indiqué à l'intérieur : c'est un révulsif interne. Les vésicatoires sont aussi très salutaires, mais après la saignée. C'est la contre-partie du système thérapeutique de Brown qui ne voit partout que ses maladies asthéniques. Broussais ne voit, lui, que des maladies sthéniques, que la pléthore des Anciens, et en particulier, de Galien.

Puisque tout se réduit à l'irritation et à l'inflammation, pourquoi chercher des lésions spécifiques, comme l'ont fait A. PETIT (1766-1811) et SERRES (1786-1868) qui viennent de décrire une fièvre nouvelle. Aussi s'emporte-t-il contre eux. Ces auteurs, en effet, dans une série d'observations prises à l'Hôtel-Dieu de Paris en 1811-1812 et 1813, ont trouvé, chez certains malades atteints d'une fièvre spéciale, des altérations constantes du tube intestinal portant sur les plaques de Peyer et les ganglions mésentériques d'où le nom d'*entéro-mésentérique* qu'ils lui ont donné. Les lésions des plaques de Peyer étaient caractérisées par de la boursouflure, un état granuleux, de la rougeur suivie d'ulcérations, avec retentissement sur les ganglions mésentériques. La fièvre revêt surtout la forme adynamique et est justiciable d'un traitement tonique. Petit pense que le siège primitif de la maladie et la source commune de tous les autres accidents est bien dans la lésion de la plaque de Peyer et va jusqu'à dire « qu'il émane de l'intestin et peut-être des glandes du mésentère un principe délétère particulier dont nous ignorons la nature et qui, porté par l'absorption des lymphatiques dans la masse des humeurs, infecte toute l'économie ». D'ailleurs ce principe délétère est pour lui la cause première de la lésion intestinale. Cette conception toute contemporaine est bien plus précise que celle de Broussais. Elle est exposée presque en même temps à Tours par Pierre Bretonneau (1778-1862) qui en 1818 décrit une maladie qu'il appelle *dothinentérite* (affection furonculeuse de l'intestin) et à laquelle il reconnaît une individualité spéciale, une spécificité, comme pour l'angine diphtéritique dont il sera question plus loin.

Les travaux de Petit et Serres, de Bretonneau ainsi que ceux qui les avaient précédés au xviiie siècle (Rœderer et Wagler, Sarcone) vont bientôt se fondre dans le travail plus important et plus complet de P. Ch.-A. Louis (1787-1872) qui en 1829 décrit définitivement la *fièvre typhoïde*, dans laquelle vont rentrer toutes les fièvres rémittentes, malignes lentes, lentes et nerveuses, nerveuses convulsives, malignes putrides, bilieuses, muqueuses, synoques putrides des âges précédents. C'est ce qui a fait dire que Louis avait établi la fusion de toutes les fièvres continues graves de notre climat en décrivant la fièvre typhoïde : *la typhoïde de Louis,* comme disait Broussais.

Les observations qui font le sujet de ses deux volumes intitulés « *Recherches anatomiques, pathologiques et théra-*

*peutiques sur la maladie connue sous les noms de gastro-enté-
rite, fièvre putride, adynamique, ataxique, typhoïde, etc.,
comparée avec les maladies aiguës les plus ordinaires*, ont été
recueillies dans le service de CHOMEL (1788-1858) de 1822 à
1827. Louis insiste sur la constance des lésions intestinales
déjà décrites par Petit et Serres, sur la possibilité de perforations intestinales; sur les épistaxis du début et les taches
rosées lenticulaires. La Thérapeutique se bornera à la saignée, à l'administration de toniques, parfois à l'application
de glace sur la tête, de vésicatoires aux membres inférieurs;
il y ajoutait l'usage de boissons en abondance, la prescription de lavements intestinaux et de lavages de la bouche.
Louis continue les travaux de Laënnec sur la phtisie pulmonaire, étudie la *pleurésie tuberculeuse*, la *phtisie laryngée*
(ulcérations du larynx), la *tuberculose intestinale* (ulcérations), et *mésentérique* (glandes), la tuberculose *des organes
génitaux* de l'homme et de la femme, et constate la fréquence
de la *transformation graisseuse* du foie chez les tuberculeux.
Le premier il décrit la *phtisie aiguë* et l'explique par l'invasion « presque au même instant » de tout le poumon par
la matière tuberculeuse. Ses « *Recherches anatomo-pathologiques* » sont un beau livre que Broussais appelle « un
ouvrage sans vie, ne respirant que le fatalisme, l'obscuran-
tisme et la mort ». N'avions-nous pas raison de dire que
Broussais était un romantique égaré dans la médecine?

Louis est, avec Bayle et Laënnec, le fondateur en France
de l'École anatomo-pathologique qui eut encore des représentants célèbres.

G. ANDRAL (1797-1876) est l'auteur d'un traité d'Anatomo-
pathologie dont Broussais a fait une critique sévère et
injuste. Il fit aussi de la clinique et, comme Laënnec et
comme Louis, s'occupe beaucoup de la phtisie pulmonaire,
dont il ne semble pas admettre l'unité.

L'irritation de Broussais et son inflammation ne lui
agréent pas et il met à sa place l'hyperémie et l'anémie.

Enfin il relève le drapeau de l'humorisme en faisant pratiquer des analyses chimiques du sang par GAVARRET
(1809-1896). Voici d'autre part ses idées biologiques. Il
distingue dans la partie vivante trois actes fonctionnels : la
circulation capillaire (hyperémie et anémie); la *nutrition*
(hypertrophie, atrophie, ramollissement, induration); et la
sécrétion (produits anormaux sécrétés à la surface ou dans
l'intérieur des tissus). Il attache une grande importance à
l'altération du sang et des humeurs, et regarde comme cause
première de tous les troubles fonctionnels ces trois actes :
l'*innervation*, et place dans le système nerveux une *force
vitale*. Ce sont sous des vocables nouveaux le retour à d'anciens systèmes (Hippocrate, Van Helmont, Stahl); d'ailleurs
il veut faire de l'*éclectisme*; il est ami de Victor Cousin. Et
Broussais de s'écrier : « Votre éclectisme c'est un paravent
derrière lequel vous voulez échapper à l'esprit de critique,
vous préparer des moyens de retraite et de conciliation pour
l'avenir, lorsque vous voudrez vous faire pardonner le
passé ». Les éclectiques ont existé de tout temps; autrefois
on les appelait les « conciliateurs », conciliatores. C'étaient
des esprits raisonnables qui n'avaient qu'un but : « délivrer
les intelligences opprimées par une doctrine étroite et des-
potique le plus souvent vouée à une infécondité absolue ».
Il parle déjà du doute, du doute philosophique et scientifique que nous allons retrouver chez Claude Bernard.

Il introduit dans la pathologie la notion des *vices de
nutrition*, dont l'étude sera reprise si brillamment plus tard
par M. le professeur Bouchard; qu'il distingue et sépare
de l'inflammation de Broussais.

Ces vices de nutrition sont causés par l'état du sang. Le
solidisme ne peut tout expliquer. Il y a des empoisonnements du sang par exemple dans le charbon. C'est ce qu'on
peut appeler une intoxication aiguë comme dans certaines
fièvres malignes. Il peut aussi exister une intoxication
chronique par vice primitif du sang.

Par exemple le régime surazoté, le défaut d'exercices peuvent amener la pléthore avec la disposition aux maladies inflammatoires, la gravelle, la sécrétion surabondante de l'urée. C'est ce qu'il appelle la diathèse sururique. Qu'est-ce donc pour lui qu'une *diathèse?*

« Toutes les fois qu'un grand nombre d'organes sont simultanément affectés, on doit admettre une condition morbide préexistante, résidant dans le sang et le système nerveux (scrofules, tubercules). »

Toutefois, c'est l'action du sang qui est ici prépondérante; car on ne peut nier l'influence de la composition du sang sur les divers liquides sécrétés : on connaît les expériences de Magendie, qui est arrivé à modifier la teneur de la bile de certains animaux en modifiant leur mode d'alimentation.

Pour lui, comme l'avait dit Bordeu au siècle précédent, le sang est « une chair coulante. »

En 1813 ROCHOUX définit l'apoplexie cérébrale une hémorragie par rupture, suivie d'une altération du tissu propre de l'encéphale. C'est la première étape de l'histoire de l'*hémorragie cérébrale*, distinguée du *ramollissement cérébral*, dont la description sera donnée très nettement par ROSTAN en 1822, et déjà rapportée au durcissement des artères.

Céphalalgie fixe pouvant durer des mois, vertiges, intellect obtus, idées confuses, expressions brèves, morosité, somnolence, engourdissements dans les membres, tact obtus, roideur des membres : tels sont les signes précurseurs. Plus tard viendront l'impotence ou la paralysie.

Nous retrouverons les noms de Dance, Calmeil, Lallemand, Ollivier (d'Angers) à l'étude des maladies spéciales.

Enfin pour clore cette série des premiers anatomo-pathologistes du siècle n'oublions pas le nom de JEAN CRUVEILHIER (1791-1894) dont l'« *Atlas* » (1828-1842, 2 vol. in-folio) est resté un des plus beaux monuments iconographiques de l'anatomie pathologique macroscopique pendant cette période.

JEAN BOUILLAUD (1796-1881) appartient bien aussi à cette

école anatomo-pathologique opposée à la doctrine de Broussais, et étudie les affections cérébrales, l'encéphalite ; assi-
gnant le premier aux lobes antérieurs du cerveau le siège du
langage articulé. Ce fut donc en matière de pathologie cérébrale un des premiers localisateurs. Néanmoins, ce qui l'a
plus volontiers recommandé à la postérité ce sont ses travaux
sur les maladies du cœur et sur le rhumatisme articulaire
aigu. Élève de Bertin avec lequel il signe en 1824 un traité des
Maladies du cœur, il ne tarde pas en 1835 à publier le *Traité
clinique des Maladies du cœur*, qui fit à cette époque sa réputation. On y trouvait des recherches nouvelles sur l'anatomie
et la physiologie de cet organe, et, enfin, une sémiotique et
une thérapeutique rationnelle des affections cardiaques.

Bouillaud y décrit surtout l'endocarde, et son inflammation *l'endocardite* aiguë puis chronique. Cette endocardite
amène des lésions valvulaires causes de rétrécissement d'orifices d'où l'hypertrophie du cœur, qui va désormais remplacer les anévrismes du cœur de Corvisart. Il crée ainsi
une pathogénie nouvelle des cardiopathies qui n'a pas encore
été contredite.

Le grand signe stéthoscopique est toujours le bruit de
soufflet, de lime, de râpe, qu'on n'a pas encore su bien localiser. De plus Bouillaud a constaté la fréquence de l'endocardite dans le rhumatisme articulaire aigu, fréquence telle
qu'il a pu dire que la coïncidence des deux affections est la
règle, la non-coïncidence l'exception.

Les deux derniers représentants de cette école clinique du
commencement du xixᵉ siècle furent Grisolle et Trousseau.

GRISOLLE, dont le *Traité de pathologie interne* servit à l'éducation de plusieurs générations d'étudiants, dont le *Traité de
la pneumonie* est resté longtemps comme un modèle de mo-
nographie médicale, fut un guide très sûr, un professeur
consciencieux, moins brillant que TROUSSEAU (1801-1867),
dont l'enseignement clinique et thérapeutique eut à l'Hôtel-
Dieu un si grand et si légitime succès pendant nombre d'an-

nées. Ses leçons réunies en volumes sont encore très intéressantes à lire[1]. Car Trousseau, tout traditionaliste qu'il était,
n'était pas un esprit réfractaire aux idées nouvelles. Élève
de Bretonneau, de Tours, il avait été initié jeune aux idées
de spécificité; ce qui lui permit de ne pas s'insurger dans
sa vieillesse contre les doctrines de Pasteur sur le rôle des
ferments, qui allaient donner raison à son vieux maître. Il
est franchement contagioniste et va jusqu'à rappeler les premières hypothèses de Fracastor.

« Ce qui donne aux maladies spécifiques leurs caractères
invariables, c'est non la quantité mais la qualité de la cause
morbifique, invariable elle-même dans sa nature sous l'influence de laquelle elles se sont développées. En voyant ces
maladies caractérisées par des phénomènes toujours iden-
tiques nous sommes conduits à reconnaître l'existence de
causes spéciales auxquelles répondent des effets spéciaux,
bien que ces causes nous échappent complètement, de même
qu'en voyant les plantes dont nous parlions plus haut nous
étions forcés d'admettre qu'elles provenaient toutes d'une
même graine.... Ainsi, Messieurs, nous admettons tous l'existence de ce que nous appelons les *miasmes*, que nous ne
jugeons que par leurs effets; nous en admettons plusieurs
espèces parce que des phénomènes particuliers spéciaux
constamment les mêmes caractérisent diverses maladies que
nous supposons produites par eux. »

On sait qu'il fut très partisan de la thoracentèse dans les
épanchements pleuraux, et de la trachéotomie dans le croup :
cette dernière opération lui valut des succès inespérés qui
lui donnèrent une grande renommée comme praticien.

Il est difficile de ne pas rattacher à cette école, POTAIN
(1825-1901), élève de Bouillaud et auquel Trousseau, quelques années avant sa mort, disait qu'il ne tarderait pas à être
le premier clinicien de Paris. Ses travaux sur la sémiologie

---

1. Trousseau, *Clinique médicale de l'Hôtel-Dieu*.

du cœur sont trop près de nous pour qu'on ait besoin de les rappeler.

Il fut très partisan de la thoracentèse dans les épanchements pleurétiques, comme Trousseau, et rendit cette opération plus facile par l'emploi de l'appareil qui a gardé son nom. Très ingénieux, il est l'inventeur d'un mélangeur pour la numération des globules du sang ; petite opération qu'il fut un des premiers à faire en France avec son interne Malassez. Il est aussi l'auteur d'un sphygmomanomètre qui ne le cède en rien aux appareils similaires venus de l'étranger. Sa bonté était devenue proverbiale. Son habileté et sa sagacité en matière d'auscultation n'ont été démenties par personne ; ses confrères et même de ses anciens maîtres appelés avec lui en consultation furent plusieurs fois tout étonnés — alors qu'il était le plus jeune et désigné pour parler le premier — de le voir faire un diagnostic, qu'ils n'avaient pas soupçonné, par la simple constatation auditive d'un signe stéthoscopique qu'ils n'avaient pas perçu[1]. Longtemps chef de service, puis professeur à l'hôpital Necker, il vint finir sa carrière à l'hôpital de la Charité, dans l'amphithéâtre de Corvisart, de Laënnec et de Bouillaud, dont il fut toujours l'élève respectueux.

Potain d'ailleurs fait partie de cette école intermédiaire entre l'École clinique qui vient finir à Trousseau et l'École pastorienne, dont nous parlerons dans la suite, qui, s'inspirant des travaux scientifiques de l'École allemande, s'occupera plus spécialement avec Charcot et Vulpian de neurologie, avec Cornil et Ranvier d'histologie, avec Bouchard de chimie biologique et dont le principal initiateur fut JACCOUD qui, envoyé en mission en Allemagne en 1863 pour y étu-

---

1. Charcot disait volontiers de lui, un peu dédaigneusement, que c'était une « oreille remarquable ». Ce fut assurément un merveilleux professeur de sémiologie. Il pensait que le diagnostic précis ne pouvait être établi que par l'examen complet du malade ; il se défiait des médecins qui le faisaient à la légère à l'aide de quelques signes et disait d'eux qu'ils faisaient de « la voltige », tandis que lui, plus prudent, plus classique, était pour « la haute école. »

dier l'enseignement médical, revint étonné du fonctionnement harmonique et particulièrement puissant de ses vingt-cinq centres universitaires. Il faut y joindre parmi les chirurgiens P. Broca, Verneuil et Follin, mort si prématurément; le professeur Charles Robin formant un groupe à part avec ses élèves préférés, Cadiat, Legros et Coyne.

L'ÉCOLE ALLEMANDE.

Au commencement du XIXe siècle, d'après une expression de Gœthe, l'Allemagne était en plein « transcendantalisme » tout entière sous le joug des doctrines de Schelling et de Hegel (Jaccoud).

C'est ainsi que TROXLER (1803) définissait la maladie un défaut de rapport entre l'activité de l'organisme et son image organique ou bien la condition inadéquate de l'activité organique et de ses exposants.

KIESER (1812), dans sa pathologie générale, regarde la vie comme une oscillation ou une tension : la santé est l'état d'indifférence relative entre les deux principes, la maladie s'écarte de l'état normal par suite de prédominance du pôle positif ou du pôle négatif. C'est l'école des *Polaristes*, à laquelle appartient aussi MARCUS, de Bamberg, qui, dans son traité de thérapeutique spéciale (1807-1812), définit l'inflammation « l'arrêt du mouvement électrique dans les dimensions » et l'irritabilité « la lutte du magnétisme avec l'électricité ; l'artère est le côté positif, la veine le côté négatif de l'irritabilité. »

Il y avait cependant aussi des esprits plus positifs, tels : BLUMENBACH avec ses travaux d'anatomie comparée; SOEMMERING et MECKEL avec leurs remarquables découvertes d'anatomie normale du système nerveux; REIL et AUTENRIETH avec leurs *Archives de physiologie* qu'ils venaient de fonder; BURDACH, qui faisait revivre la physiologie expérimentale délaissée depuis Haller et montrait la voie à Legallois, à Magendie et à Claude Bernard; Tiedemann et Gmelin qui inauguraient leurs travaux de chimie biologique en publiant leur mémoire sur l'absorption (Heidelberg, 1820).

Le vrai rénovateur de l'École allemande à cette époque fut Johannes Muller (1801-1858), qui va de Bonn à Berlin, de Berlin à Bonn et revient définitivement professer à Berlin. Il est le créateur de cette physiologie exacte qui devait rendre à la Médecine tant de services pour l'interprétation de faits depuis longtemps obscurs et qui ne devait pas être inutile à la psychologie; car c'est lui qui a dit, dans son *Manuel de physiologie* (1831-1833[1]) : « *Psychologus nisi physiologus* ». Il est donc le fondateur de ce qu'on appelle aujourd'hui la psycho-physiologie.

Il eut pour élève Schawnn (1810-1882), dont le nom est intimement lié à la découverte de la cellule, vers laquelle vont désormais, dans tous les laboratoires, converger les microscopes.

C'est de là qu'est née l'École savante allemande dont l'historien le plus autorisé fut Rudolf Virchow, dont nous allons tenter d'esquisser l'œuvre médicale.

Virchow (1821-1902). — D'abord professeur à Wurzbourg, puis à Berlin, il ne tarde pas à être médecin de la Charité, puis directeur de l'Institut pathologique. La plus grande partie de ses travaux est contenue dans une série de vingt leçons faites du 10 février au 27 avril 1858 aux praticiens de cette époque qui voulaient se mettre au courant des récentes découvertes histologiques.

La « *Pathologie cellulaire*, basée sur l'étude physiologique et pathologique des tissus », nous fait envisager d'un point de vue tout nouveau les phénomènes de la vie, de la santé et de la maladie, du fait de la découverte puis de l'étude de la *cellule*, à l'aide du microscope.

Schleiden venait de découvrir les cellules végétales quand

---

1. Traduit en français par A. J.-L. Jourdan. Deux éditions françaises.

Schawnn découvre les cellules animales (1838). Et ces deux auteurs admettent la formation libre des cellules dans un liquide générateur que Schawnn appelle *cytoblasthème*, théorie transitoire qui fit bientôt place à la théorie universellement acceptée aujourd'hui, formulée en 1852 par Remak[1] (1815-1865) et modifiée par Virchow que toute cellule vient d'une cellule préexistante : « Omnis cellula a cellulâ ». Ce n'est pas la lymphe plastique, comme le disait Hunter au xviii siècle dans son traité de l'inflammation, qui est la base de toute organisation ; ce n'est pas non plus, comme venait de le dire Schawnn, le cytoblastème ; c'est la cellule. Kolliker (1843-1844) décrit la segmentation du vitellus, qui n'est qu'une segmentation cellulaire et vient corroborer cette opinion que tout tissu dérive de cellules et est formé de cellules. Les tissus sont donc formés de cellules, et leur étude, l'*histologie* (mot créé par Meyer en 1819), doit être placée à côté de l'étude de la pathologie, qu'elle doit éclairer et transformer.

« La cellule est le dernier élément morphologique de tout phénomène vital, et l'action vitale ne doit pas, en dernière analyse, être rejetée au delà de la cellule. »

Ce rôle prépondérant dévolu à la cellule est capital dans l'histoire des sciences biologiques et aujourd'hui encore tous les phénomènes de la vie y sont recherchés et analysés, et finiront peut-être un jour par y être complètement déterminés.

Chaque animal n'est donc qu'une somme d'unités vitales qui sont les cellules, bases des tissus parmi lesquels il faut distinguer les tissus physiologiques et les tissus pathologiques.

Les tissus physiologiques sont : le *tissu cellulaire simple*, formé de cellules juxtaposées, qu'il appelle épiderme, épithélium, comme cela se voit à la peau, dans les glandes ; le *tissu conjonctif*, formé de substance conjonctive, et enfin

---

1. Omnis cellula in cellulâ.

les tissus propres aux animaux supérieurs et enchâssés dans
le tissu conjonctif, tels que celui des muscles, des nerfs, des
vaisseaux et du sang, des os.

Les *tissus pathologiques* sont les néoplasmes produits par
la substitution d'un tissu à un autre, soit par une substitution pathologique ; s'il s'agit d'un tissu du même groupe, ce
sera de l'homologie ; dans l'autre cas de l'hétérologie.

Pour lui le tissu conjonctif joue un rôle important dans
la nutrition, pourvu qu'il est de canaux permettant la distribution spéciale et égale du suc nutritif dans les districts
cellulaires particuliers.

Il étudie plus spécialement le *sang* — le rapport des globules rouges avec les globules blancs, qu'il prétend ne pouvoir être distingués des globules du pus et décrit les cristaux d'hématoïdine.

Le premier il signale la *leucocytose* : produite par une
maladie des ganglions lymphatiques ; et la *leucémie* due à la
présence dans le sang de globules blancs plus nombreux et
caractérisée par la tendance aux hémorragies et l'hypertrophie de la rate.

Il n'admet pas le passage du pus dans le sang, la pyohémie, dans le sens exact du mot ; la pyohémie n'est pour lui
qu'une leucocytose, puisqu'on ne peut distinguer un leucocyte d'un globule du pus. Les dyscrasies métastatiques
(comme il les appelle) sont produites par la *phlébite*, qui
amène la *thrombose*, qui peut déterminer une *embolie*. La
phlébite, décrite en 1793 par John Hunter, puis par Abernethy, Cruveilhier, Ribes, Velpeau, Dance, etc., amène la
formation d'un caillot (thrombus), qui, en se ramollissant,
peut être fragmenté. Ce fragment peut être lancé dans la
circulation générale et aller déterminer une *embolie capillaire*. Telle est la pathogénie des embolies pulmonaire, cérébrale, rénale, etc. Il admet que le thrombus est formé d'une
masse analogue à du pus, que c'est une substance puriforme
et non purulente. L'ensemble de la théorie de Virchow est

resté vrai, mais elle n'explique pas toutes les métastases, toutes les dyscrasies métastatiques, comme il les appelle.

Dans les différents processus il distingue les processus actifs et les processus passifs.

Les premiers avec leurs formes diverses d'irritation : fonctionnelle, nutritive et formative; parce qu'il pense que la fonction, la nutrition et la formation représentent les différentes formes de l'activité vitale. C'est presque du galénisme.

Les seconds, qui aboutissent à la dégénérescence graisseuse étudiée déjà par Donné, Glüge, Schultz et Reinhardt, et à la dégénérescence amyloïde déjà signalée par l'École de Vienne et dont il donne la réaction chimique (teinte rouge produite par l'iode).

Il termine ses leçons par l'exposé de ses idées sur l'inflammation dont la cause première est l'irritation (Broussais, Andral) et décrit : une *inflammation parenchymateuse* où sont en cause les cellules mêmes du tissu et une *inflammation sécrétoire, exsudative* avec exsudation de liquides venant du sang. Il ne faut plus s'en tenir à la classification de J. Hunter en inflammation adhésive et purulente; ni à la simple notion d'hyperémie, comme le veut l'École française avec Andral; ni à l'exsudat fibrineux ou croupal de l'École de Vienne.

Les néoplasmes sont dus à une irritation formative, le plus souvent à des néoformations dont l'origine est le tissu conjonctif. Car, d'après REICHERT, le corps humain est composé d'une masse plus ou moins continue de tissus appartenant à la substance conjonctive au milieu desquels se trouvent des tissus différents tels que les muscles et les nerfs. Or c'est dans le tissu cellulaire que se développent les néoplasies. L'embryologie nous l'apprend. L'identité du développement embryonnaire et du développement pathologique a d'ailleurs été formulée par Johannes Müller, qui s'est appuyé sur les travaux de Schwann (*loi de Müller*).

Remak a prouvé que c'était par la division des cellules que se faisait cette hyperplasie. Depuis cette époque il s'est fait sur ce sujet de nombreuses modifications et additions. D'ailleurs il prétend que le tubercule n'est qu'une néoplasie conjonctive, qui peut rester longtemps à la période grise, mais qui le plus souvent devient jaune, parce qu'il subit la métamorphose *caséeuse*. Cette néoplasie est composée de grandes cellules et de noyaux, surtout de noyaux.

Disons, en passant, que Virchow n'admet pas l'unité de la phtisie pulmonaire et qu'avec Reinhardt il décrit une pneumonie *caséeuse*, qui ne dépend pas du tubercule.

En somme, Virchow a fait pour l'anatomie générale microscopique ce que Bichat avait fait pour l'anatomie générale macroscopique. Tout novateur qu'il est, il continue la tradition : « les facultés naturelles de Galien, l'irritation de Broussais. »

Comme terme à cette courte revue de l'œuvre de Virchow — nous y reviendrons plus loin à propos de la syphilis — nous citerons quelques fragments de ce qu'on pourrait appeler son testament scientifique, de la communication qu'il fit au Congrès de Moscou en 1897, où il expose sa théorie de la continuité de la vie.

« Il faut que le dogme de la continuité de la vie soit un article de foi pour chacun de nous; car il n'y a plus pour nous d'origine ni de source de vie : peut-être bien ces sources ont existé un jour, mais nous n'en trouvons plus actuellement de traces, et ne pouvons avoir conscience que de la continuité de la vie. C'est sur cette base que repose notre savoir : il ne peut y avoir de maladie, il ne peut y avoir de néoformation que si tout d'abord il y a une *cellule vivante*; il *faut* qu'elle existe et qu'elle prolifère sous l'influence d'une irritation, tandis que cette irritation peut être due à une bactérie ou à toute autre cause nocive. Pareille succession héréditaire de la vie, c'est le *microscope* qui nous la fit connaître. Le darwinisme tout entier doit son existence à cette

doctrine, car elle n'est autre que la continuité de la vie cellulaire appliquée à des organismes beaucoup plus complexes. » Il parle bien incidemment des « recherches extraordinairement pénétrantes de Pasteur », mais ce qui lui importe le plus c'est l'éloge du microscope, dont le plus ardent vulgarisateur fut EHRENBERG, de Berlin (1795-1868) et de *la théorie cellulaire à laquelle son nom restera toujours glorieusement attaché* et enfin de *notre science biologique contemporaine qui restera une conquête durable et inaliénable.* Éloge très juste d'ailleurs de la science allemande en particulier et de la science biologique contemporaine en général, dont un des représentants les plus célèbres fut, en France, CLAUDE BERNARD (1813-1878), qui, dans son *Introduction à l'étude de la Médecine expérimentale* (1865), nous fait part de sa discipline intellectuelle et de la genèse de certaines de ses découvertes. On dit volontiers qu'il est le créateur de la Médecine ou de la physiologie expérimentale : il y avait déjà avant lui des physiologistes qui avaient fait des expériences sur les animaux depuis Galien jusqu'à Harvey, Lower, Regnier de Graaf, Haller, Burdach, Legalois et Magendie, dont il était l'élève. Ce qui est certain c'est qu'il est le premier à avoir formulé et bien formulé les règles à suivre pour faire de la bonne médecine expérimentale : c'est le sujet de l'ouvrage que nous venons de citer et que nous allons analyser.

Pour lui, la médecine expérimentale, comme d'ailleurs toutes les sciences expérimentales ne devant pas aller au-delà des phénomènes, n'a besoin de se rattacher à aucun système, elle ne sera ni vitaliste, ni animiste, ni organiste, ni solidiste, ni humorale, elle sera simplement la *science qui cherche à remonter aux causes prochaines des phénomènes de la vie à l'état sain et à l'état morbide.* Elle n'a que faire de s'embarrasser de systèmes qui, ni les uns ni les autres. ne sauraient jamais exprimer la vérité. « *Il faut chercher à briser les entraves des systèmes philosophiques et scientifiques comme on briserait les chaînes d'un esclavage intellectuel. Les systèmes tendent à asservir l'esprit humain* ». Nous verrons plus loin si l'auteur a su toujours être conséquent avec lui-même c'est-à-dire avec ce qu'il dit dans cette citation.

En effet, il commence par faire lui-même un système, celui du *déterminisme*, qui n'est pas très éloigné du vitalisme ou du naturisme. Citons d'abord son exposition du *doute scientifique*, puis du *déterminisme*.

« Toutefois, quand il s'agit de médecine et des sciences physiologiques, il importe de bien déterminer sur quel point doit porter le doute afin de le distinguer du scepticisme et démontrer comment le doute scientifique devient un élément de plus grande certitude.

« Le sceptique est celui qui ne croit pas à la science et qui croit à lui-même ; il croit assez en lui pour oser nier la science et affirme qu'elle n'est pas soumise à des lois fixes et *déterminées*.

« Le douteur est le vrai savant, il ne doute que de lui-même et de ses interprétations : mais il croit à la science, il admet même dans les sciences expérimentales un *critérium* ou *principe scientifique absolu*. Ce principe est le *déterminisme* des phénomènes, qui est absolu aussi bien dans les phénomènes des corps vivants que dans ceux des corps bruts ».

Il est difficile, en lisant les lignes qui suivent, de ne pas les rapporter à un vitaliste :

« En effet, chaque être vivant nous apparaît comme pourvu d'une *espèce de force intérieure* (c'est l'archée) qui préside à des manifestations vitales de plus en plus indépendantes des influences cosmiques générales à mesure que l'être s'élève davantage dans l'échelle de l'organisation. Chez les animaux supérieurs et chez l'homme par exemple, cette *force vitale* paraît avoir pour résultat de soustraire le corps vivant aux influences physico-chimiques générales et de le

rendre ainsi très difficilement accessible à l'expérimentation. »

Et pour corriger ce que cette force vitale lui paraît avoir
de systématique, il ajoute qu'elle est liée à l'existence de
certains phénomènes physico-chimiques qu'on arrivera un
jour à découvrir. Toutefois, ces phénomènes physico-chimiques ne sont pas les mêmes que ceux que l'on observe
dans la matière brute. Puis pour faire admettre son déterminisme il dit encore : « Dans tout germe vivant il y a une
idée créatrice (Cf. Van Helmont) ; pendant la vie, l'être vivant
reste sous l'influence de cette *même force vitale créatrice*
(archée). C'est toujours cette même *idée vitale* qui conserve
l'être (Stahl). »

Il sent bien qu'il est allé un peu loin en arrière et il
reprend : « Quand nous disons *phénomène vital*, cela ne veut
rien dire qu'un *phénomène propre aux êtres vivants. La
force vitale* est donc une force organisatrice et nutritive
(Cf. Galien, Virchow), mais elle ne détermine en aucune
façon la manifestation des propriétés de la matière vivante.
Le physiologiste et le médecin doivent chercher à ramener
les propriétés vitales à des propriétés physico-chimiques et
non les propriétés physico-chimiques à des propriétés vitales.
Les phénomènes vitaux ne sont que les résultats du contact
des éléments organiques des corps avec le milieu intérieur
physiologique. »

Mais il a beaucoup de mal à « briser les chaînes d'un esclavage intellectuel », qui n'est autre que la somme des connaissances acquises antérieurement et qui nous ont été trans-
mises ; et est toujours obsédé par des idées métaphysiques.

« Nous prouvons que l'oxyde de carbone tue en s'unissant
plus énergiquement à la matière du globule sanguin, mais
pourquoi l'oxyde de carbone a-t-il plus d'affinité pour le
globule du sang que l'oxygène ? pourquoi l'entrée de l'oxygène dans l'organisme est-elle nécessaire à la vie ? c'est là
la limite de nos connaissances, et en supposant que nous

parvenions à pousser plus loin l'analyse expérimentale, nous arrivons à une *cause sourde*, à laquelle nous *serons obligés de nous arrêter sans avoir la raison première des choses.* »

Assurément il y a des limites à la puissance de l'esprit humain et au génie des expérimentateurs. D'ailleurs, le physiologiste, le savant, dans ses expériences, ne cherche qu'à établir le déterminisme relatif d'un phénomène et ce que Claude Bernard a voulu établir, c'est qu'il y a un déterminisme absolu dans tout phénomène vital, qu'il y a une science biologique et que la *physiologie générale est la science biologique fondamentale* vers laquelle toutes les autres convergent, la médecine surtout, la médecine scientifique pour laquelle l'hôpital n'est qu'un « *vestibule* », car « *c'est le laboratoire qui est le vrai sanctuaire de la science médicale.* »

Et c'est là que Claude Bernard, le grand prêtre, officiait et faisait des découvertes importantes : l'action du suc pancréatique sur les graisses, qu'il émulsionne ; l'action nocive de l'oxyde de carbone sur le globule sanguin qu'il explique par son affinité plus grande que celle de l'oxygène pour l'hémoglobine ; l'action paralysante du curare sur les nerfs moteurs et respectant les nerfs sensitifs ; la production d'une glycosurie temporaire par la piqûre du plancher du 4⁰ ventricule, le mode d'action des médicaments, des poisons, qui lui ont fait dire que les effets de la maladie ressemblent à ceux des poisons sous tous les rapports ; et surtout la fonction glycogénique du foie, et la découverte des vaso-moteurs (v. p. l. Physiologie).

Il a eu comme le pressentiment de la doctrine pastorienne, dont il fut au début un adversaire acharné, et de la thérapeutique par les sérums. « Mais plus tard et à mesure que la physiologie fera des progrès, on pourra pénétrer dans le milieu intérieur, c'est-à-dire dans le sang, y découvrir les *actions parasitiques* ou autres qui seront les causes des maladies et déterminer des *actions médicamenteuses physico-chimiques ou spécifiques*, capables d'agir dans le milieu intérieur pour modifier les mécanismes pathologiques qui y ont leur siège et qui, de là, retentissent sur l'organisme tout entier. »

Il n'a qu'un regret, ce grand savant, ce grand travailleur, c'est de voir qu'en France on ne fonde pas comme en Allemagne des Instituts physiologiques où l'on puisse multiplier les expériences afin de faire progresser cette science nouvelle créée par Magendie, son maître, et que lui-même son élève a contribué à augmenter.

C'est un peu pour cela que nous avons rapproché Claude Bernard de Virchow. Ce sont avant Pasteur les deux représentants les plus remarquables de la médecine scientifique.

Tous deux ont aimé la science « jusqu'au culte. » Virchow ne nous parle-t-il pas de « dogme, d'article de foi, » et Claude Bernard de « sanctuaire? »

L'Allemagne a aussi son école clinique, que l'on peut dans cette période diviser en deux époques avant et après l'établissement de la physiologie et la pathologie cellulaires.

Plus haut nous avons déjà cité quelques noms qui appartiennent aussi à la fin du xviiie siècle, ainsi que ceux qui vont suivre.

Jean-Pierre Frank (1745-1821) professe la Médecine pratique à Gœttingue, puis à Padoue, est ensuite appelé à Vienne en 1795 et va en 1804 fonder à Vilna, sur la sollicitation de l'empereur Alexandre, la première école clinique russe. C'est une sorte de médecin cosmopolite, comme il y en avait tant au xvie siècle. Ce fut aussi un véritable encyclopédiste. Il a laissé beaucoup d'ouvrages aujourd'hui tous tombés dans l'oubli, sauf peut-être son « *Epitome de curandis hominum morbis*[1] », livre très éclectique comme doctrine où la fièvre est considérée comme le remède de la fièvre : la fièvre n'étant qu'une réaction de la nature contre le sti-

---

1. Traduit en français par le docteur J.-M.-C. Goudareau, sous le titre de *Traité de Médecine pratique*.

mulus morbifique. C'est lui qui a le premier démontré la présence du sucre dans les urines par la réaction de fermentations (1791).

Son fils Joseph FRANK (1771-1842), digne continuateur de l'esprit encyclopédique de son père, est l'auteur d'un ouvrage intitulé « *Praxeos Medicæ universæ præcepta* » (Lipsiæ, 1811) où se trouve résumée toute la science médicale d'alors ; il eut un grand et légitime succès ; il s'y trouve une bibliographie très fournie à laquelle nous avons souvent été nous renseigner.

MARCUS (de Bamberg) (1750-1816), d'abord adepte du brownisme, puis converti à la doctrine de Bichat, qui ne lui fait voir dans les maladies que des altérations des tissus et des organes, ne tarde pas à ne voir dans la pathologie tout entière que l'inflammation, comme Broussais. Pour lui, le nitre est le vrai spécifique des inflammations pures. Cependant, dans les cas où l'adynamie prédomine, il administre des toniques : musc ; camphre, phosphore, vin, éther. D'ailleurs pour lui, la saignée, le calomel et le musc étaient d'excellents antiphlogistiques. Il avait l'habitude d'alimenter les malades dans les fièvres — habitude conservée par l'École allemande contemporaine — disant « que si le malade digérait bien les remèdes, il pouvait à plus forte raison digérer les aliments ». Il fut un des premiers propagateurs de la vaccine en Allemagne. Bamberg fut, après Hanovre, la première ville où elle fut pratiquée. Ce fut le type parfait du praticien allemand, plus allemand que les deux Frank, et le fondateur de l'homœopathie, HAHNEMANN (1755-1843), de Meissen (Saxe), qui pratiqua un peu partout en Europe, en Autriche, en Allemagne et en France. Hahnemann distingue en thérapeutique trois méthodes : 1° la méthode *antipathique* (ancienne doctrine des contraires) ; 2° la méthode *allopathique*, dans laquelle on prescrit des substances déterminant des effets différents, autres que ceux de l'affection naturelle ; et 3° la méthode *homœo-*

pathique dans laquelle sont données des substances qui déterminent dans le corps des symptômes semblables à ceux des maladies. Cette dernière méthode est la sienne et exige l'emploi de doses infiniment plus petites que celles qu'on a l'habitude d'employer; parce que les remèdes qui doivent agir homœopathiquement vont atteindre des parties déjà affectées par la maladie naturelle, et n'auront pas besoin de beaucoup de force pour en devenir maîtres : une dose plus élevée produirait des accidents graves. C'est ainsi que, pour préserver de la fièvre scarlatine, il donnait une solution qui contenait pour chaque dose 1/100 de grain de belladone.

Citons encore HILDENBRAND (1763-1818), professeur à la Faculté de Vienne, émule des de Haen et des Stoll, dont les travaux sur la rage, le typhus et la peste eurent leur moment de célébrité.

Mais la période vraiment remarquable de l'École allemande est celle qui s'étend de 1835 à 1850, pendant laquelle elle se met au premier rang de toutes les écoles européennes. Car elle fait non seulement de la science, mais encore de la clinique avec une sémiotique nouvelle où nos sens sont aidés et perfectionnés en quelque sorte par l'emploi d'instruments exacts. Comme le fait remarquer Jaccoud, dans son Rapport sur l'organisation des Facultés de Médecine en Allemagne de 1863, c'est l'École française qui lui avait montré le chemin; et, dans plusieurs Universités, on lui tenait volontiers le langage suivant : « Nous vous avons distancés dans plusieurs branches de la science médicale ; nous avons obtenu plus que vous de l'observation et de l'expérience, *aidées de toutes les armes qui les font si puissantes aujourd'hui*, et tout cela vient de ce que nous *sommes restés plus fidèles que vous-mêmes à la voie que vous nous avez montrée.* »

Et puis « la somme des travaux que produit en une année, par exemple, l'Allemagne médicale, dépasse toujours et de beaucoup le contingent correspondant de la France....

Les choses étant ainsi, le bagage médical annuel de la France n'étant pour une bonne partie du moins, que le produit d'un seul centre, on conçoit fort bien que nous soyons distancés par nos voisins, et que la ville unique, malgré sa prodigieuse activité, malgré le concours incessant de tous les hommes éminents qui y affluent, ne puisse soutenir la lutte au point de vue de la quantité du travail contre les vingt-cinq foyers scientifiques de l'Allemagne confédérée. »

Et tout cela c'est le fait de la décentralisation avec cependant une unité de tendances, de doctrine scientifique et aussi une remarquable impartialité dans les jugements « Toutes les Universités, tous les travailleurs sont égaux devant l'aréopage disséminé de la science ; qu'une œuvre remarquable sorte de Kiel, d'Iéna ou de Kœnigsberg, elle est accueillie avec la même considération, avec le même intérêt que si elle portait le sceau de Berlin ou de Vienne ; on s'inquiète de la valeur de l'homme, on se soucie peu du lieu qu'il habite. »

Parmi les cliniciens de l'École allemande, beaucoup se sont spécialisés rapidement et seront étudiés avec les maladies spéciales (système nerveux, syphilis, affections du foie, des reins, etc.), aussi n'allons-nous ici que mentionner ceux qui ressortissent à la Médecine générale et qui furent par hasard aussi des spécialistes.

C'est SCHÖNLEIN (Jean-Lucas) (1793-1864), de Bamberg, qui, le premier, fit connaître en Allemagne les méthodes d'investigation qui venaient d'être découvertes en France et « présenta à l'Allemagne étonnée le spectacle d'une clinique dans laquelle on accordait la première place à l'étude des symptômes objectifs et des lésions anatomiques ». Une jeunesse enthousiaste suivit Schönlein de Zurich à Wurzbourg et de Wurzbourg à Berlin, où il enseigna la clinique à l'hôpital de la Charité (1842). Il reprend l'idée de Bichat, qui regarde la maladie comme une simple déviation des lois qui régissent il'état de santé et dit qu'il n'y aura plus désormais qu'une médecine : celle qui sera fondée sur les connaissances exactes des données physiologiques, et sur leur application rigoureuse à l'état pathologique.

Puis gravitent autour de Virchow, REINHARD, qui sépare la pneumonie caséeuse de la tuberculose, opinion prédominante dans l'École allemande jusqu'à la découverte du bacille de la tuberculose par R. Koch, et TRAUBE (1818-1876), connu surtout par les travaux sur la pathologie cardiaque et ses rapports avec les affections rénales (bruit de Traube) et par un nouveau signe de la pleurésie gauche (espace de Traube). Enfin L. Traube, avec Baerensprung, de 1850 à 1852, étudie les lois auxquelles est soumise la température chez l'homme sain ou malade; et WUNDERLICH (de Leipzig) en même temps établit l'importance de la thermométrie clinique et a l'heureuse idée des tracés, universellement adoptés aujourd'hui.

Puis ce sont : (S.-S.) ROSENSTEIN et (M.-C.-A) BARTELS, qui étudient les maladies des reins.

FRERICHS (Frédéric-Théodore) (1819-1885), médecin du roi de Prusse, dont le nom est lié à la pathologie hépatique et qui le premier, en 1851, décrit le syndrome *urémie*.

KUSSMAUL (A.) (1822-1901) et les maladies de l'estomac; puis le fameux BRAND qui, en 1861 et en 1863, fait paraître deux mémoires sur l'emploi de l'hydrothérapie dans la fièvre typhoïde (Stettin), et fait bientôt adopter par toute l'Allemagne d'abord, puis plus tard un peu par tout le monde, sa nouvelle méthode du traitement des typhiques par l'administration des bains froids.

GRIESINGER (Wilhelm), né à Stuttgart, qui fonde en Allemagne la pathologie mentale et étudie les maladies infectieuses.

NIEMEYER, et ses travaux de médecine générale.

Enfin parmi ceux de l'École de Vienne :

ROKITANSKY (Karl) (1805-1878), qui crée l'anatomie pathologique microscopique avec LEBERT et FORSTER, décrit le cancer, puis l'atrophie jaune aiguë du foie et démontre le rôle prépondérant du tissu cellulaire interstitiel dans la production des néoplasmes, et des inflammations chroniques : la sclérose.

SKODA (1805-1881), émule d'Avenbrugger et de Laënnec, fut l'auteur d'un traité d'auscultation célèbre et découvrit dans la pleurésie un signe stéthoscopique nouveau que l'on a appelé *bruit skodique*.

Que dire de Hasse (de Gœttingue), de Bamberger (de Wurzbourg), de Reichert, de Naumann, (de Bonn) ? qu'ils furent aussi, chacun dans leur sphère, des professeurs remarquables.

ÉCOLE ANGLAISE.

L'École anglaise des vingt premières années du xixᵉ siècle est restée fidèle au brownisme, tout en profitant des découvertes des autres nations. Elle est plutôt éclectique, usant surtout en thérapeutique de la saignée, de l'opium et du calomel.

La Goutte est toujours une maladie qui est l'objet de nombreuses études parmi lesquelles il faut surtout citer celles de SCUDAMORE, qui en fait au début une irritation du tube digestif, de l'appareil gastro-hépatique et celles de GARROD et de BENCE JONES.

Pour la Médecine générale, MURCHISON, GRAVES, TODD sont trop près de nous pour qu'ils soient oubliés. Citons encore BRINTON qui étudie les maladies de l'estomac et principalement l'ulcère, maladie nouvelle.

BENNET (d'Edimbourg), qui décrit presque en même temps que Virchow la leucocytémie.

ADDISON, qui signale une maladie qui n'a pas encore été décrite et qui a gardé son nom.

CORRIGAN, STOKES, WARD, HOPE, dont les noms sont restés attachés à la pathologie et à la physiologie du cœur.

ABERCOMBRIE et les maladies de l'encéphale.

WEST, HUTCHINSON (1811-1861), que nous retrouverons aux maladies des enfants et à l'histoire de la syphilis, et enfin le plus célèbre des cliniciens anglais, RICHARD BRIGHT (1789-1858), qui étudie les maladies des reins et décrit le syndrome qui a gardé le nom de *Mal de Bright* (1827), et qui a fait aussi une étude très fouillée des tumeurs abdominales, dont nous aurons à parler de nouveau en étudiant la gynécologie au XIXe siècle. Il était élève de Hope, Monro, Mackensie, Astley Cooper; médecin à Guy's Hospital, il conquit par sa valeur scientifique le titre de « médecin de la reine. »

ÉCOLE AMÉRICAINE.

JOHN JEFFRIES (de Boston) fut le premier gradué en Amérique : il avait passé ses examens à Aberdeen, en 1769. Il fut très partisan des purgatifs, ainsi que RUSH, qui fut reçu docteur à Edimbourg en 1768. Il professe d'abord la chimie à Philadelphie et ne tarde pas, en 1791, à professer la médecine pratique et la clinique à l'Université de Pensylvanie. Le nom de la maladie n'est rien pour lui ; c'est la nature qui est tout. Il est brownien et voit presque partout de l'asthénie ; mais il se rattache plutôt à Cullen. Le calomel est son remède favori. C'est même lui qui l'a mis en vogue.

EDWARD MILLER étudie surtout la fièvre jaune et parle aussi, comme les anciens Hindous, de l'analogie qui lui semble exister entre les miasmes fébriles et les poisons : il fait de l'estomac le centre de réception et de diffusion de ces poisons. Il est aussi un peu brownien et voit un peu partout de l'asthénie et conseille les toniques.

JACKSON (de Philadelphie) se rapproche plutôt de l'École physiologique de Broussais.

Dans les colonies espagnoles c'est également la doctrine
physiologique qui est suivie, ainsi que les idées de Hurtado
de Mendoza, le seul représentant remarquable de l'École
espagnole pendant cette période, avec Severo Lopez.

École italienne.

En Italie, le brownisme fut bien accueilli, puis modifié
par Jean Rasori (1761-1837), qui en fit le contro-stimulisme,
soutenu par Tommasini, professeur à l'université de Bologne
et Giaccomini (de Padoue).

Cette doctrine consiste à administrer certains médicaments énergiques à des doses considérables sans que ces
substances déterminent les effets toxiques qu'elles produi-
raient chez un homme sain ; sans même observer souvent
les effets naturels physiologiques qu'elles provoquent quand
on les donne à moindre dose.

C'est ainsi que les malades peuvent prendre un gramme
et plus d'émétique sans éprouver ni vomissements, ni évacuations alvines. C'est, en somme, la contre-partie de l'homœopathie, qui prétend que l'action des médicaments peut
se faire sentir à des doses infinitésimales. De ces deux excès
répréhensibles au point de vue de la raison se dégage la
notion courante que le médicament doit être donné à une
« dose thérapeutique » contenue dans certaines limites que
l'expérimentation et l'expérience on pu établir.

Les auteurs italiens pensent aussi que le thyphus, les
fièvres pétéchiales et miliaires sont causées par un miasme
qui agit sur l'incitation et crée une diathèse.

Amoretti, partisan de la doctrine hippocratique, traite
prudemment ses malades et laisse beaucoup faire à la
nature.

Rolando (1773-1831), de Turin, anatomiste, neuropatho-

logiste, a beaucoup insisté sur les différents agents excitants, tels que le fluide électrique, « le principal moteur ou
élément des excitabilités », auquel il joint la lumière, la
chaleur, le fluide nerveux, l'oxygène, le sang, le quinquina,
l'opium, le vin, l'alcool, le camphre.

Buffalini, Gennini qui fait de la maladie une douleur.
(παθος).

Strambio (de Milan), Gandini, qui pense que la fièvre est
toujours symptomatique et que le rôle du médecin est de
distinguer la maladie qui l'a produite.

Chirurgie.

L'étude générale de la chirurgie au xixe siècle trouvera
mieux sa place à la fin de ce précis, après l'exposé des
découvertes de Pasteur qui ont fait connaître les causes les
plus fréquentes des insuccès opératoires et permis aux chirurgiens de tout oser et de traiter chirurgicalement les affections qui passaient pour n'être que du ressort de la médecine, comme l'ascite, les néphrites chroniques, les cancers
de l'estomac, l'emphysème, etc. Il y avait cependant au xix^e
siècle, avant l'ère pastorienne, une chirurgie assez hardie
et assez savante pour tenter la plupart des opérations qui
se pratiquent aujourd'hui, mais qui furent abandonnées à
cause de leur insuccès habituel.

De l'aveu de Th. Billroth (*Traité de pathologie chirurgicale*) (1863), pendant plus d'un siècle, ce fut la chirurgie française qui était la plus réputée de l'Europe ; depuis la fondation de l'Académie Royale de chirurgie (1731). Nous avons
cité plus haut les noms de J.-L. Petit et de Desault, nous
pourrions y ajouter ceux de Morand et de Chopart. Mais
au commencement du siècle ce furent surtout les chirurgiens militaires qui eurent, pendant près de vingt ans de

guerres presque ininterrompues, à exercer par toute l'Europe leur activité et leur science opératoire.

En France, le plus ancien de ces représentants de la chirurgie militaire fut PERCY (1754-1815), dont le « tribulcon » est aujourd'hui tombé dans l'oubli. Après lui vient le fameux baron LARREY (DOMINIQUE) (1766-1842), inventeur des ambulances volantes qui lui valurent le surnom de « Providence du soldat ». Il était dans les cas graves de plaies des membres et des articulations pour l'amputation immédiate : les procédés chirurgicaux de l'époque ne lui permettaient pas d'être conservateur.

Le baron BOYER (1757-1831) fit aussi les guerres de l'Empire, et plus tard écrivit un traité de pathologie chirurgicale qui resta longtemps classique en France.

En Angleterre, GUTHRIE ; en Allemagne, HENNEN ont laissé des ouvrages de valeur sur la chirurgie en temps de guerre, pendant la même période.

Plus tard les Allemands STROMEYER et LOHMEYER (1855) font l'histoire chirurgicale de la guerre des Duchés pendant que l'Anglais MACLEAD et le Français BAUDENS font celle de la guerre de Crimée.

DUPUYTREN (1777-1835), élève de Corvisart, représente le mieux le type du grand chirurgien audacieux et heureux.

Ce fut un brillant opérateur dont il ne reste que peu de souvenirs cliniques : le délire nerveux chez les traumatisés, qui avait déjà été signalé en 1813 chez les Anglais par Sutton, qui l'avait observé chez les marins du comté de Kent ; la rétraction de l'aponévrose palmaire (maladie de Dupuytren) ; une fracture, une attelle.

« Il savait bien opérer, mais il savait aussi entourer son malade de tous les soins hygiéniques et médicaux qui pouvaient préparer et assurer le succès d'une opération. Aussi ajournait-il certaines opérations quand il y avait des épidémies ; redoutait-il les opérations de la taille quand il y avait de la péritonite ; les opérations de cataracte quand

régnait l'ophtalmie ; toutes les opérations de chirurgie quand
régnait l'érysipèle, la pourriture d'hôpital, etc. (Cruveilhier). »

Il eut de vives et parfois de peu courtoises discussions
avec LISFRANC (1798-1847), plus jeune que lui, son élève
d'abord, son rival et enfin son ennemi. Ce chirurgien a
laissé son nom à une amputation partielle du pied.

En Allemagne, pendant cette période, il faut citer, d'après
Billroth :

Conrad-Jean-Martin LANGENBECK (1776-1850), anatomiste
et professeur émérite à Gœttingue, qui fit un des premiers
l'ablation de l'utérus dans les cas de cancer de cet organe.

GRÆFE (1787-1840), qui fit aussi de la chirurgie militaire
(1815) et devint médecin en chef de l'armée. Il est considéré
comme ayant le premier conseillé et mis en usage la forcipressure dans les opérations sanglantes (Angelstein). Il est
l'auteur de différents procédés pour certaines opérations
plastiques ; rhinoplastie, staphylorraphie, etc. RUST (1775-
1840). PH. WALTHER (de Munich) (1782-1849). Son élève
J. E. DIEFFENBACH (de Gœttingue) (1795-1847). CAPITAN
VON TEXTOR, de Wurzbourg (1782-1860). VON BRUNS (de
Tubingue), qui le premier emploie pour le pansement des
plaies le coton charpie ; ce n'est que plus tard que le coton,
conseillé par MAYOR (de Genève) (1855-1861), sera employé
par Tourainne, médecin militaire français[1].

MIDDELPORF, auteur d'un traité de fractures, qui, un des
premiers avec Broca, eut recours à la galvano-puncture.

Et enfin BILLROTH (1829-1894), qui va de Zurich à Vienne
et fait la guerre de 1870-71. Il appartient plutôt à la dernière
partie du xixe siècle. Il fut le premier avant l'ère pastorienne
à faire la résection de l'estomac dans un cas de cancer de
cet organe.

J. FRED VON ESMARCH (1823-1908), qui fit les guerres des
Duchés et de France ; professeur émérite à l'Université de

1. Cf. Terrier et Péraire. Petite chirurgie.

Kiel, il est surtout connu par la bande hémostatique qui a gardé son nom.

En Angleterre il existe pendant cette période des chirurgiens remarquables.

Astley Cooper (1768-1841), qui en 1805, lie la carotide primitive, puis l'aorte. Il se fit une grande réputation dans l'opération de la hernie étranglée Son bistouri et son aiguille sont restés dans l'arsenal chirurgical.

W. Laurence (1783-1867), qui avec Cavardine préconise les ligatures avec la soie. Sir James Paget (1814-1896), qui décrit l'ostéite déformante et la Maladie du mamelon, qui a gardé son nom. Les Bell, connus par leur traitement des abcès froids. Liston, célèbre par ses opérations sur les os : une pince est restée qui a gardé son nom. Lister, dont il sera question plus loin à propos des découvertes de Pasteur.

Enfin, parmi les gynécologues, émules des chirurgiens américains, Spencer Wells, Baker, Brown, Humphry, Fergusson, Keith, Hutchinson, Ch. Clay de Manchester et Simpson, vulgarisateur de l'emploi du chloroforme en obstétrique (1847), qui pratiquent avec succès l'ovariotomie, classée désormais parmi les opérations légitimes. Elle avait été pratiquée pour la première fois en Amérique, en 1809, par Mac Dowel, à Danville (Kentucky). L'opérée, Mme Crawford, vivait encore en 1845. Mac Dowel pendant sa carrière chirurgicale avait exécuté treize opérations dont huit avec succès. Il fut suivi dans cette voie par N. Smith, du Connecticut (1822), et par G. Smith (1825), qui firent cette opération avec succès. « L'Amérique a donc été le véritable berceau de l'ovariotomie. » (Mauriac.) C'est aussi en Amérique que Valentine Mott fait le premier la ligature de l'iliaque primitive.

Marion Sims préconise les sutures métalliques à propos d'opérations plastiques sur les organes génitaux de la femme, contre la procidence utérine, la cystocèle, l'antéflexion.

Il opère en 1852 les fistules vésico-vaginales par un procédé ingénieux et efficace. Il a doté l'arsenal chirurgical d'un spéculum, de valves, etc., encore employés aujourd'hui.

Wardrop qui, en 1835, lie la carotide primitive ; Stephen Smith que nous retrouverons avec d'autres chirurgiens audacieux et adroits à la fin du xixe siècle.

En 1847, Hamilton (de New-York) fait la première greffe cutanée, opération qui fut vulgarisée par un médecin suisse, Reverdin (de Genève) (1872). En Suisse, également Mayor (de Lausanne) (1775-1856), célèbre par ses bandages et son ardeur à propager l'emploi du coton dans les pansements, aurait le premier entendu les bruits du cœur fœtal (1818) et s'en est servi au point de vue médico-légal disant « qu'on peut reconnaître si un enfant est arrivé à peu près à terme ; est vivant ou non, en appliquant l'oreille sur le ventre de la mère : si l'enfant est vivant, on entend fort bien les battements de son cœur et on les distingue facilement de ceux du pouls de la mère. »

En Italie on s'occupe beaucoup de la cure des anévrysmes.

Monteggia, en 1812 et 1813, propose déjà des injections de liquides coagulants ; Vanzetti (de Padoue) en 1858 propose la compression digitale.

Les injections coagulantes seront reprises en France par Pravaz (1791-1853), dont la seringue, déviée de son but primitif, est devenue célèbre est universelle dans la pratique de l'hypodermie.

En 1854 Peruzzi, de Sinigaglia, puis Vanzetti, de Padoue, en 1869, tentent l'opération de l'ovariotomie et ont quelques succès.

Entre les médecins militaires du commencement du siècle, Dupuytren et l'époque contemporaine, se placent en France des noms très recommandables au point de vue chirurgical.

Velpeau (1795-1867), connu par ses travaux sur la phlébite, la lymphangite, les tumeurs du sein ; il était très partisan de la torsion des vaisseaux dans les opérations, procédé qu'il conseilla avec Amussat et Thierry.

Chassaignac (1804-1879), auquel on doit l'introduction en chirurgie du *drainage des plaies* (1859), le drainage chirurgical et l'écraseur linéaire et qui fut le maître de Terrier.

Nélaton (1807-1873) dut sa célébrité vers 1862 aux soins donnés à Garibaldi pour sa blessure du combat d'Aspromonte. Il n'en avait pas moins auparavant écrit un traité de Pathologie chirurgicale, qui resta longtemps classique. Il est de plus connu par ses travaux sur la tuberculose osseuse, les sutures nerveuses (Laugier 1864. et Richet 1867); par la vulgarisation de l'emploi des sondes molles pour le cathétérisme de l'urètre qui vont être substituées aux sondes métalliques dangereuses. Ce fut le chirurgien le plus renommé du second Empire.

Maisonneuve, dont l'audace opératoire fut longtemps légendaire.

Richet (Didier-Dominique-Alfred) (1816-1891), professeur consciencieux, auteur d'un traité d'Anatomie chirurgicale, anatomie des régions qui avait été tentée pour la première fois en France par Blandin.

Malgaigne (1809-1865), connu par ses appareils de fractures et son traité de médecine opératoire.

Il eut pour gendre et élève Léon Le Fort (1829-1893), qui, avec Alphonse Guérin (1817-1895), inaugure de nouvelles méthodes pour lutter contre les complications post-opératoires, et par l'isolement des infectés et par le pansement ouaté.

Paul Broca (1824-1880), peut-être plus connu comme anthropologiste, et comme physiologiste, dont nous aurons à parler à propos des localisations cérébrales, a aussi écrit sur les anévrysmes et les tumeurs deux ouvrages qui ont fait époque dans la littérature médicale.

Verneuil (1823-1895), chirurgien d'abord abstentionniste, puis après l'ère pastorienne franchement interventionniste, écrivit beaucoup sur l'action néfaste des diathèses sur les traumatismes accidentels ou chirurgicaux, puis à la fin de sa vie se livra à des études sur la tuberculose, qui provoqueront en 1888 la réunion à Paris du premier congrès de la tuberculose et la fondation de l'œuvre de la tuberculose.

Enfin, Léon GOSSELIN (1815-1887) et Ulysse TRÉLAT (1828-1890) qui professent avec éclat à l'Hôpital de la Charité.

Nous retrouverons aux affections spéciales, surtout à la gynécologie, les noms d'opérateurs célèbres de Kœberlé (de Strasbourg) et de Péan (de Paris), qui firent en France avec succès les premières ovariotomies.

Enfin c'est pendant cette période que l'anesthésie générale par le *chloroforme* fut découverte par Simpson en 1847 (éther chlorique), l'anesthésie qui plus tard jointe à l'antisepsie ou à l'asepsie va rendre la chirurgie si audacieuse et si envahissante. Certains auteurs prétendent que le chloroforme fut employé pour la première fois à l'hôpital Saint-Barthélemy, dans le service de William Lawrence, pour une amputation du sein par Holmes Coote, son assistant, conseillé par Michael Cudmore Furnell (1847).

Les pinces à forcipressure, dont KŒBERLÉ semble avoir fait usage le premier, à Strasbourg, furent surtout vulgarisées par PÉAN, qui fit valoir toute leur importance au point de vue de l'*hémostase* et du succès opératoire de toute intervention un peu compliquée.

LES MALADIES VÉNÉRIENNES.

Les Maladies vénériennes n'ont définitivement été bien distinguées qu'au xixe siècle, dans la période que nous étudions, et cela par la clinique aidée de l'expérimentation. Toutefois la preuve scientifique de cette distinction n'a reçu sa confirmation que depuis quelques années grâce aux découvertes microbiennes de Neisser, de Ducrey et de Schaudinn.

Les premiers observateurs de la syphilis à la fin du xv^e

et au commencement du xvi⁰ siècle avaient bien décrit l'accident initial du mal français « ulcusculum »; quelques-uns avaient déjà constaté son induration; d'autres avaient déjà signalé la gonorrhée, qu'ils considéraient comme une affection vénérienne distincte du mal français. Mais en 1521, Jacques de Bethencourt décrit la gonorrhée avec le mal vénérien et depuis les deux maladies sont confondues, ou tout au moins la gonorrhée est considérée comme symptôme du mal français. Cette confusion dure pendant tout le xvii⁰ siècle et une grande partie du xviii⁰ siècle. Cependant vers la fin de ce siècle, Balfour, puis Bell, médecins anglais, protestent, quand Hunter fait une malencontreuse inoculation de pus sortant d'un canal de l'urèthre et inocule la syphilis. Il n'y avait pas de doute : la blennorragie était donc bien de la syphilis.

Mais tout le monde n'est pas convaincu et Swediaur, en 1781, crée le mot de *blennorragie*, distingue cette affection de la syphilis et décrit le rhumatisme blennorragique. Au siècle suivant, en 1812, Hernandez (de Toulon) conclut à la non-identité du virus gonorrhéique et du virus syphilitique, après avoir inoculé la blennorragie seule, et non la syphilis, à 17 forçats du bagne de Toulon.

La blennorragie est donc bien une maladie spéciale qui n'est pas la syphilis, Hunter avait sans doute inoculé du pus d'un chancre uréthral.

Restait la question des chancres, des érosions primitives, du chancre. Hunter avait eu beau décrire le chancre, qui a gardé longtemps son nom, et le différencier des autres lésions similaires; la plupart des médecins admettaient l'unicité des chancres. Cependant déjà en 1814 Carmichael, et plus tard en 1831 Simon (de Hambourg) s'élèvent contre cette opinion, qui est aussi admise par Ricord. Mais dès 1838 un de ses élèves, Bassereau, combat l'unicité et établit définitivement la dualité chancreuse en 1852 et entraîne avec lui Ricord, Diday, Sigmund et Profeta.

Des lors les maladies vénériennes sont divisées en trois espèces :

1° La blennorragie ;

2° Le chancre mou non infectant ;

3° La syphilis avec son chancre induré infectieux.

C'est l'École clinique française qui contribua le plus à débrouiller l'obscurité des maladies vénériennes au XIXe siècle et cela surtout par le fait de l'observation et de l'expérimentation.

Le plus « célèbre de ces syphilographes », comme l'appelle Virchow, fut Ricord (1800-1889), qui, dans son traité des Maladies vénériennes (1838), établit que « le chancre (ulcère primitif) à la période de progrès ou de statu quo spécifique est la seule source du virus syphilitique (poison morbide inoculable ;) » il dit encore : *Graine spéciale* ; le virus syphilitique pousse là où il a été semé ; *ferment particulier*, ce sont les parties qu'il touche immédiatement qui entrent d'abord en fermentation. Ricord avait publié un atlas des maladies vénériennes et plus particulièrement des lésions externes et internes de la syphilis ; Virchow, dans la *Syphilis constitutionnelle*, va en faire l'anatomie pathologique microscopique. Tout d'abord il n'est pas avec Ricord pour la non-inoculabilité des accidents secondaires depuis qu'il a vu à Wurzbourg des inoculations positives faites par Rinecker. Il n'admet pas non plus la division nette en accidents primaires, secondaires et tertiaires : ces deux derniers étant souvent difficiles à délimiter. Il étudie les lésions de la syphilis constitutionnelle qu'il divise en passives et actives : les premières correspondant à ce que l'on appelle la cachexie syphilitique : aspect sale, sécheresse, flétrissement de la peau, chute des cheveux qui sont devenus secs et cassants, avec dégénérescence cireuse ou amyloïde du rein, du foie et de la rate : les secondes, les plus intéressantes, et qu'on pourrait appeler les lésions du tertiarisme et qui sont les exostoses, les gommes osseuses, l'ostéomyélite avec carie ; il insiste sur l'aspect des lésions osseuses au crâne par exemple : la cicatrice syphilitique des os se distingue par un manque de productivité au centre et par un excès de productivité à la périphérie. C'est avec ces signes qu'on a prétendu avoir retrouvé sur des crânes très anciens des traces de syphilis d'où l'on a conclu à l'ancienneté de la syphilis que les documents actuels ne nous permettent pas de faire remonter au delà des dernières années du xvᵉ siècle.

Il décrit encore les altérations du testicule : périorchite, orchite gommeuse, tumeur gommeuse : puis les altérations du foie : la périhépatite, l'hépatite syphilitique interstitielle, les tubercules gommeux du foie, et rappelle les travaux sur ce sujet de Dittrich, pour les adultes, et de Gubler, pour les enfants.

Il continue en décrivant la syphilis musculaire : les tumeurs gommeuses de la langue et du cou, la myocardite simple et gommeuse interstitielle, et enfin la péricardite syphilitique, et termine par la syphilis cérébrale déjà étudiée par Lallemand, Romberg et Schutzenberger et dont les lésions sont représentées par des gommes, des abcès siégeant dans les méninges ou dans le cerveau, par l'oblitération des artères, le ramollissement ou la sclérose de la substance cérébrale.

Enfin il passe en revue les affections oculaires, l'iritis ; les altérations laryngées, les lésions des ganglions lymphatiques et, s'appesantissant sur la constitution des gommes, il les regarde comme produites par la prolifération du tissu conjonctif normal et prétend qu'elles ne diffèrent pas histologiquement de l'accident initial : le chancre.

« Le chancre induré ressemble entièrement aux productions gommeuses. »

Au point de vue des éruptions, ALIBERT crée le mot *syphilides* et les décrit suivant le tableau de Willan pour la classification des affections de la peau.

C'est à cette période aussi que fut étudiée la *syphilis héréditaire* dont l'histoire est esquissée en 1781 par Doublet, en 1804 par Mahon, en 1810 par Bertin ; mais à laquelle sont surtout attachés les noms de Colles, de Profeta et d'Hutchinson.

En 1844, COLLES pose en principe que :

Un nouveau-né affecté de syphilis héréditaire, bien qu'il en porte les accidents à la bouche même, ne fait jamais venir d'ulcération au sein qu'il tète, si c'est sa mère qui l'allaite, tout en restant capable d'infecter une nourrice étrangère. C'est la loi de Colles.

PROFETA est l'auteur d'une autre loi qui a gardé son nom et qui est la suivante :

Un enfant reconnu sain, né d'une femme syphilitique, ne court aucun danger d'infection soit par l'allaitement, soit par les baisers de la mère, si transmissibles que soient en réalité les accidents dont cette dernière est atteinte. Mais plus tard, quand l'organisme est renouvelé de fond en comble par la croissance; cet enfant perd son invulnérabilité en face de la syphilis.

Ces deux lois sont généralement acceptées par tout le monde. Cependant la dernière ne paraît pas aussi vraisemblablement assise que la première.

La triade d'HUTCHINSON est devenue classique et tout le monde connaît la kératite interstitielle, les altérations dentaires et les troubles auditifs qui la composent.

Mais dans la syphilis héréditaire on trouve encore des lésions du placenta, des éruptions : érythème, roséole, pemphigus (des nouveau-nés); des tubercules, de l'onyxis ; des plaques et des ulcérations de la région ano-génitale, des rhagades des lèvres, des glossopathies ulcéreuses ; des déformations de la charpente du nez, des os du crâne ; des otites, des laryngites, des lésions du foie, de la rate, des capsules surrénales, du rein, du testicule ; des paralysies des nerfs craniens (oculomoteur, optique, acoustique); parfois de l'hémiplégie, de la paraplégie; l'insomnie, les cris persistants chez les enfants.

Quant au traitement, quoiqu'il y ait pas mal d'anti-mercurialistes, Jos. Hermann entr'autres, qui mettent la plupart des accidents du tertiarisme, surtout les accidents osseux sur le compte de l'administration du mercure; ce sont toujours les préparations mercurielles qui sont le plus employées au début, pour les autres périodes un médicament nouveau est employé : l'iodure de potassium, dont nous dirons les bons effets en étudiant la thérapeutique dans cette période du XIXᵉ siècle.

MALADIES DES ENFANTS.

Elles sont étudiées par les différentes nations européennes et plus particulièrement en France dans les deux premiers tiers du XIXᵉ siècle : GUERSENT, RILLIET et BARTHEZ, BLACHEZ, BOUCHUT, TROUSSEAU, ROGER, furent des médecins célèbres en pédiatrie. C'est d'ailleurs en France que fut créé le premier hôpital spécial pour les enfants, en 1802, sous le nom de Hôtel de l'Enfant-Jésus. Ce n'est qu'en 1855 que WEST, aidé de DICKENS, le romancier, fit ouvrir à Londres « The Hospital for sick children. »

En Allemagne VIERORDT, GEHRARDT, HENOCH furent aussi des pédiatres remarquables.

Mais un des plus célèbres en France fut un médecin de Tours, BRETONNEAU, qui le premier établit la spécificité de l'angine couenneuse, la *diphtérite*, comme il l'appelait, dont la fausse membrane gagnant le larynx peut amener le croup (1815-1821). Il était très partisan de la trachéotomie; et Trousseau son élève la pratiquait le plus souvent et avec succès. BOUCHUT avait déjà essayé le tubage, qui fut délaissé et qui nous est revenu d'Amérique. Les paralysies diphtéritiques sont étudiées par ROGER et HERMANN WEBER. GERMAIN

Sée démontre la fréquence de la chorée et du rhumatisme chez les enfants (1850 et 1863). Hutchinson appelle l'attention sur « sa triade » pour le diagnostie de la syphilis héréditaire. La paralysie infantile est bien étudiée grâce aux travaux de Heine et de West, et plus tard de Duchenne (de Boulogne) et de l'École de la Salpêtrière.

La méningite tuberculeuse, décrite sous différents noms les siècles précédents, est enfin mieux différenciée des autres maladies qui pouvaient la simuler. Décrite pour la première fois par Robert Whytt en 1768 sous le nom d'hydrocéphalie aiguë, elle fut appelée méningite par Senn (1825).

En 1827 Guersent remarque que cette inflammation des méninges est accompagnée de granulations, l'appelle méningite granuleuse, n'osant faire de ces granulations des tubercules. Ce fut seulement en 1836 que Fabre et Constant, dans un mémoire couronné au Prix Monthyon, lui donnèrent le nom de *méningite tuberculeuse*, qui lui est resté.

C'est la forme la plus grave et la plus fréquente de la tuberculose infantile avec la tuberculose osseuse et articulaire dont nous parlerons ailleurs. Enfin Gerhardt et Rufz en Allemagne, Rilliet et Barthez en France différencient la pneumonie lobulaire, la pneumonie catarrhale, plus tard la broncho-pneumonie de la pneumonie lobaire.

La roséole, la rubéole sont déjà décrites.

Les maladies de la peau.

Nous avons vu au xviiie siècle Lorry, en France, rappeler seulement les anciens travaux sur les affections de la peau et s'attacher surtout aux vices du sang, et cliniquement à la dartre, aux dartres ; et Plenck tenter une classification qui sera en partie conservée par l'École de Vienne et qui se rapproche beaucoup de celle de Willan, (1757-1812) et de son élève Bateman (1778-1821). Ce sont eux qui peuvent être con-

sidérés comme les fondateurs de la dermatologie moderne :
l'honneur en revient donc tout entier à l'École anglaise. Ils
distinguent dans les dermatoses 6 ordres ou 6 espèces.

> Exanthèmes (urticaire, roséole, erythème).
> Bulles (pemphigus, rupia).
> Vésicules (gale, herpès, eczéma).
> Pustules (etchyma, acné, impétigo, teigne).
> Papules (prurigo, lichen).
> Squammes (icthyose, pityriasis, lèpre).

auxquels ils ajoutent :

> Les tubercules (dartre rongeante, éléphantiasis, keloïde).
> Et les taches (ephélides, nœvi, purpura).

A cette classification, qui sera plus tard modifiée quant
aux affections rentrant dans certains genres, mais non dans
sa texture générale, se rattachent les syphilides (Alibert)
qui sont déjà divisées en exanthématiques, bulleuses, vési-
culeuses, pustuleuses, papuleuses, squammeuses, tuberculeuses et taches syphilitiques.

Bateman a le premier décrit l'herpès iris, en cocarde ;
le molluscum contagiosum (M. de Bateman) avec ALIBERT
(1766-1837) qui signale le mycosis fongoïde. Enfin, parmi les
autres dermatologistes renommés, nous citerons en France :
BIETT (1760-1838), GIBERT (1797-1866) (Pityriasis rosé, Sirop
de Gibert) qui furent avec BAZIN et HARDY les plus autorisés des maîtres de l'École de l'hôpital Saint-Louis, pendant
qu'à Vienne HÉBRA, à Londres, Erasmus WILSON décrivent
des dermatoses nouvelles (prurigo de Hebra), dermatite
exfoliatrice, M. de Wilson).

Avant Pasteur, certaines affections cutanées sont déjà
considérées comme parasitaires. GRUBY (1843) décrit le para-
site à petites spores de la teigne tondante ; l'acarus scabiei,
le sarcopte de la gale est décrit en 1834 par Renucci.

MALADIES DU SYSTÈME NERVEUX.
MALADIES DE LA MOELLE ET DES NERFS.

La Pathologie du système nerveux est en quelque sorte créée pendant cette période, grâce aux travaux qui furent faits en Angleterre. en France, en Allemagne, en Autriche, en Russie, en Italie et en Espagne sur la structure et la physiologie des centres nerveux et des filets nerveux, des nerfs, qui, à la fin du xviii⁰ siècle, étaient encore considérés comme des tubes, des vaisseaux ; nous exposerons succinctement, aux chapitres de l'Anatomie et de la Physiologie, les merveilleuses découvertes qui furent faites sur le fonctionnement du système nerveux et sur son importance dans les phénomènes de la vie. Etudions d'abord ce qui fut fait de nouveau dans les affections de la moelle et des filets nerveux : les myélites, les névralgies et les névrites.

Les affections de la moelle avaient été connues des Anciens ; dans la Collection Hippocratique, on trouve décrits les symptômes de certaines myélites : la paraplégie et l'incontinence d'urine et des matières fécales ; Galien rapporte le cas d'un gladiateur atteint d'une affection de la main consécutive à un traumatisme du cou qui avait amené une inflammation de la moelle. Nous avons d'ailleurs mentionné les expériences que le médecin de Pergame avait faites à la suite de sections particulières sur les fonctions médullaires.

Cependant ce n'est guère qu'en 1799 que Hafner (de Marbourg), puis en 1814 que Heer, de Erlangen, et en 1818 Barbaroux (de Turin) appellent l'attention des médecins sur l'inflammation de la moelle épinière à laquelle HARLESS donne le nom de *myélite* (Erlangen, 1814. Dissertatio de myelitide). Toutefois à cette époque méningite et myélite sont souvent confondues (Cf. J.-P. Franck) ; et ce n'est guère qu'à partir des travaux d'OLLIVIER (d'Angers) que l'on peut trouver dans la littérature médicale une description un peu nette de la myélite (1827). Bouillaud, Rostan, Abercrombie, Lallemand ajoutent à cette première esquisse de la myélite certains traits qui n'ont définitivement été fixés dans un tableau symptômatique que par les travaux convergents et de l'École allemande et de ce qu'en France on appelle l'*École de la Salpêtrière* et dont le chef fut J.-M. Charcot : cette école forme un groupe distinct des deux divisions que nous avons essayé d'établir plus haut entre l'École allemande scientifique, quoiqu'elle ait eu des cliniciens, et l'École française, surtout clinique, qui a eu aussi ses savants. Et ici qu'on nous permette une digression.

Entre la vieille école clinique, qui commence à Corvisart et finit à Trousseau, et l'Ecole contemporaine, pastorienne, se place une école intermédiaire qui, tout en restant clinique, fit pénétrer en France les idées et les travaux de l'École allemande, et qui, tout en mettant à profit les découvertes des savants d'outre-Rhin, fit aussi des travaux originaux qui eurent tout d'abord plus de renom à l'étranger qu'en France et auxquels sont attachés les noms les plus divers :

A. Vulpian (1826-1887), un physiologiste et aussi un clinicien. Vulpian fut un indépendant, il fut l'ami et le collaborateur de J.-M. Charcot, mais ne doit pas être considéré comme faisant partie de l'École de la Salpêtrière.

Duchenne (de Boulogne) (1806-1875), que l'électricité localisée rend célèbre par ses découvertes d'origine empirique, Duchenne (de Boulogne), qui n'eut aucune situation officielle, mais qui traitait d'égal à égal avec Remak et Charcot et qui depuis a eu son monument à la Salpêtrière, se rattache aussi à cette École.

Le Pr Jaccoud, dont nous avons déjà parlé à propos de son enquête sur les Universités allemandes et qui écrit son *Traité de Pathologie interne* tout imbu des idées et des doctrines allemandes, offre un contraste éclatant avec le traité de Grisolle, qui reflétait les idées anciennes (1869-1871).

Cornil qui avec Ranvier fait le premier traité d'anatomie pathologique microscopique.

Le Professeur Bouchard, qui fait surtout de la chimie biologique, et enfin Potain, dont nous avons parlé à la suite des représentants de l'École clinique.

Hayem, avec ses travaux sur le sang et ses maladies et les chirurgiens Broca, Verneuil, Follin, dont nous avons déjà parlé plus haut.

Tels sont ceux qui, tout en restant fidèles aux traditions de l'École française, firent pénétrer chez nous un peu de cette science allemande, qui effrayait la majorité des médecins français. Parmi eux il faut tirer hors de pair Vulpian, J.-M. Charcot et le Professeur Bouchard, quoique ce dernier n'appartienne pas encore à l'histoire.

Mais revenons à la pathologie du système nerveux, à la pathologie de la moelle, dont Duchenne, de Boulogne (1806-1875), a été en France l'initiateur en faisant *l'électrisation localisée*. C'est le cas curieux et peut-être unique dans l'histoire de la Médecine d'un thérapeute spécialiste, qui, en voulant étudier et mettre à profit une nouvelle méthode curative, arrive à la découverte de maladies nouvelles comme l'ataxie locomotrice progressive, l'atrophie musculaire progressive, etc. C'est que ce thérapeute était doublé d'un clinicien. Il ne lui a manqué pour parfaire son œuvre qu'un peu d'instruction technique.

Ses discussions avec Remak sur la valeur du courant positif et du courant négatif ont été célèbres et retentissantes. Elles n'ont aujourd'hui aucun intérêt. Il en est peut-être un peu de même pour la valeur respective de la galvanisation et de la faradisation où après avoir été en lutte très vive avec Remak il finit par être de son avis; aujourd'hui d'ailleurs la galvanisation et la faradisation ont leurs indications. Toutefois comme méthode curative c'est la galvanisation (électricité de contact, courants continus) qui est la méthode de choix ; la faradisation étant plutôt une méthode d'examen, de réaction musculaire.

Duchenne étudie successivement les paralysies consécutives aux traumatismes et décrit les *griffes* cubitale et radiale, les paralysies obstétricales, et s'appesantit sur la *paralysie atrophique de l'enfance* (paralysie infantile) caractérisée pour lui, cliniquement par une paralysie musculaire avec atrophie musculaire, rétraction tendineuse, déformation et atrophie du squelette, et anatomo-pathologiquement par la destruction des cellules des cornes antérieures de la moelle (1855).

Chez les auteurs anciens il n'est pas fait mention de cette affection sauf par Mercuriali (v. p. h.). Signalée par Underwood (1774), elle fut à cette période décrite sous des noms divers par plusieurs médecins d'enfants : Bouvier (1835), West (1848), Rilliet (1851), Barthez (1853), Bouchut (1847) et Adams (1855); mais c'est Heine (de Stuttgart), qui, en 1840, la rapporte le premier à une affection de la moelle ainsi que Roger, Brunicke, Duchenne, Cornil et Charcot. Toutefois c'est seulement en 1866 que Prévost et Vulpian localisent la lésion dans les cellules des cornes antérieures de la moelle. Cette conception est confirmée par Lockart Clarke (1867), Charcot et Joffroy (1869-1870), Henri Roger et Damaschino (1871).

Il décrit presque en même temps que Aran (1849-1850) *l'atrophie musculaire progressive de l'adulte et de l'enfance* (type Aran-Duchenne), due aussi à une atrophie des cellules des cornes antérieures de la moëlle; puis la *paralysie glosso-labio-laryngée*, ainsi nommée par Trousseau et qu'il avait d'abord dénommée paralysie musculaire progressive de la langue, du voile du palais et des lèvres (1868). Cette forme de paralysie avait été observée pour la première fois par Chomel en 1852, puis par Lockhart Clarke, Stilling, Van der Kolk ; J. Luys en faisait une paralysie bulbaire intéressant les origines de l'hypoglosse, de la septième paire, du spinal et du pneumogastrique. Charcot et Joffroy (1869), Eulenburg Cohnheim (1860), Griesinger examinent avec un petit appareil les muscles dans la *paralysie pseudo-hypertrophique* et pensent qu'il l'a décrite, à tort, comme affection nerveuse spéciale.

Enfin c'est grâce à Duchenne que l'*ataxie locomotrice progressive* (1858-1859), comme il l'appelait, le tabès comme on l'appelle maintenant, fut différenciée des autres maladies de la moelle.

Les malades, porteurs de cette affection, lui étaient adressés comme paraplégiques et paralytiques, et cependant il remarquait qu'ils avaient une puissance de mouvement considérable, assis ou dans la position horizontale. Ils ne pouvaient conserver la station debout sans osciller ou tomber, ni marcher sans appui et sans projeter les membres inférieurs en avant d'une façon plus ou moins désordonnée. Il remarque des troubles fonctionnels à l'occasion des mouvements volontaires, sans tremblement des membres, de la langue ou des lèvres, sans spasmes. Il pense que ces malades sont atteints de *la perte de coordination des mouvements*. Telle est la première phase de la description clinique du tabes. Cette maladie débute par une paralysie de la 6e ou de la 3e paire ; par un affaiblissement de la vue (amaurose tabétique), de l'inégalité des pupilles ; des douleurs térébrantes, rapides comme l'éclair (douleurs fulgurantes) ; puis viennent les troubles de l'équilibre, de la coordination des mouvements augmentant dans l'obscurité, une diminution de la sensibilité tactile, des troubles génésiques, vésicaux et rectaux. Pour lui la maladie a tendance à se généraliser et a le plus souvent une issue fatale.

Il a été fait quelques retouches à cette première description.

Cette maladie fut rapportée à une lésion des cordons postérieurs de la moelle (Charcot et Joffroy).

ROMBERG (de Berlin) (1795-1873) avait décrit en 1851, dans

son traité des maladies nerveuses, sous le nom de *tabes dorsalis*, une affection analogue caractérisée surtout par la difficulté qu'ont les malades à conserver la station debout, les
talons joints et les yeux fermés (signe de Romberg). Duchenne
prétend que le tabes dorsalis des Allemands n'est pas la
maladie qu'il a décrite et que les gens qu'il a vus en Allemagne considérés comme atteints de tabes étaient simplement des paraplégiques. Quoi qu'il en soit, l'appellation
ataxie locomotrice progressive a disparu de la nomenclature
pathologique pour faire place au mot *tabes*, plus compréhensif. J.-M. Charcot n'a pas été étranger à cette substitution, au grand chagrin de Duchenne, qui aurait voulu que
la maladie qu'il avait le premier décrite conservât le nom
qu'il lui avait donné. A la fin de sa vie il en faisait d'ailleurs
le reproche à Charcot : « Je vous envoie des ataxiques, vous
leur dites qu'ils sont tabétiques ; pour changer ainsi le nom
de ma maladie, attendez donc au moins que je sois mort (1) »

J.-M. CHARCOT (1825-1893) était élève de Rayer ; nommé
médecin des hôpitaux en 1866 il commence à la Salpêtrière
ses leçons sur les maladies des vieillards : goutte, rhumatisme chronique, déformant, pneumonie chronique, et appelle
l'attention sur un nouveau signe de l'hémorragie cérébrale :
« la déviation conjuguée de la tête et des yeux », ce qui lui
faisait dire que le malade regardait sa lésion. C'est à cette
époque que furent faits les travaux de Bouchard (1866-1868)
sur l'hémorragie cérébrale et le ramollissement causés par la
rupture d'anévrysmes miliaires des artères cérébrales ; à peu
près à la même époque il fait, avec Vulpian (1847), des travaux sur la pathologie et la physiologie de la moelle ; puis
après 1870 se pose en chef d'école s'entourant d'internes
travailleurs et intelligents auxquels il indique des recherches. Il se confine alors dans le domaine des maladies nerveuses (cerveau et moelle) dont il dissipe certaines obscurités.

1. Depuis quelques années, d'ailleurs, on tend, en France, à donner au
tabes le nom de « Maladie de Duchenne. »

A la fin de sa vie il fut tout absorbé par les questions d'hypnotisme, d'hystérie, d'une pathologie spéciale où lui, observateur sévère, fut parfois dupe de sujets simulateurs ou bien dressés. Entre temps il passe en revue presque toute la pathologie, fait des cours sur les affections du rein, du foie, du poumon, où il fait connaître à ses auditeurs ce qui a été fait et dit de plus nouveau sur la question ; il y a ajouté sa note personnelle et cela d'une façon claire et méthodique, persuadé que le rôle de tout professeur est de laisser à ses auditeurs une idée bien nette sur le sujet qu'il vient de traiter. A cet égard, J.-M. Charcot fut un merveilleux professeur. Mais ce fut surtout à la Salpêtrière qu'il donna cours à son activité scientifique. Nous allons en donner quelques exemples.

Il étudie d'abord les troubles trophiques consécutifs aux maladies du cerveau et de la moelle épinière ; il rapporte les expériences de Schrœder Van der Kolk, de Brown Sequard, de Reid, de Smellen, de Büchner et de Valentin et décrit le zona traumatique, les éruptions pemphigoïdes, la peau lisse, l'érythème pernio, les arthropathies et la lèpre anesthésique, puis le décubitus cérébral et spinal, les arthropathies des hémiplégiques (Scott, Aliston, Brown Sequard) et des ataxiques qu'il rapporte à des lésions des centres nerveux (moelle ou cerveau).

La paralysie agitante décrite pour la première fois par PARKINSON en 1817, puis par G. Sée et Trousseau, devient le sujet favori de ses études : il n'a d'ailleurs jamais pu en trouver la signature anatomique. Il étudie encore les tremblements, la chorée posthémiplégique. Enfin, avec Vulpian, il s'occupe de la *Sclérose en plaques*, peu connue alors et cependant déjà signalée par Ludwig Türk (1855), Rokitansky, Frerichs, Valentine, Rindfleisch, Leyden, Zenker ; puis en 1862 par Deiters, Lockhart Clarke et par Frommann, qui en fait une infiltration graisseuse des gaines lymphatiques avec désagrégation des tubes nerveux.

Les anomalies de l'ataxie locomotrice, comme il les appelle, ou plus exactement les *petits signes du tabes*, l'intéressent, au plus haut degré : les douleurs fulgurantes, les crises gastriques, les douleurs en ceinture (Magnan, Westphal), les douleurs rectales, l'atrophie des nerfs optiques, les signes génito-urinaires et surtout les *fractures spontanées* et les *arthropathies*, qui avaient déjà été remarquées par Weir Mitchell et Rosenthal.

Il décrit avec Joffroy la *pachyméningite cervicale hypertrophie*.

C'est chez lui que TROISIER fait des recherches sur les lymphangites cancéreuses.

Mais ce qui lui est propre, ce qui restera de lui (Marie), ce sera sa description de la *sclérose latérale amyotrophique*, qu'on pourrait appeler Maladie de Charcot.

Les localisations dans les maladies du cerveau et de la moelle déjà étudiées par Leuret, Gratiolet, Bischoff, Arnold Turner, Ecker, Türk, ont été recherchées par lui et ses collaborateurs et mieux comprises grâce aux travaux sur la topographie du cerveau (Hitzig, Ferrier, Ecker, 1869) et de la moelle (Erb): et à ceux sur la structure de la substance grise de la moelle (Gerlach, Deiters) et du cerveau (couche corticale) de Meynert, de Betz, de Mierzejewski, avec ses cellules pyramidales assimilées aux cellules des cornes antérieures de la moelle. Nous reviendrons plus loin sur ce sujet.

Il fait faire à son élève DURET des recherches sur la circulation cérébrale et démontre avec HUBNER la fréquence de l'hémorragie cérébrale dans le domaine de l'artère sylvienne et confirme la théorie des artères terminales.

Il pense que l'étude des lésions anatomo-pathologiques peut rendre de grands services à la physiologie et étudie avec Vulpian et Bouchard (1866) les dégénérations secondaires aux lésions cérébrales du faisceau de Türk (1851), qui démontrent les rapports intimes de la moelle et du cerveau : La dégénération du faisceau pyramidal (Türk, Pierret, Fleschig) droit, croisé, latéral. Les dégénérations ascendantes se font par le cordon de Goll, de Burdach. La contracture des hémiplégiques est due à une lésion du faisceau latéral.

En somme, J.-M. Charcot fut le chef d'une école clinique faisant grand cas de l'anatomie pathologique et pour le diagnostic et surtout pour la pathogénie de la maladie et de la physiologie de l'organe ou des organes atteints ; c'est donc bien une école de tradition française qui vient directement des Corvisart et des Laënnec, mais qui met à profit les nouvelles acquisitions de la science.

Il est difficile, avant de quitter l'École de la Salpêtrière, de ne pas parler de l'hystérie, dont deux des élèves de Charcot, P. RICHER ET GILLES DE LA TOURETTE, ont donné deux belles monographies, quoique aujourd'hui beaucoup des assertions du maître soient très discutées, et cela par ses anciens élèves.

C'est lui qui le premier appelle l'attention sur la douleur ovarienne, sur la compression de la région ovarienne pour faire cesser les crises ; sur l'ischurie, la rétention d'urine, l'anurie ; l'hémianesthésie, les contractures aujourd'hui mises en doute ; sur l'achromatopsie, le rétrécissement du champ visuel, sur l'hystérie masculine, l'hystéro-traumatisme que certains regardent comme de la simulation. Nous ne le suivrons pas sur le terrain de l'hypnotisme, de la suggestion, de l'hypnotisme à l'état de veille, où il y a beaucoup d'obscurité et de supercherie.

Il donne un regain de nouveauté à la Métallothérapie (Perkins, Burq) et constate que certains métaux ont une action sur les douleurs des hystériques, action qu'il rapporte à la détermination de courants électriques. Il reprend la thérapeutique par l'aimant, qui n'est qu'un des modes de la thérapeutique par l'électricité et qui avait déjà été préconisée au xvi⁰ siècle par Paracelse et au xviii⁰ par Mesmer.

Mais ce qui a fait la réputation de Charcot et sa gloire c'est d'avoir su fonder une École, c'est-à-dire former des élèves qui, groupés autour de lui, ont travaillé d'abord sous sa direction à accroître nos connaissances sur la physiologie et la pathologie du système nerveux et qui plus tard, devenus des maîtres, ont produit des travaux remarquables. Un de ses admirateurs, le docteur G. Daremberg, nous dit : Pendant vingt ans Charcot, fut considéré comme le grand clinicien français aussi bien en France qu'en Allemagne, en Angleterre et en Russie, En 1881, au Congrès international de Londres, pendant la fête donnée au Cristal-Palace, des pièces d'artifice représentèrent les trois grandes figures de Pasteur, de Charcot, et de Virchow. Charcot, comme Virchow, appartenait à la grande école anatomo-pathologique qui fit progresser les études médicales jusqu'à l'arrivée de Pasteur dans l'arène scientifique. » (*Les Grands Médecins du XIXᵉ siècle*, 1907.)

LANDRY (1826-1865) décrit la paralysie ascendante aiguë, la maladie qui porte son nom.

En Allemagne, von FRERICHS (1849) publie les premières observations de sclérose en plaques, suivies de celles de LEYDEN, WESTPHAL et D'EBSTEIN, qui avec Erb, REMAK et TUCZEK (de Marbourg) étudient aussi le tabes.

Les névrites périphériques (1844), décrites pour la première fois par Steinheil et Friedreich, seront étudiées à nouveau plus tard par Westphal, Déjerine, Pitres et Vaillard. Enfin on connaît la grande valeur clinique du réflexe patellaire de Westphal et du signe de Romberg. Nous y reviendrons à propos de l'histoire du tabes à la fin du xixᵉ siècle.

BROWN SEQUARD décrit une forme de paralysie qui a gardé son nom et qui consiste dans le syndrome suivant : paralysie motrice siégeant du même côté que la lésion avec paralysie sensitive du côté opposé.

GUBLER (1821-1879) décrit avec MILLARD (1860) un syndrome appelé syndrome Millard-Gubler consistant en : hémiplégie alterne, caractérisée par la paralysie des membres d'un côté, et la paralysie faciale du côté opposé, et dont le substratum anatomique est une lésion de la protubérance au niveau du noyau du facial, du même côté que la paralysie faciale.

Les névralgies sont définitivement classées et décrites. Déjà au xviiie siècle, André, chirurgien à Versailles, avait décrit la névralgie faciale (1756) et Cotugno (1765) la névralgie sciatique qu'il a différenciée des affections de la hanche des anciens (ischias). Au commencement du xixe, Chaussier dresse un tableau anatomique du trajet des différents nerfs avec leurs points névralgiques, qui ne furent établis définitivement qu'en 1842 par VALLEIX (1807-1855) (loi de Valleix, points de Valleix).

La névralgie faciale est étudiée successivement par Fothergill, Siebold, Hartmann et Meglin.

La névralgie intercostale est décrite par Nicod (1818), Prayer, Todd, Ollivier, ainsi que la névralgie lombo-abdominale (névralgie du testicule, testicule douloureux de Chaussier et d'Astley Cooper) ; enfin la névralgie sciatique appelée par les Allemands *Maladie de Cotugno* est bien décrite avec ses points douloureux les plus importants : sacro-iliaque, trochantérien, péronier, malléolaire.

Les paralysies du facial, du radial, du cubital, du médian, la paralysie saturnine sont l'objet de travaux de Ch. Bell (1825), de Duchenne (de Boulogne) et de Tanquerel des Planches.

MALADIES MENTALES.

Comme les autres branches de la pathologie interne, la psychiatrie est au xixe siècle créée et établie sur une base anatomo-pathologique : les lésions du cerveau et de ses enveloppes. Dès 1822, du chaos des affections mentales l'École française dégage une affection bien caractérisée et par ses signes cliniques et par son substratum anatomo-pathologique : la paralysie générale progressive, la péri-méningo-encéphalite diffuse.

Au premier rang des aliénistes, il faut placer Pinel (1755-1826) connu surtout par sa *Nosographie philosophique*, dans laquelle il décrit seulement trois formes de maladies mentales, la *manie*, la *mélancolie* et la *démence*. Comme le faisaient déjà les anciens auteurs, il ne place pas dans le cerveau la cause première de la folie, il pense plutôt à une action sympathique : le cerveau était seulement atteint à la suite d'affections de la cavité abdominale. « Il semble, en général, que le siège primitif de l'aliénation mentale est dans la région de l'estomac et des intestins et que c'est de ce centre que se propage par une sorte d'irradiation le trouble de l'entendement ». Cette conception est un peu trop philosophique, comme sa nosologie. Aussi ce qui a fait la grande réputation de Pinel comme aliéniste, c'est d'avoir su mieux soigner les fous, de ne plus les considérer comme des malfaiteurs ou des réprouvés, qu'on chargeait de chaînes, mais comme des malades hospitalisés dans des asiles spéciaux auxquels on devait faire suivre un traitement spécial et physique et moral.

A la description de la manie, de la mélancolie et de la démence de Pinel, Esquirol (1772-1840) ajoute la *monomanie*, puis concourt avec Ant.-Laurent-Jean Bayle (1799-1858) à la description de la paralysie générale. Ce dernier la rattache à l'arachnitis chronique (1822); Delage (1824) et Calmeil (1826) la disent dépendante d'une phlegmasie chronique du cerveau et en font la péri-encéphalite diffuse, la paralysie générale progressive des aliénés, due à une lésion spéciale du cerveau et de ses enveloppes.

En 1857-1860, B. A. Morel (1809-1873), médecin en chef de l'Asile de Saint-Yon (Rouen), introduit dans la psychiâtrie la notion de *dégénérescence* dont il a été un peu abusé dans la suite, mais qui cependant détache des psychoses tout un groupe bien déterminé qu'il appelle les aliénations héréditaires et qui englobe les monomanies d'Esquirol.

LASÈGUE (1816-1883) décrit à peu près à la même époque le *délire des persécutions* et FOVILLE (1799-1878), le *délire des grandeurs*; enfin BAILLARGER (1806-1891), pendant vingt ans, fait à la Salpêtrière des leçons très suivies, et est considéré, tant en France qu'à l'étranger, comme « un des maîtres qui ont le plus honoré la psychiatrie. »

En Allemagne pendant cette période, c'est GRIESINGER qui est le représentant le plus autorisé des aliénistes.

Son ouvrage, qui parut en 1845, fut traduit en 1861 (2ᵉ édition) par Doumic et commenté par Baillarger; nous y reviendrons plus loin. Auparavant, disons quelques mots de l'histoire de la psychiatrie en Allemagne au commencement du XIXᵉ siècle.

Il y existait alors deux écoles : l'une spiritualiste, l'autre somatique. L'École spiritualiste était représentée par HEINROTH, un des meilleurs élèves de Pinel. Professeur à l'Université de Leipzig, en stahlien convaincu, il pensait que les maladies mentales étaient une maladie de l'âme, et allait jusqu'à dire que les lésions cérébrales, rencontrées dans les affections mentales, étaient l'effet et non la cause de ce fâcheux état de l'âme. Aussi fait-il surtout appel, pour le traitement, au traitement moral, au secours de la religion. Il s'écarte des classifications de Pinel et d'Esquirol. Tout est pour lui dans le trouble psychique : exaltation, dépression, état mixte, d'où des hypersthénies, des asthénies, des hyperasthénies, suivant que l'âme, l'esprit ou la volonté sont atteints.

Son élève BENECKE (1798-1854) professe les mêmes idées. Ces doctrines furent combattues par l'École somatique, qui s'efforce de prouver que la folie est liée à une lésion anatomique. Son chef fut NASSE, professeur à Bonn; à sa suite FRIEDREICH, VERING et AMELUNG combattent pour les mêmes idées, dont le plus vigoureux défenseur fut JACOBI, qui crée la folie sympathique. Pour lui cependant, comme pour Pinel, la cause de la folie doit être recherchée ailleurs que dans le cerveau, d'où le nom de « folie sympathique ». SCHRŒDER VAN DER KOLK est du même avis : toutefois, à la folie sympathique il ajoute la folie cérébrale, cette dernière la plus importante. Mais c'est GRIESINGER, qui à cette époque résume le mieux toute la science psychiatrique allemande. Il distingue trois groupes de troubles élémentaires des maladies mentales correspondant aux trois facultés primordiales qui sont l'intelligence, la sensibilité et la volonté. Il admet dans ses descriptions les formes cliniques alors admises : la mélancolie, l'hypocondrie, la manie, la monomanie, la démence, la paralysie générale.

En Belgique JOSEPH GUISLAIN fut, comme Pinel en France, un réformateur au point de vue du traitement des aliénés. Son vocabulaire : phrénopathies (maladies mentales, phrénalgie (mélancolie), hyperphrénie (manie), aphrénie (démence), a à peu près disparu de la psychiâtrie. Cependant le mot hébéphrénie, adopté par les Allemands, en vient en ligne directe.

L'Angleterre fut le premier pays où l'on essaya de traiter les aliénés dans des asiles spéciaux. Vers le milieu du XVIIIe siècle, à Londres, fut créé l'asile de Saint Lukes, puis les quakers fondèrent à York un asile pour leurs coreligionnaires.

En Amérique BEARD, de New-York, dès 1868 et 1869, décrit la maladie qui porte son nom, la fameuse neurasthénie dont le tableau clinique avait déjà été ébauché par BOUCHUT (1860) sous le nom de *nervosisme aigu* et *chronique* et que Whytt au XVIIIe siècle avait déjà séparé de l'hystérie et de l'hypocondrie sous le nom d'affection nerveuse ; nous y reviendrons à la fin de ce travail.

MALADIES DES REINS.

Jusqu'en 1827 on ne connaissait guère que les affections

chirurgicales des reins. Cependant au xviiie siècle, Cotugno, Cruishank, et au xixe Nysten, Blackall et Wells avaient déjà signalé la présence de l'albumine dans les urines de gens atteints d'hydropisie. Mais ce fut seulement à cette date que RICHARD BRIGTH (1789-1858) démontra les rapports qui existaient entre ces hydropisies, la présence de l'albumine dans l'urine et une altération particulière du rein. Ses compatriotes Christison, Gregory, d'Edimbourg ; en France : Becquerel, Martin-Solon et Rayer ; en Allemagne : Gluge, Valentin, Heck et Vogel poursuivent les mêmes recherches et trouvent que le sang dans ces cas-là contient moins d'urée ; qu'il peut aussi y avoir accumulation d'urée dans l'organisme, ce qui amène l'urémie (Frerichs, 1851) ; qu'il se produit un état cachectique avec troubles de la vue dus à la désalbumination du sang (gros rein blanc) ; plus tard Dickinson décrira le petit rein contracté (contracted kidney).

En même temps André Lewer (1843), Caleb Roth (1844), Simpson (1852), Blot (1848) signalent l'albuminurie des femmes grosses et en font la cause de l'éclampsie.

Le diabète, qui jusqu'alors avait été décrit avec les maladies des reins, en est séparé et considéré comme une maladie de la nutrition ; ce qui était d'ailleurs, au siècle précédent, l'avis de Rollo.

Thomas Willis, en 1674, avait déjà remarqué la saveur sucrée de l'urine des diabétiques. En 1775, Dobson, en 1778 Cowbey, puis Cruishank, enfin P. Franck décèlent le sucre dans l'urine, ce dernier par la réaction de fermentation. Le premier, Chevreul, en 1815, reconnaît la présence du glucose dans les urines ; en 1835, Ambrosiani sa présence dans le sang (Eichhorst). Le diabète a surtout été étudié dans cette période par BOUCHARDAT et LECORCHÉ en France ; par Mac Gregor et Kane en Angleterre, par Traube en Allemagne.

Signalons encore : la pyélite distinguée de la néphrite, nom désormais réservé à l'inflammation du parenchyme rénal ; l'hydronéphrose mentionnée par les auteurs anglais sous la dénomination de « hydrorenal distension » et bien décrité par RAYER (1793-1867 [1]).

MALADIES DU FOIE.

Laënnec décrit les cirrhoses du foie, puis reconnaît que les kystes hydatiques étaient formés par des vers.

Becquerel, Monneret et Gubler étudient à nouveau la cirrhose : Rokitansky décrit l'atrophie jaune aiguë du foie.

L'hydropisie enkystée du foie est séparée des hydropisies du ventre. Le cancer du foie est mieux connu grâce aux travaux d'anatomo-pathologie. La lithiase biliaire et les ictères seront mieux connus à la fin du xixᶜ siècle, nous reviendrons sur ce sujet.

MALADIES DES FEMMES.

Le toucher vaginal, qui semblait l'apanage des accoucheurs et des sages-femmes, est remis en honneur pour le diagnostic des maladies des femmes. RÉCAMIER construit son spéculum qui permet de mieux juger de l'état du col utérin. Quelques interventions de petite chirurgie sont tentées, puis de petites opérations. Récamier dans les hémorragies, dans les métrites fongueuses fait déjà ce que Ch. West appelle le râclage de la muqueuse utérine avec une gouge, le curettage. HUGUIER fait l'amputation du col, puis la scarification du canal cervical. Enfin on pratique des injections vaginales, des injections intra-utérines, on applique des topiques sur des tampons. Mais il ne tarde pas à se faire une réaction en France et aussi en Angleterre contre ces traitements chirurgicaux et l'on revient aux traitements médicaux. Grisolle considère le curettage de Récamier « comme une opé-

______
1. *Traité des Maladies des reins* (1839-1841). *Atlas du traité des maladies des reins* (1841).

ration dangereuse ayant été parfois suivie de mort et pour laquelle on n'est dirigé par aucune indication précise ». Ch. West est un peu du même avis, cependant, dans ses « Leçons sur les Maladies des femmes », qui résument toutes ces questions, il est moins rigoureux et nous donne les différentes indications de quelques opérations gynécologiques. C'est ainsi que, dans certaines dysménorrhées, Mac-Intosh fait la dilatation utérine, que Simpson d'Edimbourg; que Sims, Simpson, Spencer Wells et Barnes font des incisions du col utérin, que Huguier l'ampute ainsi que Paget ; que dans le prolapsus utérin Mende et Fricke (1833-1834), Baker Brown tentent le rétrécissement de la vulve; que Gerardin, Marshall-Hall, Diffenbach, Bellini tentent de rétrécir le canal vaginal. On avait déjà tenté la section du col cancéreux (Osiander) au xviiie siècle. Cette opération est reprise par Dupuytren, et surtout par Lisfranc. Dans les cas de cancer du corps utérin, l'ablation de l'utérus est tentée pour la première fois en Allemagne par Sauter (1822), en Angleterre par Blundell (1828), en France par Récamier, en 1829 par la méthode hypogastrique (Langenbeck) et par la méthode vaginale (Sauter). Rokitansky (1840) fait l'ablation et la transplantation de l'ovaire, imité plus tard par Turner, d'Edimbourg (1861). Enfin les kystes de l'ovaire, inutilement traités et par la ponction simple et par la ponction suivie d'injection iodée, sont traités par l'extirpation. Mac Dowell fait en Amérique la première ovariotomie, imité par G. Smith, de Philadelphie, et cette opération devient fréquente en Angleterre avec Lizars d'Edimbourg (1825), Ch. Clay de Manchester, H. Walne (Londres), Baker Brown, Humphry, Fergusson, Keith, Hutchinson, Simpson et surtout le fameux Spencer Wells, qui ne perd que 23 malades sur 100 opérés.

En France, Velpeau s'élève contre cette opération (1856-1857). Cependant elle est défendue par l'accoucheur Cazeaux et Jules Worms (1860). A cette époque Kœberlé (1862) fait avec succès ses premières ovariotomies à Strasbourg et

Péan commence brillamment sa carrière chirurgicale en pratiquant cette opération à Paris (1868-1869).

En Russie Krassowski, en Bavière Nunbaüm ; en Suède Skoldberg font également l'ovariotomie avec une heureuse proportion de guérison.

La chlorose de la grossesse est étudiée et décrite par Cazeaux (1850) et Kiwisch de Prague (1851).

Le phlegmon du ligament large, l'hématocèle utérine (Nélaton), l'hématocèle rétro-utérine, péri-utérine sont signalées (Aran, Bernutz, Trousseau). Les pelvi-péritonites sont spécialement étudiées par Bernutz, qui en rapporte la cause la plus fréquente à l'accouchement ou à l'avortement et à la blennorragie.

Ch. West nous donne un exemple curieux de la propagation de la « gonorrhée aux trompes » chez une prostituée de 20 ans atteinte de gonorrhée intense qui vint mourir à l'hôpital d'une pleuro-pneumonie. La cavité utérine était pleine de pus, la surface sous-jacente d'un rouge éclatant. Cet état cessait brusquement à l'orifice utérin, mais se continuait dans toute l'étendue des trompes de Fallope, remplies d'un pus épais qui avait dilaté ses franges en petites ampoules. La membrane interne était tomenteuse, d'un rouge vif ; les ovaires augmentés de volume et hyperémiés, les vésicules de Graaf turgides et injectées de sang couleur vermillon.

MALADIES NOUVELLES.

L'*ulcère de l'estomac* décrit d'abord par Cruveilhier en 1830, Rokitansky en 1839, Brinton en 1856, et Bennett en 1858.

Le *goître exophtalmique* : d'après Stokes, en 1835, Graves aurait appelé l'attention de ses auditeurs sur le goître exophtalmique. Cependant, ce ne fut qu'en 1840 que Basedow décrivit la maladie en démontrant la relation qui existait entre les différents symptômes : exophtalmie, goître et troubles cardiaques. La maladie a conservé le nom de ses premiers descripteurs : maladie de Graves-Basedow, comme l'angine de poitrine celle de Rougnon-Heberden.

L'anémie, qui fut en quelque sorte la contre-partie de l'inflammation de Broussais.

Anatomie, Histologie, Physiologie.

A l'anatomie descriptive se rattachent en France les noms de J. Cruveilhier, dont nous avons déjà parlé à propos de l'anatomie pathologique macroscopique, et de Sappey (1812-1896); en Allemagne, de Henle (1809-1885). Nous ne pouvons y insister et les découvertes en anatomie descriptive contemporaines de cette période seront rappelées dans le court exposé que nous allons faire d'une science nouvelle : l'anatomie microscopique des tissus, l'histologie, et de la physiologie, une science déjà ancienne, mais dont les progrès au premier tiers du XIXe siècle ont été réellement étonnants et prodigieux.

Rappelons, avant de commencer : que l'élément primordial de tous les tissus est la cellule, formée d'une enveloppe, puis au centre du noyau, et dans l'intervalle de l'enveloppe et du noyau, qui est souvent entouré de nucléoles, du *protoplasma*, « cette base physique de la vie », comme l'appelle Huxley ; que cette cellule se différencie avec les tissus qu'elle forme : cellule nerveuse, osseuse, cartilagineuse ; et que la cellule peut, d'une façon générale, se rapporter à deux types : la cellule conjonctive, dont le type est la cellule plate du tissu conjonctif, et la cellule épithéliale, qui sert de revêtement à la plupart des glandes et aussi à la peau.

De sorte que, d'après Virchow, « l'organisme élevé, l'individu résulte toujours d'une espèce d'organisation sociale, de la réunion de plusieurs éléments mis en commun ; c'est une masse d'existences individuelles dépendantes les unes des autres ; mais cette dépendance est d'une nature telle que chaque élément a son activité propre, et même lorsque d'autres parties impriment à l'élément une impulsion, une excitation quelconque la fonction n'en émane pas moins de l'élément lui-même et ne lui est pas moins personnelle. »

Le corps humain est divisé en territoires cellulaires unis par un tissu intercellulaire.

Nous commencerons par l'étude du *système nerveux*, et d'abord par celle de la *moelle épinière*, dont MAGENDIE (1782-1855) donne au début du siècle de bonnes descriptions d'anatomie macroscopique. Ce physiologiste établit le premier que les racines antérieures sont centrifuges, motrices, et que les racines postérieures sont centripètes et sensitives (Vulpian). Certains auteurs attribuent cette découverte à CHARLES BELL (1774-1842). De plus, et cela sans contestation aucune, MAGENDIE en 1839 décrit la *sensibilité récurrente* que présentent les racines antérieures grâce à des filets récurrents fournis par les racines postérieures. A cette époque aussi les *réflexes* sont mieux étudiés et mieux expliqués. Le mot avait été créé par Astruc, en 1743, qui avait comparé la transformation d'une impression en mouvement à un rayon lumineux qui se réfléchit sur une surface. Après lui ce phénomène est étudié par Robert Whytt et Legallois, et PROCHASCA (1749-1820), qui professa à Prague et à Vienne, et qui fait de la moelle le siège principal des réflexes (Impressionum sensoriarum in motorias reflexio, 1784). Au XIXe siècle les réflexes sont étudiés par MARSHALL-HALL, MÜLLER, LALLEMAND, FLOURENS, LONGET, CLAUDE BERNARD et surtout par PFLÜGER, qui en fixe les lois (Lois de Pflüger).

Les premières recherches d'anatomie macroscopique sur le système nerveux furent faites par des dissections, puis des dissociations : à cette période se rattachent les noms de Reil, de Gall et de Spurzheim, de F. Arnold, de C. A. Reichert, de Foville et de Burdach.

En 1833, EHRENBERG, l'apôtre de la micrographie, démontre que l'organe de l'âme se compose d'une multitude de petits tubes très fins. La même année, REMAK décrit les cellules ganglionnaires, et en 1840 HANNOVER leurs rapports avec les fibres nerveuses.

Mais c'est R. STILLING, de Cassel, qui, par sa méthode des coupes en séries, va ouvrir une voie nouvelle à l'étude de l'anatomie de la moelle. « Le 25 janvier 1842, par une température de — 13° R, il fit congeler un fragment de moelle et y pratiqua une coupe transversale aussi mince que possible. A un grossissement de 15 lignes sous le microscope il est heureux d'avoir « trouvé une clef qui lui donnait toute facilité pour ouvrir et visiter ce merveilleux édifice qui constitue la moelle épinière » (Ludwig Edinger).

Plus tard, Hannover et Eckhardt font le durcissement à l'acide chromique; en 1858, Gerlach fait le premier des coupes colorées au carmin; enfin plus tard viendront des procédés plus perfectionnés (Golgi, Weigert, Ramon y Cajal). Auparavant Exner emploie pour la fixation des éléments nerveux l'acide osmique, tandis que Gerlach, Flechsig et Friend préfèrent le chlorure d'or.

Pour les autres tissus, dès lors la technique microscopique consiste en durcissement des fragments, coupe, et coloration : on sait tout le parti que l'on a tiré et que l'on tire encore aujourd'hui de l'emploi des couleurs d'aniline découvertes par PERKIN en 1856, et dont la première en nom fut le violet de Perkin.

D'une façon générale, dans les deux premiers tiers du XIXᵉ siècle, les centres nerveux sont considérés comme formés de tubes très fins, de cellules, et d'une substance intermédiaire appelée névroglie.

Les tubes nerveux des nerfs périphériques sont formés d'un *cylindre axe* (PURKINJE) entouré de *myéline* maintenu par une gaîne, la *gaîne de Schwann*. Ce ne sont donc plus des tubes.

Des cellules, variables comme dimension et comme
forme, présentent toutes des prolongements, un ou plusieurs,
d'où les noms de cellules unipolaires, bipolaires, multipolaires. Ces prolongements sont de deux espèces : l'un protoplasmatique, l'autre spécial appelé *prolongement de Deiters*
(1856), prolongement cylinder axis. Les prolongements protoplasmatiques vont s'effilant par une transition graduelle
et se résoudre en un réseau de mailles très fines, le *réseau
de Gerlach*. Ces prolongements ont été étudiés pour la première fois par Remak, puis par Helmholtz, Schrœder van der
Kolk et Jacubowitsch. Quant au prolongement de Deiters, à
une certaine distance de son point d'origine, il s'entoure
d'une gaîne de myéline et donnerait ainsi lieu à un véritable
tube nerveux des centres. Nous reviendrons plus loin sur
cette particularité du prolongement cylindre axile, à propos
de découvertes récentes.

Pour la moelle, Jacubowitsch et Owsjannikoff démontrent
qu'il y a dans la substance grise deux classes de cellules
différentes anatomiquement et physiologiquement. Les cellules avec lesquelles communiquent les tubes nerveux du
mouvement sont les *grandes cellules* (les cellules géantes),
d'un diamètre trois à quatre fois plus considérable que celui
des autres.

Les cellules en communication avec des tubes nerveux
sensibles sont plus petites, claires, gris blanchâtre. Ces
mêmes particularités se retrouvent dans le cerveau. Ce sont
ces cellules qui donnent à la substance grise sa teinte. En
plus de ces cellules on trouve encore d'autres éléments
cellulaires, désignés par Ch. Robin (1821-1885) sous le nom
de *myélocytes*. Ils ne présentent pas de prolongement, bien
que Schultze prétende qu'il peut exister des myélocytes unipolaires ou multipolaires dans certains cas.

Quant à la *névroglie*, découverte par Keuffel, elle a été
étudiée par Henle, Robin et Virchow, qui lui a donné le

nom qu'elle porte encore aujourd'hui, et qui la considérait comme de nature conjonctive.

Enfin, à côté du cerveau, du cervelet, du bulbe et de la moelle et des nerfs qui en dépendent existe tout un autre système nerveux, le système nerveux ganglionnaire dont les fibres, *fibres de Remak*, du nom du physiologiste qui les a étudiées le premier, diffèrent un peu de la texture des autres, quoique l'on y trouve des fibres nerveuses analogues à celles des autres nerfs.

En 1852, WALLER (1816-1870) démontre que les nerfs sectionnés dégénèrent suivant des directions déterminées ; déjà en 1850 Ludwig TURCK (1814-1868) avait découvert que l'interruption des faisceaux conducteurs de la moelle amène une dégénérescence qui se propageait dans d'autres cordons fibreux plutôt en haut qu'en bas (dégénérescence Wallérienne, faisceau de Türck).

Mais les découvertes les plus importantes qui furent faites dans le domaine de la physiologie à cette époque furent celles qui ont trait à l'action du système nerveux sur la circulation, sur les vaisseaux, sur tous les organes et toutes les fonctions du corps humain ; action que les Anciens avaient rapportée dans leur ignorance à des causes occultes ou métaphysiques : âme, esprit, archée ; que Bordeu avait déjà pressentie à propos de la sécrétion des glandes, si bien qu'on peut dire aujourd'hui que le système nerveux est le maître de tout notre organisme ; c'est assurément la plus belle des conquêtes de la physiologie moderne.

C'est ainsi que WEBER et BUDGE, puis CLAUDE BERNARD étudient et démontrent l'action paralysante du nerf pneumogastrique sur le cœur ; que LUDWIG et THIRY assignent au grand sympathique le rôle de nerf accélérateur du même organe et que CYON décrit le nerf dépresseur qui a gardé son nom.

REMAK, BIDDER et LUDWIG décrivent les trois ganglions qui règlent l'innervation du cœur : et en 1840, B. STILLING (1810-

1879) décrit les *nerfs vaso-moteurs*, déjà pressentis au siècle précédent, qui vont se perdre dans les éléments musculaires des parois artérielles, récemment découverts par HENLE. Enfin, en 1851, CLAUDE BERNARD va montrer que ces nerfs vaso-moteurs sont sous la dépendance du grand sympathique, dont la section au cou amène la paralysie des muscles lisses et l'hyperémie de la région atteinte. Il démontre aussi que si on excite par l'électricité le bout coupé il se produit un phénomène opposé non dans le système capillaire, mais dans les artérioles et dans les veines. Il en conclut qu'il existe des *nerfs vaso-dilatateurs* et des *nerfs vaso-constricteurs* et que les nerfs vaso-dilatateurs exercent sur les vaso-constricteurs une action suspensive, une action d'arrêt. Puis on pense qu'il existe pour le réglage de ces phénomènes des centres d'action, *centres vaso-moteurs* (archées de Paracelse et de Van Helmont) qui sont placés dans la moelle, LUDWIG de Leipzig (1816-1895), THIRY, SCHIFF, BUDGE) (1811-1844), (et qui agissent sur la sécrétion et sur la circulation d'une façon telle que pour certains physiologistes la fièvre ne serait due qu'à une action prédominante, exagérée des nerfs vaso-dilatateurs qui sont en même temps caloriques (Claude Bernard). C'est la démonstration scientifique du strictum et du laxum des méthodistes, du spasme de Cullen, de la sthénie et de l'asthénie de Brown.

L'action du système nerveux sur les glandes n'est pas moins intéressante (CLAUDE BERNARD, LUDWIG) et est analogue à celle qui s'exerce sur les vaisseaux.

Les premières notions sur la structure des glandes ont été données par Malpighi, au XVIIe siècle, qui décrivit les *acini* (de αχινος, grain de raisin), nodules primitifs, formés par le cul-de-sac des glandes et qui a défini la glande une cavité close avec un conduit excréteur. Il n'y a pas lieu actuellement de modifier cette définition.

En 1830 JOHANNES MÜLLER rapporte la sécrétion des glandes à l'activité d'une substance vivante qui recouvre la partie interne de ces organes, et bientôt les physiologistes qui le suivront vont démontrer que cette sécrétion est due aux éléments cellulaires eux-mêmes. Goodsir (1814-1867), d'Edimbourg, qui fut un des premiers en Europe à adopter la théorie cellulaire de Schwann étudie cette sécrétion chez les animaux et la rapporte à la prolifération des cellules glandulaires. Plus tard Heidenhain (1868) et Ch. Ranvier (1869) démontrent que les produits sécrétés par les glandes sont le résultat d'un travail chimique dû à l'activité des éléments cellulaires spéciaux à ces organes. Dans les glandes salivaires, Gianuzzi décrit des corps spéciaux qui sécrètent la salive d'où l'on tire la *ptyaline* (Berzélius) déjà décrite auparavant par Mialhe sous le nom *diastase salivaire*. Bidder et Schmidt y découvrent un autre corps, la *mucine*.

Dans l'estomac, Schiff décrit les glandes à *pepsine*, substance signalée par Schwann et isolée par Payen et Hoppeseyler (1866-1871).

Puis à la sécrétion commune, spéciale et externe en quelque sorte des glandes, on ajoute une autre sécrétion appelée *sécrétion interne*, signalée par Legallois au commencement du siècle, reprise par Cl. Bernard en 1855-1859-1867 et dont, à la fin du siècle (1889-1890), Brown-Séquard va consacrer la réalité par des expériences décisives qui vont donner lieu à une thérapeutique nouvelle employée empiriquement par les anciens, l'opothérapie.

Meissner, Wagner, Krause, Pacini décrivent les différents corpuscules qui portent leurs noms.

Lussana et Schiff étudient l'organe du goût ainsi que Panniza et Valentin (1838), et Neumann, qui font du glossopharyngien le nerf du goût ; de Moos indique les relations de la corde du tympan avec les sensations gustatives.

Les fibres musculaires striées sont étudiées et décrites par Lehmann, Brucke, Leydig, Bowman (disques, sarcolemne) ; les fibres musculaires lisses sont découvertes par Henle dans les vaisseaux capillaires, puis décrites dans l'utérus par SIEGMUND et par ROUGET (de Montpellier) dans les ligaments larges (1858).

La terminaison des nerfs dans les éléments musculaires striés et lisses sera étudiée à la fin de ce travail.

CL. BERNARD et KÔLLIKER, grâce au curare, prouvent que la contractilité est inhérente à la fibre musculaire. Cette contractilité peut être mise en jeu par différents agents : volonté, nerfs, contact, action chimique, électrique.

Cette dernière variété d'agent a été surtout étudiée par Du BOIS-REYMOND, en 1867, qui en a tiré une interprétation originale de la contraction musculaire et de l'action générale du système nerveux. Ce physiologiste prétend que le courant est d'autant plus intense que le muscle est destiné à exercer une action mécanique plus grande, que cette action soit volontaire ou involontaire; et va jusqu'à assimiler le muscle à une pile électrique (disque de Bowmann). Il admet dans le nerf lui-même une polarité analogue à celle de la fibre musculaire (le nerf donne les mêmes courants propres que le muscle et dirigés de même) et conclut en disant que, lorsque le muscle se contracte, la contraction est le résultat d'une modification dans l'état électrique moléculaire des fibres nerveuses dans toute leur longueur depuis leur origine dans les centres nerveux jusqu'à leur terminaison dans la masse musculaire. Cette modification, qui s'accomplit dans le nerf, amène une rupture d'équilibre dans le groupement électrique des molécules de la fibre musculaire; ces molécules se correspondent alors par les pôles de nom contraire; d'où la contraction.

Les phénomènes chimiques de la contraction musculaire sont pour les chimistes des oxydations donnant lieu à différents corps : créatine (CHEVREUL, LIEBIG), créatinine (LIEBIG), hypoxanthine (SCHERER), acide inosique (LIEBIG), acide lactique (BERZÉLIUS), acides butyrique, acétique, formique (SCHERER). D'après NEUBAUER et SARAKOW, la créatine déjà formée dans le muscle se transformerait en créatinine par le fait de la contraction musculaire. HELMHOZ, MATEUCCI et VALENTIN démontrent que, dans le travail du muscle, il y a absorption d'oxygène et exhalation d'acide carbonique.

HEIDENHAIN et COLBERG prouvent que la tonicité musculaire est liée à l'action du système nerveux.

WUNDT étudie l'élasticité des muscles; et enfin DU BOIS-REYMOND constate dans les muscles lisses les mêmes phénomènes que dans les muscles striés, mais beaucoup moins marqués.

On prouve aussi que la chaleur animale qui, d'après et depuis Lavoisier, avait été localisée dans les phénomènes de l'hématose pulmonaire est le résultat de combustions qui se font un peu partout dans l'intimité des tissus (BRESCHET, BECQUEREL, LUDWIG, PFLUGER, CL. BERNARD et MAREY). Ne venons-nous pas de voir plus haut que le muscle absorbait de l'oxygène et exhalait de l'acide carbonique tout comme le poumon ?

L'étude du sang, commencée par ANDRAL et GAVARRET (1809-1890) vers 1841, puis par BECQUEREL (1788-1878) en France, est faite parallèlement en Allemagne par LEHMANN (1833) et ZIMMERMANN (1848) au point de vue chimique et au point de vue microscopique par VIRCHOW, VIERORDT (1818-1884) qui font la numération des globules, que POTAIN et MALASSEZ, puis HAYEM acclimatent en France.

On sait que les globules rouges avaient été vus au xviiiᵉ siècle par SWAMMERDAM sur la grenouille, par MALPIGHI sur le hérisson, et que LEEUVENHOEK les vit le premier chez l'homme (1773), sans y attacher d'autre intérêt que celui de la curiosité. Nous avons vu qu'Astruc rapportait aussi déjà la chlorose à une coloration moins intense du globule rouge.

C'est au xixᵉ siècle que l'on signale dans le sang, avec les globules rouges, des globules blancs que GÜTERBOCK démontre posséder les propriétés des corpuscules du pus, et qu'on appellera bientôt des *leucocytes*. (CH. ROBIN.)

MOLESCHOTT (Heidelberg) (1802-1893) établit le rapport

des globules rouges aux globules blancs à 1/400 et Hirt à 1/1000.

Le globule rouge est considéré comme constitué surtout par l'*hémoglobine et le fer*. L'affinité de l'hémoglobine pour l'oxygène est démontrée, et de ce fait l'empoisonnement par l'oxyde de carbone expliqué parce qu'il a plus d'affinité pour l'hémoglobine que l'oxygène. L'hémoglobine, en s'unissant à l'oxygène, donne lieu à la formation d'un nouveau corps, *l'oxyhémoglobine*, décelée dans le sang par le chimiste allemand HüNEFELD, en 1840, et qu'il appela « cristaux du sang. »

Les noms d'oxyhémoglobine et d'hémoglobine sont dus à HOPPE-SEYLER (Ernest-Félix-Emmanuel), qui en fit une étude très approfondie (1866-1871).

L'*hématine* est un des produits de dédoublement de l'oxyhémoglobine : on la considère comme la matière colorante des globules. En faisant agir sur l'hématine certaines substances chimiques, VIRCHOW obtint des cristaux d'*hémine* et de l'*hématoïdine* (1847).

Les globules rouges sont considérés comme « l'organe du sang », ce sont les vecteurs de l'oxygène dans les tissus.

Puis on fait l'analyse spectrale du sang (HOPPE-SEYLER VALENTIN, STOKES, P. BERT, CL. BERNARD), et le premier HOPPE-SEYLER en 1862 montre que l'oxyhémoglobine présente un spectre d'absorption caractéristique.

L'étude des globules blancs est à peine ébauchée et trouvera sa place plus loin.

La partie liquide du sang (plasma et sérum) est l'objet d'études très suivies; et les physiologistes et les chimistes se préoccupent surtout du phénomène de la coagulation du sang. A cet égard on semble accepter la théorie de SCHMIDT et de DENIS, de Commercy (1799-1863), qui en 1859 établissent que la partie albumineuse du sang se compose de *sérine* (non coagulable) et de *plasmine* (coagulable). De la plasmine peut se séparer et se coaguler spontanément (les découvertes modernes font croire qu'il s'agit d'un ferment, la fibrine concrète ; reste la fibrine dissoute. C'est ce dédoublement de la plasmine en fibrine dissoute et en fibrine concrète qui serait la cause de la coagulation du sang.

Les gaz du sang (acide carbonique, oxygène et azote) sont mis en évidence par VOGEL, BRANDI, STEVENS, et mis hors de contestation par MAGNUS et BISCHOFF (1807-1878), puis bien étudiés en 1859 par JETCHENOW avec l'appareil de Ludwig.

Voici d'ailleurs comment BÉCLARD, vers 1870, s'exprime sur la composition du sang :

Le sang se compose essentiellement d'eau tenant en dissolution et en suspension des matières variées : c'est-à-dire des principes albuminoïdes (principes azotés neutres) des principes non azotés (principes hydro-carbonés) et des sels.

Les principes albuminoïdes sont : la fibrine, la globuline, l'albumine, l'hématosine et les matières dites extractives.

Les principes hydrocarbonés sont : les matières grasses (oléine, stéarine, margarine, oléates, stéarates, margarates de soude), la cholestérine, la cérébrine et les matières sucrées.

Les sels consistent en chlorures, carbonates et phosphates alcalins à base de soude et de potasse.

Sur 1.000 gr. de sang, on trouve 127 gr. de globules desséchés, 2 gr. d'hématosine avec 0,12 de fer.

Le sang est distribué dans l'organisme par le cœur, organe central de la circulation, qui par les artères envoie le sang hématosé dans les tissus au moyen des vaisseaux capillaires ; puis le sang revient au cœur par le système veineux pour subir de nouveau dans le poumon les bienfaits de l'oxygénation.

Il serait un peu long de décrire ici l'anatomie complète du cœur que les Anciens connaissaient déjà en grande partie depuis Harvey, Lower et Sénac. On le considère alors comme un muscle dont la disposition et la structure histologique diffère un peu des muscles de la vie de relation ; il

est entouré d'une membrane séreuse, le péricarde, et recouvert intérieurement par une autre membrane, l'endocarde,
bien décrite par Bouillaud et qui n'est que la continuation
de la tunique interne des artères ou des veines. Oreillettes,
ventricules, valvules sont trop connus pour que nous y
insistions. On discute beaucoup sur l'action des muscles
papillaires que les uns font actifs, d'autres passifs. Quoi
qu'il en soit, voici comment, vers 1870, Barth et Roger
comprennent la révolution cardiaque avec les bruits qui y
correspondent :

« Supposons que les cavités du cœur ont reçu du système
veineux général et pulmonaire la quantité de sang qui doit
être mise en mouvement pour la circulation artérielle : le
jeu de l'organe commence par la systole des oreillettes; leur
contraction est brève et rapide, plus forte dans les appendices
que dans les autres parties, et se propage en quelque sorte
aux ventricules. Ceux-ci, que la contraction auriculaire a
achevé de distendre, se contractent brusquement à leur tour
en frappant contre les parois du thorax. Au même instant
les valvules auriculo-ventriculaires (passives suivant les
uns, actives suivant les autres, grâce aux muscles papillaires) se tendent pour empêcher le reflux du sang dans les
oreillettes, et ce liquide comprimé de toutes parts s'échappe
par les orifices artériels dont il relève les valvules. C'est *au
moment* de cette *contraction* que *se produit le premier bruit*
qui est suivi d'*un très court silence* pendant lequel se font
les pulsations des artères éloignées.

Immédiatement après la systole, les ventricules se relâ-
chent et se dilatent dans tous les sens; aussitôt les valvules
sigmoïdes de l'aorte et de l'artère pulmonaire se tendent
abaissées par les deux colonnes sanguines, qu'elles empêchent de retomber dans les ventricules; et c'est à ce
moment que *se produit le second bruit, suivi d'un silence
plus long* que le précédent.

A peine les cavités ventriculaires se sont-elles vidées, le

sang veineux qui a commencé à remplir les oreillettes dès que leur contraction a cessé continue d'affluer par les veines caves et pulmonaires et arrive sans obstacle à traverser les valvules mitrale et tricuspide relâchées. Ce temps dure environ le 1/3 du mouvement total et constitue *le grand silence dont la fin correspond à la systole des oreillettes. Celles-ci en se contractant achèvent de remplir les ventricules puis recommencent la contraction ventriculaire et le premier bruit suivi après un court silence de la diastole ventriculaire et du second bruit, suivis à leur tour du grand silence.* »

On décrit aux artères trois tuniques : interne, moyenne et externe.

A la couche fibro-élastique, membrane de Bichat, que Remak désigne sous le nom de tunique fibreuse longitudinale la plus interne, et Kölliker la couche striée de la tunique interne, les micrographes ajoutent la description de la couche endothéliale formée de cellules minces losangiques à grand diamètre parallèles à l'axe du vaisseau, rendues évidentes par l'imprégnation au nitrate d'argent.

Dans la tunique moyenne, on distingue une partie élastique, charpente dont les vides sont remplis par des fibres musculaires lisses et du tissu connectif (H. Muller, Kolliker, Gimbert).

La tunique externe est faite de tissu conjonctif où viennent se répandre les nerfs, les vaisseaux, vasa vasorum, les fibres à myélines et les fibres de Remak.

On tend à ne décrire comme capillaires que le groupe de vaisseaux sans fibres lisses intermédiaire aux artères et aux veines. Considérés autrefois comme pourvus d'une membrane homogène parsemée de noyaux, ils ne tardent pas, grâce à l'emploi du nitrate d'argent, à être regardés comme munis d'une paroi qu'on peut décomposer en une série d'éléments cellulaires juxtaposés. En 1866 et 1868 Chrzonozezewski et Eberth et Legros montrent que tous les vaisseaux capillaires sont constitués d'une manière identique, et que dans les espaces intercellulaires se trouvent des *stomates* (stigmates de Arnold) qui peuvent, dans certaines conditions, laisser passer les globules, ce qui explique la vraisemblance de la théorie de Cohnheim (1839-1884), la *diapédèse des globules blancs*, comme un des phénomènes microscopiques capitaux de l'inflammation. Cette diapédèse fut d'abord niée par l'École française, représentée par Charles Robin: Et cependant les stomates avaient été vus et décrits par un de ses élèves, Legros.

Les veines diffèrent des artères en ce que leurs tuniques possèdent plus de tissu conjonctif et moins de tissu élastique et de tissu musculaire lisse. Leurs valvules sont formées de tissu conjonctif avec quelques fibrilles élastiques et à leur base quelques fibres musculaires lisses transversales.

Le cœur se contracte 70 à 75 fois par minute projetant le sang dans l'arbre artériel qu'on peut comparer à une sorte de cône dont le sommet est au ventricule et la base au système capillaire. Dans ce cône la pression du sang étudiée par des appareils divers (hémadynamomètres) va en diminuant du cœur vers les capillaires. La vitesse générale de la circulation est évaluée d'abord à 25 secondes (Hering) puis à 15. (Hemidromètre de Volkmann, hématochronomètre de Vierordt, hémidromètre de Chauveau et de Lortet.)

On donne le nom de vaisseau porte, de système porte, à toute partie de l'appareil circulatoire où le sang marche d'un système capillaire vers un autre système capillaire (veine porte hépatique, veine porte rénale).

Dans les artères le tissu élastique sert à régulariser la circulation générale en transformant le jet intermittent du cœur en jet continu. Le tissu musculaire sert à régler les circulations locales. Le système capillaire est le lieu des échanges des matériaux soit avec les organes soit avec les milieux ambiants.

Dans les veines, la circulation se fait par la vis a tergo aidée des valvules.

A la fin du xviiie siècle, le système lymphatique est considéré par Hunter comme le système des vaisseaux absorbants, qui vont se déverser, pour les parties inférieures, par le canal thoracique dans la veine sous-clavière gauche et de pour les parties supérieures, par la grande veine lymphatique, décrite seulement au xviiie siècle, dans la veine sous-clavière droite. On sait que Hunter voulut faire des lymphatiques les seuls vaisseaux absorbants, au détriment des veines, que les travaux de Magendie et Delille en France, de Tiedman et Gmelin en Allemagne, de Flandrin et Emmer en Angleterre ont reconnues au commencement du siècle pouvoir aussi jouer le rôle de vaisseaux absorbants. Disons, en passant, qu'il faut considérer dans l'organisme comme agents d'absorption et les vaisseaux lymphatiques et les veines; nous reviendrons sur cette question à propos de la digestion et de l'absorption intestinale.

Du reste on tend à faire deux divisions dans le système lymphatique ; les *chylifères*, qui transmettent au système veineux les produits de l'absorption intestinale, et les *vaisseaux lymphatiques* venant de la périphérie et de l'intimité des différents organes : ces derniers, les vrais lymphatiques charriant la lymphe constituée surtout par de la fibrine et des globules blancs, les leucocytes de Robin. Leur origine est vivement discutée : l'École allemande, avec RECKLINGHAUSEN, KÔLLIKER et VIRCHOW, prétend qu'ils ont leur origine dans le tissu conjonctif : pour ces auteurs, le tissu cellulaire lâche serait un vaste sac lymphatique cloisonné en communication directe avec les vaisseaux lymphatiques. Cette opinion est soutenue en France par RANVIER. L'École française, représentée par CH. ROBIN, histologiste, et SAPPEY, anatomiste, admet que les origines des lymphatiques sont constituées par des réseaux capillaires clos, mis en évidence par des préparations microscopiques de Robin, et des préparations anatomiques de Sappey : ces auteurs admettent aussi la communication des vaisseaux lymphatiques avec les capillaires sanguins au moyen des capillicules.

Le premier temps de la digestion se fait dans la bouche grâce à la sécrétion des glandes salivaires étudiée par FRERICHS, WRIGHT JACUBOWITCH, et dont l'action la plus prochaine est de transformer les aliments féculents en dextrine, puis en glycose (Leuchs, Mialhe).

Le second temps se passe dans l'estomac, qui a des glandes à pepsine et des glandes à mucus. Le suc gastrique est essentiellement constitué par un ferment, la pepsine, et un acide que l'on pense d'abord être l'acide lactique. Le rôle du suc gastrique est de dissoudre les matières albuminoïdes en une matière propre à être absorbée, que MEISSNER appelle *peptones, parapeptones, métapeptones.*

Le troisième temps se passe dans le duodénum, où Claude Bernard étudie les propriétés du suc pancréatique, qui a la faculté d'émulsionner les graisses, les corps gras. Le suc pancréatique agit aussi sur les féculents, et les matières albuminoïdes.

La bile, analysée par FRERICHS et GORUP-BESANEZ, jouit concurremment avec le suc pancréatique, du pouvoir d'émulsionner les graisses, les corps gras, et neutralise la bouillie alimentaire qui se rend dans l'intestin où se passe le quatrième temps de la digestion. Le suc intestinal est considéré comme un adjuvant du suc gastrique pour la digestion des matières albuminoïdes, ainsi qu'un adjuvant de la salive et du suc pancréatique pour la digestion des matières féculentes. Son action paraît nulle sur les matières grasses. (FRERICHS, ZANDER, BIDDER et SCHMIDT, COLIN, BURDACH, THIRY, LUDWIG, KUHN, SCHIFF.)

Les phénomènes chimiques de la digestion intestinale (bile, pancréatine, suc intestinal) consistent dans l'émulsion des matières grasses, la métamorphose des aliments féculents en dextrine et en glycose; en dissolution des matières albuminoïdes non encore dissoutes par le suc gastrique, en transformation du sucre de canne en glycose avec formation d'acides lactique et acétique, exceptionnellement d'acide butyrique.

Avant la découverte des vaisseaux chylifères, on crut pendant longtemps que l'absorption se faisait par les veines intestinales seules. Plus tard, on refusa toute puissance d'absorption aux veines pour en doter seulement les chylifères (Hunter). La médecine expérimentale a démontré que veines et vaisseaux chylifères absorbaient et on disait que tous les produits de la digestion se retrouvaient dans le chyle et dans les vaisseaux chylifères; que les veines absorbaient également tous ces produits, sauf les substances grasses.

L'absorption par les veines est mise en évidence par TIEDEMANN (1781-1861) d'Heidelberg et GMELIN, qui ont démontré les premiers la présence du sucre dans le sang (1826). Ces premières expériences furent confirmées par les recherches de WESTRUMB, PANIZZA et KRAMMER.

LIBKUCHNER démontre la réalité de l'absorption cutanée; on démontre également la réalité de l'absorption pulmonaire et MICHAELIS, de Prague, fait voir la puissance d'absorption des séreuses, du péritoine, notamment, si riche en vaisseaux lymphatiques.

On admet que les substances introduites dans l'organisme ne peuvent être absorbées qu'à la condition d'être dissoutes malgré les expériences contradictoires de HERBERT, d'OESTERLEN et de CROCQ.

Le mécanisme de l'absorption est ainsi compris :

L'absorption est préparée par l'*imbibition* (LUDWIG et CLOETTA), qui se fait par ce que DUTROCHET (1776-1847) a le premier décrit sous le nom d'*endosmose*, et qui avait été auparavant entrevu par Bernouilli et Fischer.

L'endosmose, l'exosmose, l'osmose et la diffusion sont les différents termes de ce phénomène.

L'*osmose* est une propriété physico-chimique de la matière en vertu de laquelle les liquides miscibles tendent au mélange au travers des membranes avec prédominance d'un courant sur l'autre : l'*endosmose* est le fait du passage des matières à l'intérieur de la membrane, et la diffusion de son mélange avec les systèmes veineux et lymphatiques.

Ce mode d'absorption est plus particulier aux matières sucrées et albuminoïdes et aux corps gras émulsionnés, qui sont seulement absorbés par les vaisseaux chylifères.

L'absorption sert à la nutrition dont les phénomènes chimiques sont étudiés dans les ouvrages de Charles Robin et Verdeil, de Liebig, de Dumas, de Schutzenberg, de Gorup-Besanez, de Lehmann et de Schmidt.

Les matières albuminoïdes ont, comme dernier terme de leur métamorphose : l'urée et l'acide urique, « qui passent ainsi de l'état organique à l'état inorganique ou cristallisable. »

Les aliments non azotés, les hydrates de carbone sont encore mal connus dans leurs transformations successives et donnent lieu à la production d'acides : lactique, butyrique et formique.

On cherche à établir un rapport hygiénique entre les aliments azotés, qui donnent la force et le mouvement et les hydrates de carbone qui sont thermogènes et on insiste sur l'importance d'un régime mixte.

Le rôle des sels dans l'alimentation est assez important : le chlorure de sodium, par exemple, est nécessaire par ce qu'il excite la soif et que l'eau favorise le travail nutritif (BISCHOFF, VOIT, et KAUPP).

BOUSSINGAULT, VALENTIN, BARRAL, BIDDER, et SCHMIDT, HILDESHEIN, HEYNSIUS, BISCHOFF, VOIT, RANKE étudient la statique chimique de la nutrition et donnent comme moyenne 20 grammes d'azote au minimum pour 300 grammes de carbone.

Le foie est considéré comme constitué par deux glandes :

l'une appartenant au groupe des glandes vasculaires sanguines, dont la fonction glycogénique est démontrée par
Claude Bernard ; l'autre appartenant au groupe des glandes
en grappes composées et dont la fonction est de sécréter la
bile.

Anatomiquement le foie est divisé en lobules, séparés
par l'espace interlobulaire de Kiernan, où semblent se confondre les deux organes glycogène et biliaire. Cependant on considère le lobule hépatique comme formé surtout
de cellules (Schiff) constituées par une membrane excessivement mince dans laquelle se trouvent un noyau, une
substance granulée, des granulations jaunâtres et des granulations graisseuses. La substance granulée, transparente
et d'une consistance semi-liquide, a été étudiée par Claude
Bernard, qui l'a appelée matière glycogène.

Rappelons l'expérience de la piqûre du plancher 4ᵉ ventricule, et son influence sur l'hyperémie du foie, amenant
une exaltation de ses fonctions glycogéniques, et déterminant une sorte de diabète expérimental.

La rate est étudiée par Kölliker, Moleschott, Schustra,
qui disent que les globules rouges du sang sont détruits dans
cet organe. Virchow la considère comme un organe *hématopoiétique* au même titre que les ganglions lymphatiques,
et en fait un appareil lymphoïde comme les follicules soli-
taires, les plaques de Peyer dans l'intestin, les amygdales
et les follicules de la langue, et le thymus.

Pour Virchow en effet « les éléments constitutifs du sang
proviennent des corpuscules cellulaires des ganglions lymphatiques et de la rate qui sont détachés de ces organes et
conduits dans le torrent sanguin. »

Le poumon est regardé comme formé d'une multitude de
segments appelés lobules pulmonaires, réunis aux conduits
aérifères par une division bronchique. Le lobule est tra-
versé par des vaisseaux capillaires ramenant le sang veineux
des cavités droites du cœur ; ce sang noir s'y artérialise

sous l'action de l'air, devient rouge et retourne dans les cavités gauches pour être distribué dans tout le corps.

L'accord n'est pas encore fait sur la disposition du lobule pulmonaire : les opinions divergentes se réduisent à trois :

1° La bronche intralobulaire par chacune de ses divisions terminales s'ouvre dans des cellules qui communiquent entre elles et est comparable à une éponge (MALPIGHI, HELVETIUS, SOMMERING, MAGENDIE, RAINEY);

2° La bronche intralobulaire par chacune de ses divisions s'ouvre dans une cellule unique indépendante des cellules voisines; le lobule représente une grappe (VILLIS, REISSESSEN, BAZIN, LEREBOULLET);

3° La bronche intralobulaire par chacune de ses divisions terminales s'ouvre dans une cavité dont la partie centrale reste libre et dont les parois sont recouvertes d'alvéoles juxtaposées, communiquant avec cette partie centrale. On trouve une disposition analogue dans les poumons des reptiles. (ROSSIGNOL, TODD, et BOWAN, KÖLLIKER, MANDL, MILNE, EDWARDS, SAPPEY) (in *Anat. descriptive de Sappey*, hist. du lobule pulmonaire.)

L'épithélium pulmonaire est encore nié.

REISSESSEN décrit les muscles qui portent toujours son nom.

Il passe sur toute la surface du poumon, en 24 heures, 10.000 litres d'air, 2.000 litres d'oxygène et il est exhalé 400 litres d'acide carbonique. Il n'y a là qu'un échange gazeux, qui explique la transformation du sang noir en sang rouge : mais il n'y a pas à proprement parler de combustion respiratoire.

La diminution de pression atmosphérique est dangereuse pour le fonctionnement normal du poumon.

Les actes respiratoires sont sous la dépendance du système nerveux, qui les règle. Le centre en est placé dans le bulbe (nœud vital de Flourens), la voie centripète est sous la dépendance du pneumo-gastrique, la voie centrifuge sous celle des nerfs des muscles du thorax. Ce sont les vaso-moteurs qui règlent la distribution de la chaleur dont la source n'est pas uniquement dans le poumon, mais dans la plupart des autres combustions qui se font dans les organes.

Les reins sont considérés comme constitués par le glomérule de Malpighi, entouré de la *capsule de Bowmann*, suivi des tubuli contorti, tapissés d'un épithélium important, reliés aux tubes droits de Bellini par l'*anse de Henle*. Henle de plus, décrit des fibres musculaires lisses autour des papilles rénales (1868). Les noms d'Heidenhain et de Ludwig sont encore attachés à l'histoire de la structure du rein, le premier pour les tubuli contorti (épithélium), le second pour les lymphatiques.

Les capsules surrénales, le corps thyroïde, le thymus rappellent les travaux de Brown Sequard, Frerichs et Stadler, et de Gorup-Besanez, qui en font déjà des *glandes à sécrétion interne*, puisqu'elles n'ont pas de canal excréteur.

Les os sont formés de lamelles découvertes par Gagliardi, étudiées au xviiie siècle par Havers, qui décrit les canaux qui portent son nom, puis par Lasserre et Deutsch en 1834. A cette époque, la substance osseuse est regardée comme formée par des cellules appelées *ostéoplastes*, reliées entre elles par *les fibres de Sharpey*. Les ostéoplastes ou corpuscules osseux sont des cavités microscopiques creusées dans la substance osseuse et donnent naissance à de nombreux prolongements canalicules, *canalicules osseux* découverts par Purkinjé en 1834 et bien étudiés par Todd et Bowman en 1845.

La cellule osseuse est assimilée à la cellule plate du tissu conjonctif.

La moelle osseuse est étudiée par Ch. Robin, qui décrit les corps cellulaires appelés par lui *médullocelles* et *myéloplaxes*.

Le rôle du périoste dans l'ossification et la croissance de l'os est mieux étudié, ainsi que son rôle dans la régénération des os, par HEINE et surtout par le chirurgien lyonnais OLLIER (1825-1900).

Nous reviendrons plus loin sur la question de l'ossification, qui n'a été bien élucidée qu'à la fin de ce siècle.

Le larynx, l'œil, l'oreille, les organes génitaux seront étudiés avec les maladies spéciales et l'embryologie. On a vu au courant de ce court exposé, forcément incomplet, le parti que les physiologistes ont su tirer des connaissances de la chimie, surtout les physiologistes allemands. C'était sans doute en réponse à une diatribe de LIEBIG contre l'entêtement des médecins et des physiologistes à dédaigner la chimie. « Quand d'autres physiologistes, reprochent à la chimie que tous ses résultats leur sont inutiles et sans application fructueuse, c'est assurément bien à tort, car ces physiologistes n'en comprennent ni le sens, ni l'usage, c'est comme s'ils voulaient lire un livre allemand, écrit en caractères hébraïques, dont ils ne sauraient pas la valeur....

Le médecin qui a appris la médecine non comme une science, mais comme un art purement pratique, ne reconnaît aucun principe ; il n'y a pour lui que des règles empiriques, il n'admet que ce qui, dans tel ou tel cas particulier a produit un bon ou mauvais effet. L'art empirique ne s'inquiète pas du pourquoi, il ne se préoccupe pas des causes, et cependant de quel point de vue le médecin ne jugerait-il pas l'état pathologique de l'économie humaine, s'il en connaissait suffisamment l'état normal, s'il avait des idées nettes sur la marche de la digestion, de l'assimilation des sécrétions, quelles modifications profondes n'en recevrait pas le traitement des maladies ! Quand on voit chez le médecin cette absence de notions exactes sur les forces, sur les causes et leurs effets, cette ignorance des phénomènes de la nature, ce manque d'une instruction réelle en physique et en chimie, faut-il s'étonner que des hommes d'ailleurs intelligents aient pu prôner les idées les plus absurdes, que la doctrine d'Hahnemann ait pu naître en Allemagne et faire

des prosélytes dans tous les pays?... Sans une étude sérieuse
de la chimie et de la physique, les physiologistes et les médecins chercheront en vain la solution des problèmes les
plus importants de la vie, les moyens de corriger ou de
prévenir les perturbations de l'économie. Sans la connaissance des forces chimiques, on ne saurait approfondir la
nature de la *force vitale*, et le médecin ne pourra approfondir les résultats de la chimie que lorsqu'il saura poser d'une
manière correcte des questions à cette science ». D'ailleurs
franchement atomiste, et n'admettant pas la nature vivante
de la fermentation déjà pressentie en 1844, il dit plus loin :

« Ces savants[1] considèrent la fermentation, ou la résolution des molécules organiques complexes en combinai-
sons plus simples comme l'effet des manifestations *vitales*
de végétaux particuliers; et la putréfaction qui est le même
phénomène pour les substances animales comme le résultat
de développement, de la présence de certains animalcules.
Suivant eux, la décomposition de la molécule du sucre en
acide carbonique et en alcool s'effectuerait à la suite du
développement d'une plante d'un ordre inférieur, d'un
véritable *champignon*, lequel constituerait la levure; d'un
autre côté ils attribuent la putréfaction des matières animales à l'acte vital des *animalcules microscopiques* qu'on y
rencontre dans la plupart des cas. »

Il n'admet pas qu'il puisse y avoir un seul champignon
capable de dédoubler le sucre en acide carbonique et en
alcool. Quant à l'autre hypothèse, on peut la comparer à
celle « d'un enfant qui croirait expliquer la rapidité du cours
du Rhin en l'attribuant au mouvement que les nombreux
moulins, dans les environs de Mayence, impriment à l'eau
dans la direction de Bingen. »

1. Schwann et Cagniard-Latour.

SÉMIOLOGIE.

La sémiotique s'enrichit au xixe siècle de nouveaux signes pour le diagnostic des affections internes et plus particulièrement pour celui des maladies de la plèvre, du poumon, des bronches, du cœur, du péricarde et des tumeurs en général et en particulier des tumeurs de l'abdomen.

Nous avons déjà plus haut, à propos de Laennec, rapporté tout ce qui a été découvert par lui pour le diagnostic des affections de la cavité thoracique, grâce à la percussion associée à l'auscultation ; nous n'y reviendrons pas.

La percussion que Laennec pratiquait suivant le procédé d'Avenbrugger avec une seule main « en rapprochant exactement les doigts les uns des autres, en les allongeant ensuite, et en frappant avec leur pointe lentement et doucement », ne tarde pas à être pratiquée comme elle se fait, aujourd'hui : c'est ce qu'on appelle la percussion digitalo-digitale. Piorry (1794-1879) rapporte que cette méthode a pris naissance et s'est développée dans son service au milieu d'auditeurs anglais et américains. Mais cependant Piorry est surtout l'auteur d'une méthode de percussion nouvelle qu'on a appelée dactylo-plessimétrie (1826), qui consiste dans l'application sur la région à explorer du *plessimètre,* plaque mince d'ivoire de forme ronde ou carrée fixée par la main gauche, pendant que la percussion se fait avec l'extrémité réunie des doigts de la main droite. Plus tard Wintrich (1812-1882) remplace les doigts de la main droite par un marteau percuteur (plessimétrie avec le marteau, percussion armée) que Seitz et Traube modifient en le rendant plus léger.

Ces deux modes de percussion : digitalo-digitale et armée, sont encore employés aujourd'hui.

Quant à l'auscultation médiate elle est rapidement aban-

donnée : on revient à l'auscultation immédiate. Cependant,
pour les cas qui nécessitent l'emploi d'un stéthoscope (auscultation du cœur, du cœur fœtal) on se sert d'un instrument
analogue à celui de Laennec modifié par NIEMEYER, VOLTO-
LINI, KŒNIG, ALISON, HUTER, CAMMAN. En France, CONSTAN-
TIN PAUL fait construire un stéthoscope bi-auriculaire.

LAENNEC laissa peu à découvrir dans les signes fournis par
l'auscultation pour le diagnostic des affections pulmonaires
bronchiques ou pleurales. SKODA cependant insiste sur la
tonalité du son à la percussion et insiste pour le diagnostic de la pleurésie sur la tonalité de la percussion sous
la clavicule du côté atteint : c'est ce qu'on a appelé le *bruit
skodique*. Quant aux affections du cœur, Laennec n'avait
fait qu'en ébaucher les signes stéthoscopiques et leur valeur.
BOUILLAUD y met plus de précision. Cependant, ce n'est que
plus tard, quand la physiologie du cœur est mieux connue
et son mécanisme mieux étudié, que les foyers d'auscultation seront précisés pour les orifices auriculo-ventriculaires
droit et gauche, pour les orifices de l'aorte et de l'artère
pulmonaire. Le rythme qu'Hérophile avait surtout signalé
pour les pulsations artérielles est mieux décrit. Dès 1866,
POTAIN appelle l'attention sur les dédoublements : WARD,
HOPE et STOKES, DUROSIEZ étudient les bruits de souffle, de
râpe, de scie, de lime, de piaulement et de frottement.
L'auscultation des vaisseaux est également pratiquée : les
souffles chlorotiques des vaisseaux du cou, le double souffle crural de l'insuffisance aortique (DUROSIEZ) sont de cette
période. CORRIGAN (1836) décrit le pouls bondissant et dé-
pressible de l'insuffisance aortique qui porte son nom; BEAU
trace le tableau de l'asystolie. Enfin MAREY (1820-1904)
construit son *sphygmographe,* qui permet de prendre des
tracés du pouls (1863) et de faire ainsi le diagnostic de la
plupart des affections cardiaques.

WOILLEZ (1854) recommande pour la mensuration de la
poitrine son *cyrtomètre*. CHEYNE, de Dublin (1777-1836),

signale un rythme respiratoire (1826) qui a gardé le nom de respiration de Cheyne-Stokes, parce qu'il fut également remarqué et décrit par STOKES (1804-1873) qui le rapporte à la stéatose du cœur, opinion d'ailleurs erronée. WALSHE décrit l'empyème pulsatile.

L'emploi du spéculum vulgarisé par RÉCAMIER rend dans certains cas plus précis le diagnostic des affections utérines (1815-1820).

L'*endoscope de* DESORMEAUX, plus spécialement construit pour l'examen de la vessie, est déjà l'ébauche des appareils qui existent aujourd'hui pour l'examen des cavités naturelles (vessie, bronches, trachée, etc.).

Le *laryngoscope* permet d'étudier la physiologie et la pathologie du larynx (TURK et CZERMAK).

L'*ophtalmoscope* rend les mêmes services pour l'appareil de la vision (HELMHOLZ) (1850).

Les différents liquides de l'économie commencent à être examinés par des procédés plus exacts, par exemple pour la recherche de l'albumine et du sucre dans les urines, dont les sédiments sont étudiés au microscope. C'est le microscope aussi qui permet la numération des globules, le diagnostic de la leucocytose et aussi d'apercevoir les microbes. DAVAINE et RAYER avaient déjà vu en 1850, dans le sang des animaux atteints de sang de rate, « des corps filiformes ayant environ le double en longueur d'un globule sanguin ». C'étaient des bactéries charbonneuses. On examine aussi les crachats et LEYDEN trouve des cristaux dans les crachats des asthmatiques. Ces mêmes cristaux sont vus également par CHARCOT dans la rate et la moelle des os des leucémiques (cristaux de Charcot-Leyden).

On compte les pulsations, puis les mouvements respiratoires. On commence à se servir du thermomètre et la sémiotique naturelle va bientôt faire place à la sémiotique « armée », qui va tendre, à la fin du siècle, à être remplacée par la sémiotique de laboratoire.

Thérapeutique.

Dans le premier tiers du XIXe siècle, on purge, on donne des clystères, on introduit des suppositoires; on applique des ventouses sèches et scarifiées, des vésicatoires; on saigne aussi beaucoup, comme au temps de Jacques Desparts et de Botal.

. Broussais, Bouillaud pratiquent jusqu'à la syncope des *saignées* répétées dans la fièvre typhoïde, le rhumatisme articulaire aigu, la pleurésie. Les *saignées préventives* à certaines époques de l'année, à l'automne et surtout au printemps, sont encore en vigueur. Mais bientôt une réaction va se faire contre la saignée avec l'effondrement de la doctrine de l'inflammation; cette réaction sera si violente qu'elle deviendra une médication d'exception. L'anémie va faire son apparition sur la scène pathologique : on ne va plus se servir d'une médication débilitante, mais bien plutôt d'une médication tonique et reconstituante.

Pour les purgations alvines, les anciens eccoprotiques sont toujours employés seuls ou associés; mais on rend plus habituel l'usage des purgatifs salins administrés dans de l'eau ou au moyen d'eaux purgatives naturelles.

Ce qui caractérise cette période c'est la découverte et l'introduction dans la thérapeutique de médicaments chimiques nouveaux tirés des végétaux et des minéraux. Le rêve des alchimistes du XVIe siècle va enfin se réaliser. Les progrès de la chimie vont permettre de retirer des minéraux des produits bien définis, des préparations facilement assimilables ; et des végétaux, des plantes, des alcaloïdes, des glycosides : la fameuse quintessence dont Paracelse nous avait donné la définition trois siècles auparavant.

En 1818, PELLETIER et CAVENTOU découvrent la *strychnine* dans la noix vomique. En 1820, les mêmes chimistes tirent du quinquina jaune *la quinine* : on sait quelle brillante carrière a fournie le sulfate de quinine.

L'*opium* (Extrait thébaïque) est minutieusement analysé et l'on y trouve de nombreuses substances : les unes hypnagogues, les autres convulsivantes : la papavérine, la narcotine, la codéine, la morphine ; ces deux dernières les plus employées en thérapeutique.

La *morphine*, signalée déjà en 1688 par Ludwig sous le nom de magistère d'opium, fut obtenue par Derosne en 1803, décrite par Seguin en 1804, et bien étudiée par Sertürner (Hanovre), qui en 1816 en constata l'alcalinité. L'usage du chlorhydrate de morphine s'est généralisé par l'introduction dans la thérapeutique d'une méthode nouvelle, la méthode hypodermique, due à Kind, médecin irlandais (1844). Elle fut propagée en Angleterre par Wood d'Edimbourg (1853) et en France un peu plus tard par Béhier et Couty. La seringue de Pravaz, qui avait été tout d'abord construite pour faire des injections de liquides coagulants dans les tumeurs anévrysmales, fut dès lors consacrée à cette méthode, réservée à certains cas spéciaux. On sait depuis quelle extension a prise la méthode hypodermique depuis l'avènement de la sérothérapie.

Mein, pharmacien à Neustadt Goders tire de la belladone et du datura stramonium l'*atropine* (1833).

La *digitaline*, glycoside, considérée comme le principe actif de la digitale, est mal définie malgré les nombreux travaux de chimistes expérimentés ; celle qui est considérée comme la moins toxique et la plus fidèle dans ses effets était celle d'Homolle et Quevenne (1845-1861), la digitaline amorphe qui va bientôt céder la place à la digitaline cristallisée de Kosmann et Merck (1845-1860) et de Nativelle (1872)

De la jusquiame on retire l'*hyosciamine* et l'*hyoscine*, du datura stramonium, la *daturine* ; de la fève de Calabar l'*ésérine* ou physostigmine (Jobe 1863, Hesse) et (Vée et Leven) (1865).

De l'éllébore, si en honneur dans la médecine des Anciens, Meissner, pharmacien de Halle, retire la *vératrine* (1818-1819), que Pelletier et Caventou décèlent à peu près à la même époque dans le veratrum album.

La *caféine* est découverte eu 1819 par Runge et ne sera utilisée que beaucoup plus tard en thérapeutique comme la *théobromine*, découverte par Boutigny (d'Evreux) en 1843 et étudiée par Woskressenski (1862).

Le *brome* fut découvert dans les eaux mères des marais salants en 1826 par BALARD (1802-1876), qui devait si paternellement soutenir Pasteur dans ses recherches scientifiques, et essayé par Pourche (de Montpellier) en 1828 dans la scrofule et le goître, et par Andral en 1837 contre les arthrites chroniques. En 1846, Ricord et Puche essaient le *bromure de potassium* dans la syphilis comme succédané de l'iodure de potassium et cela sans succès. Ce n'est qu'en 1850 que Huette et Rames reconnaissent son action sédative sur les organes génitaux et le pharynx. En 1851, Debout le signale comme hypnagogue et Locock comme le remède par excellence de l'accès épileptique. Son action sur le cœur est étudiée par Laborde, Eulenbourg, Guttmann, Martin-Damourette et Pelvet, Pletzer, Burz, Bulder, Gubler et Germain Sée.

L'*iode*, retiré des eaux mères des soudes de varechs par le salpêtrier Courtois (de Dijon) en 1812, fut étudié par Gay-Lussac, qui lui donna son nom (ἰώδης, couleur violette), à cause de la couleur violette de ses vapeurs. Il fut utilisé par Coindet de Genève contre le goître. L'*iodure de potassium* fut conseillé pour la première fois dans la syphilis par Wallace en 1836, puis adopté et vulgarisé par Ricord dans la syphilis tertiaire. Biett conseillait plutôt l'iodure de mercure. Les deux médicaments sont restés dans la thérapeutique et leur efficacité reconnue suivant les périodes de la maladie.

L'*iodoforme*, qui eut tant de vogue au moment de l'établissement de la méthode antiseptique en chirurgie, fut découvert en 1822 par Serullas (de Poncin E. U.). En 1834, Dumas établit sa composition et en 1840 Bouchardat donne son mode de préparation.

L'*iodure d'éthyle*, découvert par Gay-Lussac (1816), est utilisé contre l'asthme prr Turnbull, de Liverpool.

Le *nitrite d'amyle*, découvert par Balard en 1844, est étudié par Guthrie (1854) et considéré par ce dernier comme un vaso-dilatateur, accélérant les mouvements du cœur.

L'*arsenic*, mieux étudié, est employé d'une façon rationnelle en Angleterre par Fowler déjà au xviiie siècle, et préconisé en Allemagne par Harless, malgré l'opposition de Hufeland, puis en France par Foderé et Boudin. La liqueur de Fowler et la solution de Boudin sont restées dans la thérapeutique jusqu'à l'apparition des nouveaux sels arsenicaux (arrhénal et autres).

L'*éther*, le *chloroforme* sont employés comme anesthésiques locaux et généraux. Le chloroforme fut découvert en 1831 par Soubeiran.

L'*hydrate de chloral* découvert par Liebig en 1832, formulé par Dumas, est déjà considéré comme un hypnagogue par Bucheim en 1861 ; mais il ne fut introduit dans la thérapeutique qu'en 1869 par O. LIEBREICH, qui démontra son action hypnagogue et anesthésiante par son dédoublement en chloroforme et en formiate de potasse au contact d'un alcalin.

Le *sous-nitrate de bismuth*, déjà signalé en 1743 par Geoffroy, étudié par Ocher de Genève en 1786, est considéré tout d'abord comme toxique par Orfila par ce qu'il est rarement pur, qu'il contient du plomb et de l'arsenic. Bretonneau le réhabilite, Trousseau, son élève, et Monneret le prescrivent à larges doses.

La *lithine* fut découverte en 1817 dans l'île de Ubu (Suède), par Arfwedson, et appelée par Brander lithium. En 1841, A. Lepowitz constate son action dissolvante sur l'acide urique avec le carbonate de la lithine. L'Anglais Ure (1855) la propose contre la goutte et en 1861 Garrod en répand l'usage.

C'est Biswanger (1847) qui établit le premier la supériorité du carbonate de lithine sur les autres sels. Bence Jones a étudié son élimination dans l'organisme et en fixe la durée à vingt-quatre heures.

La *pepsine* est introduite dans le traitement des maladies de l'estomac par Lucien Corvisart (1854).

Au traitement chimique par les fervents digestifs on joint chez les sujets atteints de catarrhe de l'estomac avec gastrectasie un traitement mécanique, le lavage de l'estomac avec une pompe conseillé par Kussmaul en 1867. Nous aurons à revenir sur ce mode de traitement.

C'est la période triomphante de l'*émétique* (tartre stibié) donné d'abord à dose rasorienne (v. p. h.), puis bientôt réduit au simple rôle de vomitif; et du *kermès minéral*.

L'action des purgatifs salins ayant été mieux étudiée, on les conseille plus volontiers (sel d'Epsom, sel de Glauber, sulfate de soude, sulfate de magnésie, citrate de magnésie), ainsi que les eaux purgatives naturelles de Sedlitz, de Pullna, etc. On donne encore le cascara sagrada, l'huile de ricin, de croton, le calomel, cher à l'école anglaise ainsi que la podophylline qu'elle appelle le calomel végétal, comme laxatifs et purgatifs.

L'*ergot de seigle* est étudié par Prescott en Amérique (1815), en France par Desgranges (de Mâcon) et Bonjean (de Chambéry).

Le *copahu*, qui fait la base de la potion de Chopart, est recommandé par Ricord, Gubler, Rollet, Diday dans la blennorragie. Le *cubèbe*, pour la même affection, est patronné par Crawford (1818) et l'emploi en est vulgarisé en France par Delpech. Le *santal*, très en honneur aux xvie et xviie siècles, puis abandonné, est de nouveau réintégré dans la thérapeutique par Hendersen en 1865.

L'*eau chaude* commence à être employée en gynécologie par Runge, Courty, Emmet.

L'*eau froide* est recommandée par Priessnitz, qui s'était

guéri d'une contusion des côtes par une application de compresse froide sur la région contuse. Il en fait une panacée, disant que le corps n'est qu'une éponge qu'imprègnent les maladies; et que l'eau nettoie cette éponge (?). L'interprétation est sans valeur, mais la méthode en elle-même est excellente et a fait fortune.

En 1860, Brand recommande de traiter les typhiques par des *bains froids*. Nous reviendrons plus loin sur cette méthode de traitement de la fièvre typhoïde.

Les *affusions froides* avaient été conseillées en 1798 dans la scarlatine par Currie, et depuis par Schedel à Graefenberg.

Le *massage,* l'*électrothérapie* commencent à se répandre comme méthodes de traitement.

Mais la médication qui fut la plus employée après Broussais fut celle qui devait combattre l'anémie : le *fer* et le *quinquina.*

L'*anémie* avait été décrite pour la première fois au siècle dernier par Lieutaud dans sa « Médecine pratique », puis par Alberti de Halle (1732), Isenflamm d'Erlangen 1764, et Hoffinger en 1777.

Au XIXᵉ siècle, Piorry, Marshall-Hall, Andral et Gavarret l'étudient plus spécialement et font rentrer dans ce **mot,** mal construit, la plupart des états cachectiques, qui sont des états secondaires et créent malencontreusement une entité morbide d'un syndrome presque toujours symptomatique. Néanmoins en France inflammation et anémie sont les deux grands états pathologiques auxquels pendant plus de cinquante ans sont rapportées et dans le peuple et chez nombre de gens instruits la plupart des maladies. Le faciès anémique est plutôt le faciès chlorotique; mais écoutons la description des symptômes d'après Grisolle.

« Les sujets anémiques ont les chairs flasques; leur peau est pâle, blafarde ou plutôt elle a la couleur jaunâtre de la cire blanche qui a vieilli. La conjonctive, la muqueuse de la bouche et celle des parties génitales sont également décolorécs, on n'y reconnaît aucune ramification capillaire, les veines sous-cutanées sont affaissées, presque vides ; souvent on ne les distingue plus, ou bien leur trajet se dessine à peine par une nuance violette extrêmement pâle, les individus dont nous parlons sont oppressés dès qu'ils marchent ; ils éprouvent des palpitations et tombent souvent en syncope. » (Bruit de souffle anémique. Bruit de diable dans les vaisseaux.)

Les sujets anémiques présentent presque constamment des troubles variés des fonctions digestives ; anorexie, goûts bizarres, gastralgie, digestions pénibles, constipation, urines peu denses avec céphalalgie, névralgies, vertiges, bourdonnements d'oreilles, tristesse, paresse, nonchalance ; incapables de travail intellectuel, amaurotiques, ils ont des visions bizarres, des hallucinations, du délire, des paralysies plus ou moins étendues.

L'anémie peut être confondue avec la pléthore et on la traite par un régime analeptique, le massage, les frictions sèches et aromatiques, les bains de mer ou de rivière, les bains sulfureux, les affusions, les douches froides ; les amers : quinquina, gentiane, quassia, vins généreux ; le *fer* ; Trousseau conseille déjà les inhalations d'oxygène. L'anémie des mineurs est d'ailleurs comprise dans cette même description.

LIVRE IX

LA MÉDECINE AU XIXe SIÈCLE

(2ᵉ PARTIE : 1870-1900).

Les microbes pathogènes. — Aperçu général de l'état de l'anatomie, de la physiologie et de la pathologie pendant cette période. — La Thérapeutique. — La Sémiologie. — La Chirurgie. — L'Obstétrique. — La Médecine légale. — L'Enseignement médical. — Conclusion.

Pendant que les cliniciens cherchent et trouvent des moyens nouveaux et plus sûrs de diagnostiquer les maladies, de les localiser, de mieux connaître quels organes sont atteints et comment ils sont atteints, modifiés et détruits afin de pouvoir mieux les soigner ; que les physiologistes font expériences sur expériences pour pénétrer les mystères du fonctionnement de nos organes ; que les micrographes trouvent toujours quelque chose de nouveau sous leur objectif, sans cependant se préoccuper de ce qu'ils appellent des spores ou des vibrions ; voici qu'un « chimiste de génie », Louis Pasteur (1822-1895), qui n'était ni physiologiste, ni médecin, en étudiant les fermentations qu'il trouve être causées par de petits organismes vivants, vient à découvrir que les agents des maladies contagieuses sont également de petits organismes vivants : les *microbes*, qui depuis ont fait tant de bruit dans le monde.

En étudiant, à l'âge de vingt-cinq ans, l'acide paratartrique, qui n'est que la réunion des acides dextro et lévotartriques, il parvint à isoler ces deux derniers de diverses façons : mais son mode de séparation le plus intéressant et le plus original consista dans l'action d'un petit champignon, le « Penicillium glaucum », qui, s'attaquant spécialement à l'acide droit et à ses sels, laissait l'acide gauche et les levotartrates intacts.

Le grand savant n'oubliera jamais cette action spéciale d'un petit champignon, et lui servira dans la suite à rechercher les actions possibles d'autres petits champignons, qui vont produire les fermentations butyrique, lactique, acétique (1859-1861) dues à de petits êtres vivants, à des spores (ferment butyrique, lactique, mycoderma aceti).

En 1858, survient l'affirmation de Pouchet sur la réalité des générations spontanées, avec expériences à l'appui. Pasteur, bien préparé par ses études sur les fermentations, combat cette doctrine et prouve par des expériences qui sont restées célèbres que les prétendues générations spontanées étaient produites par des *germes*, Il termine sa communication à l'Académie des Sciences par ces mots : « Non, il n'y a aucune circonstance aujourd'hui connue, qui permette d'affirmer que des êtres microscopiques sont venus au monde sans germes, sans parents semblables à eux » (1864). A la fin du siècle dernier une discussion semblable avait eu lieu à propos de la génération des infusoires entre Needham et Spallanzani : le premier tenait pour la génération spontanée et le second faisait les mêmes affirmations que Pasteur et admettait aussi l'action de germes préexistants.

Les découvertes des différents ferments eurent pour premier résultat de permettre aux brasseurs et aux fabricants de vinaigre de faire scientifiquement leur industrie, tout empirique jusqu'alors.

Quant aux expériences qui ruinaient la doctrine des générations spontanées, elle fit réfléchir les médecins, et, dès 1867, Trousseau se demandait « s'il n'existerait pas aussi des spores morbides, et si on ne pourrait pas de cette façon se rendre compte des fermentations morbides dont parlent les Anciens auteurs » ?

Déjà auparavant, en 1863, Davaine, qui avait vu, dès 1850, la bactéridie charbonneuse avec Rayer, dans le sang d'animaux morts, du sang de rate, fut frappé de l'analogie de cette bactéridie avec le vibrion butyrique et disait peu de temps avant sa mort : « Dans l'état actuel de la science, personne n'aura l'idée de rechercher en dehors de ces corpuscules l'agent de la contagion ».

D'ailleurs voici Pasteur qui se met à l'étude de cette bactéridie dont la spécificité était niée par les professeurs du Val-de-Grâce et de la Sorbonne. Avec Chauveau et Joubert, il fait des expériences probantes et démontre la spécificité du vibrion septique et de la bactéridie charbonneuse; celle-ci seule cause du charbon, puisqu'inoculée elle reproduit la maladie. C'est de cette époque que date la démonstration de la *théorie microbienne* (1877), quoique le mot *microbe* ne fût introduit dans le langage scientifique par Sédillot qu'en 1878. La preuve que la bactéridie charbonneuse est la cause unique et formelle de la maladie charbonneuse, c'est que l'inoculation aux animaux de bouillons de culture de cette bactéridie reproduit chez les animaux inoculés la maladie charbonneuse.

L'agent de transmission de la maladie est donc bien la bactéridie spécifique.

Suivent les expériences de Pasteur et de Chauveau sur l'atténuation de la bactéridie par la chaleur, qui amènent la découverte de la vaccination anticharbonneuse, contre le charbon.

En effet, en février 1880, Pasteur, à propos du choléra des poules, dans une communication à l'Académie des Sciences, dit que : « Par certains changements dans le cas de culture, on peut faire que le microbe infectueux soit diminué dans sa virulence », puis, inoculant des poules avec un virus atténué, il les rend malades, mais elles ne meurent pas. Il les laisse guérir et les inocule avec un virus très infectieux, qui ne les tue pas, mais qui a tué les poules non inoculées. « La conclusion est évidente, la *maladie se préserve elle-même.* »

C'est alors qu'il se sert nettement le premier d'une comparaison entre cette préservation de la poule contre le choléra aviaire et celle de l'homme contre la variole par la vaccine.

Ce sont ces expériences qui amèneront la découverte de la *vaccination* contre le charbon.

En 1880, Toussaint avait déjà essayé l'atténuation de la bactéridie charbonneuse, mais sans résultat. Chauveau, Arloing, Cornevin, Thomas, Chamberland, Roux sont plus heureux et une série d'expériences célèbres furent faites à ce sujet, en 1881, à Pouilly-le-Fort, près de Melun. Tous les animaux inoculés sans vaccination préalable : 6 vaches, 24 moutons et 1 chèvre, prirent le charbon. La chèvre et tous les moutons moururent le même jour. Aucun des animaux inoculés ne fut malade.

H. Bouley (1814-1885), professeur à l'École d'Alfort, ne peut retenir son admiration et s'écrie dans un enthousiasme dithyrambique :

« Quel triomphe qu'un pareil résultat ! s'emparer du virus le plus énergique, le plus subtil, le plus efficace aux doses infinitésimales, le réduire à un degré déterminé d'action ; le faire reproduire avec son énergie réduite dans une série de générations qui font race dans l'espèce ; l'accommoder ainsi aux usages de la prophylaxie pour l'inoculation, de façon qu'on devient maître de vacciner contre une maladie mortelle et de vacciner à des degrés divers, suivant qu'on veut d'emblée une immunité complète ou ne la faire acquérir que graduellement, quel triomphe ! et quelles espérances autorisées, quelles perspectives ouvertes ! En présence de tels faits je me laisserais aller volontiers à m'écrier comme le grand-prêtre Joad dans la tragédie d'Athalie :

> Mes yeux s'ouvrent
> Et les siècles obscurs devant moi se découvrent. »

En somme ces différentes expériences démontraient que les virus qui produisent les maladies infectieuses étaient fonction de microbes : que ces virus pouvaient être atténués et que l'inoculation de ces derniers pouvait préserver de la maladie. La preuve tout au moins en avait été faite chez les animaux pour le charbon. Elle ne tarda pas à être faite, sur l'homme, pour la rage (1885).

Au point de vue de la pathologie générale elles rendaient visible la cause des maladies contagieuses et expliquaient leur transmissibilité par le microbe : de plus, elles donnaient raison aux hypothèses vieilles comme le monde des miasmes et des virus qui n'avaient jamais cessé d'être courantes depuis Hippocrate jusqu'à nos jours dans l'histoire de la Médecine. Nous reviendrons plus loin sur ces souvenirs rétrospectifs.

L'enthousiasme de Bouley n'était pas partagé par tous les savants ni par tous les médecins. Aussi les protestations ne manqueront pas aux premières communications de Pasteur à l'Académie des Sciences[1] et à l'Académie de Médecine[2], et cependant elles donnaient la preuve d'anciennes hypothèses très vraisemblables qui avaient encore cours à cette époque, mais qui ne préoccupaient plus alors les esprits.

Néanmoins cette doctrine fut acceptée avec joie par les chirurgiens et les accoucheurs qui, depuis longtemps, cherchaient, les uns la cause de leurs insuccès opératoires, les autres celle de la fièvre puerpérale, qu'ils pensaient bien les uns et les autres être due à des germes.

Dès 1869, LISTER[3], sans connaître les microbes des com-

---

1. Paul Bert, Berthelot, Claude Bernard.
2. L. Le Fort, Peter, Alphonse Guérin, Bouillaud.
3. Lister, qui plus tard, en 1874, lui écrivit d'Edimbourg lui adresse ses plus cordiaux remerciements, pour lui avoir, par ses brillantes recherches démontré la vérité de la théorie des germes de putréfaction et lui avoir

plications des plaies opératoires, institue son pansement antiseptique, qui lui donne déjà des résultats satisfaisants. Plus tard l'antisepsie sera modifiée et bientôt l'on fera surtout de l'asepsie. En obstétrique, dès 1855 TARNIER pensait à la spécificité et à la contagion de la fièvre puerpérale et fut l'initiateur des mesures prophylactiques actuellement en vigueur pour en empêcher l'éclosion et la dissémination.

Un des premiers microbes pathogènes découvert ou tout au moins isolé et cultivé par Pasteur en 1879 fut *un microbe en chaînettes*, plus tard appelé le *streptocoque,* qui avait déjà été vu, dans le sang de femmes infectées, par Coze et Feltz, de Strasbourg en 1869, puis de nouveau par Recklinghansen (1871) et par Valdeyer et Orth. Pasteur montre en outre son rôle principal dans les accidents infectieux d'origine puerpérale. « Un jour, dans une discussion sur la fièvre puerpérale à l'Académie de Médecine, un de ses collègues les plus écoutés dissertait éloquemment sur les causes des épidémies dans les Maternités. Pasteur l'interrompt de sa place : « Ce qui cause l'épidémie, ce n'est rien de tout cela : c'est la médecine et son personnel, qui transportent le microbe d'une femme malade à une femme saine ». Et comme l'orateur répondit qu'il craignait fort qu'on ne trouve jamais le microbe, Pasteur s'élance vers le tableau noir, dessine l'organisme en chapelet de grains, en disant : « Tenez, voici sa figure! » Sa conviction était si forte qu'il ne pouvait s'empêcher de l'exprimer fortement : on ne saurait se rendre compte aujourd'hui de l'état de surprise, de stupéfaction même, dans lequel il mettait médecins et élèves, lorsque, à l'hôpital, avec une simplicité et une assurance qui paraissaient déconcertantes chez un homme qui entrait pour la première fois dans un service d'accouchement, il critiquait les méthodes de pansement et déclarait

ainsi donné le seul principe qui pût mener à bonne fin le système antiseptique. « Si jamais vous veniez à Edimbourg, ce serait, je crois, une vraie récompense pour vous de voir à notre hôpital dans quelle large mesure le genre humain a profité de vos travaux. »

que tous les linges devaient passer au four à stériliser. »
(Roux, in *la Vie de Pasteur*, par René Vallery-Radot).
L'année suivante (1880), A.-J. DOLÉRIS publia une thèse
qui eut un grand retentissement. « L'honneur lui restera
toujours d'avoir puissamment contribué à vulgariser chez
nous la théorie parasitaire en apportant, à l'appui de son
opinion, le résultat de recherches personnelles » (F. Widal).
Toutefois il n'insiste pas sur le rôle prédominant du streptocoque dans l'infection puerpérale. En 1889. F. WIDAL,
dans sa thèse[1], conclut ainsi ; « Qu'un seul organisme, le
streptocoque pyogenes, suffit à produire les différentes
formes cliniques anatomiques aiguës et chroniques de
l'infection puerpérale vulgaire à portée d'entrée utérine :
Fausse membrane fibrineuse, thrombus de laphlegmatia
alba dolens, altérations histologiques des parenchymes aussi
bien que le pus des abcès ; c'est une question de virulence. »

D'autres microbes peuvent aussi amener des infections à
la suite de couches (bactérium coli, staphylocoque), mais
leur action est moins intense, moins dangereuse : on les
rencontre du reste rarement. C'est aussi l'agent le plus fréquent de la complication des plaies amenant la lymphangite,
l'adénite, l'adéno-phlegmon (ce dernier cependant plus souvent causé par le staphylocoque) ou encore des phlébites,
la pyémie et des arthrites, etc... C'est enfin le microbe de
l'érysipèle, déjà signalé en 1870 par Neveu, puis signalé
par Bouchard en 1876 dans la sérosité des phlyctènes. C'est
FEHLEISEN qui le premier en 1881, ayant isolé ce microbe
en chaînette, lui assigna la propriété toute spécifique de
déterminer toujours par inoculation à l'homme ou aux animaux des plaques d'érysipèle typique. Un microbe en chaînette fut retiré par ROSENBACH (1884) du pus d'un phlegmon et on se mit à admettre que le microbe en chaînette de
l'érysipèle donnait de l'érysipèle et celui du phlegmon fabri-

1. Etude sur l'infection puerpérale, la phlegmatia alba dolens et l'érysipèle.

quait du pus. Widal, dans une série d'expériences, montra
que ces deux streptocoques n'étaient pas toujours fidèles
dans leurs inoculations et que l'un et l'autre pouvaient
donner naissance au pus ou à la plaque érysipélateuse. Il
est d'ailleurs aussi fort probable que c'est le même streptocoque qui est le microbe de l'infection scarlatineuse. Il y a
là surtout à tenir compte de la virulence.

A côté du streptocoque, il faut placer la *staphylocoque*, qui
est un microbe en grappe dont on distingue plusieurs variétés : S. pyogenes aureus, albus, citreus, septicus. Le staphylocoque doré est l'agent que l'on retrouve le plus fréquemment dans les phlegmons et les abcès; l'ostéomyélite aiguë
et prolongée (Pasteur), les furoncles et les anthrax (Pasteur
et Rosenbach), les lymphangites (Fucher et Levy); c'est lui
qui dore aussi les plaques d'eczéma suintant sous le nom
d'eczéma impétigineux. Il est encore d'autres microbes qui
peuvent faire du pus, tels que le tétragène, le pneumocoque,
le pneumo-bacille de Friedlander, le bactérium coli, le
bacille d'Eberth, le bacille de la morve, de la tuberculose,
le gonocoque, le bacille pyocyanique, le proteus vulgaris;
néanmoins ce n'est là qu'une fonction accidentelle ce n'est
pas leur fonction spécifique.

R. Koch (1843-1910), qui avait découvert en 1876 la spore
de la bactéridie charbonneuse et au début fut un adversaire
acharné des doctrines pastoriennes, découvrit en 1882 le
bacille de la tuberculose, démontrant ainsi et l'unité et la
spécificité et aussi la transmissibilité ou la contagiosité de la
tuberculose, surtout de la tuberculose pulmonaire. La théorie de Laennec uniciste était reconnue vraie et la théorie
dualiste de Virchow et de Reinhardt, de l'école allemande
en général, ainsi que la tentative d'Empis de faire une maladie
spéciale de la *granulie* (1865), reconnues comme erronées.
Quant à la contagion de la tuberculose, qui pendant tout le
cours de l'histoire de la Médecine avait été acceptée par la
majorité des médecins, et qui depuis Laennec n'était plus

admise; quoique J. VILLEMIN, en 1867-1868, eut communiqué la maladie aux animaux en leur inoculant des produits
tuberculeux; ce fut une conception qui parut nouvelle et
qui fut tout d'abord rejetée, parce qu'on ne s'entendait
peut-être pas très bien sur la valeur du mot contagion. Il
semblait bien qu'à cette époque le mot contagion était
réservé aux maladies épidémiques, à la transmissibilité
flagrante de certaines affections; mais on ignorait, et pour
causes, ce qu'on pourrait appeler la transmissibilité
latente, qui cependant avait été soupçonnée par les vieux
auteurs. On ne peut guère aujourd'hui donner une meilleure définition de la contagion que celle déjà formulée par
Fracastor au xvie siècle : le passage d'une infection d'un
sujet à un autre[1]. C'est cette même définition qui avait fait
supposer au vieux médecin de Vérone que cette transmission ne pouvait se produire que par des corps infiniment
petits, qui ne tombent pas sous nos sens, et qu'il appelle
germes, semences de contagion. Il faut donc aujourd'hui
modifier l'interprétation du mot contagion et n'y voir que
la transmissibilité d'une maladie d'un sujet à un autre,
transmissibilité à son maximum de puissance dans les épidémies, à son minimum dans la plupart des autres cas.

R. Koch (1890) voulut produire pour la tuberculose humaine ce qui avait été fait pour le charbon et la rage, tenter
l'atténuation du virus tuberculeux. Il est inutile d'insister sur
la *tuberculine* comme moyen thérapeutique; mais il faut se
rappeler que c'est un très bon agent de diagnostic de l'infection tuberculeuse, dont l'emploi a été heureusement modifié,
ces dernières années (cutiréaction, ophtalmo-réaction, etc.).

Dans toutes ces recherches de microbes, c'est l'école
allemande qui tout d'abord fait le plus de découvertes.

KLEBS, en 1883, découvre le *bacille de la diphtérie*, qui est
isolé et cultivé par LŒFFLER en 1884 : sa *toxine* est décou-

---

1. Quod igitur *contagio* sit *quædam ab uno in aliud transiens infectio,*
vel ipsum nomen ostendit. Cap. I.

verte par Roux et Yersin en 1888. En 1890 Behring et Kitasato découvrent la présence de *l'antitoxine* diphtéritique
dans le sérum des animaux vaccinés, montrent que ce
sérum est à la fois préventif et curatif vis-à-vis de l'infection diphtérique, et suggèrent ainsi à Roux ses premiers
essais de sérothéraphie de la diphtérie communiqués en
1894 au Congrès de Buda-Pesth. Cette méthode, reprise
par Behring, est aujourd'hui universellement employée,
et les statistiques des hôpitaux d'enfants démontrent une
grande diminution dans la mortalité de cette affection. La
preuve de la spécificité de l'angine couenneuse, de la diphtérite de Bretonneau était faite non sans gloire pour le vieux
clinicien.

Eberth différencie *le bacille de la fièvre typhoïde* du bactérium coli, et établit la spécificité de la fièvre entéromé-
sentérique de Petit et Serres, de la dothiénentérite de Bretonneau, de la typhoïde de Louis (1880). Ce bacille fut
trouvé dans les plaques de Peyer, les ganglions lymphatiques, du mésentère, la rate, le foie, les reins, les poumons,
les méninges, les matières fécales, l'urine, le sang (ce qui
a donné naissance à la méthode de l'agglutination); c'est
un bacille très résistant qui peut se cultiver dans l'eau.

Le *pneumocoque* fut d'abord vu par Pasteur, Roux et
Chamberland dans la salive d'un enfant mort de la rage
(1881) et lui donnèrent le nom de bactérie auréolée; Stern-
berg l'appela Micrococcus Pasteuri; en 1883, Talamon (*Soc.
Anat.* 30 nov.), le découvre dans les crachats et les exsudats
pneumoniques, le cultive et reproduit la pneumonie chez le
lapin en lui inoculant ses cultures; en 1884 Fraenkel l'étudie et l'identifie avec le microbe de la septicémie salivaire.
On l'appelle volontiers micrococque de Talamon-Fraenkel. Il
peut se trouver dans la cavité pleurale et donner lieu à la
pleurésie purulente à pneumocoques (A. Netter) et déterminer aussi des abcès dans le tissu musculaire, des
arthrites, des endocardites, des péricardites, des lym-

phangites, des angines, des otites et des méningites. C'est
surtout le microbe de la pneumonie franche lobaire, de la
pneumonie lobulaire, et des pneumonies secondaires avec
association de microbes (bacille d'Eberth, staphylocoques,
streptocoque).

En 1883, NEISSER signale dans le pus de l'écoulement
uréthral le microbe qui porte son nom et qu'il trouve encore
dans les complications de la maladie : conjonctivites, péri-
tonites, salpingites, métrites, arthrites, puis dans la vulvite
des petites filles, et l'ophtalmie des nouveau-nés.

En 1889, DUCREY (de Naples) décrit dans le pus du chancre
simple un microbe qui est retrouvé dans des coupes par
UNNA de Hambourg en 1892. Isolé en chapelets à grains
plus ou moins longs, en amas : tel il a été décrit par NICOLLE
en 1893.

Tout récemment (mai 1905), SCHAUDINN et HOFFMANN ont
décrit sous le nom de *spirochète pallida* un organisme du
genre des protozoaires flagellés (famille des Trypanosomides)
qu'ils considèrent comme l'agent de la syphilis. En 1905
(oct.), Schaudinn crée le genre tréponème et donne au micro-
organisme qu'il a décrit le nom de *Treponema pallidum*
(tréponème pâle) qui a été trouvé dans différents organes
(foie, liquide céphalo-rachidien), et qui est définitivement
considéré comme le microbe de la syphilis.

En 1884, R. KOCH avait découvert dans les matières fécales des cholériques un vibrion qui fut appelé le *bacille en
virgule*.

Le *bacille de la morve* est découvert presque en même
temps par Bouchard, Capitan et Charrin en France et par
Loeffler et Schutz en Allemagne.

G.-H.-A.-HANSEN décrit *le bacille de la lèpre* en 1877, qui
fut étudié par Neisser, Babes, Bordoni, Ulfreduzzi ; Spronk
établit l'unité des différentes formes de lèpre : lèpre tuberculeuse (éléphantiasis des Grecs), lèpre maculeuse (morphée,
vitiligo des Anciens), lèpre anesthésique (nerveuse).

Nicolaier découvre le *bacille du tétanos* en 1884 et Kitasato le cultive en 1889.

En 1892, Auguste Pfeiffer (de Wiesbaden) décrit le *microbe de la grippe* et en 1894 Yersin le *bacille de la peste à bubons*.

Enfin d'autres organismes analogues aux bactéries peuvent aussi produire des maladies comme le tréponème pâle dont nous avons parlé plus haut. Citons encore :

L'*actinomycose* (Poncet (de Lyon), Dor, Bérard) causée par l'actinomyces bovis.

Le *spirochoete Obermeieri*, qui cause la fièvre récurrente (Obermeyer 1873, Cohn 1875).

Les *trypanozomes*, observés par Valentin et Gruby en 1841, en 1880 par Evans aux Indes, en 1901 par Forde et Dutton en Gambie, en 1903 par Castellani dans le liquide céphalo-rachidien, produisent la *maladie du sommeil*.

Enfin, parmi ces autres agents animés de la maladie, les plus importants sont les *hématozoaires du paludisme* dont la découverte est due à A. Laveran (1880). Ils sont caractérisés par des corps sphériques, des flagella, des corps en croissant et des corps en rosaces. Ils ont été étudiés par Golgi, Canalis, Grassi et Feletti (A. Laveran, *Du Paludisme et de son hématozoaire*. Paris, 1881).

Toutes les maladies auront bientôt leur microbe : la dysenterie, le rhumatisme articulaire aigu, l'anémie pernicieuse progressive, la fièvre jaune, ont leur germe spécifique : pour la dysenterie, des amibes et des bacilles type Shiga et type Flexner; pour le rhumatisme articulaire, le bacille d'Achalme; pour l'anémie pernicieuse, l'ankylostome duodénal.

Pendant cette première période de recherches et de découvertes fécondes en résultats, on se préoccupe surtout du microbe, agent vivant de la maladie, mais on ne s'occupe pas encore de ses effets, de sa façon d'agir; on pense généralement qu'il agit surtout par sa présence et sa pullulation dans l'organisme. Mais bientôt on s'aperçoit que cet infiniment petit agit par ses sécrétions, qui sont des poisons et que c'est là tout le mal, (Charrin, E. Roux et Yersin, Arloing etc.), et que le but de la thérapeutique doit être surtout de combattre cette action toxique. Et voici que du même coup les très vieilles hypothèses de l'analogie des symptômes de la maladie avec ceux des poisons se trouve justifiée.

Nature vivante de la contagion, intoxication dans les maladies contagieuses sont deux conceptions, d'ailleurs tout hypothétiques, qui ont toujours existé en médecine et qui n'ont jamais été abandonnées. Nous avons vu dans l'Inde les prêtres exorciseurs prétendre chasser du corps cette matière vivante; puis empiriquement conseiller des antidotes pour combattre les actions du poison de la fièvre gangétique qu'ils assimilent aux poisons des serpents. Dans la Collection Hippocratique, à propos des maladies épidémiques, il est affirmé qu'il faut bien que, dans la propagation de ces maladies, l'air contienne quelque chose de morbifique, des miasmes. Plus tard, Galien trouve à Rome très répandu l'usage de la Thériaque, qui d'ailleurs venait de l'Orient, et qui conseillée d'abord contre les poisons et les venins, avait été empiriquement donnée, et cela avec succès, contre les maladies rapportées à une cause toxique. Les Arabes et Rhazès en particulier comparent la fièvre à une sorte d'ébullition du sang (fermentation). Au xvıe siècle, où sévissent les affections contagieuses et plus particulièrement la peste et la syphilis, Fracastor pense que la contagion se fait par de petits corps invisibles et que c'est eux qui sont la cause de toutes les maladies contagieuses, parmi lesquelles il comprend déjà la phtisie pulmonaire. Puis, à la fin du même siècle, Mercuriali, tout en admettant l'hypothèse des germes de Fracastor, pense qu'ils agissent plutôt par leur action toxique. D'ailleurs au xvıe siècle l'opinion générale est que dans la peste il y a quelque chose de toxique, « toxicum aliquid ». Au xvıIe siècle Van Helmont, qui appelle l'attention des médecins sur le rôle des ferments dans la digestion, dans

la formation des calculs, étudie la peste et s'étonne que les
Ecoles n'aient jamais parlé jusqu'à présent des ferments,
des venins et des poisons ; il dit que dans la peste c'est un poison qui tue, et que ce poison est produit par un ferment.
« Saltem nunquam in Scholis perpensa sunt venenorum ac
toxicorum fermenta quapropter hujus veneni organun est
ipsum fermentum. » (Tumulus pestis.) Morton croit que quelque chose de délétère consume le poumon du phtisique, et
que le quinquina n'agit contre les fièvres intermittentes que
par son action paralysante sur le poison qui cause ces fièvres.

C'est aussi l'opinion de Fagon. Au xviiie siècle nous avons
vu plus haut la peur que F. Hoffmann avait de la contagion
et des miasmes. QUESNOY s'en prend pour les fièvres à l'hétérogène, qu'il confond avec les miasmes et les virus. Plus
tard, Corvisart, à propos de lésions qu'il rencontre dans les
affections de l'aorte, pense qu'elles sont causées par quelque chose de délétère. Puis l'anatomie pathologique, l'histologie, la médecine expérimentale absorbent toutes les activi-
tés; les esprits sont portés vers d'autres idées ; et contagion
miasmes et virus sont un peu laissés de côté. Cependant,
dès 1850 Henle, d'après des considérations purement théoriques, admettait que les maladies contagieuses et miasma-
tiques étaient vraisemblablement causées par la pénétration et le développement d'organismes inférieurs dans le
corps humain (in Nothnagel et Rossbach). En France, il
n'y a guère que Trousseau qui, séduit par les premières
expériences de Pasteur, admette la vraisemblance et l'exactitude de ses idées sur la nature vivante non seulement de
la contagion, comme on la comprenait alors, mais encore
de la plupart des maladies. En Allemagne, sauf Henle, dont
nous venons de donner l'opinion, tout le monde était de l'a-
vis de Liebig et sur la fermentation et sur la cause vivante
de la maladie (voir plus haut). Nous pourrions arrêter ici
notre petit travail dont le but était surtout de montrer comment les théories pastoriennes avaient fait sortir de l'ombre,

puis justifié certaines théories anciennes; et de faire voir la conformité de la médecine ancienne avec la médecine contemporaine.

Cependant il est encore certaines questions soulevées par ces découvertes dont il nous faut dire quelques mots : les moyens de défense de l'organisme contre l'action malfaisante des microbes, et de l'immunité.

On admet généralement que l'organisme se défend contre les poisons microbiens par l'action combinée des humeurs et des solides ; par la formation dans les humeurs de *substances empêchantes* (anticorps) et par la *phagocytose* (MET-CHNIKOFF.)

Les expériences de COHNHEIM sur la kératite expérimentale avaient démontré l'immigration dans le foyer inflammatoire de leucocytes provenant tantôt des bords de la cornée, tantôt de la conjonctive; c'est le phénomène de la diapédèse qui se produit quand un point quelconque de l'organisme subit une irritation quelconque. Mais ce ne sont pas les leucocytes seulement exsudés des vaisseaux qui se portent sur le point lésé; à ceux-ci se joignent des cellules du tissu conjonctif et des leucocytes placés dans le tissu cellulaire sous-cutané et les espaces lymphatiques. Ces leucocytes, véritables organes de défense de l'organisme se jettent sur les microbes et les absorbent comme le feraient des amibes. Le primum movens de la réaction inflammatoire est une action digestive du protoplasma vis-à-vis de l'agent nuisible. C'est le phénomène de la *phagocytose* par les phagocytes (METCHNIKOFF).

Partout où se présente le microbe se fait de la leucocytose et cette lutte du leucocyte avec lui se produit dans le sang même où l'on peut observer la lutte des phagocytes et des spirilles.

Et Metchnikoff définit l'inflammation dans son ensemble « *comme une réaction phagocytaire de l'organisme contre les agents irritatifs, réaction qui tantôt s'accomplit par les*

p hagocytes mobiles seuls, tantôt avec le concours des phago-
cytes vasculaires, ou celui du système nerveux[1]. »

Cette théorie fut tout d'abord considérée comme entachée
de vitalisme et d'animisme, et son auteur dénie à sa théorie tout caractère téléologique. Cependant, on ne peut nier
la force curatrice de la nature, dont la réaction inflammation constitue l'élément le plus important, mais cette force
curatrice n'a pas encore une adaptation parfaite. Pour lui
l'appareil phacocytaire n'a pas encore atteint son dernier
stade de développement. Pour nous, ne retenons de tout cela
que la constatation expérimentale anatomique de la « natura
medicatrix » de la Collection Hippocratique. Metchnikoff,
trop exclusif, ne voit pas d'autre moyen de défense de l'organisme contre l'infection. A ce qu'on appelle la leucocytose
et la phagocytose il faut ajouter le rôle antitoxique du sang
démontré par BEHRING et KITASATO vis-à-vis des toxines
microbiennes avec le sérum immunisé et ses leucocytes.

D'autres organes viennent encore concourir à cette lutte :
la muqueuse intestinale, le foie, les capsules surrénales, le
corps thyroïde, la rate, le poumon.

Quant aux réactions humorales elles sont caractérisées par
la production d'anticorps amenant le pouvoir bactéricide des
humeurs (cylotitique, agglutinant, précipitant, antitoxique).
Quant à l'anticorps, l'*alexine*, elle ne peut agir qu'après fixation de la *sensibilisatrice* (BORDET) par le corps des bacilles.

L'organisme, après avoir lutté avec succès contre la maladie, contre certaines maladies, devient réfractaire à toute
tentative de nouvelle infection de cette maladie : il a acquis
à son égard ce qu'on appelle l'*immunité*.

Qu'est-ce qui constitue l'immunité ?

Il existe à ce sujet quatre théories : la théorie humorale
de BOUCHARD et CHARRIN, DE BUCHNER ; la théorie phagocytaire de METCHNIKOFF ; la théorie de ERLICH qui, avec son

---

1. Leçons sur la pathologie comparée de l'inflammation faites à l'Institut Pasteur en avril et mai 1891. — Paris, 1892.

apparence chimique, est plutôt humorale ; et enfin la théorie
de l'addition, qui est incontestée : dans cette dernière l'immunité acquise est due à des substances nouvelles développées dans l'organisme (CHAUVEAU), les propriétés humorales en sont la preuve ; Metchnikoff la rapporte au leucocyte,
à son éducation phagocytaire.

Les principaux faits qui soutiennent la théorie humorale
sont incontestables : pouvoir bactéricide, rôle de l'alexine
et des sensibilisatrices, pouvoir antitoxique, formation des
anti-corps et aussi la sérothérapie préventive et curative.

Le rôle des leucocytes est également incontestable : diapédèse, leucocytose, production de ferments d'origine leuco-
cytaire analogue à ceux de la coagulation. Ajoutons-y le
rôle de certains organes appuyé sur des faits précis.

COURMONT, dans son *Traité de pathologie générale*, conclut
ainsi : « L'immunité n'est pas un processus mystérieux et
univoque ; c'est une résultante complexe de toutes les propriétés défensives internes dues aux réactions organiques
normales et seulement exagérées ou diversement dirigées à
l'occasion des infections. Les facteurs organiques cellullaires
et humoraux qui en dépendent agissent dans un harmonieux
accord. »

Comme on le voit, c'est une nouvelle médecine qui commence, c'est une ère nouvelle, c'est la médecine « après
Pasteur ; nous avons essayé seulement de faire l'histoire
de la médecine « avant Pasteur ».

N'y a-t-il donc plus maintenant que des maladies microbiennes et transmissibles ? Toute la pathologie va-t-elle être
sous la dépendance de ces infiniment petits et de leurs
toxines ?

Il reste encore ce que M. le professeur BOUCHARD a appelé
les *maladies par ralentissement de nutrition,* dont le groupe
est assez restreint et qu'on pourrait appeler d'une façon
générale (cf. Courmont) maladies par troubles généraux de
la nutrition et des échanges, causées par des auto-intoxica-

tions, contre lesquelles les vieux médecins réagissaient par les purgations et les saignées préventives.

Dans les maladies par ralentissement de nutrition ce sont les troubles dans les fonctions chimiques de l'organisme qui sont en cause : production exagérée d'acide urique, non utilisation du sucre, de l'albumine, etc.

Quant aux *auto-intoxications* « dont l'histoire constitue une des plus belles pages de la pathologie générale moderne », elles ont été étudiées surtout par Bouchard et ses élèves. Elles sont produites par des troubles fonctionnels de tube digestif, du foie, du rein, des glandes antitoxiques. On connaît les travaux de BOUCHARD et de son élève LEGENDRE sur la dilatation de l'estomac. La constipation est également une cause d'auto-intoxication ; car l'intestin est un vrai laboratoire de poisons.

L'*insuffisance hépatique* peut porter sur les troubles de ces différentes fonctions : fonction biligénique, glycogénique, antitoxique, uréogénique (BROUARDEL, MURCHISON et MUNKOWSKI), enfin fibrinogénique (DOYON).

Les formes cliniques de l'insuffisance hépatique sont étudiées par M. le professeur GILBERT (anhépatie) dont le type le plus accentué est l'ictère grave, par An. CHAUFFARD (hypo-hépatie et GLENARD (petit hépatisme), etc.

L'*insuffisance rénale*, étudiée par Piorry en 1847, et par Frerichs en 1851 (urémie) et Addison en 1839, qui signale les troubles cérébraux, est mise au point par les travaux du professeur BOUCHARD sur la toxicité urinaire concluant à la multiplicité des poisons urinaires.

BROWN-SÉQUARD appelle l'attention sur la sécrétion interne du rein. Le rein malade insuffisant amène l'intolérance de certains médicaments, chez les Brightiques par exemple, comme cela avait été remarqué par Todd pour la poudre de Dover en 1857, pour l'opium par Charcot et Cornil en 1864, et pour la quinine par Chauvet en 1877.

Bref, partout c'est l'intoxication qui domine, intoxication venant du dehors, intoxication venant du dedans. La vie n'est donc qu'une lutte contre l'intoxication plus aiguë dans la maladie, plus douce dans ce qu'on appelle l'état de santé.

Examinons maintenant les résultats de cette conception sinon nouvelle, tout au moins renouvelée et définitivement prouvée de la maladie.

Les résultats en sont très importants et ont surtout profité à la chirurgie, à l'obstétrique et à la thérapeutique.

Les chirurgiens avec l'antisepsie d'abord, et l'asepsie ensuite ont pu tenter et réussir les opérations qui autrefois paraissaient impossibles. Les accoucheurs ont vu diminuer dans une grande proportion la mortalité par infection puerpérale. En thérapeutique, l'atténuation des virus n'a pas donné tout ce que cette méthode promettait : d'ailleurs elle a été remplacée par la sérothérapie qui a fait ses preuves pour la diphtérie. Mais ce que cette conception a eu de plus important comme résultat pratique, c'est le fait d'avoir démontré qu'il y a beaucoup de maladies évitables et que la thérapeutique aujourd'hui doit surtout être prophylactique ; empêcher l'organisme d'être touché et par les intoxications du dehors et par les auto-intoxications. L'hygiène devient donc prépondérante : hygiène de l'habitation, des vêtements, des aliments, du régime, hygiène morale ; tout cela est bien ancien. Nous l'avons vu chez les Iraniens, chez les Égyptiens, mais la preuve scientifique de cette importance n'avait pas encore été faite. Quant aux maladies épidémiques, elles seront du même coup écartées, et peut-être un jour pourra-t-on les faire disparaître du globe. La gloire de tous ces résultats en revient certainement à notre grand PASTEUR.

Aperçu général de l'état de l'anatomie, de la physiologie et de la pathologie pendant cette période.

CERVEAU. — Dans le dernier tiers du xixᵉ siècle, l'anatomie du cerveau et sa physiologie ont donné lieu à des découvertes remarquables, parmi lesquelles il faut tout d'abord citer l'introduction dans les sciences biologiques d'un fait nouveau : *les localisations cérébrales*, déjà pressenties par les Anciens et qui répondent bien à la doctrine galénique *de Locis affectis* et dont le premier évocateur fut Archigène, qui vivait au temps de Domitien. Archigène, dont Galien parle toujours avec la plus grande considération, comme Posidonius, tous deux cités par Aétius d'Amide, avait déjà remarqué dans les maladies que les trois grandes facultés cérébrales admises alors, l'imagination, la raison, la mémoire, pouvaient être lésées séparément l'une à l'exclusion de l'autre et de ce fait devaient siéger dans des régions différentes du cerveau. C'est ainsi qu'hypothétiquement ils plaçaient dans la partie antérieure l'imagination ; dans la partie postérieure la mémoire ; dans la partie moyenne la raison, l'intelligence. Telle est la première idée des localisations cérébrales qui furent acceptées par les Arabes, par Avicenne, qui localise ces facultés dans les ventricules.

Au xviᵉ siècle Fuchs, admet les mêmes idées : quum enim *imaginatio*, quam alii *sensum communem* appelant, *priorem* cerebri partem occupet ; *cogitatio mediam* ; *memoria* vero *posteriorem...*

Fracastor se demande si le conarium n'est pas le siège de l'intelligence. Au siècle suivant, Descartes voudra en faire le siège de l'âme. Pour lui, le sens commun, l'imagination, sont placés dans le ventricule antérieur, l'intellect dans le ventricule moyen ; la mémoire dans le ventricule postérieur. Et il donne comme preuves à l'appui que ces facultés peuvent être lésées séparément ; et que par exemple, si l'on veut imaginer quelque chose, il se fait un mouvement dans les muscles frontaux, et que si l'on veut se rappeler quelque chose, on se gratte le derrière de la tête.

Si quando bene volumus imaginari, natura ita docente, videmur frontem contrahere et partem illam acuere; porro læsa ea parte videmus et imaginationem lædi... Quod læsa ea parte quæ medium respicit capitis ubi bregma vocatum est constat rationem deficere : postrema vero læsa non rationem sed memoriam, *reservationem specierum...* ac demum cum volumus memorari, natura nos docente, scalpimus posteriorem partem, quæ omnia manifeste monstrant non intellectum, sed reservationem specierum in postremo ventriculo fieri... (Fracastor, *de Intellectione*, lib. II, *in fine.*)

Mercuriali pense que d'une façon générale ces localisations doivent être acceptées ; mais à la condition de les placer dans la substance cérébrale qui entoure les ventricules. C'était d'ailleurs l'opinion et d'Hippocrate et de Galien qui faisaient du cerveau le siège des facultés mentales : il ne faut pas les placer dans les enveloppes du cerveau, comme le voulait Erasistrate, ou dans les ventricules, comme l'affirmait Hérophile. Il cite à l'appui de la doctrine des localisations un cas de cécité verbale, qu'il regarde comme une perte partielle de la mémoire ; il s'agissait d'un Français qui était employé à l'imprimerie des Junte à Venise, et qui lui avait raconté qu'à la suite d'une crise d'épilepsie il avait perdu toute mémoire au point d'ignorer ses lettres. « Et cependant, ajoute-t-il, cet homme, chose digne d'étonnement, peut écrire, mais ne peut pas lire ce qu'il a écrit. »

Au xviiiᵉ siècle, Gall et Spurzheim font de la localisation à outrance sans base anatomique sérieuse. Bordeu lance l'hypothèse des localisations comme nous la comprenons aujourd'hui (voir plus haut).

Au commencement du xixᵉ siècle, Bouillaud plaçait déjà

la faculté du langage dans les lobes antérieurs du cerveau. En 1861 BROCA plaçait, avec observations à l'appui, dans la partie de circonvolution qui porte son nom le siège du langage articulé.

A la même époque, H. JACKSON avait aussi constaté que certains cas d'épilepsie partielle étaient dus à une lésion bien déterminée du cerveau.

En 1870 FRITZ et HITZIG, puis FERRIER reprennent la question en faisant des expériences sur le cerveau des singes, déterminent par des excitations électriques de certaines régions des mouvements localisés à des groupes de muscles ; puis par des destructions partielles des lésions systématiques de certains faisceaux de fibres nerveuses. CHARCOT et ses élèves : FÉRÉ, GILBERT BALLET, PITRES et BRISSAUD étudient la question au point de vue anatomo-clinique et déterminent ainsi dans l'écorce cérébrale la localisation de certains *centres* qu'on a appelés *psycho-moteurs*. Cette zone motrice comprend surtout les circonvolutions frontale et pariétale ascendantes et le lobule paracentral. C'est là, en effet, que l'on trouve le mieux développé le système des différentes couches de cellules décrites d'abord par Meynert et surtout les cellules géantes de Betz, les cellules pyramidales. C'est dans cette région que se trouvent les centres moteurs du membre inférieur, du membre supérieur, des muscles de la face ; c'est non loin de là que se trouve aussi le siège du langage articulé d'après Broca ; qu'on avait assez malencontreusement appelé le siège de l'aphasie : on sait que Charcot, plus précis, en fit le siège de l'aphasie motrice. Car, dès 1874, WERNICKE (de Breslau), étudiant l'aphasie, l'avait dissociée en : *surdité verbale*, qu'il place dans la première temporale gauche, en *cécité verbale*, littérale (KUSSMAUL), qu'il place dans le pli courbe; c'est ce qu'on appelle la ZONE DE WERNICKE où actuellement PIERRE MARIE veut placer le siège de l'aphasie. Le physiologiste de Breslau, poursuivant ses recherches, place le centre auditif dans

le lobe temporal, ce qui a été vérifié par Friedlander qui
en fait le siège de la surdité verbale. Il admet encore un
centre visuel verbal (pli courbe) auditif (1re temporale,
partie supérieure) et un *centre moteur d'articulation de la
mémoire des mouvements destinés à tracer les mots écrits*
(2e circonvolution frontale).

Mais pour mieux comprendre l'ensemble de la structure
du cerveau et ses rapports avec le bulbe et la moelle, il
nous faut étudier le faisceau de fibres blanches qui se
trouve entre les couches optiques et le noyau lenticulaire
du corps strié et qu'on appelle la *capsule interne*. Cette
région est limitée en bas par le pied du pédoncule cérébral
et en haut par le pied de la couronne rayonnante qui se
rend dans le centre ovale. On y distingue des fibres directes
qui vont directement du pédoncule dans la couronne rayonnante ; des fibres ganglio-pédonculaires, cortico-ganglion-
naires, qui vont des ganglions au pédoncule, et des ganglions vers l'écorce grise ; le faisceau sensitif décrit par
Meynert puis bien étudié par Ballet (1881), qui est le siège
de la sensibilité générale avec des fibres sensorielles de
l'ouïe, du goût, de l'olfaction, recevant en outre des fibres
des couches optiques, des corps genouillés, des fibres intra-
cérébrales de nerf optique. C'est là le siège du carrefour sensitif de Charcot, de l'hémianesthésie de cause cérébrale. Ce
faisceau forme ensuite une sorte d'éventail rayonnant vers
l'écorce cérébrale dont les fibres terminales viennent aboutir dans les circonvolutions fronto-pariétales et occipitales,
plus nombreuses dans ces dernières ; puis le *faisceau psychique* (Brissaud), qui, en débordant dans le centre ovale,
va se terminer dans la partie antérieure du lobe fronta
(1re, 2e 1/2 antérieur de la 1re), dans le pied de la 3e C. F.
(faisceau de l'aphasie) ; dans le pied de la circonvolution
frontale ascendante (faisceau géniculé commandant aux
muscles de la face et de la langue) et enfin dans le lobule
paracentral et la circonvolution pariétale ascendante et

une partie de la frontale ascendante (faisceau pyramidal).. Les fibres de ce faisceau, qu'elles suivent le faisceau direct ou le faisceau croisé, viennent, après entrecroisement sur la ligne médiane, se terminer dans les cornes antérieures de la moelle épinière. Enfin il existe pour le cerveau des fibres commissurales interhémisphériques et intrahémis-phériques.

L'*hémorragie* et le *ramollissement cérébral*, causes les plus fréquentes de l'hémiplégie vulgaire avec ou sans con-tracture, sont mieux différenciés dans leur anatomie patho-logique.

Les travaux de BOUCHARD et CHARCOT (1866-1868) font des anévrysmes miliaires des petites artères cérébrales la cause la plus fréquente de l'*hémorragie cérébrale*; d'autres lésions de ces mêmes artères sont également signalées : artério-sclérose, dégénérescence hyaline (Langhans), amyloïde (Roth, Kromayer). Le plus souvent cette hémorragie se pro-duit dans l'artère lenticulo-striée, dans la région de la cap-sule interne plus fréquemment à droite qu'à gauche. Le *ramollissement cérébral* est causé par une oblitération arté-rielle à la suite de thrombose ou d'embolie (Ham de Zurich, Rokitansky, Charcot, Prevost et Cotard). C'est le ramollisse-ment aussi qui peut amener, s'il est cortical, des monoplé-gies brachio-faciales, brachio-crurales, faciales et linguales, crurales suivant que ces différents centres sont touchés seuls ou associés. Ce sont ces ramollissements qui ont aussi permis de localiser et en même temps de dissocier les diffé-rents éléments du langage et de décrire un centre visuel verbal (cécité verbale); un centre auditif verbal, moteur d'articulation (aphémie); et enfin un centre de mémoire, des mouvements destinés à tracer les mots écrits, signalé déjà avant par WERNICKE et par Pierre MARIE (agraphie).

Hammond, Clifford, Albutt, Clay, Schaw décrivent l'*athé-those double* caractérisée par des mouvements involontaires avec état spasmodique et débilité intellectuelle et rapportée à la sclérose lobaire primitive, à l'encéphalite congénitale de Virchow.

L'*épilepsie jacksonnienne*, signalée par Bravais, étudiée par Fritz et Hitzig, Ferrier et F. Frank est rapportée à une lésion irritative d'ordre médical ou chirurgical de l'écorce grise dans les points reconnus comme centres psycho-moteurs.

On décrit pour la première fois les *aphasies* capsulaires, de conductibilité (Brissaud) avec ataxie, agraphie, surdité et cécité verbales. (Voir plus haut.)

La *porencéphalie* (Heschl et Kandrat) peut donner lieu à l'hémiplégie spasmodique avec athétose ou hémiathétose (Little, 1863).

Les *encéphalopathies infantiles* sont étudiées par BOURNE-VILLE et SOLLIER et sont regardées comme la cause la plus fré-quente de l'idiotie et aussi de l'épilepsie.

Le *cervelet* est considéré comme ayant sur le système musculaire une action prépondérante portant sur sa toni-cité, sur la coordination de ses mouvements parce que les lésions de cet organe (très rares d'ailleurs) amènent des troubles de la motilité et de l'équilibre.

Nous ne pouvons que signaler l'importance des travaux faits sur les origines des nerfs crâniens dans le plancher du quatrième ventricule et dans le cerveau lui-même.

En 1879, HUTCHINSON décrit l'ophtalmoplégie interne et externe, qu'on appela plus tard *polioencéphalite inférieure chronique*, qui a pour syndrome le facies d'Hutchinson.

Pour terminer disons quelques mots de la structure his-tologique du cerveau et plus particulièrement des régions importantes de l'écorce correspondant aux centres psycho-moteurs. MEYNERT y avait distingué cinq couches stratifiées : 1° une couche granuleuse formée de névroglie avec des fibres à myéline et de petites cellules à fins prolongements; 2° une couche de petites cellules pyramidales; 3° une cou-che de grandes cellules pyramidales, géantes (c. de Betz);

4° une couche de cellules irrégulières, rondes, polyédriques ou granuleuses; 5° une couche de cellules fusiformes.

Golgi les réduit à trois : petites cellules pyramidales; grandes cellules pyramidales avec cellules pyramidales moyennes; cellules pyramidales moyennes et petites, avec surtout des cellules fusiformes.

Enfin Ramon y Cajal admet actuellement quatre couches : 1° la couche de cellules qui portent son nom; cellules polygonales *fusiformes* et *triangulaires*; 2° la couche de petites cellules pyramidales; 3° la couche des grandes cellules pyramidales, et 4° la couche des cellules polymorphes, fusiformes, ovoïdes, triangulaires, étoilées (4e et 5e couches de Meynert). Nous reviendrons plus loin sur les cellules de Betz, les plus importantes à propos du neurone, qui vient changer les idées anciennes sur les centres nerveux : moelle, moelle allongée et cerveau. Il n'y a plus de centre ou plutôt chaque neurone est un centre d'activité et de réception aussi bien dans la moelle que dans le bulbe et le cerveau; avec cette différence anatomique que dans la moelle les neurones (substance grise) sont entourés d'un manchon de substance blanche et que dans le cerveau la substance blanche est entourée d'une calotte de substance grise.

Moelle épinière. — La moelle comme le cerveau a ses localisations, et sa topographie est également bien étudiée avec sa colonne grise centrale recouverte de son manteau médullaire. La substance grise se divise en cornes antérieures et postérieures, les premières motrices, les secondes sensibles et constituées par des cellules nerveuses baignant dans la névroglie. Dans la corne antérieure, on distingue trois groupes de cellules : noyau antéro-interne et noyau antéro-externe en relation avec les fibres motrices; noyau postéro-externe considéré par plusieurs auteurs et notamment par Pierret comme constituant l'origine spinale du grand sympathique. Dans la corne postérieure il n'existe qu'un seul groupe de cellules, antéro-interne : c'est le noyau de Stilling ou encore la colonne vésiculaire de Clarke allant seulement du tiers supérieur du renflement lombaire au tiers inférieur du renflement cervical.

Dans la substance blanche on distingue le cordon antérieur, le cordon latéral et le cordon postérieur. Le cordon antérieur présente deux faisceaux distincts : le faisceau pyramidal direct ou de Türck, situé le long du sillon médian antérieur ; et entre ce dernier et le cordon latéral un faisceau de fibres (commissurales, longitudinales) unissant les différents étages des cornes antérieures.

Le cordon latéral contient cinq systèmes différents : le faisceau cérébelleux direct, le *faisceau pyramidal croisé*, le faisceau latéral mixte, le faisceau ascendant antéro-latéral ou faisceau de Gower, et enfin le faisceau restant du cordon latéral, désigné par PIERRET sous le nom de zone radiculaire antérieure ou faisceau radiculaire antérieur. Le cordon postérieur contient deux faisceaux indépendants : l'un interne, faisceau de Goll, l'autre externe, faisceau de Burdach, faisceau cunéiforme, zone radiculaire postérieure de Pierret.

Les *myélites* sont distinguées et dissociées à nouveau et considérées comme des affections secondaires consécutives à des infections microbiennes ou à des intoxications : intoxications par le plomb, l'arsenic, l'ergot de seigle (Tucksek), le lathyrisme, la pellagre, déjà signalée par Bouchard en 1864 et étudiée par Tucksek en 1893.

La *paralysie spinale infantile* s'appelle désormais *polyomyélite antérieure*. Son caractère infectieux est établi ; on arrive même à soupçonner sa contagiosité.

La *sclérose latérale amyotrophique* étudiée par Charcot, de 1865 à 1874, niée par Leyden, finit par prendre sa place dans le groupe des myélites : c'est une affection du cordon latéral avec paralysie spasmodique accompagnée d'amyotrophie qui par le faisceau pyramidal peut gagner le cerveau et déterminer des troubles cérébraux.

Westphal, en 1877, admet les *scléroses combinées.*

Le *tabes dorsalis* devient d'un diagnostic plus facile avec le nouveau signe de Westphal, le réflexe rotulien et les autres réflexes (archilléen, plantaire) qui vont nous renseigner sur l'état de la moelle.

Charcot et Pierret trouvent dans cette affection des lésions des bandelettes externes, des cordons postérieurs. Les rapports du tabès avec la paralysie générale, déjà signalés par Baillarger en 1862, et Westphal en 1867, sont remarqués et ces deux maladies mises sous la dépendance de la syphilis. (Fournier, Erb.)

Thomsen, en 1876, décrit la maladie qui porte son nom et qui est caractérisée par de la roideur musculaire à l'occasion de certains mouvements.

Déjà en 1861 Friedreich avait décrit une maladie dont il reprend l'étude en 1882, et qu'il différencie du tabès, de la sclérose en plaques et de la chorée : sclérose complexe ou compliquée qui a gardé le nom de *Maladie de Friedreich.*

Le *tabes dorsal spasmodique* (paraplegia spastica cerebralis, congénital spastic rigidity of limbs), décrit par Little (1846-1870), devient la Maladie de Little.

La *syringomyélie*, sclérose péri-épendymaire, signalée par Ollivier d'Angers en 1837, appelée par Hallopeau hydromyélie, étudiée par Charcot et Joffroy, est définitivement appelée par Simon en 1875, syringomyélie. Dans cette affection on constate un aspect rubané de la moelle avec cannelures longitudinales causées par un affaissement de la cavité médullaire. C'est aussi la *Maladie de* Morvan (de Lannilis) avec symptômes nombreux et divers de poliomyélite antérieure, postérieure et médiane et de leucomyélite latérale et postérieure.

Les *méningites cérébrales aiguës* sont aussi sous la dépendance d'infections microbiennes : la méningite tuberculeuse avec le bacille de Koch ; les méningites à pneumocoques (Netter) ; à streptocoques (Frankel Bange) ; à staphylocoques et enfin à meningocoques (Weichselbaum) ; la *méningite cérébro-spinale épidémique*, qui fait actuellement tant parler d'elle. On décrit encore la *pachyméningite* avec localisation à la dure-mère ; la *lepto méningite* avec localisation à la pie-mère, celle-ci plus particulière aux lésions du tabes et de la paralysie générale ; la pie-mère étant la méninge vasculaire, et les altérations vasculaires ont depuis quelques années (Magnan et Raymond) été considérées comme le point de départ des altérations consécutives de la paralysie générale et du tabes. Ajoutons encore que, pour le tabes, qui est aujourd'hui considéré comme une dégénérescence du protoneurone centripète, il faut tenir compte pour l'anatomie pathologique et l'explication de certains symptômes de la méningite et pour la pathogénie de la lésion du *nerf radiculaire* ou de *conjugaison* (Nageotte, Sicard). Leptoméningite chronique du tabes, Widal, Sicard et Ravaud, Brissaud, Nageotte, Marie et Guillain, Paviot, etc.).

Les méningites chroniques sont donc actuellement divisées en pachyméningites (dure-mère) et en leptoméningites (pie-mère) pouvant évoluer simultanément ou se fusionner : c'est la pachyleptoméningite, méningite chronique localisée ou disséminée.

Dans les méningites aiguës, il n'y a participation que des méninges molles.

Nous parlerons de la syphilis des centres nerveux dans un autre paragraphe. Citons seulement pour le moment les noms de Virchow (1858), dont nous avons déjà parlé, de Lancereaux (1861-1874) et de Hutchinson (1871).

Les *chorées* sont étudiées à nouveau. Le type chorée de Sydenham est toujours nettement différencié des chorées molle, hémiplégique, du paramyoclonus multiplex de Friedreich (1881), chorées d'Huntington.

L'*atrophie musculaire progressive* de Duchenne disparaît de la nosologie pour faire place à la *myopathie primitive progressive* à la *dystrophie musculaire progressive* de Erb.

avec les types Landouzy-Erb (1884), Landouzy et Déjerine
(1885), et Erb (1891). Scapulo-huméral, facio-scapulo-hu-
méral, forme juvénile de l'amyotrophie (Charcot-Marie).

L'acromégalie (1885) est décrite par Pierre Marie et localisée dans la glande pituitaire.

Le *myxœdème*, appelé par W. Gull (1875), état créti-
noïde, par Charcot cachexie épidermique, est décrit sous ce
nom par Reverdin en 1882, qui le compare aux accidents consécutifs à l'ablation de la glande thyroïde et appelés par lui
myxœdème opératoire. Les autres myxœdèmes sont rapportés à l'insuffisance de la glande thyroïde dont la sécrétion
interne ne se fait pas ou se fait insuffisamment et soignés
depuis par l'opothérapie thyroïdienne.

Maladies mentales. — En première ligne, la *paralysie
générale progressive*, dont l'anatomie pathologique est mieux
étudiée grâce aux progrès de la technique microscopique
qui a permis d'en suivre la marche jusque dans les cellules
de la couche corticale.

D'une façon générale, il y a d'abord épaississement des
os du crâne avec amoindrissement de la masse du cerveau.
Puis on trouve les méninges adhérentes au crâne et au
cerveau. Il existe fréquemment une pachyméningite, hémorragique interne, et parfois externe, qui peut se produire
dans d'autres affections mentales, mais ce sont surtout
l'arachnoïde et la *pie-mère* qui sont touchées; il y a de la
leptoméningite, avec congestion des veines de la pie-mère;
on trouve encore des foyers de ramollissement dans la substance grise et aussi des foyers d'hémorragie; des vaisseaux
sclérosés peuvent faire relief à la surface des coupes et
donner l'aspect criblé. Les lésions microscopiques portent
sur la névroglie, qui est en voie de prolifération, comme le
montre l'examen des cellules. Sur les cellules de la couche
corticale et plus particulièrement sur les cellules pyramidales, on remarque un gonflement du corps et du noyau
avec mise à nu du cylindre axe, puis une atrophie de la cellule

avec disparition des éléments chromatophiles, et destruction
des noyaux; une sorte de sclérose portant sur les fibres à
myéline et les fibres tangentielles qui seraient détruites et
sur les vaisseaux, siêges d'une endartérite intense oblitérante pouvant aussi donner lieu à la formation de petits
anévrysmes, avec élargissement des gaînes lymphatiques et
diapédèse des globules rouges et blancs.

Pour bien des auteurs ce seraient ces dernières lésions
qui seraient la cause première de toutes les autres.

En France, PIERRET et JOFFROY sont d'avis contraire et
pensent que la paralysie générale est une encéphalite parenchymateuse; MAGAN, CHRISTIAN et RITTI, BALLET en font
une encéphalite interstitielle.

Quoi qu'il en soit, il existe des lésions parenchymateuses
et des lésions interstitielles : la question est toujours à
l'étude. On observe aussi des lésions médullaires dans les
cordons postérieurs et latéraux, racines et ganglions spi-
naux ; nerfs périphériques, nerf optique (méningite).

Pendant la vie, par la ponction lombaire, l'examen du
liquide rachidien a permis de déceler une lymphocytose
plus ou moins abondante, signe de méningite, d'irritation
méningée; plus tard on y observe la réaction de WASSER-
MANN qui permet d'établir que la cause primitive de cette
méningite est bien d'origine syphilitique ou parasyphilitique, comme l'avaient déjà pensé ERB, FOURNIER et RAYMOND
et aussi CHARCOT.

La paralysie générale forme un chapitre à part dans la
pathologie mentale. C'est avec la dégénérescence mentale
les deux types les plus importants, quoique l'on décrive
toujours à part (en France tout au moins), la manie, la
mélancolie, la confusion mentale, le délire aigu, la folie
périodique et le délire de persécution à évolution systématique[1].

1, *Traité de Médecine* de Charcot et Bouchard, t. V. (Gilbert Ballet,
Gilbert Ballet et Bloch).

La *dégénérescence mentale* dont le domaine s'est sensiblement agrandi, englobe à la fois les déséquilibrés, les originaux, les excentriques (Maudsley), la manie raisonnante et la folie morale (*moral insanity* de Prichard), les persécutés persécuteurs, processifs, politiques, hypocondriaques, familiaux amoureux (érotiques et sadique) (Moreau de Tours). On y joint encore les anomalies de l'émotivité et de la volonté (physchasténies), la folie du doute, les phobies, les impulsions (dipsomanie, onomatomanie, coprolalie, arithmomanie, kleptomanie, pyromanie, impulsion homicide ; l'aboulie, les obsessions ; les anomalies du sens génital (aberrations et perversions sexuelles). Enfin on décrit un délire des dégénérés avec excitation maniaque et manie ; une dépression mélancolique et mélancolie, des délires aigus systématisés : la pyromanie aiguë, les délires systématisés chroniques.

Kahlbaum, en 1875, décrit la *catatonie*, en fait une affection cérébrale à évolution cyclique alternante, dont les symptômes sont empruntés tour à tour à la mélancolie, à la manie, à la stupeur, à la confusion mentale, et finalement à la démence. Seulement, parmi toutes ces formes psychiques, une ou plusieurs peuvent manquer. Dans cette affection, outre les symptômes psychiques, peuvent survenir des phénomènes d'ordre moteur ayant le caractère général des convulsions. Schüle considère les symptômes catatoniques comme des phénomènes épisodiques de psychoses différentes.

En 1871, Hecker décrit l'*hebephrénie* ou *démence précoce* avec catatonie (Kroepelin et Aschaffenburg) ; Deny et Roy avec Kroepelin distinguent trois variétés : hebephrénique (maniaque) ; catatonique ou stupide ; paranoïde (délirante[1]).

---

1. Sous le nom de *paranoïa*, l'Ecole allemande comprend la plupart des délires systématisés : de grandeur, de persécution, délire processif, etc. D'ailleurs Weygandt (de Wurzbourg) dit que cette expression n'a qu'une valeur très relative pour désigner une affection mentale spéciale....

Enfin, confinant aux affections mentales, cérébrales et médullaires, citons la *Neurasthénie*, la maladie de BEARD, décrite plus particulièrement en 1868 par Beard, qui dans son ouvrage de 1880 (*Nervous exhaustion*) en fait une histoire complète. La Neurasthénie est, avec la dégénérescence physique et mentale, un des plus grands méfaits d'une civilisation avancée, de la vie intense, comme disent les Américains. On la connaissait déjà dans l'antiquité. Nous avons cité à propos de la Collection Hippocratique des exemples de neurasthénie (voir plus haut). En voici une autre description que E. Littré appelle une « sorte d'hypocondrie » et qu'il traduit ainsi :

« Pour le patient il est également insupportable d'être à jeun ou d'avoir mangé. Quand il est à jeun, les viscères gargouillent, il a de la cardialgie, et il vomit de temps à autre des matières diverses, bile, salive, pituite, humeurs âcres ; après le vomissement, il est plus à l'aise pour un peu de temps. A-t-il mangé, il lui vient des rapports, il est en feu, et croit sans cesse aller copieusement à la selle ; mais quand il se met sur le siège, il ne rend que des gaz. La tête est douloureuse, le corps entier est comme piqué d'une aiguille, tantôt à un endroit, tantôt à un autre. Les jambes sont pesantes et faibles : le malade maigrit et s'affaiblit. »

Plus tard nous avons mentionné la céphalée neurasthénique, si bien décrite par Cœlius Aurelianus. Et plus près de nous les auteurs anglais Thomas Willis, Sydenham, dans leur description de l'hystérie masculine et féminine, parlent volontiers des symptômes de la neurasthénie que Robert Whytt (1767) différencie mieux des autres affections vaporeuses.

Au XIX⁰ siècle la maladie reçut des noms divers : nervosisme aigu et chronique (BOUCHUT, 1860) ; névropathie cérébro-cardiaque (KRISHABER, 1873) ; maladie cérébro-gastrique (LEVEN, 1879).

Pour Beard, les symptômes essentiels de la maladie sont :

la céphalée, les troubles dyspeptiques, l'impuissance professionnelle, la frigidité génitale, l'affaiblissement musculaire avec fatigue précoce et courbature douloureuse, rachialgie, insomnie et préoccupations hypocondriaques.

La céphalée avec la douleur en casque, la sensation d'une calotte de plomb sur la tête cesse la nuit. Les troubles cérébraux peuvent confiner à la folie : diminution de l'attention, dyslalie, diminution de la mémoire, aboulie, manque d'énergie, avec phobies, vertiges, troubles des yeux et de l'ouïe, de la voix qui est atone, « blanche », spasmes, tremblements, secousses musculaires, crampes professionnelles, palpitations, fausse angine de poitrine, pouls rapide avec troubles vaso-moteurs. Westphal fait de l'agoraphobie un des symptômes de la maladie. Le traitement consistera dans le repos, l'isolement, l'hydrothérapie, la climatothérapie, le massage, l'électricité, le régime diététique. On usera peu de médicaments pharmaceutiques. Si le malade n'y est pas réfractaire, on essaiera de la suggestion. Les méthodes de WEIR MITCHELL et VIGOUROUX et de PLAYFAIR sont surtout les plus employées (régime, massage et électricité statique).

L'*hystérie* est restée à peu près telle que J.-M. Charcot et ses élèves l'avaient faite jusque dans les dernières années du XIXᵉ siècle. Cependant il tend actuellement à se faire une sorte de révolte contre les idées du maître, et ses élèves, aujourd'hui des maîtres, BABINSKI et BRISSAUD, BALLET, tout en reconnaissant la réalité clinique des faits observés par Charcot, veulent en séparer la plupart de la grande névrose pour les mettre dans un groupe à part avec une dénomination spéciale, le *pithiatisme* (BABINSKI) de [πειθω, je persuade, et ιατος, guérissable], constitué par des troubles guérissables par la persuasion.

La physiologie pathologique de l'hystérie a reçu diverses interprétations nouvelles. Il y a longtemps que l'hystérie n'est plus rapportée à la matrice, que l'hystérie masculine

avait été décrite (xvii⁰ siècle) et qu'on en avait fait une maladie de tout le système nerveux. Grasset de Montpellier en
fait un trouble psychique comme Bernheim et Janet, mais
diffère dans son interprétation, n'admettant pas comme ces
derniers, pour la production des symptômes de l'hystérie,
« l'idée » mais au contraire que « l'hystérie est le premier
degré dynamique ou fonctionnel de l'altération du système
nerveux ». Ce qui nous amène à faire ici un exposé succinct des découvertes intéressantes de cette période dans
le domaine de l'anatomie et de la physiologie du système
nerveux.

Nous avons vu plus haut que la *cellule nerveuse* était considérée comme ayant deux prolongements : l'un protoplasmatique, que l'on pensait s'anastomoser par ses dernières
ramifications avec le réseau de Gerlach des autres cellules,
et l'autre prolongement cylindraxile. Les travaux de Golgi, de
Ramon y Cajal par une technique histologique nouvelle et ceux
de Van Gehuchten modifièrent ces premières constatations.

Tout d'abord Waldeyer (1891) établit que l'élément nerveux un et individuel est le *neurone*, formé d'une cellule
(centre) et de prolongements : les uns cellulipètes (anciens
centripètes), ou protoplasmatiques, les autres cellulifuges,
(anciens centrifuges) ou cylindraxiles. (Deiters, Ramon y
Cajal, van Gehuchten). C'est donc un véritable organe dans
la constitution duquel nous allons pénétrer.

Le protoplasma de la cellule est composé de deux parties :
l'une qui se colore (chromophile) et est en continuité avec
les prolongements protoplasmatiques et dont on a fait la
substance de réserve du neurone ; l'autre qui n'a pu encore
être colorée (achromatique) et qui se continue avec le prolongement cylindraxile.

Le neurone est donc considéré comme ayant deux pôles :
l'un récepteur (positif de Brissaud), avec ses prolongements
protoplasmatiques, organisés pour recevoir l'excitation ; l'autre distributeur, émissif (négatif de Brissaud) avec son pro-

longement cylindraxile, organisé pour transmettre l'excitation à d'autres neurones ou à d'autres organes.

D'après Van Gehuchten le neurone serait une masse protoplasmique plus ou moins étalée (protoplasma de cellule et prolongements protoplasmatiques), d'où naît l'axone ou cylindre axe : et Ramon y Cajal fait du protoplasma et de ses prolongements un appareil de perception de l'ébranlement nerveux, et du cylindre axe, un appareil d'application ; c'est ce qu'on a appelé la polarisation dynamique des éléments nerveux.

Enfin Holmgreen a trouvé dans le corps cellulaire une circulation lymphatique propre.

Tout, dans sa constitution anatomique, prouve donc que le neurone est un, a son individualité propre avec diverses parties solidaires. Ce qui amène cette conclusion : que les filets nerveux, comme le disait déjà Vulpian en 1864, n'ont rien de caractéristique dans leur constitution, qu'il n'y a de caractéristique que les corps cellulaires avec lesquels ils entrent en relation, et que ce sont les corps cellulaires qui font l'unité du système nerveux ; les nerfs sont des conducteurs de la neurilité dans un point ou un autre de l'organisme, et rien de plus.

Ce qui le prouve bien c'est le développement du système nerveux : chez l'embryon ce sont les centres qui apparaissent les premiers, et ce sont des centres à corps cellulaires qui arrivent assez rapidement à se différencier.

Il se forme tout d'abord dans l'ectoderme, dans les premiers temps de la vie intra-utérine, une gouttière longitudinale qui devient un tube ouvert à ses deux extrémités et qui ne tarde pas à s'obturer en haut, et en bas ; quand cette obturation inférieure n'a pas lieu, il se forme un spinabifida. Mais avant de se transformer complètement en tube fermé, la gouttière se dilate à son extrémité antérieure. On remarque d'abord trois dilatations : une antérieure, une moyenne et une postérieure ; l'antérieure et la postérieure se divisent en deux ; d'où cinq cerveaux primitifs :

Le cerveau antérieur, *télencéphale*, d'où naîtront les hémisphères, les corps striés et le bulbe olfactif ; le cerveau intermédiaire, *diencéphale*, d'où naîtront les couches optiques et les corps genouillés ; le cerveau moyen, *mélencéphale*, d'où naîtront les tubercules quadrijumeaux, et enfin l'arrière-cerveau, *myélencephale*, qui formera la moelle allongée. Entre le cerveau moyen et le cerveau postérieur prend place l'isthme ou *rhombocéphale*, et au-dessous de l'arrière-cerveau la moelle épinière. Le canal central du tube médullaire persiste pendant toute cette évolution et forme dans la moelle le canal de l'épendyme, et dans l'encéphale les différents ventricules.

Le tube médullaire est formé de cellules épithéliales entourant le canal central, quelques-unes (spongioblastes) donnent par leur côté externe des prolongements ramifiés qui seront la névroglie ; il ne tarde pas à se faire des cellules arrondies (germinatives de His), puis piriformes (neuroblastes) à la partie effilée desquelles apparaît (cône de croissance de Cajal) un prolongement cylindraxile. La surface du neuroblaste devient épineuse et chacune de ces épines devient un prolongement protoplasmatique qui s'allonge, se divise, s'arborise pour former le neurone.

Comment agit le neurone ? les anastomoses des neurones entre eux ne sont plus admises. Il y a simplement contiguité entre les fibrilles terminales d'un neurone et celles d'un neurone voisin. Le contact se fait à la suite des excitations. Nous avons plus haut parlé de pôles positif et négatif, d'appareil de perception et d'application (Brissaud, Ramon y Cajal). Il semble bien qu'il se passe là des phénomènes analogues à ceux des phénomènes électriques : on a encore parlé d'articulation.

Ces neurones forment dans l'organisme des groupements en hauteur avec plan inférieur de réception ou d'émission, plan moyen intermédiaire ou relai, et plan supérieur, siège du psychisme (inférieur et supérieur), formant ainsi des

plans et des étages superposés ; et en appareils systématiques correspondant à certains organes (œil, audition, etc.).

Quant au premier groupement, d'après GRASSET, les excitations venues du plan inférieur vont par le plan intermédiaire ou de relai jusqu'au plan supérieur divisé lui-même
en deux plans secondaires : l'un, plus élevé, unique centre et
siège du *psychisme supérieur* de la volonté ; l'autre, formé de
plusieurs centres non soumis à l'action de la volonté, qu'il
appelle *centres psychiques inférieurs*, raisonnables, tant
qu'ils sont sous la direction du centre psychique supérieur ;
si malheureusement ce dernier a perdu de son autorité et de
sa force, si, pour une raison ou pour une autre, ses neurones
sont altérés, les centres psychiques inférieurs peuvent agir,
mais d'une façon désordonnée, morbide. Mais n'allons pas
plus loin dans cette voie et, suivant les idées de l'auteur,
n'allons pas au-delà des limites de la biologie[1].

Quant aux actes *réflexes* voici comment ils sont compris
par RAMON Y CAJAL. Il distingue l'arc réflexe simplement
médullaire ou automatique : l'excitation par les racines postérieures arrive aux neurones du ganglion spinal, puis est
transmise aux neurones des racines postérieures, qui les
transmettent à ceux des neurones des cornes antérieures ;
là, pas d'intervention de la volonté du cerveau ; dans l'arc
volontaire, l'excitation parvenue aux neurones des cornes
postérieures remonte vers l'écorce cérébrale par le faisceau
de Goll ou de Burdach et est ensuite transmise aux neurones
des cornes antérieures et de là à la fibre motrice. Le lieu de
la « réflexion » paraît être non dans la cellule même, mais
à l'union des deux neurones aux points « d'articulation ».

La maladie que Parkinson a décrite en 1817, qui fut

1. Cf. PLATON, *De la République*, liv. IV. « Il y a dans l'âme de l'homme
deux parties : l'une supérieure, l'autre inférieure. Quand la partie supérieure commande à l'autre, on dit de l'homme qu'il est maître de lui-
même, alors il est tempérant. Mais quand par défaut d'éducation ou par
quelque mauvaise habitude, la partie inférieure prend l'empire sur la
supérieure, on dit de l'homme qu'il est déréglé dans ses désirs et esclave
de lui-même ; celui qui est tel est appelé intempérant. »

plus tard appelée *paralysie agitante* et qu'on nomme plus généralement maintenant *Maladie de* PARKINSON, fut longtemps considérée comme une névrose; puis on chercha dans la moelle s'il n'y avait pas de lésion correspondant à ce syndrome; et aujourd'hui (Brissaud) elle est plutôt regardée comme une affection encéphalique ressortissant aux hémiplégies progressives et aux paralysies pseudo-bulbaires. Trousseau dans ses cliniques, Charcot dans ses leçons en ont laissé un bon tableau symptomatologique et P. Richer, des dessins et des statuettes étonnants de vérité : il n'y manque que le tremblement.

L'auteur du *Traité de la Maladie Sacrée* place dans le cerveau le siège de l'*épilepsie*. Cette interprétation, un peu prématurée, n'était pas très éloignée de la vérité. En effet il est des épilepsies symptomatiques de lésions cérébrales, épilepsies partielles le plus souvent. Chez les enfants, comme nous l'avons vu plus haut, la porencéphalie, la sclérose atrophique ou la sclérose tuberculeuse hypertrophique (BOURNEVILLE et BRISSAUD) peuvent donner lieu à des crises d'épilepsie généralisée Plus tard, chez les adolescents, avant 20 ans, une maladie infectieuse peut déterminer une sclérose névroglique (CHASLIN), qui donne lieu également à des crises d'*épilepsie*.

Chez l'adulte c'est la continuation de l'épilepsie de l'enfance et de l'adolescence; quelquefois elle peut apparaître vers 30 ou 40 ans et dans ces cas (8 sur 10, d'après FOURNIER) c'est la syphilis qui est en cause : enfin, elle peut être le premier signe révélateur d'une paralysie générale progressive : elle a pu apparaître à la suite d'un traumatisme avec commotion cérébrale ou lésion cérébrale; enfin, elle peut avoir une origine spinale par compression de la moelle. Il y a encore certaines intoxications qui peuvent donner lieu à des crises épileptiformes : saturnisme, alcoolisme, urémie.

En somme l'épilepsie dite essentielle tend à disparaître de la nosologie, et ses manifestations tiennent à des causes multiples agissant suivant les uns sur le bulbe, suivant les autres sur les couches corticales du cerveau. Nous sommes tout à fait incompétents pour juger le débat. Toujours est-il que la plupart des épileptiques sont des cérébraux.

Nerfs. — Avant d'étudier les *maladies des nerfs*, il n'est pas inutile de dire quelques mots de leur constitution anatomique d'après le traité de Babinski (1894), on peut diviser les fibres nerveuses en cinq variétés :

1° Les fibres à myéline, de Leuwenhoeck, formées chacune, par un cylindre axe entouré d'une gaîne de myéline, interrompue à intervalles réguliers par ses étranglements annulaires (Ranvier), une membrane dite de Schwann et des noyaux ;

2° Les fibres sans myéline, fibres de Remak, formées par des fibrilles contenant dans leur intérieur des noyaux et s'anastomosant entre elles.

Ce sont les deux variétés des plus importantes constituant tous les nerfs du système cérébro-spinal et du système sympathique.

Font exception à cette structure générale :

3° Le nerf acoustique qui, de structure identique aux fibres de Leuwenhoeck, en diffère par la présence sur le trajet de ses fibres d'une cellule bipolaire (Ranvier) ;

4° Le nerf optique, dont les fibres sont dépourvues de gaîne de Schawn et d'étranglements annulaires ;

5° Enfin le nerf olfactif, qui se rapproche du type des fibres de Remak mais d'un diamètre plus considérable, ne présentant pas d'anastomose et se colorant en brun par l'acide osmique (Ranvier).

C'est Duménil (de Rouen) qui, le premier en 1864, appelle l'attention sur les névrites périphériques : en 1866, nouveau travail sur les paralysies périphériques et spécialement de la névrite : mais il ne fut pas fait d'examen microscopique. Eichhorst (1876), Eisenlohr (1879) signalent aussi des dégénérations des nerfs dans diverses observations.

La même année Joffroy publie un mémoire intitulé : *De la névrite parenchymateuse spontanée, généralisée ou par-*

tielle : Leyden, en 1879 et 1880, écrit deux mémoires sur *un cas de polynévrite* et sur la *poliomyélite et la névrite* qui inaugurent définitivement l'histoire anatomo-clinique des *névrites périphériques.*

Il faut distinguer d'abord une *névrite périaxile* analogue aux névrites expérimentales.

Le plus souvent la lésion macroscopique se traduit par une atrophie simple des tubes à myéline, causée surtout par la disparition de la myéline remplacée par des noyaux ovalaires entourés d'une substance hyaline.

Ces lésions de l'organe conducteur de la sensibilité et surtout du mouvement peuvent amener des troubles musculaires : des paralysies portant sur les membres inférieurs déterminant cette marche spéciale que Charcot a appelée le *steppage* et d'autres types portant sur certains groupes de muscles et donnant lieu à une démarche spéciale : marche sur le bord externe du pied (peroniers), etc. Aux membres supérieurs on trouve le type antibrachial, le type Aran Duchenne, le type brachial (Remak, Mme Déjérine-Klumpke).

Il y a en outre augmentation de l'excitabilité électrique ou diminution, puis réaction de dégénérescence (Erb), enfin atrophie musculaire. On observe plus rarement le tremblement ou l'athétose.

L'incoordination motrice, l'ataxie ont pu être observées et Déjérine avança pendant un certain temps que le tabes était d'origine périphérique. Depuis il est revenu à l'idée généralement acceptée que le tabes dorsalis est d'origine centrale et quoiqu'il ait publié avec Sollier une observation très curieuse intitulée *Tabes périphérique*, il faut dire avec Babinksi que « les lésions limitées aux nerfs ne donnent lieu que d'une façon tout à fait exceptionnelle à la véritable démarche tabétique ». La contracture, les crampes, les troubles de la sensibilité, des réflexes, les troubles vaso-moteurs, sécrétoires et trophiques, les troubles visuels (moteurs, accommodation, pupillaires), les lésions du nerf optique; enfin des troubles psychiques ont pu apparaître et constituer, ce que KORSAKOFF (de Moscou) a appelé la *psychose polynévritique* ou *cérébropathie psychique toxémique* avec délire, affaiblissement intellectuel, amnésie (1887).

On peut encore observer des troubles de l'appareil respiratoire : l'anesthésie du larynx, la paralysie des muscles du larynx, des troubles paralytiques du diaphragme et des muscles du tronc (DUCHENNE, de Boulogne); de l'œdème, de la congestion pulmonaire, de la spléno-pneumonie par altération du pneumo-gastrique, altération qui peut amener des troubles cardiaques, la syncope mortelle; la tachycardie (Vierordt), l'arythmie (Déjerine); enfin, il n'est pas jusqu'à certaines formes de dyspepsies et d'entérites douloureuses qui n'aient été considérées comme causées par des névrites sans preuves bien évidentes.

Les troubles de l'appareil urinaire peuvent porter sur le rein (albuminurie de la diphtérie), sur la vessie (incontinence ou rétention d'urine, dysurie) ; rarement les troubles de l'appareil génital ont été observés. C'est aux névrites périphériques qu'il faut rattacher le *nervo-tabes périphérique* de DÉJERINE, l'*ataxie aiguë* de LEYDEN, le *pseudo-tabes alcoolique* de CHARCOT.

A un autre point de vue, on a pu décrire une névrite alcoolique (LANCEREAUX, 1865) étudiée aussi par OETTINGER, LEUDET, WILKS. LOCKART CLARKE; la névrite saturnine, dont DUCHENNE, de Boulogne, a si bien décrit les types cliniques, et ERB, REMAK, VULPIAN et RAYMOND, GOMBAULT, l'anatomie pathologique; la névrite diphtéritique, la névrite lépreuse, du beriberi ou kakké.

On a encore décrit des névrites ascendantes se propageant de l'extrémité d'un nerf vers ses parties centrales, ce qui est le contraire de la dégénération wallérienne. La question est toujours à l'étude. La paralysie ascendante de LANDRY rentre dans ce cadre, ainsi que la cellulo-névrite de RAYMOND, la neuro-névrite motrice antérieure de GRASset. Bref, les névrites périphériques ont tout d'abord voulu empiéter sur le domaine des affections médullaires et tout compte fait elles n'ont rien changé à la pathologie médullaire; elles ont seulement fait voir qu'il y avait des lésions des nerfs périphériques qui pouvaient, au premier abord, en imposer pour une affection médullaire. Néanmoins, elles forment dans la neuropathologie un groupe à part bien déterminé, qui a pu nous éclairer sur la pathogénie de faits mal interprétés (paralysies toxiques).

Maladies du cœur et des vaisseaux. — La péricardite s'enrichit d'un nouveau signe diagnostique, l'*encoche* de Sibson.

La paracentèse du péricarde est toujours conseillée dans les cas d'épanchement abondant avec tendance à l'asphyxie. La symphyse cardiaque est plus particulièrement étudiée par Skoda, William, Friedreich, Traubé, Jaccoud et Germain Sée.

OErtel, de Munich, signale la dégénérescence graisseuse du cœur (1885).

Hayem, Galliard, Huchard, Teissier étudient la myocardite aiguë; Weigert, Letulle (1879) la myocardite chronique.

L'endocardite, surtout signalée dans le rhumatisme par Bouillaud au commencement du siècle, se rencontre dans la plupart des maladies infectieuses, causée par des microbes divers : pneumocoques, streptocoques; dans la pneumonie; dans les infections qui suivent les traumatismes accidentels ou chirurgicaux; dans la puerpéralité, l'ostéomyélite, la blennorragie. Quant à l'endocardite rhumatismale, elle est aussi causée par un microbe récemment découvert par Achalme et Thiroloix.

Bref la plupart des grandes maladies infectieuses peuvent retentir sur l'endocarde. Et l'on divise les endocardites en : 1° endocardites infectieuses localisées le plus souvent aux valvules auriculo-ventriculaires, et 2° endocardites infectantes lançant dans le torrent circulatoire des principes toxiques le plus souvent mortels.

Le pouls capillaire est signalé et étudié dans l'insuffisance aortique par F. MULLER, MERKLEN, HUCHARD, MATHIEU.

FRIEDREICH, MAHOT, POTAIN étudient avec des appareils enregistreurs les battements hépatiques signalés par BEAU, dans son tableau symptomatique de l'*asystolie* (1856).

Les *angines de poitrine* sont distinguées en : angines de poitrine vraies, dues à l'ischémie cardiaque et le plus souvent dues à l'altération des artères coronaires; et en angines de poitrine fausses, nerveuses, réflexes, diathésiques, toxiques (POTAIN, GERMAIN SÉE, HUCHARD).

L'étude de la *tachycardie*, commencée, en 1860-1861, par SPRING, est reprise par GÉRARDT et PROEBSTING en 1882, puis par LANDOUZY, HUCHARD, MERKLEN; BOUVERET, de Lyon, décrit la *tachycardie essentielle* (1889). Elle peut être sous la dépendance d'affections cardiaques, d'affection du système nerveux et aussi d'affection abdominale. HUCHARD a créé le mot *embryocardie* parce que, dans les cas observés, on retrouve le rythme du cœur fœtal. L'embryocardie se remarque à la période ultime des affections cardiaques et indique surtout une grande déchéance du muscle cardiaque.

Quant à la *bradycardie*, les récents travaux de HIS en font un signe pathognomique de lésions du faisceau décrit par cet anatomiste dans la région auriculo-ventriculaire.

L'*arythmie* (MERKLEN), qu'il faut distinguer de l'intermittence, est caractérisée par l'irrégularité du rythme cardiaque portant à la fois sur la force, l'intervalle et le nombre des battements cardiaques et par conséquent aussi des pulsations radiales. Elle peut être de cause nerveuse ou de cause cardiaque (myocardites). On décrit aussi une arythmie cadencée avec pouls bigéminé dû surtout à l'administration intempestive de la digitale.

A ces notions nouvelles dans la pathologie cardiaque, il faut ajouter l'appréciation de la tension artérielle, qui peut être exagérée (*hypertension*) ou diminuée (*hypotension*). Pour certains cliniciens c'est l'état de cette tension qui devra guider le médecin dans l'administration de médicaments héroïques dans les affections du cœur : la digitale qui augmente la tension, l'iodure qui la diminue.

La *thrombose* rentre dans l'histoire de la phlébite, de l'endophlébite qui rentre elle-même dans le grand cadre de l'infection. Pour qu'il y ait thrombose il faut que l'endoveine soit altérée, et c'est sur cette partie altérée que se produit le caillot à noyau microbien. Ce caillot peut s'émietter et aller faire des embolies, des infarctus, etc. La *phlegmatia alba dolens*, comme nous l'avons vu plus haut, n'est plus l'apanage des infections puerpérales et peut aussi se rencontrer dans la fièvre typhoïde (Hutinel, 1883, Siredey, 1884, Eberth, 1886 et 1885). Dans les états cachectiques (cancer, tuberculose) la *phlegmatia* est due à une infection secondaire.

Les *artérites* sont constatées dans les fièvres et l'on décrit les artérites infectieuses de la fièvre typhoïde, de la variole, de la diphtérie, de l'influenza (Leyden).

Diettrich, Lancereaux décrivent l'artérite syphilitique étudiée histologiquement par Heubner (1874), puis par Lancereaux et Baumgarten. On signale également l'artérite tuberculeuse.

Enfin les artères peuvent être le siège de dégénérescences multiples : graisseuse, amyloïde, hyaline; mais les lésions les plus fréquentes sont la dégénérescence calcaire et scléreuse, l'athérome et l'artériosclérose. Pour Lancereaux l'*athérôme* est une endartérite déformante et serait causée par une lésion des vasa vasorum (H. Martin, 1881) : ce qui expliquerait ainsi la localisation de la dégénérescence athéromateuse à certaines artères.

Quant à l'*artério-sclérose*, signalée pour la première fois par Gull et Sutton en 1872, sous le nom de artério-capillary fibrosis, elle est placée sous la dépendance de l'arthritisme ou de l'herpétisme (Lancereaux) et de la goutte : c'est une sorte d'endartérite infectieuse portant plutôt sur les petites artères, les artères viscérales. Cliniquement l'artério-sclérose est caractérisée par l'hypertension (Huchard) et une exagération manifeste du second bruit cardiaque, un retentissement diastolique au foyer aortique (Bucquoy et Marfan). On y trouve aussi de l'hypertrophie du cœur, de l'insuffisance rénale, souvent de la néphrite interstitielle et enfin de l'insuffisance cardiaque (hypertrophie et dilatation). On a aussi signalé la sclérose cardiaque pouvant amener des lésions d'orifice (aortique et surtout mitrale).

On constate la fréquence des *affections de l'aorte* chez les syphilitiques. Laboulbène (1874) signale dans l'*aortite* l'élévation de la sous-clavière gauche.

Les *anévrysmes de l'aorte* sont traités par la méthode de Baccelli, qui avait été employée déjà en 1864 par Moore. D'ailleurs l'électro-puncture ne donne guère de meilleurs résultats que l'usage de l'iodure de potassium à l'intérieur. Il n'en est pas de même pour les injections de gélatine qui ont été plus efficaces.

Klebs (1874) étudie le *rhumatisme cérébral*. Le rhumatisme n'est pas seulement articulaire, il peut être aussi viscéral. C'est en 1876-1877 que Basset en Allemagne inaugure le traitement du rhumatisme par les préparations salicylées : Stricker emploie l'acide salicylique, Sénator le salicylate de soude qui fut vulgarisé en France par Germain Sée (1877).

Albuminuries. — La réaction albumine dans les urines peut être due à des substances différentes : sérine, globuline, pyine, propeptone, peptone (Hoffmann, Sénator). Sénator émet l'hypothèse d'une albuminurie physiologique niée et réfutée par Lecorché et Talamon qui en font le signe d'une néphrite parcellaire. Ces auteurs, prétendent que, d'une façon générale, l'albuminurie (serine, globuline, surtout serine) est liée à une lésion du glomérule et que les néphrites ne sont que des glomérulo-néphrites ; que les néphrites ne sont que des accidents secondaires de la glomérulite. Et ici encore c'est l'infection qui est en cause et pour les albuminuries transitoires des fièvres et pour les albuminuries suivies de lésions rénales indélébiles.

On signale encore l'albuminurie orthostatique, albuminurie intermittente, observée surtout chez les jeunes gens et qu'on tend actuellement à faire rentrer dans le cadre des albuminuries d'origine génitale.

Le grand danger chez les sujets atteints d'albuminurie est le syndrome urémique, l'urémie qui peut être latente, insidieuse, ou aiguë, et qui semble bien causée par l'action nocive de tous les poisons contenus dans l'urine (BOUCHARD).

L'*hémoglobinurie*, signalée déjà par G. HARLEY en 1864, peut donner lieu à un syndrome appelé *émoglobinurie paroxystique* (MESNET, 1881), rapporté par cet auteur à un refroidissement. (V. Syphilis.)

Dans la *néphrite aiguë*, les éléments cellulaires et le tissu interstitiel sont touchés : c'est une néphrite diffuse avec gros rein lisse, blanchâtre ou rouge et lésion sur tout l'appareil glandulaire avec prédominance sur les tubuli contorti et les glomérules.

Dans les *néphrites chroniques* ou d'emblée ou consécutives à une néphrite aiguë on distingue une néphrite parenchymateuse ou épithéliale (œdémateuse ou albumineuse), avec beaucoup d'albumine et une néphrite interstitielle ou scléreuse d'emblée. Cette dernière est souvent liée à l'artério-sclérose et à l'hypertrophie du ventricule gauche (TRAUBE). Cette hypertrophie s'accompagne d'un son claqué diastolique (BARTEL). En 1875, POTAIN décrit le *bruit de galop* lié à cette hypertrophie d'origine rénale et en fait un roulement présystolique.

Le rein cardiaque, déjà signalé par TRAUBE qui en avait fait une néphrite parenchymateuse, est étudié par KELSCH en 1875 qui n'y voit qu'une congestion passive, une gêne de la circulation, analogue à ce qu'on observe dans le foie cardiaque (foie muscade).

Le rein est le siège fréquent d'infarctus.

Terminons en signalant : la tuberculose rénale, la syphilis, le cancer du rein, presque toujours secondaire, la dégénérescence amyloïde, la dégénérescence kystique, le rein mobile (ROSENSTEIN, LANCEREAUX) déjà étudié par TROUSSEAU.

Le rein est considéré comme un organe de sécrétion et d'excrétion ; ainsi l'urée qu'il élimine et qui se fait dans le foie nous le donne comme organe excréteur. Toutefois, pour ce qui est de la sécrétion, les auteurs ne sont pas d'accord et on s'en tient à « la filtration élective » moyen terme entre la sécrétion et l'excrétion. L'urine est considérée comme faite d'une solution d'urée dans de l'eau salée ; il faut aussi y ajouter des matières excrémentielles. Si le rein n'est pas considéré comme une glande à sécrétion externe : depuis les travaux de BROWN-SÉQUARD (1892), de MEYER, de Nancy (1893), on tend de plus en plus à en faire une glande à sécrétion interne ; d'autres en font une glande antitoxique.

MALADIES DU POUMON ET DE LA PLÈVRE. — La découverte du bacille de Koch démontre l'unité de la tuberculose pulmonaire et des autres tuberculoses telles que le mal de Pott, la tumeur blanche et le lupus. Elle donne aussi raison aux contagionistes.

Les pleurésies sont regardées par certains médecins, et plus particulièrement par M. le Pr LANDOUZY, auquel nous devons la description de la *typho-bacillose*, comme toujours d'origine tuberculeuse. Cependant il paraît bien exister des pleurésies avec épanchement qui ne sont pas tuberculeuses.

Quant aux pleurésies purulentes, elles sont fonction de microbes : pneumocoques ou staphylocoques ou streptocoques.

Les pleurésies à pneumocoques peuvent se résorber. Les autres sont justiciables ou de ponctions répétées ou de l'opération de l'empyème.

Le diagnostic de la pleurésie est singulièrement facilité par la ponction exploratrice qui nous renseigne sur la présence ou l'absence de l'épanchement et aussi sur sa nature. Les pleurésies cancéreuses sont étudiées par TROISIER, toujours secondaires, le plus souvent causées par la propagation d'un cancer du sein au moyen des lymphatiques (lymphangites cancéreuses). GRANCHER décrit la *spléno-pneumonie* autrefois confondue soit avec la congestion pulmonaire soit avec la pleurésie.

L'ancienne pneumonie catarrhale, ou encore l'ancienne pneumonie lobulaire devient la *broncho-pneumonie*. Sa nature infectieuse due à des microbes divers (bacille de Koch, streptocoque, staphylocoque, pneumocoque, colibacille) est définitivement établie.

En dehors des traitements médicaux habituels et surtout du traitement dans les sanatoriums, des tentatives d'intervention chirurgicale sont faites pour combattre la tuberculose localisée au sommet (pneumectomie), l'emphysème (section des cartilages chondro-costaux tendant à élargir la capacité respiratoire; tentatives n'ayant d'ailleurs amené jusqu'à présent aucun résultat positif. Ce dont on se préoccupe le plus actuellement, c'est du traitement prophylactique, qu'il est très difficile de mettre rigoureusement en pratique à cause de sa complexité.

MALADIES DE L'ESTOMAC. — Elles sont, en dehors des tumeurs, divisées en troubles de la fonction motrice et de la fonction chimique.

BOUCHARD et son élève Paul LEGENDRE décrivent la dilatation de l'estomac avec ses troubles concomitants.

HAYEM, BOUVERET, MATHIEU insistent sur les dyspepsies d'origine chimique; et le diagnostic de ces formes se fait par l'analyse du suc gastrique, les repas d'épreuve, l'analyse du résidu stomacal. Le lavage de l'estomac devient pendant une longue période un traitement de choix des dyspepsies par insuffisance motrice : les tubes de FAUCHER et de DEBOVE en facilitent l'application.

L'examen de l'estomac aux rayons X nous renseigne sur sa situation et ses rapports, à l'état de vacuité. Enfin des opérations hardies sont tentées pour remédier aux cas pour lesquels la médecine est impuissante : résection de tumeurs, anastomose de l'estomac avec l'intestin, gastrotomie, gastro-entérostomie.

MALADIES DE L'INTESTIN. — L'*entérite muco-membraneuse* et l'*appendicite* sont devenues des maladies nouvelles sur lesquelles il n'est pas besoin d'insister puisqu'elles sont contemporaines et que leur histoire et leur traitement sont dans toutes les mémoires.

L'entérite muco-membraneuse paraît bien être d'origine nerveuse.

Quant à l'appendicite, elle revêt des formes très différentes et son traitement, sauf certains cas bien spécifiés, doit tout d'abord être médical et ne devenir chirurgical que lorsque les phénomènes inflammatoires auront disparu.

Le rôle des *maladies du pancréas* dans la production du diabète paraît bien établi ; et ce serait surtout les lésions des îlots de LANGERHANS qui en seraient la cause. LANCEREAUX a décrit un *diabète pancréatique* à forme rapidement mortelle.

Quant au *diabète*, d'une façon générale il est très étudié et son histoire sera faite, surtout au commencement du xxe siècle, par le professeur LÉPINE, de Lyon. Pendant la période qui nous occupe, en dehors de la théorie pancréatique il faut signaler la théorie gastro-intestinale de BOUCHARDAT (1839) aujourd'hui abandonnée, et les théories hépatiques (Cl. Bernard, 1850), reprises par GILBERT et ses élèves WEILL et LE-REBOULLET (diabète par hyperhépatie et anhépatie) ; le dia-

bète nerveux (FELIZET) ; par ralentissement de nutrition
(BOUCHARD) ; rénal (LÉPINE, 1895, et KLEMPERER) ; glycolyti-
que (LÉPINE) ; par hyperglycémie par insuffisance rénale et
pancréatique ; poly-glandulovasculaire par altération du
foie, du pancréas, du corps thyroïde et pituitaire (KAUF-
MANN, PAULOW, LORAND). On a été jusqu'à supposer la contagion du diabète par le fait de l'observation de plusieurs cas
de « diabète conjugal. »

Les *maladies de la rate* sont plutôt des affections secondaires à un état aigu ou chronique caractérisées surtout
par l'hypertrophie de l'organe, la *splénomégalie*. La rate
peut être hypertrophiée dans la fièvre typhoïde, le paludisme, le typhus, etc., mais plus souvent, et d'une façon
durable, dans certains états chroniques : lymphadémie,
paludisme, syphilis, cirrhoses hépatiques. En 1894, BANTI
a décrit une splénomégalie primitive avec anémie progressive, qui a été appelée *Maladie de* BANTI.

MALADIES DU FOIE. — Nous avons plus haut signalé l'atrophie jaune aiguë du foie et l'hépatite interstitielle de la
syphilis tertiaire (ROKITANSKY, GUBLER). Nous avons aussi
parlé de la cirrhose de Laennec ; nous allons y revenir pour
montrer le chemin parcouru depuis le commencement du
siècle dans l'étude de la cirrhose, des cirrhoses.

LAENNEC, en faisant l'autopsie d'un homme de 45 ans mort
d'apoplexie pulmonaire, trouva son foie « comme ratatiné,
offrant à sa surface convexe un grand nombre de petites bosselures. Son parenchyme contenait une très grande quantité
de petits corps d'un jaune pâle, gros comme des pépins de
pomme, bien séparés les uns des autres et entre lesquels le
parenchyme de l'organe offrait sa couleur et sa densité ordinaires. Les plus grosses de ces *productions* semblaient formées par des squames qui s'enveloppaient à peu près
comme les feuilles de chou pomme ou de laitue. Le volume
du foie, malgré le grand nombre de petits *corps étrangers*

développés dans le tissu de ce viscère, était évidemment moindre que dans l'état naturel ». Dans un autre cas, il trouve le foie réduit au 1/3 de son volume ordinaire et pour ainsi dire caché dans la région qu'il occupe. Incisé, il paraît composé de petits grains de forme ronde ou ovoïde, de couleur fauve, *jaune roux*, d'où le nom de *cirrhoses* qu'il leur donne pour les différencier des squirrhes. Il en fait des *productions morbifiques* qui peuvent, comme les tubercules, se ramollir.

C'est cette description anatomo-pathologique faussement interprétée par son auteur qui est à la base de l'étude de la cirrhose.

On ne tarda pas à s'apercevoir que les cirrhoses de Laennec n'étaient pas des productions hétérogènes, qu'elles se développaient aux dépens du tissu cellulo-fibreux du foie (BRIGHT, KIERNAN, en Angleterre ; HALMANN, en Allemagne ; ANDRAL et CRUVEILHIER, BECQUEREL, MONNERET et GUBLER en France).

Cependant, plus on avança dans l'étude des cirrhoses du foie, plus on s'ingénia à prendre comme type la cirrhose décrite par Laennec, la cirrhose atrophique, qui fut appelée cirrhose de Laennec.

Vers 1877, CHARCOT, dans son cours à la Faculté, rendant compte des travaux récents faits sur les maladies du foie, décrit la *cirrhose atrophique d'origine vasculaire*, et la *cirrhose hypertrophique, d'origine biliaire*, qui venait d'être décrite par HANOT (1876). Toutefois, déjà avant ce dernier, CRUVEILHIER, REQUIN, GUBLER, TODD, OLLIVIER (de Rouen), HAYEM, CORNIL avaient constaté l'existence de cirrhoses du foie avec augmentation de volume de cet organe ; et ces trois derniers cherché à en différencier certaines formes.

Depuis, les professeurs CHAUFFARD et GILBERT et leurs élèves ont étudié plus à fond la question et, tout en donnant pour les cirrhoses une grande importance à la prolifération du tissu conjonctif soit autour des veines porte et hépatiques, soit autour des canalicules biliaires, insistent beaucoup sur les lésions de la cellule hépatique. Car actuellement il n'est plus aussi nettement admis que dans le foie il y a deux organes séparés, l'organe hépatique et l'organe biliaire. Il semble bien qu'il y ait entre eux une union telle qu'on ne saurait les séparer.

Quant aux causes de ces deux espèces de cirrhoses, elles sont du domaine de l'infection ou de l'intoxication : intoxication par voie sanguine dans l'une ; intoxication ascendante d'origine intestinale par les voies biliaires dans l'autre. Ce qui nous amène à parler de l'*ictère*, des ictères divisés à cette époque en ictère vrai, biliphéique dû au passage dans le sang des pigments contenus dans la bile, et en ictère hémaphéique (GUBLER), pseudo-ictère, que les Allemands attribuent à l'urobiline, et HAYEM à la pénétration dans la circulation de pigments biliaires modifiés et d'une certaine quantité de pigments normaux. Mais, comme le fait remarquer le professeur GILBERT, l'hémaphéine est une substance mal définie, l'urobiline n'a pas de pouvoir tinctorial ; en réalité, il n'y a qu'un ictère plus ou moins accentué suivant les cas et dû au passage dans le sang d'une plus ou moins grande quantité de pigments biliaires. Au fond, il n'y a que ce qu'il appelle la *cholémie*. Néanmoins, on doit conserver le mot ictère qui suivant son intensité sera cholurique ou acholurique (urines teintées ou non teintées réagissant ou ne réagissant pas à l'expérience de Gmelin).

Quoi qu'il en soit, tout ictère est dû soit à la rétention, soit à la résorption des pigments biliaires par dyshépatie ou fonctionnement défectueux de la cellule hépatique.

On décrit l'ictère catarrhal, qui n'est, en somme, qu'un ictère par rétention (bouchon muco-épithélial) ; l'ictère émotif, qui a une pathogénie analogue, et enfin les ictères infectieux d'origine microbienne ou d'origine minérale, végétale ou animale (non microbiens) causés par des agents toxiques venant soit du sang soit de l'intestin par les voies biliaires.

Ces ictères infectieux sont divisés en bénins et graves. On vient de décrire des lésions hépatiques graves causées par les inhalations de chloroforme.

La physiologie du foie est étudiée un peu partout, mais plus particulièrement en France. Le rôle important de cette glande, la première qui apparaisse dans l'embryon et toujours la plus volumineuse, avait été pressenti par les Anglais et surtout par Galien.

On pourrait dire à un point de vue général que l'action du foie est de maintenir la composition du milieu sanguin (E. GLEY). Il agit sur les globules rouges qu'il détruit, qu'il renouvelle (fonction hématolytique et hématopoiétique); il fixe une matière minérale qui fait essentiellement partie du sang (fonction martiale, DASTRE et FLORESCO). Claude Bernard a découvert sa fonction glycogénique, depuis on a reconnu son action glycémique; de plus il forme de la graisse (fonction adipogénique) : il fixe des matières albuminoïdes, ce qui a fait dire à L. FRÉDÉRICY qu'il était le « laboratoire des produits alimentaires ». C'est aussi une sorte de grenier, de magasin de réserve de ces mêmes substances (ROGER) : c'est le principal foyer des mutations chimiques (ROGER), le grand chimiste de l'organisme (CH. RICHET). Il forme la substance fibrinogène, les substances anticoagulantes (f. coagulante et anticoagulante); intervient dans la sulfo-conjugaison des substances aromatiques. Il fait de l'urée concurremment avec le rein; enfin, on lui donne aussi une fonction des plus importantes, la fonction antitoxique. Le foie est là pour agir sur tous les produits toxiques qui peuvent lui être déversés par la veine cave venant de l'intestin. De plus, le foie pouvant se laisser facilement emplir de sang, sert également à la régularisation de la circulation. On sait aussi qu'il forme les pigments biliaires par son action sur les hématies. « L'agent de toutes ces transformations c'est la cellule hépatique qui, par une synergie dont les êtres vivants nous donnent si souvent l'étonnant exemple, fait que la

fonction antitoxique est en même temps une accumulation
de réserves nutritives une source de chaleur et une sécrétion digestive » (Cʜ Rɪcʜᴇᴛ).

Galien avait donc raison d'insister sur l'importance du
rôle du foie dans l'organisme et surtout dans la composition du sang. « Après que le foie a reçu l'aliment préparé
d'avance par ses serviteurs et offrant pour ainsi dire une
certaine ébauche et une image obscure du sang, *il lui donne
la dernière préparation nécessaire pour qu'il devienne sang
parfait.* » (De l'usage des parties. *Trad. Daremberg.*) Plus
loin il parle d'une action analogue à celle qui se produit dans
la fermentation du vin.

Mᴀʟᴀᴅɪᴇs ᴠᴇ́ɴᴇ́ʀɪᴇɴɴᴇs. — Le domaine de l'histoire de la
syphilis s'est considérablement agrandi dans le dernier tiers
du xɪxᵉ siècle et les méfaits du *Mal Français* ne le cèdent en
rien à ceux de la Tuberculose.

« La syphilis est une affection constitutionnelle. Elle fait
partie du groupe des maladies infectieuses chroniques ».
Son agent ne fut connu qu'au xxᵉ siècle : le tréponème pâle
de Schaudinn est une découverte toute récente, comme nous
l'avons vu plus haut.

Fʀ. Mʀᴀcᴇᴋ (de Vienne) la divise en *syphilis acquise*, et
en *syphilis héréditaire.*

Le Pʳ Fournier admet en plus la contamination « in utero »
transmise du fœtus à la mère ; le père étant syphilitique et
la mère saine avant la conception et la contamination « in
utero » transmise de la mère au fœtus ; la mère étant syphi-
lisée pendant sa grossesse contamine son enfant.

On admet toujours la distinction un peu arbitraire en
trois périodes : la *période primaire* avec les symptômes
locaux consécutifs à l'infection ; la *période secondaire*, qui
commence avec l'apparition des symptômes généraux, et la
période tertiaire, où se développent les formes viscérales,
les néoplasmes dits gommeux.

D'après Mracek l'intervalle compris entre le jour de l'infection et l'apparition des accidents secondaires est d'environ deux mois. Le développement du chancre initial s'effectue au bout de trois semaines ; simultanément apparaissent les phénomènes ganglionnaires voisins, parfois souvent avec participation des vaisseaux lymphatiques afférents ; enfin apparaissent des troubles subjectifs qui, avant l'éruption de l'exanthème, incommodent plus ou moins certains malades. L'exanthème initial disparaît et au bout d'environ trois mois, c'est-à-dire six mois après le début de l'affection, apparaissent les plaques muqueuses. La marche ultérieure comporte l'apparition çà et là d' « éruptions localisées » qui cèdent à un traitement approprié. Cette période arrive généralement au bout de dix-huit mois à deux ans à son terme. Ce n'est d'ailleurs qu'un schéma qui peut subir bien des irrégularités et qui n'est guère différent de celui du professeur Fournier.

Nous avons déjà parlé des différentes portes d'entrée de la syphilis. Fernel avait dit au xviᵉ siècle que, dans le point où se faisait l'infection, il s'élevait une petite papule rapidement suivie d'un petit ulcère (ulcusculum). C'est le chancre qui peut revêtir le type lamelleux (aplati) et le type nodulaire (moitié de pois ou de noisette) (Fournier), la surface du chancre est érosive et cette érosion est superficielle. Comme coloration on distingue encore le chancre gris et le chancre rouge, qui présente une induration nodulaire ou lamelleuse. C'est l'accident initial, accompagné de l'engorgement ganglionnaire qui constitue avec son évolution vers la cicatrisation ou le phagédénisme la première période de la syphilis.

La seconde période, précédée de certains symptômes généraux, s'ouvre par l'apparition de l'exanthème qui peut revêtir la forme maculeuse, papuleuse, ou pustuleuse. Fournier décrit les syphilides de modalité érythémateuse, papuleuse, ulcéreuse superficielle correspondant aux trois formes précitées et de plus des syphilides secondaires malignes et la syphilide pigmentaire plutôt parasyphilitique.

Les plaques muqueuses rentrent dans le cadre des syphilides « muqueuses ».

La période tertiaire se manifeste le plus souvent sous forme de gomme ou de sclérose accompagnée d'altérations vasculaires (endartérite proliférante, périartérite) qui précèdent l'apparition de la sclérose. Il en est de même pour les gommes, dont l'apparition est toujours précédée d'une endopériartérite à tendance oblitérante (BALZER, MARFAN et TOUPET). Ces gommes et ces scléroses ont un siège variable (peau, tissu conjonctif sous-cutané, muscles, tissu osseux consécutivement au périoste), synoviales (ostéo-arthropathies tertiaires, myosite gommeuse scléreuse.

Dans cette période la syphilis frappe aussi les ganglions lymphatiques, qui sont tuméfiés et peuvent atteindre la grosseur d'un œuf de pigeon ou de poule et céder au traitement ioduré ; qui peuvent aussi s'ulcérer et quelquefois se cicatriser sans traitement approprié. La rate, le corps thyroïde, les capsules surrénales peuvent être aussi le siège de gommes.

La muqueuse buccale peut être atteinte d'une plaque blanche appelée leucoplasie buccale ; la langue, de glossite exfoliatrice, ulcéreuse superficielle ou profonde, enfin de gommes (*glossites gommeuses*). L'appareil respiratoire peut aussi être touché (gommes, syphilome trachéo-bronchique. Pneumopathies pouvant en imposer pour de la tuberculose). Signalons aussi les gommes du médiastin.

Le système circulatoire est aussi atteint : au cœur, on décrit la myocardite scléreuse, les gommes du myocarde ; dans les artères, l'endartérite oblitérante (Heubner, Lancereaux et Rumpf). Les lésions endo-aortiques sont fréquentes.

Les veines sont plus rarement atteintes que les artères.

L'appareil génito-urinaire participe aux localisations de la syphilis. On décrit des néphrites diffuse précoce, diffuse tardive, des gommes du rein, le rein amyloïde ; enfin l'hé-moglobinurie paroxystique ne serait qu'une manifestation syphilitique du para-syphilitique.

Le testicule syphilitique a été signalé depuis longtemps et est dû à l'orchite scléreuse ou scléro-gommeuse.

On a observé des gommes du pénis, de la vulve et du vagin, l'induration du tissu utérin ; très rarement les gommes du tissu utérin ont été signalées. Le rein peut être aussi le siège de tumeurs gommeuses.

Parmi les affections syphilitiques de l'œil, qui sont nombreuses, citons d'abord : l'iritis, la choroïdite, la rétinite, la kératite ; puis la périostite plastique et la périostite gommeuse de l'orbite.

On connaît la fréquence de la kératite interstitielle dans la syphilis héréditaire tardive. Elle peut s'observer à la période secondaire.

La syphilis cérébrale est devenue un vaste champ d'observation ; elle peut apparaître trente ans après les premiers accidents, mais est plus fréquente de la 5ᵉ à la 18ᵉ année (voir plus haut). Cliniquement elle est caractérisée par des troubles intellectuels variés, des ictus de nature congestive avec coma précoce, des absences, des crises d'épilepsie partielle ; de l'aphasie avec paralysies motrices du côté droit, des crises épileptiques. de la glossoplégie. FOURNIER décrit en outre une forme mentale avec dépression intellectuelle, hébétude, ou avec excitation (folie syphilitique); enfin la paralysie générale, la pseudo-paralysie générale, puis des paralysies des nerfs crâniens (nerfs moteurs oculaires, facial, grand hypoglosse, auditif et optique, etc.); des monoplégies, des hémiplégies pouvant aboutir au ramollissement cérébral chronique ou à la démence paralytique (gommes et scléroses).

La moelle épinière et les méninges rachidiennes peuvent être atteintes également et leurs lésions paraissent bien consécutives à des lésions vasculaires (artérites et phlébi-

tes). (Déjerine et Sottas, 1893-1894). Les cas de gommes
de la moelle seraient rares. Ce qui est moins rare, ce sont la
méningomyélite aiguë, chronique scléreuse avec paraplégie ;
la myélite transverse syphilitique (Vulpian et Charcot), la
paraplégie spinale spasmodique syphilitique de Erb (1892),
la paraplégie syphilitique commune (1893) de Gilles de la
Tourette, le pseudotabes syphilitique, etc. Il existe aussi
des mononévrites, des polynévrites syphilitiques.

Enfin, parmi les affections nerveuses para-syphilitiques,
il faut citer le tabès, la paralysie générale, l'épilepsie (Fournier, Fournier et Raymond) ; l'hystérie, les différentes neu-
rasthénies, la céphalée, la myélasthénie, la cérébrasthénie,
certaines phobies parmi lesquelles la syphilophobie.

Terminons par l'exposé succinct de la *syphilis héréditaire*,
de la *syphilis héréditaire tardive* (Fournier), et nous aurons
ainsi une idée de l'importance, dans la nosographie, de la
syphilis et partant de son diagnostic, et de son traitement,
et de sa prophylaxie. C'est un des pires fléaux de l'espèce
humaine et cependant c'est une des maladies sur laquelle
nous avons le plus d'action, sauf à la période tertiaire, quand
des lésions définitives comme la sclérose sont établies.

La *syphilis héréditaire* est encore appelée congénitale :
elle peut être transmise au fœtus pendant la vie intra-utérine par la syphilisation de la mère pendant la grossesse
(infection post-conceptionnelle) ; c'est la syphilis héréditaire
secondaire de Balzer, l'hérédo-contagion par infection *in
utero* de Besnier et Doyon ; et, comme nous l'avons vu plus
haut, la mère saine peut être infectée par un fœtus dont le
père avait des spermatozoïdes imprégnés du virus syphilitique ; c'est l'infection spermatique, la syphilis héréditaire
primitive de Balzer, l'hérédité de fécondation de Besnier et
Doyon. La syphilis de la mère, le père étant indemne, est
celle qui se transmet le plus facilement au fœtus ; c'est l'infection ovulaire ; on a décrit aussi la syphilis héréditaire par
imprégnation dont voici la genèse : la mère peut trans-

mettre à l'enfant qu'elle a d'un second mari, non syphilitique, la syphilis qu'elle tient d'une première fécondation par un mari syphilitique. Nous avons à ce sujet parlé plus haut des lois de Colles et de Baumès.

Le fœtus atteint de syphilis meurt souvent entre le 3ᵉ et le 4ᵉ mois de la grossesse, il peut arriver à terme atteint de lésions tellement graves qu'il meurt en quelques heures ou en quelques jours, ou encore tellement débile au 7ᵉ ou 8ᵉ mois qu'il ne tarde pas à mourir ; enfin il peut naître et vivre avec des lésions que nous allons décrire et qui constituent la syphilis héréditaire prise dans son acception la plus généralement acceptée.

Le pemphigus, le coryza, qui peut amener des déformations du nez, des syphilides papuleuses, papulo-érosives (Jacquet); des syphilides érythémateuses et maculeuses (Jacquet); la kératite, l'iritis, l'hypertrophie hépatique et splénique, des troubles intestinaux, du catarrhe bronchique, des lésions épiphysaires qui peuvent aboutir à des décollements épiphysaires (pseudo-paralysie syphilitique, maladie de Parrot, 1869).

Quant à la *syphilis héréditaire tardive*, que le Pʳ Fournier, dans ses leçons recueillies et publiées en 1886, définit « l'ensemble des accidents syphilitiques qui, dérivant d'une infection héréditaire, se produisent à un âge plus ou moins avancé de la vie, c'est-à-dire au cours de la seconde enfance, de l'adolescence et de l'âge adulte, « elle n'est pas admise par tout le monde. Le Pʳ Fr. Mracek (de Vienne) dit positivement : « Nous ne pouvons, quant à nous, partager cette opinion pour cette raison qu'il n'est pas nécessaire d'observer chez l'enfant des manifestations syphilitiques graves pour qu'on puisse porter le diagnostic de syphilis héréditaire précoce ». Il admet cependant la réalité syphilitique de la *triade d'Hutchinson*, « l'arrêt de développement du corps signalé par Fournier » dont il partage l'opinion et a remarqué des adolescents de seize à dix-huit ans ayant conservé

le type infantile caractérisé par une insuffisance ou une
absence de développement des organes génitaux, des poils
du pubis et des seins chez la femme.

Le docteur Émile ÉMERY, traducteur de Mracek, donne la
technique d'examen pour la recherche de la syphilis héréditaire tardive; nous insisterons sur les stigmates.

L'*infantilisme* portant sur la taille au-dessous de la
moyenne, la gracilité des formes, le retard du développement pour la croissance, la dentition, la marche, la parole,
le système pileux, les testicules, les seins.

Les *cicatrices tégumentaires* de la peau : cicatrices péri-
buccales, cicatrices fessières de PARROT.

Les *malformations* ou *difformités acquises du squelette*
(exostoses, hyperostoses plus spécialement) portant sur le
crâne (bosselures, crâne mal formé), asymétrie, hydrocéphalie; sur la face (nez écrasé de la base, nez en lorgnette,
voûte palatine ogivale) ; sur le tibia (tibia en lame de sabre);
sur les articulations (hydartroses chroniques, arthropathies
déformantes). Signalons encore :

Le *testicule* (infantilisme testiculaire, atrophie sclérosi-
que), la *triade d'Hutchinson*; pour l'œil (stigmates de kératite interstitielle, d'iritis; stigmates pigmentaires du fond
de l'œil). Strabisme (malformations diverses); pour les
oreilles (cicatrices et perforation du tympan, surdité, surdi-
mutité, malformation du pavillon). Pour le système den-
taire (malformation des maxillaires), irrégularités d'im-
plantations dentaires, absence permanente de certaines
dents, permanence des dents de lait, dystrophies dentaires
consistant en microdontisme, amorphisme, déformations en
cupule, en sillons, en nappe, etc.

L'*arrêt de développement psychique* (arriérés, imbéciles,
idiots).

Les *arrêts de développements physiques* (bec-de-lièvre,
pied-bot, genuvalgum, syndactylie, asymétries, monstruosi-
tés, nanisme, gigantisme).

Enfin, dans les *affections parasyphilitiques* (1894), le
Pr FOURNIER agrandit encore le domaine malfaisant de la
syphilis. « Pour moi, dit-il, je tiens pour certain qu'indépen-
damment de ces accidents d'ordre incontestablement spécifique, de ces accidents spécifiques d'origine et de nature,
elle (la syphilis) est encore responsable du nombre de manifestations morbides qui, pour n'avoir plus rien de syphilitique comme nature n'en restent pas moins syphilitiques
d'origine, syphilitiques d'origine en ce sens qu'elles sont
issues, nées de la syphilis, qu'elles seront produites de son
fait, sous son influence, voire qu'elles ne se seraient pas
produites sans elle, suivant toute vraisemblance. »

C'est ainsi qu'il fait rentrer dans les affections parasyphilitiques : la syphilide pigmentaire, la neurasthénie, l'hysté-
roneurasthénie, le *tabès*, la *paralysie générale*, tabès et paralysie générale évoluant successivement, l'épilepsie, l'amyotrophie progressive, l'incapacité vitale du fœtus, les troubles dystrophiques, les prédispositions morbides, l'arrêt de
développement, l'infantilisme, le nanisme, le rachitisme, les
arrêts de développement partiels portant sur le testicule, les
ovaires, l'utérus; la microcéphalie; arrêts à des degrés divers du développement intellectuel, enfants bornés, arriérés,
imbéciles, idiots; mortalité sans lésion anatomique ; l'enfant
meurt parce qu'il n'a pas reçu nativement la force de vivre.

L'hydrocéphalie, la méningite, la maladie de Little sont
aussi considérées par le professeur Fournier comme des
affections parasyphilitiques englobées par Emery dans la
syphilis héréditaire tardive.

De tout ceci ressort la gravité de la syphilis. « La vérole
est un ennemi plus redoutable que vous ne le pensez, puisqu'elle peut aboutir au tabes et à la paralysie générale. Sa
prophylaxie s'impose d'abord et son traitement ensuite. »

Le traitement doit être institué le plus tôt possible dans
la période primaire ; c'est le mercure qui est toujours le
médicament de choix et est administré par la voie buccale,

la voie hypodermique et au moyen de frictions. On revient volontiers aux frictions avec l'onguent mercuriel, comme on le faisait au xviᵉ siècle ; à l'intérieur le sublimé et le proto-iodure sont les deux préparations les plus usitées. Le meilleur de ce traitement nouveau est l'introduction du mercure dans l'organisme par la voie hypodermique. D'abord le sublimé qui avait déjà été injecté sous la peau en 1863 par HEBRA et CH. HUNTER, imités par LEWIN, BERKELEY, HILL, LIÉGEOIS, MARTINEAU, TERRILLON et que BACCELLI, suivi en cela par certains médecins italiens, a injecté dans les veines. C'est la première injection soluble qui fut tentée. Depuis on utilise la peptone mercurique, le biiodure de mercure, le benzoate de mercure, le succinate de mercure. Parmi les préparations insolubles citons l'huile grise (LANG, BARTHÉLEMY) : le calomel, qui fut essayé la première fois par SCARENZIO en 1864, puis par SCARENZIO et RICORDI (1869) : la méthode fut perfectionnée par SMIRNOFF (1886) ; expérimentée un peu partout en Europe et défendue en France par M. Louis JULLIEN, conseillée dans certains cas par le Pʳ Fournier et vulgarisée par BALZER (1888). Cette méthode est plutôt réservée aux cas graves. La plupart des cas ordinaires peuvent être traités par la voie stomacale[1]. Toutes les syphilis doivent être traitées. Et souvent le traitement doit durer toute la vie. Dès la confirmation du diagnostic, le syphilitique doit être informé de la durée habituelle de la période contagieuse. Tant qu'elle dure il doit prendre, même en l'absence de manifestations, toutes les précautions indispensables pour ne point transmettre la syphilis accidentellement ou par les rapports sexuels.

Quant au mariage il ne sera permis qu'avec la réalisation des conditions suivantes :

1° Traitement spécifique suffisant et régulièrement suivi ;

2° Pas de mariage avant la fin de la quatrième année ;

—

1. Depuis quelque temps de nouveaux médicaments ont été introduits dans la thérapeutique de la syphilis (atoxyl, hectine, hectargyre).

3° Pas de manifestation de la syphilis pendant cette quatrième année ;

4° Traitement préventif pendant les mois qui précèdent et suivent le mariage ;

5° Cures préventives espacées pendant les premières années du mariage [1].

La *blennorrhagie* doit aussi être traitée avec soin et persévérance et chez la femme et chez l'homme qui ne doit pas penser à se marier avant d'être indemne de tout écoulement quelque discret qu'il soit. Sinon il peut infecter sa jeune femme et lui communiquer la maladie, qui chez elle par propagation pourra amener des lésions graves des annexes et du petit bassin et parfois même une stérilité irrémédiable.

La blennorrhagie, comme la syphilis, est donc un danger social ; son agent pathogène est le gonocoque de NEISSER (1899).

Le *chancre mou*, dont le microbe a été découvert par le Napolitain DUCREY (1889), est plus bénin, non infectant et cependant doit être soigné avec méthode, car il peut devenir phagédénique.

LES MALADIES DES ENFANTS. — Il y a peu à ajouter à ce que nous avons dit dans la première partie de cette étude sur le XIX⁰ siècle. Cependant la médecine infantile a aussi bénéficié de la notion infection et contagion. En dehors des maladies autrefois reconnues comme contagieuses, il en est d'autres que les découvertes récentes ont démontré l'être également, comme la broncho-pneumonie, dont l'histoire date surtout de ce dernier tiers du siècle qui vient de finir.

La broncho-pneumonie, la pneumonie lobulaire est reconnue maladie infectieuse très grave surtout dans les deux premières années de la vie, puis plus tard à la suite de la diphtérie, de la rougeole ou de la coqueluche et enfin de la grippe. Aux médecins qui l'ont décrite et dont nous avons

1. F. BALZER, *Thérapeutique des maladies vénériennes*, 1894.

parlé plus haut il faut ajouter Cadet de Gassicourt, d'Espine et Picot, qui, comme le dit Hutinel, mettent la dernière main à sa description clinique et Balzer qui, dans sa thèse, en fixe alors l'anatomie pathologique démontrant la réalité de la dénomination de l'affection (1880).

Plus tard son histoire bactériologique sera faite par Weschelbaum, Prudden, Neumann, Krubisch, Durk. On y trouve d'ailleurs les microbes les plus variés qui se peuvent réduire dans les cas les plus fréquents à quatre : pneumocoque, streptocoque, staphylocoque, pneumobacille de Frielander. On a pu y déceler des microbes à habitat intestinal tels que colibacille (Sevestre, Marfan, Marot), l'entérocoque de Thiercelin (Rosenthal).

Le traitement le plus efficace est le traitement par l'hydrothérapie, le drap mouillé, les bains froids, tièdes ou chauds, les compresses froides.

Les maladies gastro-intestinales, si fréquentes chez les nourrissons et les enfants plus âgés, sont étudiées à un point de vue nouveau : au point de vue bactériologique. Chez les nourrissons atteints de diarrhée par Damaschino et Clado (1884) sans grands résultats ; puis par Escherich (1889 et 1885) et Sevestre (1887), Lesage (1887-1888), Thiercelin (1894), qui décrivent l'infection gastro-intestinale du nourrisson. L'infection est donc la cause des diarrhées des nourrissons. W. Bocker (1897), en Amérique, décrit des entérites à colibacilles, à streptocoques, à staphylocoques. Toutefois, il ne faut pas voir dans ces troubles gastro-intestinaux que les microbes et la toxi-infection, il faut savoir que souvent aussi une hygiène alimentaire défectueuse, des viciations des processus digestifs sont en cause ; et comme c'est l'auto-intoxication qui paraît dominer (Escherich, Lesage et Thiercelin), il faut régler l'alimentation, puis, si cela ne suffit pas, faire le lavage de l'estomac (Epstein, 1880), léo (1888), Baginsky, Henoch, Ranke, Hirchsprung, Escherich, Nobécourt), le lavage de l'intestin (Monti (1886), Baginsky,

Escherich) et user avec discrétion des vomitifs qui n'ont pour but que de laver l'estomac. Les purgatifs et les laxatifs seront employés (calomel, sulfate de soude, magnésie, manne, huile de Ricin). Les antiseptiques chimiques et les astringents : l'acide lactique (Hayem et Lesage, (1886), le bismuth, le benzonaphtol, le tannigène (Meyer, Escherich). les antiseptiques biologiques : la levure de bière, le ferment lactique, la diète hydrique (Luton Remy, Marfan) sont encore employés. L'alimentation sera bien surveillée ; après la diète hydrique on donnera des substances farineuses et féculentes (décoctions végétales de riz, d'orge, eau pure, le bouillon de légumes (Mery, Comby), des bouillons, des panades ; enfin le lait et ses dérivés : lait écrémé, le beurre, le kéfir (Monti, 1887, Thiercelin et Nobécourt, (1894); le koumys, le yohourt ; l'eau albumineuse, le bouillon de viande, la viande crue. On fera des injections de sérum physiologique, d'huile camphrée, d'éther, de caféine ; on fera de la balnéation ; le traitement par des sérums spécifiques n'a pas donné de bons résultats : [sérum anticolibacillaire de Lesage, sérum antidysentérique d'Auché (de Bordeaux)].

La méningite bénéficie de la ponction lombaire, son diagnostic s'enrichit du signe de Kernig.

La diphtérie est traitée par le sérum antidiphtérique, le tubage semble prendre la place de la trachéotomie.

Les cirrhoses veineuses sont observées dans l'enfance, en Angleterre par Wilks, Murchison, Hilton-Fagge, Pasker, Osborn, en Allemagne par Wunderlich, Steffers et Tadler et en France par Hutinel, Comby ainsi que des cirrhoses biliaires (D'Espine, de Genève, 1879-1880, Hatfield, Gilbert et L. Fournier, Lereboullet).

Mais c'est encore la tuberculose et la syphilis qui frappent le plus les enfants ; affections acquises ou héréditaires.

Nous avons vu plus haut que la première mention du rachitisme fut faite au xviie siècle par Glisson. La maladie, très fréquente en Angleterre, fut appelée « rickets » à cause

de la déformation de la colonne vertébrale. C'est le mot
français riquet. Tout le monde connaît le conte de Perrault
« Riquet à la houppe », cet ingénieux bossu. Pendant
longtemps cette affection fut désignée sous le nom de
maladie anglaise, *morbus anglicus*, comme auparavant la
syphilis avait été dénommée mal français. Glisson avait
étudié sa symptomatologie. Mayow (1660) la rapporte au
ramollissement des os. Au xviiie siècle, J.-L. Petit parle
de la « Charte ou Rakitis » et la rapporte à une mauvaise
alimentation qui altère la chilification de manière que le
sang se trouvant appauvri produira la « mollesse des os » et
conseille des bouillies dans lesquelles on met des cloportes,
le sel commun ou plutôt les volatils de corne de cerf ou de
crâne humain (1741). Duvernoy (1751) décrit les lésions
macroscopiques des os d'enfants rachitiques. Au xixe siècle
Jules Guérin (1837-1839), après Rufz (1834), qui avait indiqué dans les os rachitiques la présence d'un tissu rougeâtre
élastique et réticulé, décrit le tissu spongoïde, envahissant
les épiphyses, les diaphyses, l'espace sous-périosté et déterminant avec le ramollissement de l'os son incurvation.

Puis Trousseau et Lasègue (1849), Beylard (1852) prétendent que l'ostéomalacie et le rachitisme sont la même maladie. Mais alors Broca (1852) fait le premier une étude histologique de la maladie et la rapporte à un trouble dans le
développement de l'os, à une suspension de l'ostéogenèse
normale.

En 1853 Virchow l'assimile à une ostéite parenchymateuse.
C'est d'ailleurs l'opinion de Kassowitz (de Vienne).

Parrot en fera un chapitre de la syphilis héréditaire (1881) :
Fournier le rangera dans les affections parasyphilitiques.
Le rachitisme est causé par un trouble de nutrition, c'est
une maladie générale de la nutrition, comme le pensait déjà
J.-L. Petit qui le rapportait déjà à un appauvrissement du
sang. Le rachitisme est en effet une maladie générale à localisation osseuse. Les lésions portent sur une modification

des phénomènes qui aboutissent à la production de l'os.
Cette partie de la physiologie a fait de grands progrès depuis
la fin du xviii⁰ siècle. C'est à la technique histologique qu'ils
sont dus pour la plupart. Nous avons plus haut parlé de la
morphologie générale du système osseux (canaux, lamelles, moelle, corpuscules osseux, périoste) qui se réduisent à
la trame osseuse, à la moelle et au périoste. L'accroissement de l'os en longueur se fait aux dépens de la région
juxta-épiphysaire de la région bulbaire, comme on l'appelle
et si l'on fait une coupe longitudinale de cette région on
trouve en allant du cartilage vers la cavité médullaire quatre couches superposées qui sont : 1° la couche du cartilage
proliféré ; 2° la couche du cartilage sérié dans laquelle les
cellules en voie de prolifération se rangent en colonnes
parallèles ; 3° la couche du cartilage calcifié (zone chondro-
calcaire) où commence l'infiltration des sels calcaires ;
4° la couche ossiforme de CORNIL et RANVIER, la zone
d'ossification.

Dans cette zone, on remarque que les vaisseaux médullaires prolifères pénètrent dans la couche calcifiée, ne la dé-
passent pas, la découpent en travées et en déposent la substance osseuse sous forme d'ostéoplates dérivés des cellules
médullaires. C'est cette couche ossiforme, appelée encore
spongoïde normale, qui est le siège de la substitution du
tissu osseux aréolaire au tissu cartilagineux.

Le rachitisme n'est que l'expression d'une déviation de ce
processus normal. Elle porte sur les vaisseaux médullaires
qui sont en prolifération exagérée et pénètrent le cartilage
d'une façon irrégulière de sorte que la couche chondro-cal-
caire est très réduite, parfois détruite. Les vaisseaux peuvent
même pénétrer dans la couche du cartilage sérié qui est
caractérisée par la prolifération du tissu conjonctif du canal
médullaire et des aréoles du tissu spongieux de l'extrémité
diaphysaire. Il n'existe plus de couche ossiforme. Il se forme
un tissu pathologique, ostéoïde de VIRCHOW, spongoïde de

Guérin, riche en vaisseaux, pauvre en matière calcaire : on dirait que l'os a macéré dans un acide. (Dyscrasie acide de Bouchard.) D'où les déformations osseuses du rachitisme.

Certains auteurs ont voulu rattacher au rachitisme la Maladie de Barlow ou de Moller, appelée encore scorbut des nourrissons, rachitisme hémorragique. D'autres ne veulent pas admettre cette assimilation, disant très justement que dans le scorbut infantile les lésions osseuses ne sont pas constantes.

La puériculture. — Enfin c'est dans cette période que l'on recherche tous les moyens possibles de remédier à la dépopulation en diminuant la mortalité infantile. C'est ce que l'on appelle la puériculture, qui comprend non seulement la façon de bien traiter les enfants dans les premières années de la vie, mais encore plus tard à l'école, à l'atelier. Pinard a insisté et avec raison sur la puériculture avant la naissance : au moment de la conception (état de santé des conjoints) pendant la grossesse (hygiène de la mère). Ajoutons-y toutes les précautions à prendre pendant et après l'accouchement, et enfin la façon de nourrir l'enfant nouveau-né[1]. Si cela est possible, l'allaitement maternel, sinon l'allaitement mercenaire par une nourrice de choix. Si on élève l'enfant au lait de vache stérilisé ou préparé industriellement ; régler les tétées et quand l'enfant pourra être sevré, donner des bouillies faites de farine de céréales ou légumes secs, un œuf, du sucre. Enfin éviter à l'enfant toute contagion : d'abord la tuberculose, la syphilis, puis toutes les maladies aiguës infantiles : variole (vaccination), scarlatine, rougeole, varicelle, coqueluche, broncho-pneumonie, entérites. La plus grande propreté dans le linge et dans l'habillement, qui doit être simple et commode ; tels sont les principes les plus élémentaires de la puériculture dans les premiers âges de la vie. Plus tard, à l'école, à l'atelier, au

---

1. C'est dans ce but qu'ont été créées les *Gouttes de lait* et les *Consultations de nourrissons*, qui ont donné de bons résultats (Variot, Comby).

collège, il y a encore beaucoup à faire, mais à cette période l'enfant est déjà bien plus résistant.

MALADIES DE LA PEAU. — Nous avons donné à la fin du xviiie siècle les classifications de PLENK (École viennoise) et de WILLAN (École anglaise) ; cette dernière vulgarisée par son élève BATEMAN. C'est cette classification qui restera généralement adoptée jusque vers le milieu du siècle dernier malgré les efforts d'ALIBERT pour faire prévaloir le nom générique de *dartre* suivi d'une épithète différente pour chaque maladie. C'est ainsi qu'il appelle l'eczéma une dartre vive ou encore une dartre squammeuse et humide. On sait combien longtemps est resté dans le langage vulgaire ce mot de dartre que les médecins qui ont suivi ALIBERT ont d'ailleurs contribué à faire persister par leurs appellations de maladies dartreuses, diathèse dartreuse.

Pendant les deux premiers tiers du xixe siècle, on vit en France avec les traités de CAZENAVE et SCHUDEL, de GIBERT, de BIETT, puis viennent les grands dermatologistes de l'École Saint-Louis : BAZIN, HARDY, BESNIER, E. VIDAL, pour ne parler que des morts. Des découvertes nouvelles en parasitologie, puis plus tard en bactériologie modifient l'aspect des nouvelles classifications, qui cependant gardent les dénominations employées dans la classification de WILLAN :. exanthèmes, érythèmes, tubercules, papules, bulles, vésicules, pustules, etc.

GRISOLLE décrit parmi les affections cutanées les inflammations de la peau et de fait cette appellation est très juste parce que beaucoup sont des dermites avec les phénomènes histologiques capitaux de l'inflammation : la diapédèse avec réaction des cellules conjonctives qui entrent en caryokinèse. Dans ce nombre sont les érythèmes, les papules, les tubercules, les gommes.

L'histologie permet de localiser les différentes parties atteintes dans cet organe complexe qui est la peau (vaisseaux,.

nerfs, glandes, différentes couches du derme, épiderme) on parle encore d'alternance d'affections viscérales et d'affections cutanées. Des crises d'asthme alternant avec des poussées d'eczéma. On a aussi signalé l'apparition d'un cancer viscéral après la disparition rapide ou subite d'un eczéma étendu.

Les maladies cutanées ne sont plus, comme au temps de LORRY, considérées comme un effort heureux de la nature pour dépurer le sang. On considère plutôt qu'elles sont causées par des tares héréditaires ou personnelles, des intoxications venues du dehors ou du dedans, par une faiblesse du système nerveux. Enfin il en est qui sont causées par des agents mécaniques ou physico-chimiques (érythème solaire, radio-dermites, dermites des substances antiseptiques, etc.).

D'autres sont aussi causées par des parasites d'origine animale (phtiriase, à carus de la gale) ou d'origine végétale, le tricophyton de la teigne tondante, du sycosis, l'achorion Schœleini, de la teigne faveuse, le microsporon furfur du pityriasis, le sporothricum.

Certains microbes peuvent déterminer aussi des affections cutanées; le bacille de Hansen, la lèpre; le streptocoque, l'impetigo, d'autres bacilles pyogènes, les pyodermites; le staphylocoque, le furoncle et l'anthrax, les folliculites; le bacille de Koch, les tuberculoses cutanées : le lichen scrofulosorum, les lupus, les tuberculides, les gommes tuberculeuses. On connaît tous les méfaits du tréponème pâle.

Il existe aussi des dermatoses d'origine toxique : intoxication venant du dehors ou du dedans, causées par l'ingestion de certaines substances alimentaires (fraises, moules, viandes avariées), de certains médicaments (bromure et iodure de potassium, copahu, quinine, antipyrine) par des injections de sérums (antidiphtérique, tuberculine de Koch.)

Il y a encore beaucoup d'autres affections cutanées qui sont de nature indéterminée et qui sont peut-être les plus fréquentes, telles que les prurigos, les urticaires, les acnés, la pelade, qui tend à ne plus être considérée comme contagieuse mais plutôt symptomatique de troubles nerveux ; la sclérodermie, d'ordre neuro-trophique également, et enfin les eczémas, affection polymorphe qui est une des plus répandues parmi les dermatoses et sur la nature desquels on discute toujours. L. Brocq, rajeunissant la théorie de Besnier, dit qu'elle est le fait d'une prédisposition spéciale héréditaire ou acquise ; d'autres en font un trouble fonctionnel du système nerveux se basant sur la symétrie des lésions ; d'autres une intoxication par élimination imparfaite parce qu'elle est souvent liée à des troubles digestifs et chez les adultes et surtout chez les enfants ; Unna a cru trouver dans les vésicules un micro-organisme et en avait fait une maladie microbienne. Le morocoque n'a pas été trouvé dans les vésicules eczémateuses par d'autres pathologistes[1].

Le zona est encore décrit comme affection cutanée. Erb et Landouzy en font une maladie infectieuse ; Head puis Brissaud examinant le liquide céphalo-rachidien au moment de l'éruption et en font une affection plutôt médullaire. Campbell à l'autopsie de sujets atteints de zona trouve des lésions du ganglion spinal correspondant à l'innervation de la région atteinte et confirme la théorie radiculaire de Baerensprung (1863) qui, dans des cas analogues, avait trouvé une hémorragie interstitielle d'un ganglion spinal, fait qui fut dans la suite constaté et vérifié par Charcot et Cotard.

Parmi les affections spéciales citons le Prurigo de Hebra, le lichenplan d'Erasmus-Wilson, la dermatite herpétiforme de Duhring (dermatite polymorphe douloureuse de Brocq).

Intoxications. — Mais l'homme n'a pas seulement à lutter

---

1. *Maladies de la peau*, par Hutinel et Jeanselme. *Les Maladies des enfants*, t. IV.

contre les poisons microbiens et les parasites auteurs directs
ou auteurs indirects de la maladie. Il a encore à lutter contre
des intoxications d'un autre ordre : les poisons ethniques,
comme on les a appelés ; l'alcool surtout, et les intoxications professionnelles ; on pourrait y ajouter des intoxications d'origine médicale ou médicamenteuse, comme les
intoxications par l'opium, la morphine surtout, la cocaïne,
le chloral. Mais la première et la plus importante de ces
intoxications est, sans conteste, *l'alcoolisme*, qui est un des
pires fléaux de l'espèce humaine, l'alcoolisme, qui mène
souvent à la folie, au crime ; qui, en affaiblissant les organes, prédispose à la phtisie, qui frappe aussi sa descendance
de tares ineffaçables, indélébiles.

L'alcoolisme est aussi vieux que le monde et le danger
des boissons spiritueuses est connu depuis longtemps. Dans
les lois de Manou les boissons spiritueuses sont défendues ;
chez les Romains, le vin était défendu aux femmes. Platon
ne veut pas qu'on donne du vin aux enfants avant l'âge de
douze ans. Hippocrate n'est pas ennemi du vin. L'ivresse
n'est pas défendue de temps à autre. Aristote dans ses « Problèmes » parle déjà des méfaits du vin et en cherche la pathogénie, il signale dans l'ivresse le délire, la dépression des
forces, l'infécondité du sperme des gens en état d'ivresse ;
dans l'alcoolisme chronique, le tremblement, l'anesthésie
(les sujets ne sentent pas l'eau chaude), les larmes faciles,
l'insomnie, les troubles de la vue (visions, hallucinations),
les troubles du langage, l'impossibilité ou la grande difficulté d'articuler les mots, enfin l'impuissance génitale.
Cœlius Aurelianus dit que l'usage immodéré et continuel du
vin coupe les nerfs.

Galien, après avoir fait l'éloge du vin, des vins d'Asie,
de Grèce, d'Italie, décrit aussi l'alcoolisme chronique et
l'accuse d'amener des apoplexies, des paraplégies, du coma,
des paralysies, des affections convulsives, etc.[1].

---

1. Sic igitur et vinum, ubi plus bibitur quam ut vinci possit tantum

Pline décrit le buveur à « face pâle, aux joues pendantes, aux mains tremblantes qui renversent les vases pleins. »

Mercuriali au xviᵉ siècle accuse le vin de déterminer la manie (folie).

Ramazzini, plus tard, dans les maladies professionnelles, décrit les vertiges, les douleurs de tête, l'amaigrissement, la diminution des forces, le tremblement chez les gens qui boivent trop de vin ou sont exposés à ses émanations.

Au xviiiᵉ siècle, Van Swieten décrit chez les vieux buveurs, « veterani potatores », le tremblement, la cachexie, la caco-chymie qui aboutit le plus souvent à une hydropisie fatale.

Au xixᵉ siècle le cri d'alarme contre les méfaits de l'alcoo-lisme est jeté en 1846 par le médecin suédois Magnus Huss et un peu partout en Europe on s'efforce de lutter contre ses progrès. Est-il besoin de rappeler que l'alcool a une action pernicieuse sur tous les organes et que sa nocivité a cependant des élections, des localisations qui sont faites par le sujet? Tel aura de la gastrite, tel autre une cirrhose atrophique ou hypertrophique, enfin d'autres seront surtout touchés dans leur système nerveux (périphérique ou central); d'où paralysies (névrites, psychoses, psychose hallucina-toire, paranoïde, etc.). Les deux grands affluents de la para-lysie générale sont la syphilis et l'alcoolisme. L'alcoolique est aussi prédisposé à devenir l'hôte du bacille de Koch. On connaît la marche des affections aiguës chez les intoxiqués : le delirium tremens des pneumoniques, des traumatisés, chez les buveurs avérés. Mais le delirium tremens peut apparaître aussi en dehors de ces affections aiguës et éclater sans cause bien apparente avec son cortège de symptômes, qui effraie toujours l'entourage du patient, et à juste titre par-fois; car le delirium tremens peut se terminer par la mort dans la proportion de 12 à 15 p. 100.

abest ut animal calefacit ut etiam frigidiora vitia gignat quippe apoplexia, paraplexia, et quos græce caros et comata vocamus, et nervorum reso-lutio, et comitialis morbus et convulsiones et tetani immodicum vini potum comitantur (*de Temp.*, cap. III).

Enfin on a signalé l'alcoolisme chez les enfants.

L'*opium* est également un agent d'intoxication très répandu en Orient, et aussi dans certains ports d'Europe (fumeries d'opium). Mais l'agent le plus fréquent d'intoxication par l'opium est l'injection hypodermique de morphine. Le *morphinisme* est devenu aussi une plaie sociale : les femmes et les médecins en sont la proie la plus habituelle.

Le *tabac* amène aussi, quand on en fait abus, des phénomènes assez fâcheux, qui cependant n'ont rien de comparable à ceux déterminés par l'alcool et l'opium.

Il existe aussi des intoxications par le chloral (GUY DE MAUPASSANT; la cocaïne, etc.).

Quant aux intoxications professionnelles, elles sont le résultat du maniement de produits chimiques toxiques employés dans certains métiers.

La plus ancienne et la plus connue est l'*intoxication mercurielle* chez les ouvriers qui travaillent à la fabrication des miroirs (Venise) chez les doreurs; au XVIᵉ siècle, chez les graisseurs de vérole et signalée plus tard; tant que les frictions ont été en honneur.

Après; la plus importante est l'*intoxication saturnine* observée chez les potiers (FERNEL), puis chez les peintres qui manient la céruse et le minium : la colique saturnine, la paralysie radiale, la goutte saturnine, le rein saturnin sont assez connus pour qu'il soit peu nécessaire d'y insister.

Dans certaines industries on a encore remarqué les intoxications par l'*oxyde de carbone*, le *phosphore* (allumettes, cuisinières, charbon de Paris), l'*arsenic* (papiers peints, couleurs d'aniline).

LES TUMEURS. — Quant aux tumeurs nous ne sommes plus à l'époque où LEBERT voulait établir la spécificité de la cellule cancéreuse, où VIRCHOW prétendait que la plupart des tumeurs étaient d'origine conjonctive, où FOLLIN divisait les tumeurs (pseudo-plasmes) en homœomorphes et hétéromorphes. Ce qui est toujours vrai, c'est la loi de Johannes Muller, qui a établi qu'on « retrouve toujours dans la composition d'une tumeur les éléments d'un ou de plusieurs des tissus qui entrent dans la composition de l'organisme adulte ou embryonnaire ». Ce qui fait qu'au point de vue histologique on peut adopter la classification suivante, empruntée à Lecène (*Pratique Méd. chir.*) et qui dérive directement de celle de Cohnheim.

I. Tumeurs formées par les éléments du tissu conjonctif. — *Fibrome* (tissu conjonctif adulte); *lipome* (tissu adipeux); *myxome* (tissu muqueux); *chondrome* (tissu cartilagineux); *ostéome* (tissu osseux); *angiome* (tissu vasculaire sanguin); *lymphangiome* (tissu lymphoïde); *sarcome* (tissu conjonctif embryonnaire); *endothéliomes* (endothéliums vasculaires).

II. Tumeurs formées par du tissu musculaire. — *Myomes : lecomyome* (tissu musculaire lisse); *rhabdomyome* (tissu musculaire strié).

III. Tumeurs formées par du tissu nerveux. — *Nevrome* (structure du nerf périphérique): *gliome* (névroglie et cellules nerveuses centrales).

IV. Tumeurs formées par des épithéliums. — *Epitheliomas typiques* (adénomes, papillomes); *épithéliomas atypiques* (carcinomes).

V. Tumeurs formées par des tissus multiples : 1° à *l'état d'ébauche* (tumeurs mixtes et embryomes); 2° *d'organes* (tératomes).

VI. Kystes, dont beaucoup ne sont que des épithéliomas kystiques.

Cliniquement les tumeurs sont divisées en *bénignes* et en *malignes.*

Les premières nettement limitées, encapsulées, à progression lente et ne se généralisant pas.

Les secondes à accroissement rapide, envahissant, et infiltrant les tissus voisins et se généralisant par la voie lymphatique et par la voie sanguine avec métastases dans les ganglions et les viscères.

On n'est pas encore fixé sur la pathogénie des tumeurs. La présence de certains organismes constatée dans certaines tumeurs (coccidies de DARIER) a pu faire croire à une généralisation de cette conception, qui n'a pas été jusqu'à présent confirmée.

MALADIES DU SANG. — Y a-t-il à proprement parler des maladies du sang? N'y a-t-il pas plutôt des altérations du sang consécutives à des affections connues et à des affections non encore déterminées?

Néanmoins nous dirons quelques mots et des études faites sur le sang dans le dernier tiers du xixᵉ siècle et aussi des maladies qu'on appelle encore maladies du sang.

Les études microscopiques ont pénétré plus avant dans la morphologie des éléments figurés du sang.

Les globules rouges typiques sont souvent accompagnés de globules plus grands (macrocytes) ou plus petits (microcytes) ou déformés (poikilocytes); on décrit aussi des hématies nucléées qui viennent de la moelle osseuse.

HAYEM décrit les hématoblastes, BIZZOZERO des plaques, dont le nombre augmente dans les crises de rénovation sanguine, de production de nouveaux globules rouges.

Les globules blancs, grâce à une technique nouvelle (ERLICH), sont divisés en leucocytes granuleux et en leucocytes non granuleux; parmi les premiers se trouvent les polynucléaires neutrophiles, éosinophiles et basophiles (rares); parmi les seconds, les lymphocytes (globules blancs ordinaires, anciens) et les grands mononucléaires, les macrophages de Metchnikoff.

Les maladies du sang peuvent porter sur les globules rouges ou sur les globules blancs : sur les globules rouges la diminution de l'hémoglobine donne le syndrome chlorotique; l'augmentation des globules blancs pourra donner lieu

à la leucocytose, à la leucémie, à la leucocythémie ; enfin la
diminution générale des globules rouges à l'anémie, qui est
le plus souvent symptomatique. Ici encore c'est l'infection
qui joue le plus grand rôle, agissant sur le sérum ou sur les
éléments figurés.

Le purpura, l'hémophilie, le scorbut, certaines affections
de la rate sont encore considérés comme des maladies du
sang, jusqu'au jour où l'agent causal en sera trouvé et les
fera rentrer dans l'aire toxique de tel ou tel microbe pathogène.

SYSTÈME LYMPHATIQUE. — Les idées de ROBIN et de SAPPEY
sur les origines des lymphatiques sont de moins en moins
en faveur, depuis les travaux de RECKLINGHAUSEN, qui, en
injectant les vaisseaux lymphatiques de la face péritonéale
du diaphragme, démontra que les cavités séreuses n'étaient
que de grands sacs lymphatiques et de plus fit admettre la
libre communication de vaisseaux lymphatiques et des
cavités séreuses au moyen de *stomates*. KUNDRAT, RANVIER,
KLEIN, KLEBS, HEIDENHAIN étudient aussi la question et véri-
fient les découvertes de RECKLINGHAUSEN et arrivent par leurs
travaux sur le tissu conjonctif à faire de ce dernier l'origine
des lymphatiques. Ils décrivent des lacunes de grandeur
variable creusées dans ce tissu qu'ils trouvent remplies de
globules de lymphe en voie d'évolution, c'est de là que par-
tiraient les premiers capillaires du système lymphatique.
Les stomates des séreuses qui communiquent librement
avec les vaisseaux lymphatiques seraient l'analogue des
lacunes du tissu conjonctif[1].

Quant à l'origine de la lymphe dont la composition a la
plus grande analogie avec celle du sang, elle proviendrait de
la transsudation du sang et de la diapédèse des leucocytes.

---

1. Des recherches nouvelles tendent à prouver que ces stomates sont
artificiels, et que le système lymphatique est un système *clos* (RANVIER,
RENAUT, MAC CALLUM).

à travers la paroi des capillaires. Cependant HEIDENHAIN (1891) soutient qu'elle prend naissance dans l'endothélium des vaisseaux lymphatiques, qui, là, agirait comme un épithélium sécréteur.

La circulation de la lymphe a beaucoup d'analogie avec celle du sang veineux.

En somme la lymphe mérite autant sinon plus que le sang le nom de milieu intérieur, formé de la lymphe du sang et de la lymphe des tissus (hémolymphe et histolymphe de R. HEIDENHAIN), car une partie du plasma sanguin transsude à travers les parois des capillaires et se répand dans les espaces lymphatiques ou interstices des tissus, ce nouveau plasma se modifie par des échanges au contact des éléments cellulaires qu'il entoure; puis, plus ou moins chargé des produits de l'activité des tissus, il est repris par les vaisseaux lymphatiques, traverse le ganglion lymphatique et va se jeter dans le système veineux par le canal thoracique et la grande veine lymphatique sous-clavière droite. C'est un intermédiaire entre le milieu extérieur et les éléments cellulaires apportant du sang aux divers organes les substances dont ils ont besoin (grand développement du système lymphatique chez l'enfant); de plus, elle déverse dans le sang, par le canal des vaisseaux lymphatiques, les produits de l'activité des tissus.

La lymphe se forme dans l'intimité des tissus, dans les interstices cellulaires; les éléments cellulaires puisent dans les fentes et les lacunes conjonctives les matériaux qu'apportent les capillaires artériels et y rejettent les déchets qui vont être entraînés par les capillaires veineux et les lymphatiques eux-mêmes.

EMBRYOLOGIE. — Nous dirons quelques mots de l'embryologie, science tout à fait contemporaine, dont les débuts remontent au premier tiers du xixᵉ siècle et dont les progrès se sont surtout fait sentir à la fin du même siècle. Mais aupa-

ravant il nous faut donner une idée générale de la fécondation dont les auteurs anciens n'avaient qu'une vague conception.

A la fin du xviiie siècle, on discutait beaucoup sur la
valeur de l'œuf et du spermatozoïde dans l'acte de la fécondation et les uns tenaient pour l'ovaire (ovaristes), les
autres pour le spermatozoïde (animalculistes). Cependant
déjà Spallanzani avait démontré que, pour féconder des
œufs de grenouille, le sperme du mâle était nécessaire.

D'ailleurs au temps d'Hippocrate, plus tard Aristote et
Galien affirmaient le mélange des deux principes mâle et
femelle sans savoir comment se faisait ce mélange.

Quand en 1827 Baer découvre dans la vésicule de Graaf
l'*ovule* qu'il dit être l'élément femelle comme le spermatozoïde est l'élément mâle; puis en 1833 Coste découvre dans
l'ovule la *vésicule germinative* déjà vue chez la poule par
Purkinje en 1825; et enfin Wagner, en 1836, aperçoit dans la
vésicule germinative ce qui est appelé *tache germinative*.

Arrivent les travaux de Schawn sur la cellule, et l'ovule
est assimilé à une cellule : protoplasma qu'on ne tarde pas
à appeler *vitellus*, assimilé au jaune d'œuf des gallinacées
avec son noyau (vésicule germinative) et son nucléole (tache
germinative). Le microscope aidant, J. Van Siebold, Bagge
(1841) puis Kolliker observent le fractionnement du vitellus
d'une façon générale, sans pénétrer dans l'intimité des phénomènes qui l'accompagnent, phénomènes qui ne seront
connus que plus tard quand Waldeyer, Flemming, Boveri
et d'autres savants auront décrit, à côté de la division directe
des cellules, leur division indirecte, qu'on appela *cariocy-
nèse* ou *mitose* à cause de la structure filamenteuse que
revêt le noyau avant d'entrer en caryocinèse. Ces noyaux
filamenteux sont dans l'ovule constitués par de la *chromatine,* « substance propre de la fécondation » (O. Hertwig).
Cette chromatine se retrouve aussi dans le spermatozoïde,
qui, débarrassé de sa queue, pénètre dans l'ovule (Newport,

1854) (protonucleus mâle, noyau spermatique d'HERTWIG) et va se fondre en un seul noyau avec le pronucleus femelle. Tel est le premier stade de la segmentation du vitellus ; le premier noyau de la segmentation du vitellus. Telle était du moins jusqu'à 1890 l'opinion la plus universellement acceptée ; quand, à cette époque, FOL fait jouer un rôle important et volontiers prépondérant aux *centrosomes* des cellules sexuelles (ovocentre, spermocentre) qui s'unissent moitié par moitié et lui fait dire que le premier noyau de segmentation possède deux centrosomes (ovules spermatiques) qui deviennent les centres de la première division cellulaire. Ces centrosomes sont en effet des organes des cellules sexuelles au même titre que les noyaux et, comme ces derniers, se transmettent des géniteurs au descendant en se fusionnant entre eux.

Quand la segmentation est achevée, le nouveau corps pluricellulaire prend un aspect muriforme. Son intérieur se creuse d'une première cavité (C. VON BAER, *blastula* qui s'entrouvre à sa partie inférieure pour former la *gastrula* avec son ectoderme et son entoderme (feuillet externe et feuillet interne) réunis l'un à l'autre par la ligne primitive. Puis sur les flancs de la ligne primitive entre l'ectoderme et l'entoderme apparaît le mésoderme (feuillet moyen).

Déjà PANDER en 1817 avait décrit chez les poules un feuillet muqueux, un feuillet séreux, et un feuillet vasculaire.

Telle est l'origine des feuillets blastodermiques aux dépens desquels vont se développer tous les systèmes de l'organisme. Bientôt dans l'ectoderme vont se former la corde dorsale, les lames dorsales, la gouttière médullaire, puis le cerveau ou les cerveaux. En même temps apparaissent dans le mésoderme les protovertèbres, la somatopleure et la splanchnopleure.

Voici d'ailleurs à quels organes et à quels systèmes donnent naissance les différents feuillets :

De *l'ectoderme* dérivent le système nerveux tout entier central et périphérique, les parties épithéliales des divers organes des sens (œil, oreille, organe olfactif) ; la partie épithéliale de la peau et ses formations épithéliales (poils, glandes, etc.) qui s'y rattachent ;

De *l'entoderme*, tube clos à ses deux extrémités, qui ne tarde pas à s'ouvrir en haut (bouche) et en bas (anus) dérivent les arcs branchiaux, tout le tube intestinal, les organes respiratoires, le foie et les poumons ;

Du *mésoderme* naissent le système musculaire strié, les organes génito-urinaires et le système séreux (M. épithélial), les muscles lisses, le squelette, le système vasculaire : les vaisseaux, le cœur et le sang (Mesenchyme), Le sang ne contient encore que des globules rouges nucléés. Il n'y a de globules blancs que dans les cellules mésodermiques en dehors des vaisseaux.

A la fécondation est intimement liée la question d'hérédité qui a donné lieu à des théories diverses que nous allons tenter d'exposer.

Nous avons dit plus haut que, d'après Hertwig, c'était la chromatine, qui était « la substance propre de la fécondation », chromatine contenue dans les noyaux des cellules-germes. Et Boveri admet qu'il y a apport égal de chromatine par le mâle et la femelle aux cellules qui vont devenir par division l'être nouveau. L'hérédité n'est donc pas douteuse. Mais il est à remarquer que cependant le nouvel être n'a jamais ajouté les caractères et du père et de la mère : aussi se fait-il une réduction chromatique et dans les cellules mâles et dans les cellules femelles et c'est de ces cellules incomplètes ainsi réduites que se fera la cellule complète d'où naîtra l'embryon. C'est là que gît tout le mystère de l'hérédité au point de vue de la transmission des qualités ou des défauts des parents ou des qualités ou des défauts propres à l'enfant. Ce qui nous intéresse le plus en médecine c'est l'hérédité pathologique.

Bouchard a décrit la *famille arthritique*, Féré la *famille névropathique* avec leurs différents types se transformant de génération en génération. L'hérédité de la tuberculose a été aussi plus particulièrement étudiée et mise en doute surtout depuis la conception dominante de la contagion. L'accord est loin d'être fait sur ce point.

L'infection conceptionnelle n'est acceptée par personne. Grancher et Hutinel disent « qu'on n'a pas encore la preuve qui établisse qu'un fœtus puisse être procréé tuberculeux par son père. »

La tuberculose congénitale est incontestable, mais très rare.

Ce qu'on admet c'est que l'hérédo-tuberculose comme l'hérédo-syphilis peut amener des dystrophies : le rétrécissement mitral congénital (Potain, Joseph Tessier), la débilité congénitale (Charrin et Landouzy), débilité qui plus tard rendra ceux qui en sont atteints plus aptes à devenir chlorotiques ou à se tuberculiser. C'est ce qu'on appelle, pour ce dernier cas, l'hérédité du terrain où se développera facilement le germe spécifique.

La question reste entière.

L'hérédité est un fait indiscutable, son interprétation scientifique n'a pas encore été trouvée.

THÉRAPEUTIQUE.

Ce sont toujours les médicaments chimiques qui sont le plus employés; les médicaments galéniques ne sont pas laissés de côté : ils sont administrés sous une forme plus scientifique; alcaloïdes, glucosides; ils deviennent des médicaments chimiques, de sorte que la vieille querelle des siècles précédents paraît éteinte. Ce qui n'empêche pas de discuter sur la valeur thérapeutique respective de la digitaline par exemple et de la macération de feuilles de digitale.

Bref la chimie est prépondérante et la théorie atomique avec
ses noyaux permet la découverte de nouveaux médicaments
en démontrant qu'il peut exister entre la constitution chimique des corps et leurs propriétés pharmacodynamiques
des groupements chimiques tels que des groupements chi
miques antipyrétiques, analgésiques, hypnotiques et enfin
eccoprotiques ; car il a été tiré des vieux purgatifs végétaux, des *Anthraglucosides*, qui ont été appelées anodines
et dénommées dans la bourdaine, la franguline, dans le
cascara, le purschianine, les sénés, la glucosénine, certains
aloès, l'aloïne. C'est cette même théorie qui a permis de
découvrir l'antipyrine, l'aspirine, l'acétanilide, l'exalgine,
la phénacétine, l'atoxyl, le pyramidon et parmi les hypnotiques, l'hypnone, l'hedonal, le veronal, etc.

Mais les premières découvertes de PASTEUR vont orienter
la thérapeutique vers un but unique, la médication antiseptique qui va s'opposer aux ferments ; les découvertes suivantes vont porter les médecins vers la recherche des virus
atténués et plus tard les travaux de BEHRING, de KITASATO
et de ROUX vers l'emploi de sérums anti-venimeux dont le
type le plus parfait est le sérum antidiphtéritique. Enfin les
travaux et les recherches de BROWN-SÉQUARD et de REVERDIN,
de Genève appellent l'attention sur les produits de sécrétion
interne des glandes et donnent lieu à une thérapeutique
nouvelle, pratiquée déjà par les Anciens : l'opothérapie sous
forme de suc, d'extraits, d'organes mêmes.

Puis certains thérapeutes un peu sceptiques à l'égard de
toutes ces médications en général : chimique, antiseptique,
sérique, opothérapique, instituent la physiothérapie renou-
velant la théorie chère à Hérodicus qui consiste dans l'emploi à peu près exclusif des agents physiques : température,
électricité, mouvement, air, eau, climat, altitude, électrothérapie, radiumthérapie, radiothérapie, etc.

MÉDICATION ANTISEPTIQUE. — PASTEUR ayant démontré l'action nocive des infiniment petits sur la pathogénie des

maladies, les médecins et les chimistes se mirent à la recherche de substances pouvant ou s'opposer à l'action des microbes ou à en annihiler l'effet. On sait quel parti en tira la chirurgie et l'obstétrique. On fit au début de grands abus d'antiseptiques. Plus tard on se contentera d'être aseptique. On pensa pouvoir agir dans l'intérieur de l'organisme comme on avait agi à la surface d'une plaie. Le problème était plus complexe. C'est à cette époque que, par la créosote, on pensait arriver à cicatriser l'ulcère du poumon comme AVICENNE avait pensé le faire avec la conserve de roses : que par des antiseptiques intestinaux, naphtol, benzonaphtol, on devait obtenir l'asepsie de l'intestin. Quand on s'aperçut par exemple que le meilleur antiseptique intestinal était encore le purgatif, qui chassait de l'organisme une quantité de microbes bien supérieure à celle des antiseptiques. Ces antiseptiques sont néanmoins restés dans la thérapeutique où ils rendent de grands services.

Les premiers antiseptiques étudiés appartiennent à la série aromatique, dérivant tous de la benzine C^6H^6 et se forment par la substitution à un ou plusieurs atomes d'hydrogène de ce noyau d'autres éléments de radicaux composés. On les appela encore dérivés de la benzine. Nous avons parlé de la créosote qui fut retirée pour la première fois en 1839 du goudron de bois et de houille par REICHENBACH et qui fut plus tard bien étudiée par LEMAIRE, plus connu par ses travaux sur le phénol. A côté de ces produits chimiques minéraux, il faut placer les huiles éthérées volatiles qu'on trouve dans les substances végétales et animales dans le baume du Pérou, de Tolu, de styrax, l'essence de lavande, de romarin, de thym, la cannelle de Ceylan, la noix muscade, le gaïac, etc., qui expliquent la valeur thérapeutique de ces anciens médicaments dont la plupart entrent dans la composition de la Thériaque. Parmi les antiseptiques, le plus puissant à cette époque fut le sublimé corrosif, dont on reconnut aussi les effets nocifs, et qui a été remplacé dans bien des cas par l'eau oxygénée. Viennent ensuite : le phénol, l'acide phénique, l'acide gallique, l'acide tannique, l'eucalyptol, le camphre, l'acide salicylique, qui a amené la découverte du salicylate de soude; le benzoate de soude, etc.

Actuellement les antiseptiques sont toujours en faveur mais employés avec plus de discernement; car on ne peut penser pouvoir agir à l'intérieur de l'organisme comme on le fait à l'extérieur ou dans une cavité facilement accessible.

MÉDICATION PAR LÈS VIRUS ATTÉNUÉS. SÉRUMTHÉRAPIE. — Cette médication n'a guère été employée que dans la rage et dans le charbon et a fait ses preuves chez les sujets atteints de rage, et chez les animaux atteints de charbon (vaccination antirabique, vaccination anticharbonneuse). Il ne fut plus dans cette voie fait d'autres essais que celle du virus atténué de la diphtérie qui amena la découverte de la toxine diphtéritique par ROUX et YERSIN (1889). C'est alors que BEHRING et KITASATO (1890) reconnurent la présence dans le sérum des animaux vaccinés contre la diphtérie d'une substance qu'ils nomment *antitoxine* et qui, inoculée à des animaux avant et même après l'infection diphtéritique, leur permettait ou de résister à l'infection ou de s'en rendre maître, et que ROUX au congrès de Buda-Pesth en 1894, montra ses résultats dans l'emploi du sérum antidiphtéritique chez les diphtériques de l'hôpital des enfants. La sérumthérapie devient la médication nouvelle vers laquelle convergèrent tous les travaux de laboratoire. C'est ainsi que YERSIN s'occupe du sérum antipesteux; CHARRIN et ROGER, puis MARMORECK du sérum antistreptoccoccique; le sérum antitétanique est également découvert; puis le sérum antivenimeux (CALMETTE), le sérum antityphique (CHANTEMESSE).

Et de ce fait l'importance du rôle du sang était réhabilitée en physiologie et en pathologie; et de ce fait revenaient en honneur les anciennes théories humorales et naturistes,

qui n'avait d'ailleurs jamais complètement disparues dans
l'histoire de la médecine même aux époques où elles étaient
le plus violemment combattues.

Qu'est-ce donc que le sérum du sang ?

Lorsque le sang sort des vaisseaux et se coagule, il reste
au fond du vase un caillot au-dessus duquel surnage
un liquide; c'est le sérum, qu'on appelle le plasma sanguin, moins le fibrinogène, qui, avec les globules sanguins,
constitue le caillot. Le sérum est encore appelé la substance intercellulaire liquide du sang, considéré comme
tissu. N'avait-on pas dit que le sang était de la chair coulante ?

Car le sérum est un liquide visqueux, jaune ou rougeâtre, chargé d'albumine et de principes d'origine organique cristallisables et de sels. Parmi ces derniers et en tête
le chlorure de sodium, puis le chlorure de potassium, le
sulfate de potassium, le phosphate de sodium et de calcium
et de magnésie, enfin le carbonate de sodium, etc. Mais ce
qui domine c'est le chlorure de sodium [3 p. 100]. Parmi les
matières albuminoïdes, la sérum-albumine (sérine de DENIS),
le sérum-globuline. Puis vient le sucre sous forme de glycose (1,9 à 1,50) par litre : quand il s'en trouve 2 p. 1.000 il
y a hyperglycémie, 3 p. 1.000 il y a glycémie. On y trouve
encore des corps gras, de l'urée, des matières extractives,
des leucomaïnes, de l'acide urique, de la créatine, des
acides hippuriques, succinique, lactique ; des pigments
(lypochrome, sérolutéine).

Enfin il s'y trouve des ferments, des antiferments : des
alexines, des hématolysines, des précipitines, etc. Car tout
sérum naturel a le pouvoir ou peut acquérir la propriété de
dissoudre ou de détruire les éléments figurés du sang des
autres espèces animales, à condition que celles-ci soient
assez éloignées de l'espèce qui fournit le sérum examiné.
Cette découverte a été utilisée en médecine légale pour
identifier les taches de sang. Il peut se former où il existe

dans le sang des lysines ou cytotoxines (hémolysines, sper-
matoxines, bactériolysines). Enfin il a encore des propriétés
agglutinantes (agglutinines) qui ont permis au P⁰ WIDAL de
trouver un nouveau mode de diagnostic de certaines maladies, la fièvre typhoïde, par exemple; ce qu'on a appelé le
séro-diagnostic. Il a aussi des propriétés précipitantes à
l'égard des matières albuminoïdes (précipitines, antitoxines) si importantes dans la lutte de l'organisme contre les
venins et les poisons. C'est par ces propriétés antitoxiques
qu'agissent dans le sang les sérums antidiphtéritiques, anti-
tétaniques, etc. C'est par cette seule propriété naturelle que
le sang peut agir contre les poisons végétaux et animaux par
des anti-hémolysines, des anticytotoxiques qui se forment
très probablement dans les leucocytes. Néanmoins la plupart
de ces actions naturelles ou ajoutées se passent dans le sérum. C'est ainsi que l'introduction dans l'organisme d'un animal de bactéries ou de cellules d'une espèce étrangère détermine l'apparition dans le sérum de cet animal d'*agglutinines*
et de *bactériolysines*, substances qui réunissent les bactéries
en amas ou les dissolvent plus ou moins complètement, ou
encore de *cytotoxines*, substances qui détruisent ces éléments cellulaires : hématies, spermatozoïdes, cellules épithéliales diverses.

L'introduction dans le sang de toxines microbiennes, de
diverses matières albuminoïdes ou de ferments amène la
formation d'antitoxines, de précipitines ou d'autres ferments. Cette réaction ne se produirait qu'en présence de
composés albuminoïdes. Ces anticorps ont une action élective sur les corps qui ont provoqué leur formation.

Comment agissent ces anticorps? Pour les substances
liquides il y a combinaison de l'anticorps avec elles en un
corps dépourvu de toxicité. Pour les substances solides
les phénomènes sont plus complexes et sont dus aux hémolysines et aux bactériolysines. C'est ici que pour l'action
destructive de l'anticorps (*alexine*) il faut l'intervention

d'une autre substance appelée *sensibilisatrice* (Bordet), qui
amène la production d'*immunisine*[1].

Tous ces corps semblent bien être de nature diastasique :
ce sont des ferments solubles. Et ainsi s'est trouvée justifiée la géniale hypothèse du mystique Van Helmont qui pensait en effet que toute modification produite dans l'organisme était due à l'action d'un ferment. C'est donc bien aussi
dans le sang que se passe le duel, comme il le disait si bien
entre la nature, l'archée et la matière peccante. Là encore
nous retrouvons la conformité de la physiologie et de la
pathologie anciennes avec la physiologie et la pathologie
modernes, de la médecine ancienne et de la médecine nouvelle. Signalons encore l'*autosérothérapie* (pleurésie, ascite).

Mais revenons à la *sérumthérapie* appelée encore *sérothérapie*. On a encore donné ce nom à l'injection dans l'organisme
de solutions salines que l'on a qualifiées de sérums artificiels.
Cette sérothérapie est un peu différente de la précédente. Et
elle rentre plutôt dans la méthode hypodermique, si en faveur
actuellement, puisque la plupart des médicaments sont introduits par cette voie dans l'organisme. Quand Wood, en 1853,
inaugura cette méthode à Edimbourg, introduite et préconisée en France par Behier et Couty, rien ne faisait prévoir
qu'elle deviendrait prépondérante dans les dernières années
du xixᵉ siècle. Ce n'est plus seulement la morphine qu'on
introduit aujourd'hui dans le tissu cellulaire sous-cutané,
c'est la quinine, l'arsenic, le mercure, la caféine, l'éther,
l'huile camphrée, l'huile créosotée, etc. Puis on ne se contente pas d'injecter le médicament sous la peau, on le fait
pénétrer dans le tissu musculaire, dans les veines, dans la
cavité rachidienne, dans le poumon, enfin dernièrement
Sicard préconise contre certaines névralgies des injections
interstitielles d'alcool.

---

1. Immunisine, qui produit l'immunisation active, quelquefois impuissante devant l'*anaphylaxie* (Ch. Richet) qui produit exactement l'effet
inverse.

On sait tout le profit que les malades exsangues ont tiré d'injections massives de sérum artificiel; que les malades déprimés ont retiré des injections du plasma de QUINTON. On sait aussi la valeur thérapeutique des injections intraveineuses de substances colloïdes, de l'argent colloïdal, collargol, médicament nouveau sous une forme nouvelle, qui ont donné lieu à des hypothèses ingénieuses mais non encore vérifiées sur la structure intime des substances albuminoïdes.

Nous ne pouvons ici nous appesantir sur les sérums de HAYEM, de CROCQ, de TRUNECEK, de CHERON qui ne sont pas encore passés dans l'histoire. Ce qu'il importe cependant de bien spécifier, c'est qu'aujourd'hui, pour être d'une action plus sûre et moins nocive, les sérums artificiels doivent être *isotoniques*, contrairement aux sérums de Cheron et de Trunecek, qui sont hypertoniques.

OPOTHÉRAPIE. — Le nom d'opothérapie créé par le Pr LANDOUZY a été donné à une méthode thérapeutique qui repose sur l'emploi des sucs ou extraits de tissus organiques, et plus spécialement de glandes à sécrétion interne. Ce qui nous amène à dire quelques mots de la sécrétion interne des glandes, surtout remarquée chez celles qui n'ont pas de conduits excréteurs, comme la glande thyroïde et les glandes parathyroïdes (Stendstrom 1880), le thymus, les capsules surrénales, la glande pituitaire. Cependant on sait qu'il existe une sécrétion interne dans d'autres glandes, l'ovaire, le testicule, les reins, le foie, le pancréas. Mais l'opothérapie est allée plus loin, elle a été jusqu'à prescrire des extraits d'organes qui ne sont pas considérés comme des glandes, substance grise et blanche du système nerveux, placenta, cœur, etc., comme le faisaient déjà les Anciens.

La première idée en vint en 1889 à BROWN-SEQUARD à propos du suc testiculaire, proposition qui fut peu appréciée. Déjà REVERDIN, de Genève (1882), avait décrit les accidents consécutifs à la thyroïdectomie, le myxœdème, et conclu à la sécrétion interne du corps thyroïde. La médication thyroïdienne a depuis fait ses preuves (GILBERT BALLET et ENRIQUEZ) ainsi que l'opothérapie hépatique conseillée par GILBERT et CARNOT dans l'anhépatie.

L'adrénaline qui a été extraite des capsules surrénales a rendu de grands services comme agent vaso-constricteur et a été surtout utilisée en ophtalmologie. C'est un remarquable agent pour les expériences de laboratoire (hypertenseur).

L'extrait de pancréas a été conseillé contre le diabète pancréatique. On pense que ce sont les îlots de Langerhans qui sont la source de cette sécrétion interne, différente de celle du suc pancréatique.

On a conseillé l'ovairine (extrait d'ovaires) dans les accidents consécutifs à l'ablation ou l'insuffisance de ces organes ; la *néphrine* (extrait de rein) dans les néphrites ; le suc splénique dans l'anémie pernicieuse, la leucémie, le rachitisme ; le suc pulmonaire dans la tuberculose et l'emphysème ; l'extrait de capsules surrénales dans la maladie d'Addison et le diabète ; l'extrait de glande pituitaire dans l'acromégalie : on pense actuellement que les substances sécrétées ainsi sont des *hormones* (STARLING) qui vont dans le sang exercer une action importante régulatrice et sur la circulation et sur la nutrition[1]. Certaines d'elles ont une action antitoxique et joueraient un grand rôle dans la production de l'immunité.

On recherche si cette sécrétion interne dans les glandes à canal excréteur ne correspondrait pas à certaines parties de la glande. C'est ainsi que, pour le pancréas, on a pensé qu'elle se faisait dans les îlots de Langerhans ; pour le tes-

---

1. Une action analogue se rencontre aussi chez ce que WRIGHT a appelé les *opsonines*, substances qui se développent dans le sérum sanguin pour favoriser la phagocytose, en se fixant sur les microbes, en les rendant plus vulnérables pour permettre aux leucocytes de les attaquer plus facilement.

Ce phénomène existe d'ailleurs dans la physiologie de certains organes : secrétine pour l'estomac ; entérokinase pour le pancréas.

'ticule, dans les glandes interstitielles; pour l'ovaire aussi dans les glandes interstitielles.

PHYSIOTHÉRAPIE. — Là encore nous retrouvons les anciennes pratiques médicales des Grecs et des Romains.

La *kinésithérapie* ou traitement des maladies par le mouvement actif ou passif. C'est la gymnastique avec tous ses exercices longuement décrits dans la Collection Hippocratique, dans Galien et les auteurs appelés compilateurs. Cette gymnastique a été employée par OERTEL de Munich, dans sa cure de terrain contre les affections cardiaques pour remonter la nutrition générale et redonner de la force au muscle cardiaque. La pratique des sports est remise en honneur par DUBOIS-RAYMOND, LAGRANGE. Enfin une gymnastique plus spéciale a été remise en honneur : gymnastique vocale (Garel) de plancher, d'ensemble, d'assouplissement, respiratoire (Demeny). La gymnastique suédoise est toute scientifique parce que ses appareils permettent de localiser l'action musculaire (Ling, Neumann). Enfin le massage est appliqué avec succès d'une façon méthodique et savante sous forme de frictions, friction avec pression, choc, malaxations violentes, pétrissage, effleurement. Son action est locale ou générale, fait résorber les exsudats, relève la nutrition générale et a une grande valeur dans le traitement des atrophies musculaires d'origine nerveuse et dans les maladies articulaires.

On sait aussi sa valeur dans la parésie gastrique et intestinale : les dyspeptiques avec gastrectasie et les constipés.

Enfin THURE BRANDT en a fait l'application à la gynécologie dans les cas d'inflammation chronique péri-utérine.

DONDERS s'en sert dans les affections oculaires (1872); GERST dans les contusions, bosses sanguines, etc.; WINDELSCHMIDT (1887), dans certaines dermatoses : acné, furoncle, anthrax, sclérème des nouveau-nés, éléphantiasis, œdème facial chronique; POLITZER dans les affections de l'oreille.

Les appareils les plus connus sont ceux de ZANDER (zandérisme ou gymnastique suédoise mécanique); d'après le docteur Herligen-Heal (1886), il en existe 56 (Baden-Baden) : agissant sur le membre supérieur (11), membre inférieur (12), tronc (9), ceux-ci mus par des leviers. D'autres sont mus par la vapeur et donnent des mouvements de balancement, des ébranlements vibratoires portant sur diverses parties du corps, des mouvements de percussion, de pétrissement, de foulonnement et d'effleurage.

Signalons en passant la *suspension* chez les tabétiques; la *compression* qui, dans les mains de BIER, a amené de si brillants résultats pour les inflammations.

Le *froid*, qui abaisse la température et resserre les tissus et qui est employé sous forme de vessie de glace et de bains froids et d'application de substances réfrigérantes telles que le chlorure d'éthyle, le chlorure de méthyle, l'éther et enfin la douche froide.

La *douche chaude*, la douche écossaise, les applications locales chaudes de cataplasmes, le pansement humide, l'eau très chaude, les vapeurs d'eau chaude dans le traitement des plaies, des ulcères; les bains chauds dans certaines affections fébriles ou douloureuses, les eaux thermales, l'exposition au soleil. Signalons encore :

Les *rayons rouges* dans la variole, dans certaines affections cutanées; enfin les *rayons X* et la *radiumthérapie*. L'*aérothérapie*, la *climatothérapie*, les *sanatoriums*, enfin l'*électricité* avec son action locale depuis longtemps connue et utilisée, et son action générale nouvellement mise en lumière par d'ARSONVAL avec ce qu'on appelle la d'*Arsonvalisation*.

Dans la physiothérapie rentre la médication révulsive et l'application des vésicatoires, de pointes de feu, qu'on a prouvé être des moyens actifs et salutaires parce qu'ils augmentent la leucocytose dans les régions où se font ces applications.

Hygiène Thérapeutique. — C'est un des chapitres les plus importants de la thérapeutique, et l'hygiène thérapeutique (Dujardin-Beaumetz, 1884) est un des meilleurs adjuvants du traitement pharmaceutique; parfois même il sera seul employé à l'exclusion de l'autre à cause de l'intolérance des malades pour les médicaments.

Nous avons vu plus haut quelle importance a toujours été apportée depuis l'origine des sociétés à l'hygiène en général et à l'hygiène alimentaire en particulier, chez les Hindous, dans les lois de Manou; chez les Iraniens, dans le Zend Avesta; chez les Hébreux; enfin chez les Égyptiens. La Collection Hippocratique contient de nombreux traités sur la Diète et particulièrement le traité du Régime en trois livres. Galien, dans le *De sanitate tuenda* et le *De alimentis*, résume la question à l'époque. Il n'est pas jusqu'aux philosophes qui ne dissertent sur la valeur des aliments et avant et après Hippocrate. Ce qui nous est resté de l'École de Salerne est surtout un recueil de préceptes d'hygiène et d'hygiène alimentaire. Il ne faut donc pas s'étonner de voir à la fin du xix° siècle un retour se faire sur cette question importante.

En France, l'hygiène thérapeutique a surtout été étudiée par Ribes, Fonssagrives, Bouchard, Dujardin-Beaumetz et Alb. Robin. Et on ne saurait nier l'importance du régime dans les maladies de l'estomac et de l'intestin, dans la glycosurie, l'albuminurie, l'obésité, etc.

L'hygiène alimentaire a cherché à déterminer la ration alimentaire avec ses proportions d'azote, de carbone, de sels et d'eau, ou encore de matières albuminoïdes, d'hydrate de carbone et de graisse. Cette ration est diminuée chez les obèses, puis augmentée chez les cachectiques que l'on suralimente. La suralimentation, d'abord très en faveur, a été un peu abandonnée à cause de ses effets nocifs.

Puis dans la goutte non plus regardée comme une uricémie seule (Garrod), mais bien plutôt comme une maladie par ralentissement de nutrition des régimes divers ont été conseillés (V. Bouchard et Le Gendre).

Dans l'albuminurie, le régime lacté, puis le régime déchloruré ont été très en faveur.

Dans les affections de l'estomac, EWALD, puis LEUBE conseillent des régimes qui rappellent les différents cycles des médecins méthodiques.

Dans la glycosurie le régime devient aussi prépondérant. Dans la première enfance on sait quelle importance a prise la puériculture qui n'est en somme que de l'hygiène thérapeutique appliquée à l'enfant.

Enfin il est un moyen thérapeutique dont nous n'avons pas encore parlé et qui a été employé de tous temps sous des noms différents, nous voulons parler de la *suggestion*.

Les sorciers des primitifs agissaient déjà par suggestion, comme les prêtres des temples d'Asclepios, comme aussi les prêtres sorciers des Assyriens, comme plus tard chez les Byzantins les moyens physiques D'ALEXANDRE DE TRALLES (amulettes, exorcismes). C'est le médecin qui guérit par « la parole. » (Cf. Zoroastre et Pindare.)

Le *mesmérisme* rentre un peu dans cette pratique. Toutefois la suggestion est une méthode tout à fait moderne qui se pratique ou pendant le sommeil (hypnotisme, suggestion pendant le sommeil) ou à l'état de veille. CHARCOT, BERNHEIM, LUYS, DUMONTPALLIER, Ch. RICHET ont fait de la suggestion chez des malades endormis. Cette pratique est difficile et ne peut guère se généraliser.

Aujourd'hui on se sert plus volontiers de la suggestion à l'état de veille combinée avec l'isolement et on revient à une sorte de traitement moral « à la discipline psychomotrice de MEIGE et BRISSAUD » ou plutôt à la *psychothérapie* qui rend de réels services chez les nerveux, les abouliques auxquels on refait une énergie morale. C'est ainsi qu'on a pu guérir des alcooliques, des morphinomanes de leur fatale habitude.

(Berillon.) Les *christian scientists*, eux aussi, font surtout usage de cette thérapeutique par la suggestion.

Sémiologie.

La sémiologie s'enrichit de nouveaux signes de diagnostic; les uns analogues à ceux que nous avons déjà signalés antérieurement, les autres nouveaux et dus à la bactériologie, aux expériences de laboratoire et à des découvertes nouvelles, comme celles des *rayons X* (Roentgen), de la *radioscopie* et de la *radiographie*.

L'usage du thermomètre est définitivement passé dans la pratique médicale en France à partir de 1870 grâce aux efforts de Jaccoud et de Lorain. Il est inutile d'insister sur les avantages de ce procédé. La thermométrie clinique est une des conquêtes les plus importantes de la sémiologie moderne.

Le pouls est aussi exploré par des appareils spéciaux. Nous avons déjà parlé du sphygmographe de Marey, qui devient un instrument de clinique à l'hôpital et qui permet de faire le diagnostic des affections cardiaques par la simple vue d'un tracé. On connaît le cas de Damaschino voulant expérimenter sur lui-même l'appareil de Marey et découvrant qu'il avait une insuffisance aortique.

Le sphygmomanomètre de Batch, celui de Potain permettent de mesurer la tension artérielle[1].

Dans les affections pulmonaires et pleurales, il existe peu de signes sthétoscopiques nouveaux. Nous avons déjà parlé du bruit skodique que Grancher étudie à nouveau sous le nom de tympanisme sous-claviculaire. Ce dernier établit pour le diagnostic des affections pulmonaires des différents schèmes avec leurs trois facteurs : percussion, auscultation et palpation, qui lui permettent de faire le diagnostic d'une

---

1. Ainsi que le sphygmo-signal de Vaquez.

affection hybride, la *spléno-pneumonie*, tantôt prise pour une congestion pulmonaire, tantôt pour une pleurésie. Pour cette dernière affection BACCELLI décrit la *pectoloriquie apho-ne* qui permettrait de faire le diagnostic de la nature de l'épanchement et qu'on ne percevrait que dans les épanche-ments séreux.

Ce signe n'a rien de pathognomonique. D'ailleurs aujour-d'hui la ponction exploratrice avec la seringue de Pravaz per-met d'être plus sûrement renseigné sur la nature de la plupart des épanchements, de ceux qui sont accessibles à l'aiguille.

L'examen des crachats sert à contrôler un diagnostic : bacilles de la tuberculose, pneumocoques de la pneumonie. Dernièrement enfin pour les crachats des phtisiques, on a parlé de leur réaction albumineuse. C'est assurément un signe qui a sa valeur; mais c'est une valeur un peu tardive. Aussi pour déceler la tuberculose au début a-t-on essayé d'autres moyens : l'injection sous la peau de faibles doses de tuberculine : si le malade réagit, c'est qu'il est tuberculeux. Puis l'action de la tuberculine ainsi injectée pouvant amener des accidents, d'autres procédés ont été employés : *cutiréac-tion* et *ophtalmo-réaction*, qui sont plus généralement usités.

Rien de bien particulier et de nouveau pour le diagnostic des affections du cœur. Cependant la radioscopie a pu donner des images caractéristiques pour l'aspect du cœur dans cer-taines affections valvulaires : insuffisance aortique, insuffi-sance et rétrécissement mitral. Rappelons que la radioscopie a été aussi employée pour le diagnostic de la tuberculose.

Pour l'appareil digestif, des travaux de sémiologie impor-tants ont été faits sur l'estomac : le chimisme stomacal qui est plus du ressort du laboratoire que de la clinique. Bou-CHARD et LEGENDRE signalent le bruit de clapotage (v. p. haut). Enfin la radioscopie à la suite d'ingestion de doses massi-ves de bismuth a permis de mieux connaître la situation exacte de l'estomac.

GLÉNARD décrit le cordon colique transverse, le cordon ilia-

que gauche et le boudin cœcal déjeté à droite, dont il fait
le syndrome *entéroptose*.

Les selles sont examinées avec plus de soin et nous ren-
seignent sur certaines affections locales et plus tard sur les
phénomènes généraux de la nutrition. Il en est de même
des urines sur la composition desquelles s'exercent la sagacité des chimistes pour nous renseigner et sur l'état de l'appareil urinaire et aussi sur l'état de la nutrition. C'est de ces
examens qu'est dérivée la médication appelée déchlorura-
tion employée dans certaines affections cardiaques et rénales.
La *phosphaturie*, l'*azoturie*, etc., sont venues de là ainsi que
le bilan de la nutrition basé sur le rapport de l'urée avec
l'azote total et la déminéralisation chez les prédisposés à la
tuberculose, la dose des chlorures et des phosphates, dans
certains états nerveux, etc.[1]. Le professeur DIEULAFOY appelle l'attention sur les petits signes du Mal de Bright.

Des appareils nouveaux permettent d'analyser l'urine à sa
sortie de l'uretère et de nous donner des renseignements sur
l'état de l'un et l'autre rein (LUYS).

Pour le système nerveux nous avons plus haut insisté sur
les nouveaux signes de diagnostic, dont le plus important
est l'examen des réflexes (WESTPHAL, BABINSKI) et *le signe
de* KERNIG.

Dans la méningite cérébro-spinale, la ponction lombaire
permet de retirer du liquide céphalo-rachidien et d'y reconnaître le méningocoque. D'ailleurs tous les liquides, toutes
les humeurs peuvent être aussi examinés. Le sang surtout
qui peut contenir des bactéries charbonneuses, du bacille
d'Eberth ou de Koch; le sang aussi qui peut être (*in vitro*)
le siège du phénomène d'*agglutination* (WIDAL) et permet
de faire plus tôt que par les procédés ordinaires le diagnostic de la fièvre typhoïde. Ce procédé a reçu le nom

1. N'oublions pas la *cryoscopie*, qui s'applique non seulement à l'urine,
mais à la plupart des liquides de l'économie (sérum sanguin, liquide
céphalo-rachidien, sueur, etc.).

de *séro-réaction*; le séro-diagnostic est du reste appliqué à d'autres maladies.

D'autres diagnostics sont aujourd'hui fondés sur la *déviation du complément*; mais sont d'une exécution plus difficile. Ce sont des procédés de laboratoire dont l'ingéniosité et la valeur ne peuvent être niée, mais qui ne paraissent pas pouvoir passer dans la pratique à moins d'être singulièrement simplifiés (WASSERMANN, BORDET et GENGOU).

Nous n'avons pas parlé du diagnostic bactériologique de la diphtérie, qui se faisait il y a une quinzaine d'années et par l'examen direct des produits morbides sous le microscope et par la culture des exsudats pharyngés et par l'inoculation aux cobayes. Tout dernièrement MARFAN affirmait la valeur le plus souvent suffisante de l'ancien examen clinique.

Enfin d'autres appareils comme le bronchoscope permettent de voir dans les bronches et d'aller y retirer des corps étrangers.

Les différentes ponctions exploratrices et l'examen bactériologique de leur contenu ainsi que celui des excrétions, les réactions de WIDAL, de WASSERMANN, la radioscopie, avec les nouveaux appareils pour l'examen de cavités jusqu'alors inaccessibles à l'œil : telles sont les grandes conquêtes de la sémiologie moderne qui tend à devenir instrumentale, différente en cela de l'ancienne, qui ne s'aidait d'aucun instrument. Ici, comme partout, c'est la machine qui vient prêter à l'homme une aide puissante et précise.

LA CHIRURGIE.

Dans les dernières années du XIXᵉ siècle, la chirurgie devient prépondérante; car son champ d'action s'est considérablement agrandi par le fait des découvertes de PASTEUR, au point qu'en 1888, dans une de ses leçons du cours de Patho-

logie générale, le professeur BOUCHARD a pu dire : « Le vrai
médecin, demain, ce sera le chirurgien. »

Ce qui est certain c'est qu'avec l'anesthésie locale ou générale et l'antisepsie au début, l'asepsie ensuite et dernièrement l'emploi des rayons X (radioscopie, radiographie), le
chirurgien peut tenter et réussir des opérations jusqu'alors
considérées impossibles et « criminelles », comme le disait
VELPEAU, à propos de l'ovariotomie.

La partie de la chirurgie qui fit tout d'abord le plus de
progrès, ce fut ce qu'on appelle la *chirurgie abdominale* et
plus particulièrement celle qui s'adresse aux organes génitaux de la femme, qui s'est détachée de la chirurgie générale
et a pris le nom de *gynécologie*.

Vers 1870, WEST et son traducteur français MAURIAC sont
peu partisans de l'intervention opératoire et prétendent traiter médicalement les maladies des femmes. Mais peut-on
traiter médicalement un kyste de l'ovaire, une tumeur
fibreuse, un pyosalpinx ?

C'est d'ailleurs l'*ovariotomie* qui est la première grande
opération abdominale tentée de nouveau et avec succès. Nous
avons parlé plus haut des succès de KŒBERLÉ et de PÉAN, de
SPENCER WELLS, de sir JAMES PAGET, de MARION SIMS, etc.

Plus tard on enlève les corps fibreux par la voie abdominale et par la voie vaginale. Les cancers du col sont d'abord
traités par l'amputation du col, puis par l'*hystérectomie*.

On arrive à mieux connaître les maladies des annexes et
les opérations sur les trompes et les ovaires sont pratiquées
couramment, trop couramment peut-être pour les ovaires,
dont l'ablation s'est faite parfois avec trop de complaisance.

Viennent ensuite les *opérations plastiques sur l'utérus et
le vagin* pour remédier au prolapsus utérin, à la cystocèle
vaginale, etc. : section du col (opération de SCHRŒDER), col-
potomie antérieure, postérieure, colpopérinéorraphie, rac-
courcissement des ligaments ronds (ALQUIÉ-ALEXANDER).

Les métrites fongueuses sont traitées par le curettage qui

avait été préconisé par Récamier. Dans certains cas, on s'en tient à la dilatation du col (bougies de Hegar), au drainage de l'utérus, à l'application de topiques avec un porte-médicament ou de crayons, etc. La périnéorraphie est faite plus sûrement et conseillée peu de temps après l'accouchement. Les déchirures du périnée doivent être suturées immédiatement après l'accouchement quand elles ne sont pas trop profondes.

Il serait difficile de citer ici le nom de tous les chirurgiens qui ont fait de la gynécologie : qu'il nous suffise seulement de rappeler ceux des plus renommés. Nous venons de citer les noms de Schrœder et de Hegar, en Allemagne; ajoutons-y ceux de Haltenbach, de Sanger, de Neugebauer, de Nœgeratt, de E. et A. Martin, de Gusserow, de Simon, etc.; en Autriche ceux de Scanzoni, de Schultze et de Czerny etc.; en Angleterre, ceux de Spencer Wells, de Simpson, de Barnes, de Lawson Tait et de G. Thomas, etc.; en Amérique, ceux de Sims, de Th. Keith, de Battey, d'Emmet et d'Alexander, etc.; et en France ceux de Kœberlé et Péan; puis de F. Terrier, de S. Pozzi. de P. Segond, de G. Richelot, de Doléris, etc.

Dans la chirurgie abdominale, il faut mettre au premier rang la *cure radicale des hernies,* à laquelle sont attachés les noms de John Wood, de Czerny, de Nussbaum, de Socin, de J. Reverdin, de Mitchell Banks, de Barker, de Tilanus, et surtout celui de Just-Lucas Championnière, qui, en 1887, dans sa « Cure radicale des hernies », rend courante une opération que d'autres avaient tentée par exception et sans grande confiance dans ses résultats; et formule ainsi, à propos des cas de hernie étranglée comme des cas de cure radicale proprement dite, son opinion : « La cure radicale n'est pas dangereuse et nous avons le droit d'y recourir pour rémédier même à ce qui n'est qu'une difformité. »

De ce fait, pour les hernies étranglées, aujourd'hui le taxis paraît à peu près abandonné et certains chirurgiens le regardent comme dangereux, et veulent l'opération immédiate.

Pénétrons plus avant dans dans la cavité abdominale.

L'*estomac* a désormais sa chirurgie dont le simple exposé demanderait un volume. Nous sommes loin de l'époque où le nom du chirurgien Léon Labbé, déjà célèbre, devint tout d'un coup populaire à la suite de l'opération de l'homme à la fourchette. Nous avons déjà vu plus haut que Billroth avait tenté avant 1870 la résection d'un cancer de l'estomac.

Aujourd'hui en présence d'un cancer de l'estomac on pratique suivant les cas : la *jejunostomie* (établissement d'une fistule sur le jejunum), opération palliative, à résultats peu encourageants ; la *gastro-entérostomie*, qui établit une anastomose entre l'estomac et la partie supérieure du jejunum. Cette opération a été pratiquée, pour la première fois dans le service de Billroth, le 28 septembre 1881, par son assistant Wofler. En France, elle fut faite pour la première fois. pas Pozzi. Depuis elle est devenue courante. (Cf. Mayo Robson, Doyen.)

Mais pour le cancer de l'estomac, l'opération de choix est la *gastrectomie*, tentée chez les animaux par Gussenbauer, Winiwarter et Czerny (1876), et pratiquée pour la première fois en France par Péan en 1879. Toutefois, c'est Billroth et ses élèves qui vulgarisèrent cette opération, modifiée par Kocher qui la fait suivre de gastro-entérostomie. On sait que cette dernière opération a aussi été conseillée et pratiquée dans certains cas de dilatation de l'estomac. On sait aussi que, dans certains cas de rétrécissement ou contracture du pylore, on a recours à la gastrotomie pour aller faire la dilatation digitale de l'orifice pylorique.

La chirurgie du foie se divise en chirurgie du foie proprement dite et en chirurgie des voies biliaires.

Pour le *foie*, Paul Segond conseille l'incision précoce des abcès.

Quant aux *kystes hydatiques*, on les ouvre chirurgicalement par une opération qui comporte trois temps : la découverte du kyste ; l'incision de la poche et son évacuation ; et le traitement de la cavité hépatique restante. (ISRAEL, DEVÉ, LINDEMANN, LANDAU, BOND, PAUL DELBET, BOBROFF, VEGAS et CRAUWEL, BRICET.)

La chirurgie des *voies biliaires* comprend différentes opérations qui sont :

La *cholécystotomie* (abouchement de la vésicule à la paroi abdominale), proposée par THUDICUM en 1859, et qui a donné de bons résultats entre les mains de DENUCÉ, TAIT et WINIWARTER, qui fait aussi la *cholécystentérostomie*. C'est FÉLIX TERRIER (1837-1908), qui le premier dans un cas d'obstruction du cholédoque guérit son malade par la création d'une fistule duodéno-cystique. « Chacun sait du reste la part active et prépondérante que ce chirurgien a su prendre aux progrès de la chirurgie des voies biliaires soit par ses opérations ou ses publications personnelles soit par les travaux de ses élèves. » (PAUL SECOND, *Traité de chirurgie*, t. VII.)

La *cholécystectomie* (ablation de la vésicule) faite d'abord par LANGENBUCH, puis par COURVOISIER et THIRIAR ; et en France par TERRIER et CH. PERIER.

Enfin KEHR intervient sur le canal hépato-cholédoque et fait l'*hépato-cholédocotomie sus-duodénale ;* la *cholédocotomie retro-pancréatique* (WIART), et *cholédocotomie trans-duodénale.*

Les angiocholites sont traitées chirurgicalement par le *drainage* de l'*hépatique* (KEHR), dont les avantages sont multiples (F. TERRIER). Il en est de même pour les cholécystites et la lithiase biliaire ainsi que pour les tumeurs des voies biliaires, justiciables des opérations précédemment mentionnées.

La *rate* fut enlevée pour la première fois par PÉAN en 1867, puis pour la seconde fois en 1881 par CRÉDÉ. Cette opération est aujourd'hui conseillée dans les cas de tumeurs, kystes, hypertrophie (Duplay, Gibson, Billroth); c'est ce qu'on appelle la *splénectomie totale*.

La chirurgie intestinale proprement dite devient très hardie : une intervention chirurgicale est conseillée dans les *perforations intestinales* au cours de la fièvre typhoïde. La chirurgie de l'*appendice* est trop connue pour que nous y insistions.

Les cancers du rectum sont enlevés par différentes voies : voie périnéale (Lisfranc (1829), Denonvilliers, Verneuil, Quenu); voie sacrée (Kraske); voie abdominale ou abdomino-péritonéale. Cette opération est devenue moins meurtrière grâce à une technique meilleure et à une antisepsie scrupuleuse. (Finet, von Esmarch, Kronlein.)

Sur les *reins* on fait, dans les cas de rein flottant ou en phtose, la *néphorraphie* (Hahn, de Berlin).

Dans la néphrite chronique, l'hématurie, on conseille la *décapsulisation du rein*.

Dans la lithiase rénale, les différentes opérations indiquées sont : la *néphrolithotomie*, pratiquée en 1870, à blanc, par Durham; en 1880, Morris enleva une pierre d'un rein non dilaté. L'opération s'est généralisée (Tuffier); Morris, Bruce, Clarke, Ledentu ont eu de nombreux succès.

La *néphrotomie* (ablation du rein) a des indications plus précises, et a été conseillée et pratiquée en France par Trelat, J. Lucas-Championnière, Bouilly, Guyon, Ledentu, Tuffier, et à l'étranger par Lawson Tait, Newman, Morris, Czerny, Kummel, dans les cas de tumeurs et de tuberculose, de fistule uretérale, etc.

Dans l'*anurie calculeuse*, traitée autrefois médicalement, Thelen propose d'intervenir chirurgicalement (1882), intervention que Legueu préconise parce qu'elle peut donner 66,6 pour 100 de guérisons, tandis qu'abandonnée à elle-même il y a seulement 28,5 pour 100 de chances de guérison.

La *lithiase vésicale*, la pierre dans la vessie, est toujours une affection fréquente, pour laquelle les chirurgiens du XIXᵉ siècle ont enfin trouvé une opération efficace. Parmi eux il faut surtout citer en France : le professeur FÉLIX GUYON, le chef de l'Ecole de NECKER, dont les élèves sont aujourd'hui devenus des maîtres : CAMPENON, MONOD, BAZY, TUFFIER, le professeur ALBARRAN, HALLÉ, LEGUEU, etc.

La taille, dont il a été question aux siècles précédents et qui au commencement du XIXᵉ siècle est encore la méthode de choix, fait place à un procédé nouveau, la *lithotritie*, dont on trouve l'idée chez les Anciens, quand la pierre était trop grosse pour qu'on puisse espérer la retirer sans déchirure du col. AMMONIUS, d'après CELSE, fut le premier lithototomiste. Un crochet fixait et maintenait le calcul, sur lequel on faisait parvenir une tige à pointe émoussée et mince, à l'autre extrémité de laquelle on frappait pour diviser le calcul.

C'est CIVIALE (1792-1867) qui eut le premier le mérite de broyer une pierre vésicale sur le vivant le 13 janvier 1824, en modifiant un instrument imaginé par FOURNIER (de Lempdes, Auvergne), et pressenti par le Bavarois GRUITHUISEN. En 1832, le baron HEURTELOUP (1793-1864) invente son percuteur coudé, dans lequel la pierre était prise puis brisée à coups de marteau. CHARRIÈRE modifie cet appareil au moyen d'une vis, ce qui permet de briser la pierre non plus par percussion, mais par compression. Ce qui restait toujours difficile c'était l'évacuation des débris de la pierre. En 1878, H.-J. BIGELOW, chirurgien de Boston, imagine son aspirateur, et donne à son nouveau procédé opératoire le nom de *lithopalaxie*.

Le Pʳ GUYON, en France, perfectionne cette opération, comme en Angleterre, THOMPSON. L'aspirateur ne fut pas abandonné, mais GUYON insista sur ce fait qu'il fallait pulvériser avant d'aspirer. « L'évacuation c'est le broiement. »

La taille *hypogastrique* eut cependant un regain d'actualité, il y a une vingtaine d'années (TRENDELENBOURG, HELFE-

·RIC, LANGENBUCH, KOCH, FÉLIX GUYON, PÉRIER); elle fut même
·combinée avec la symphyséotomie. D'ailleurs, comme le dit
TUFFIER, auquel nous empruntons toutes ces indications,
« elle est aujourd'hui presque universellement regardée
·comme le procédé de choix dans la majorité des interventions intra-vésicales ». (*Traité de chirurgie*, 1892, t. VII.)

Dans les cas de fistules uretérales, le plus souvent consécutives à une opération gynécologique, on pratique *l'urété-
ro-cysto-néotomie*, c'est-à-dire l'abouchement de l'uretère
·dans la vessie. Si la perte de substance a un siège trop élevé,
·on fait l'abouchement dans l'autre uretère.

L'*hypertrophie* de la *prostate* est traitée chirurgicalement
par la *prostatomie* et la *prostatectomie* ; il en est de même
pour les tumeurs de cet organe.

Dans l'ascite consécutive à une cirrhose du foie, TALMA
propose de rétablir la circulation par l'*omentopexie*.

Le poumon n'est pas oublié par les chirurgiens. En France,
TUFFIER fait la première *pneumectomie*, dans un cas de tuber-
·culose pulmonaire localisée à son sommet (1891). La *pneu-
motomie* est pratiquée dans les cas de kystes hydatiques, gan-
·grène, dilatation bronchique, etc.

Le *squelette du thorax* est attaqué sur sa partie anté-
·rieure pour augmenter la capacité de la cavité thoracique,
et chez les enfants à poitrine étroite, et chez les adultes
·atteints d'emphysème. (Méthode de FREUND.)

Le *cœur* est massé dans les cas de syncope ; et dans les
·traumatismes son tissu est suturé.

Les localisations cérébrales permettent de faire le trépan avec précision pour aller enlever les tumeurs qui siè-
·gent dans les régions psycho-motrices (PÉAN, GILBERT BAL-
LET). On va jusqu'à faire l'ablation du ganglion de GASSER,
·des tumeurs de l'hypophyse ; enfin tout dernièrement on a
pensé dans certaines affections médullaires à aller s'attaquer aux racines postérieures que l'on a sectionnées. (Mala-
·die de LITTLE).

La chirurgie osseuse a aussi profité de l'antisepsie et de l'asepsie. Le traitement sanglant des fractures, d'abord limité aux fractures de la rotule, a été proposé, sans grand succès dans le monde chirurgical. La tuberculose osseuse et surtout articulaire, d'abord traitée chirurgicalement, est actuellement soignée plutôt médicalement : traitement général et traitement local par des injections modificatrices : sclérogènes (LANNELONGUE); antiseptiques (CALOT, de Berk).

La trachéotomie est un peu abandonnée pour le tubage ; l'ablation des végétations adénoïdes, le morcellement des amygdales hypertrophiées sont devenus des opérations fréquentes.

L'empyème est toujours la méthode de choix pour les épanchements pleuraux purulents qui ne veulent pas se résorber.

Enfin, tout récemment, une nouvelle chirurgie est née, qu'on pourrait appeler *chirurgie vasculaire*, qui a pour but les *sutures vasculaires*.

Ces sutures furent d'abord tentées dans les laboratoires par GLUCK (1883) et par JASSINOWSKY et ABBÉ avec des résultats médiocres. C'est seulement à partir de 1902 que les expériences de CARREL, un Français, passé en Amérique, donnent des résultats surprenants.

DOYEN a pu ainsi greffer chez l'homme un segment veineux prélevé sur le mouton (1910).

En 1908, TRENDELENBURG a tenté de traiter deux malades atteints d'embolie pulmonaire par le moyen de ces sutures. Il a incisé l'artère pulmonaire, extrait le caillot et suturé la paroi vasculaire. Le premier malade mourut sur la table d'opération ; le second survécut deux jours. (LÉON IMBERT et J. FIOLLE, *les Sutures vasculaires*, 20 fév. 1910.)

Signalons encore : le traitement des fractures avoisinant les articulations par le massage ; les différentes *pexies* : hépatopexie, néphropexie, hysteropexie, orchidopexie, la plupart abandonnées ; la laparotomie exploratrice ; enfin, un

nouveau mode opératoire des cancers du sein par la fulgura-
tion ; bistouri et étincelle électrique combinés, qui a une certaine analogie avec celui du chirurgien Léonidas (V. pp. 154-
155) qui combinait le bistouri avec le cautère (Keating-Hart).

Et nous n'avons rien dit de l'ophtalmologie et de l'oto-
rhino-laryngologie, qui ont leurs traités spéciaux.

L'anesthésie générale qui se pratiquait tout d'abord, depuis Simpson, avec le chloroforme, fut tentée et pratiquée
plus tard avec l'éther (Maisonneuve). On revient au chloroforme; puis aujourd'hui, l'éther paraît avoir plus de partisans. Cependant, il est encore beaucoup de chirurgiens qui
préfèrent le chloroforme.

Pour des opérations de courte durée, on peut employer le
bromure d'éthyle et des produits similaires.

Enfin, on s'est servi pour certaines opérations de l'anesthésie locale : pulvérisations d'éther, de chlorure d'éthyle
et surtout des injections sous-cutanées de cocaïne, dont
l'action anesthésiante a été découverte par les oculistes
(Koller).

En France, le Pr Reclus a été le grand vulgarisateur des
injections de cocaïne, remplacée par la novo-cocaïne et puis
par la *stovaïne* (Fourneau). Plus tard, après l'avènement
de la ponction lombaire (Quinke, 1891), Chipault (1892),
Bier, à Bonn, actuellement à Berlin, employa la cocaïne
en injections dans le canal rachidien, ce qui permit de faire
ainsi l'anesthésie de toute la partie inférieure du ventre et
des membres inférieurs. La rachi-anesthésie a été soutenue
en France par Tuffier et ne paraît pas avoir rallié le suf-
frage de tous les chirurgiens.

La chirurgie, qui s'était affranchie du joug de la médecine
au commencement du xviiie siècle, quand J.-L. Petit refusa
de prêter le serment traditionnel, se trouve, à la fin du
xixe siècle, non seulement libre, mais encore maîtresse de la
situation. Aussi le Pr Bouchard, en 1888, dit-il encore : « Son
domaine s'étend parce que l'antisepsie a presque supprimé

les limites de son action, parce qu'elle arrive à porter partout le remède sur le siège du mal. Tout ce qu'il devient possible de traiter localement devient chirurgical.... Le vrai médecin, demain, ce sera le chirurgien, car le chirurgien possède tous les secrets de son ancien domaine, auquel vous avez voulu rester étranger ; de plus, appelé à traiter des maladies que vous avez cru vous réserver, il a appris à les connaître. »

C'est peut-être aller un peu loin. Cependant nous avons insisté dans notre aperçu général de la chirurgie à la fin du XIXᵉ siècle, sur les traitements chirurgicaux d'affections autrefois regardées comme purement médicales ; et ils sont nombreux.

On peut donc dire que depuis l'ère pastorienne une nouvelle histoire de la Médecine a commencé qui sera plus chirurgicale que médicale, et plus scientifique que clinique.

OBSTÉTRIQUE.

Dans les premières années du XIXᵉ siècle, on vit un peu sur ce qui a été fait au XVIIIᵉ : nous y retrouvons encore BAUDELOCQUE, puis Mme LA CHAPELLE (1769-1821), fille de l'accoucheur Louis DUGÈS, et de Marie Josset, sage-femme. D'abord adjointe dans le service de sa mère à l'Hôtel-Dieu (1795), elle devient directrice de l'hospice de la Maternité, puis institutrice, à côté de BAUDELOCQUE, sous le ministère Chaptal, quand fut organisée la Maison d'Accouchement (1802). C'est elle qui la première avec Antoine DUBOIS pensa à simplifier la nomenclature des présentations que Baudelocque, à l'imitation de son maître SOLAYRES DE RENHAC (1737-1772), avait rendue un peu confuse. Il n'y a guère que trois présentations : sommet, extrémité pelvienne et tronc.

C'était revenir à la nomenclature des anciens. (Voir plus haut Collection Hippocratique, Moschion.)

Toutefois, cette classification ainsi simplifiée ne passa dans l'art obstétrical à cette époque que grâce à l'autorité de Franz-Carl Noegelé (d'Heidelberg) (1777-1851), qui, avec J.-A. Stoltz, de Strasbourg (1803-1896), étudie plus particulièrement les diamètres du bassin osseux.

Mme Boivin (1817) et Stoltz, ainsi que Paul Dubois 1795-1871) insistent sur les modifications du col utérin pendant la gestation, et font des variations de forme et de consistance un signe de grande valeur pour le diagnostic de la grossesse.

W.-F. Montgomery (de Dublin) (1797-1859) décrit les tubercules qui ont gardé son nom et leur donne une certaine importance parmi les signes probables de la grossesse.

Schmidt, professeur d'accouchement à Vienne, appelle un des premiers l'attention sur le *palper abdominal*, en signale l'importance et va jusqu'à dire que « l'exploration abdominale est souvent plus instructive et fournit des renseignements plus certains que l'exploration interne ».

La question a été reprise par les accoucheurs qui suivront : Hubert (de Louvain), Murray, Scanzoni, Tarnier, Schroeder, Spigelberg et définitivement fixée dans le mémoire devenu classique du professeur Pinard (1878-1889).

Velpeau, qui ne se contentait pas d'être chirurgien, insiste sur la valeur du *ballottement fœtal*, constaté par l'accoucheur, comme signe presque certain de la grossesse.

Nous avons plus haut parlé des découvertes de Mayor (1818) et de Lejumeau de Kergaradec (1823), qui posèrent les bases de l'*auscultation obstétricale*, dont le mémoire de J.-A.-H. Depaul (1811-1883) a achevé l'édification en indiquant tout ce qu'on pouvait en tirer pour faire le diagnostic de la position du fœtus dans l'utérus gravide (1877). Plus tard Ribemont-Dessaignes (1878), à l'aide de coupes sur des cadavres de fœtus congelés, précisera encore mieux ces foyers d'auscultation, et le mode de transmission des bruits cardiaques de l'enfant.

Le mécanisme de l'accouchement est de nouveau mieux étudié et mieux connu pour chaque position. La *loi d'accommodation* est formulée.

Dans son *Traité des accouchements*, Cazeaux (1808-1864) dit déjà en 1853 : « Le fœtus, renfermé dans un vase clos sans cesse agité de mouvements, doit non pas *instinctivement*, comme le disait Paul Dubois, mais *mécaniquement* être placé dans la position où les parties les plus volumineuses correspondent aux points les plus spacieux de l'organe. »

Voici comment Pajot (1816-1896) fixera cette formule : « Quand un corps solide est contenu dans un autre, si le contenant est le siège d'alternatives de mouvement et de repos, si les surfaces sont glissantes et peu anguleuses, le contenu tendra sans cesse à *accommoder* sa forme et ses dimensions aux formes de la capacité du contenant. Sont régies par cette loi les présentations et les positions dans les bassins normaux. »

Stéphane Tarnier (1828-1897) fait d'ailleurs des restrictions à cette loi « vraie quand on l'applique aux *phénomènes de l'accouchement*, mais qui ne doit pas être étendue à la grossesse. »

Car, plus précis qu'Astruc et Baudelocque au xviiie siècle à propos du mécanisme de l'accouchement, Ribemont Dessaignes (*Précis d'obstétrique*) dit qu'il consiste à « faire passer à travers un canal courbe à calibre variable, inextensible en partie et en partie modifiable un corps composé de segments, dont l'un plus volumineux, moins réductible (extrémité céphalique) est relié à l'autre (tronc) par une tige flexible, mais courte : le cou ».

C'est ainsi qu'il admet, comme les autres accoucheurs, pour le mécanisme de l'accouchement par le sommet :

1° Un temps d'*amoindrissement* obtenu à l'aide de méca-

·nismes différents ; 2° un temps de *descente* ou d'*engagement* ; 3° un temps de *rotation* intra-pelvienne ou interne ; 4° un temps de *sortie* ou de *dégagement*.

Nous ne pouvons ici entrer dans le détail du mécanisme dans les différentes présentations et positions ; disons seulement qu'ils ont été étudiés surtout par WEST (1857), CAZEAUX (1858) MATTHEW DUNCAN (1861), LEISHMAN (1864), TARNIER (1865) puis plus près de nous par SCHRŒDER, PINARD, TYLER SMITH, PLAYFAIR, FARABEUF et VARNIER, etc.

Les différentes maladies de la grossesse sont passées en revue. D'une façon générale, on croit moins à la pléthore, on saigne moins, on croit plutôt à la chlorose, à la chloro-anémie ; ce n'est qu'à la fin du siècle que l'on parlera d'in-fection.

Déjà, en 1848, DEVILLIERS et REGNAULT étudient les œdè-mes des femmes grosses et parmi eux l'œdème avec albumi-nurie, auquel on rapporte volontiers l'*éclampsie*, étudiée par Mme LACHAPELLE, MERRIMAN, RASMBOTHAN, CHURCHILL, CLARKE, LABAT, TYLER SMITH, DUGÈS, qui s'ingénient surtout à décrire les accès. La saignée et les purgatifs sont déjà conseillés ; COLLINS et JOHNSON sont partisans de l'émétique en lavage. L'accord est unanime sur la nocuité de l'opium. La question de l'accouchement provoqué est agitée. Pen-dant l'accès, l'éther, puis le chloroforme, récemment intro-duit dans la pratique obstétricale sont conseillés.

Aujourd'hui les crises éclamptiques sont considérées comme des convulsions d'origine toxique se produisant plus volontiers chez les jeunes femmes dont les fonctions hépatiques et rénales sont insuffisantes, et le traitement doit tout d'abord en être prophylactique : examiner les urines de toute femme grosse à partir du 4° mois, instituer le régime lacté, etc. Pendant l'attaque, le chloroforme en inha-lation est considéré comme dangereux ; comme pour le téta-nos, c'est le chloral qui est le plus souvent conseillé à doses élevées (jusqu'à 16 gr. en 24 heures, en lavements) ; la mor-

phine à haute dose (27c. en quatre jours) a été aussi conseillée (Olshausen), ainsi que l'antisepsie intestinale, la
saignée, les bains chauds, le *veratrum viride*. Dans les cas
graves il y a aussi un traitement obstétrical très discuté et
le plus souvent très dangereux, mais qui cependant est la
seule ressource à l'accoucheur pour tenter de sauver la
patiente, et qui varie suivant la période où se produisent
les crises

Dans l'avortement avec rétention placentaire, Velpeau
eut la malheureuse idée de conseiller l'usage du seigle-
ergoté. On conseille encore l'extraction soit manuelle, soit
avec l'aide d'une pince de Levret quand le col est ouvert.
Depuis l'ère pastorienne, il est de règle, dans ces cas d'essayer de faire le curettage digital de l'utérus, qui n'est pas
toujours possible, et le plus souvent de pratiquer le curettage
avec une curette mousse, suivie d'un écouvillonnage avec
une substance antiseptique ; comme l'a, le premier, si bien
conseillé J.-A. Doléris (1887-1888).

Les vices de conformation du bassin sont mieux étudiés
et mieux décrits. Nœgele décrit le *bassin oblique ovalaire*
(1839) ; Robert, le *bassin double oblique ovalaire*, qui est
plus justement appelé bassin *aplati transversalement* (1842) ;
Kilian (de Bonn), le bassin vicié par *spondyloliothésis*
(1853), dont l'étude fut reprise par Breslau (1855) et plus
tard par Schroeder et Neugebauer (1880) ; enfin, F.-J. Herrgott décrit une variété qu'il appelle bassin vicié *par spon-
dylizème* (1877).

Dans les différents cas de dystocie, et ils sont variés,
nous retrouvons les mêmes moyens employés déjà au
xviie siècle : la version, l'application de forceps, l'accouchement prématuré artificiel, seulement signalé, la symphyséotomie, la pubiotomie, l'opération césarienne et l'embryotomie.

La version podalique est à peu près la seule employée.
Cependant à l'ancienne version on a proposé d'ajouter la

version par manœuvres externes (WIGAND, 1867; STOLTZ, F.-G. HERRGOTT, BUNSEN (Francfort-sur-le-Mein) (1839), HUBERT (de Louvain), MATTEI (de Bastia) (1865) opération que le Professeur PINARD (1878) a vulgarisée. Signalons aussi la *version bi-polaire* ou *version combinée* (BRUSH, WIGAND, BRAUN) pratiquée par BARNES (1863) et surtout recommandée par BRAXTON-HICKS.

Les applications de forceps sont mieux indiquées et le plus souvent aujourd'hui, d'après le conseil autorisé du professeur PINARD, l'indication d'intervenir n'existe que : « *Si la tête à nu dans l'excavation reste pendant au moins deux heures sans progresser.* »

Les différents modèles de forceps ne peuvent être décrits ici. C'est toujours le forceps de Levret qui a été le plus employé jusqu'au jour où TARNIER (1877) inventa un nouveau forceps composé d'un *appareil de préhension* (l'ancien Levret) et d'un *appareil de traction* (Tarnier). Son éloge n'est d'ailleurs plus à faire.

L'accouchement prématuré artificiel avait été conseillé déjà à la fin du XVIII⁰ siècle en Angleterre, puis en Allemagne par A. MAI, d'Heidelberg, et fut pratiqué pour la première fois par WENZEL en 1804. Son exemple fut suivi en Hollande, en Italie, en Danemark, en Amérique et en Suisse. Longtemps regardé en France « comme un crime », il y fut cependant recommandé par FODÉRÉ. En 1830, à Strasbourg, BURCHARDT fait une thèse en faveur de ce procédé, et en 1831 STOLTZ fait en France le premier accouchement prématuré artificiel, avec succès.

Les moyens employés consistaient dans la dilatation du col avec une éponge préparée (KLUGE) et la perforation des membranes (MEISSNER, de Leipzig).

Aujourd'hui on se sert le plus habituellement : 1⁰ du *procédé de* KRAUSE, dont la *sonde* perce les membranes et provoque les contractions utérines et l'accouchement et qui est remarquable par la simplicité du manuel opératoire et 2⁰ du *procédé de* TARNIER, qui nécessite une instrumentation un peu plus compliquée ; un tube en caoutchouc terminé par une ampoule dilatable (le ballon de TARNIER), un conducteur métallique formé par une demi-tige cylindrique recourbée à son extrémité comme une sonde d'homme, et une seringue dont le piston est gradué. Des modifications ont été apportées à ce procédé par CHAMPETIER DE RIBES, dont le *ballon* « est jusqu'à présent le seul agent qui dilate à peu près complètement l'orifice utérin, et provoque à coup sûr rapidement le travail ». Signalons encore l'écarteur TARNIER (1888) employé surtout pour hâter la dilatation du col dans certains cas de rigidité.

Enfin, depuis l'avènement de l'antisepsie, la symphyséotomie est surtout recommandée en France par le professeur PINARD, d'après les bons résultats obtenus en Italie par SPINELLI, assistant de MORISANI, de Naples (1891).

On revient aussi à la pubiotomie, à l'ischio-pubiotomie appelée encore *opération de* FARABEUF (1892).

L'opération césarienne aussi revient en faveur sous la forme ancienne conservatrice opposée à l'opération de PORRO (ablation de l'utérus, respectant seulement le col), et l'opération de BISCHOFF (ablation totale de l'utérus).

L'embryotomie a encore ses indications, et l'on pratique : *la crâniotomie* (ciseaux de SMELLIE, de BLOT, perforateur de TARNIER) ; la *crânioclasie* (SIMPSON, C. BRAUN, AUVARD) ; et enfin la *cephalotripsie* (céphalotribe de BAUDELOCQUE, modifiée par TARNIER sous le nom de *basiotripsie* (1883) avec le *basiotribe*, « un instrument que tout praticien doit avoir dans sa trousse ».

Il y a parfois lieu de pratiquer l'embryotomie cervicale et rachidienne, opération pour laquelle les meilleurs instruments sont : les ciseaux de Paul DUBOIS, le crochet de BRAUN, le crochet de PAJOT muni de la ficelle de fouet ; l'embryotome de RIBEMONT DESSAIGNES, et celui de TARNIER, qui remplacent avantageusement les antiques instruments de la Collection Hippocratique et ceux des accoucheurs et chirurgiens des xvie et xviie siècles.

La grossesse extra-utérine, dont il a été plusieurs fois question au cours de ce travail, depuis les découvertes de REYNIER DE GRAAF, est divisée : en grossesse *tubaire* (grossesse interstitielle), grossesse tubaire proprement dite, grossesse tubo-abdominale); grossesse *ovarique*; grossesse *abdominale* (primitive et secondaire) (après rupture). C'est toujours une anomalie grave pouvant amener des accidents rapidement mortels. Cependant aujourd'hui qu'on sait mieux la diagnostiquer, le pronostic est devenu moins sombre pour la mère; car il est tout à fait exceptionnel d'extraire par la laparotomie un fœtus vivant et viable.

La grossesse extra-utérine doit être considérée comme « une tumeur maligne » (WOERTH); et le kyste fœtal doit être enlevé par la laparotomie. (Cf. PINARD et SECOND.)

S'il y a rupture et formation d'une hématocèle, on peut, si l'hémorragie est peu abondante, se contenter d'un traitement médical. Sinon, il y a intérêt, quand l'hémorragie est récente, à aller débarrasser le péritoine des caillots qui l'irritent par la laparotomie. Enfin, il est des cas où cette opération peut devenir une opération d'urgence (abondance de l'hémorragie, syncopes, etc.). Nous avons mentionné plus haut la transformation du kyste fœtal en lithopedion, dont il est aussi conseillé de faire l'ablation.

Nous ne pouvons terminer cette courte revue de l'obstétrique au xixe siècle sans revenir un peu sur la question de l'infection puerpérale dont nous avons déjà parlé à propos des découvertes de Pasteur et de la thèse du Pr WIDAL. Déjà au xviie siècle, WILLIS regardait la fièvre puerpérale comme une fièvre maligne; un peu plus tard, F. HOFFMANN disait que les femmes en couches devaient être traitées comme de grandes blessées « graviter vulneratæ ». Au xviiie siècle, les auteurs anglais n'admettent pas la métastase laiteuse de PUZOS, qui devient la doctrine courante de la fièvre puerpérale; et notamment JOHNSON, élève de WILLIAM HUNTER, dit dans son *Avis aux femmes enceintes* (1769) : « J'observe que cette fièvre se rencontre plus souvent dans les hôpitaux de femmes en couches que dans les maisons particulières. En voilà, selon moi, la véritable cause; c'est que telle précaution que l'on prenne dans les hôpitaux; l'*air* doit toujours y être *imprégné de miasmes putrides*, qui se répandent dans les salles, et *s'attachent aux meubles* ». C'est également l'opinion de WHITE et de LEAKE.

Aujourd'hui, l'on sait que ces miasmes putrides sont surtout le streptocoque. Le traitement de l'infection puerpérale est d'abord prophylactique; c'est sa partie la plus essentielle; mais, malgré tout, si l'infection est déclarée, il faut recourir au traitement curateur, qui est très divers, comme les différentes manifestations de l'infection : suivant qu'elle se localise ou qu'elle se généralise. Ce traitement portera sur les organes génitaux ou leurs annexes : injections antiseptiques, vaginales, intra-utérines, irrigation continue; curage digital, curettage instrumental de l'utérus; traitement général quand l'infection est généralisée : injections de sérum, de collargol (intra-veineuses), de sérum de MARMOREK, abcès de fixations (FOCHIER). Enfin dans certains cas on a pu faire la laparotomie avec lavages de la cavité abdominale et ablation de l'utérus. Nous ne parlons pas du traitement d'autres complications : phlegmons, phlegmatia alba dolens, qui rentrent ou dans la chirurgie ou dans la médecine générales.

MÉDECINE LÉGALE.

En France, après MAHON, dont nous avons parlé à la fin du XVIIIe siècle, il faut citer François CHAUSSIER (1776-1828), plus connu peut-être comme chirurgien et comme anatomiste, mais qui, d'après BROUARDEL, doit être considéré

« comme un des maîtres qui ont illustré la médecine légale française. »

A peu près vers la même époque, J. Benoît Fodéré (1764-1835) professait la Médecine légale à Strasbourg et faisait paraître en 6 volumes in-8° un traité de Médecine légale qui fut longtemps classique (1813).

Un peu plus tard, à Paris, Adelon (1782-1862) fonde les *Annales publiques d'hygiène et de médecine légale* (1827). Orfila (1782-1862), plutôt chimiste, s'occupe de toxicologie et devient célèbre au moment du procès de Mme Lafarge.

Devergie (1798-1879), Briand et Chaudé, Tourdes, Marc ont laissé des travaux de valeur sur cette matière, ainsi que certains aliénistes, comme Legrand du Saule, Luys, Lasègue, et J. Falret.

Néanmoins les deux médecins légistes les plus célèbres du xix⁰ siècle en France furent Tardieu et Brouardel.

Ambroise Tardieu (1818-1879), nommé professeur de médecine légale en 1861, fut, pendant près de vingt ans, malgré les attaques violentes qu'il eut à subir, à la fin du second Empire à propos de l'affaire Pierre Bonaparte et Victor Noir, le grand arbitre dans toutes les questions difficiles.

Il avait été plus heureux en 1850 dans l'affaire de la comtesse de Goerlitz, où il ruine la doctrine de la *combustion spontanée*.

Il a d'ailleurs complètement renouvelé la Médecine légale sur d'importantes questions telles que l'*attentat aux mœurs* (1858), l'*avortement* (1864), la *pendaison* (1865), l'*infanticide* (1868), la *strangulation*, et la *suffocation*, où il décrit comme signes certains les ecchymoses sous-pleurales et sous-péricardiques, qui ont gardé le nom de *taches* de Tardieu. Nous ne pouvons citer tous ses travaux : il n'est guère de sujet de médecine légale, d'hygiène et de salubrité qui lui ait été étranger.

Paul Brouardel (1837-1902), nommé à la chaire de Tar-

DIEU en 1879, fut jusqu'à sa mort un des médecins légistes
les plus renommés non seulement de France, mais d'Europe.
Comme TARDIEU, il fut aussi doyen de la Faculté de Médecine. Homme universel en quelque sorte, il n'y eut guère
de question qui lui fut indifférente en médecine générale,
légale, sociale ou publique. Sa haute situation ne lui fit
jamais oublier l'humble praticien pour lequel il fut toujours
un guide sûr et précis. Qu'on relise plutôt ce qu'il a si bien
écrit sur *le Secret Médical* (1887) et sur *la Profession Médicale au commencement du XXe siècle* (1903).

En Allemagne il y a des noms également célèbres comme
ceux de CASPER (1796-1864) et de LIMAN. Il faut y ajouter
ceux de LESSER, de FRIEDBERG à Berlin, de MASCHKA de Prague, d'HOFMANN et de KRAFT-EBING à Vienne.

En Angleterre on cite surtout les noms de : TAYLOR, CHRIS-
TISON, Robert LEE, WATSON, ERICHSEN, le chirurgien qui le
premier décrivit le *Railway Spine* et le *Railway Brain*,
HERBERT W. PAGE, puis HUTCHINSON, BUZZARD, etc.

L'Italie a une Ecole célèbre à cause de sa doctrine particulière sur la criminalité et partant sur la responsabilité
des prévenus ; elle est représentée par SERGI, ENRICO FERRI, et
surtout par CŒSARE LOMBROSO (1836-1909), qui tout d'abord a
posé en principe que le criminel n'était pas responsable, qu'il
était victime de l'atavisme et de ses tares physiques, et créé
ainsi le type du criminel-né. Plus tard, atténuant la rigueur
de sa doctrine, il admit les criminels d'occasion, les crimino-
loïdes, et depuis le fou moral, épileptique, le criminel par passion. Bref, LOMBROSO dans l'acte criminel voit surtout le sujet.
LACASSAGNE (de Lyon) et Enrico FERRI font entrer aussi en ligne
de compte l'influence du milieu : social et atmosphérique.
Quoi qu'il en soit, LOMBROSO, tout d'abord, concluait à l'irresponsabilité des criminels, qui pour lui étaient tous plus ou
moins fous et sa conclusion menait tout droit à faire transformer les prisons en asiles spéciaux, en « criminal luna-
tic asylums », comme il y en a quelques-uns en Angleterre.

D'ailleurs la non-responsabilité des aliénés criminels est affirmée dans notre Code civil et J. FALRET[1] en 1862 disait : « Si le médecin expert arrive à constater l'état de folie du sujet confié à son examen, *quels que soient la forme ou le degré de cette folie, quelqu'apparence de liberté morale que cet individu ait conservée* il doit être considéré comme *irresponsable*, on doit *l'absoudre comme malade.* » Cette formule simpliste n'est pas acceptée par tout le monde. Car il y a ce qu'on a appelé les *demi-fous*. Aussi Amb. TARDIEU, à cette époque, admet pour eux une responsabilité limitée, sorte de compromis entre la science et la justice. C'est ce qu'on appelle encore l'irresponsabilité partielle ou la responsabilité atténuée. Cette question, toujours à l'ordre du jour, a été discutée au Congrès de Genève en 1910 et les médecins aliénistes et légistes en même temps ont soutenu deux modes d'agir.

Les uns prétendent que le médecin qui a fait son rapport détaillé sur l'état mental du prévenu n'a pas à donner son avis sur sa responsabilité, que c'est le juge qui doit ici faire cette conclusion sur l'ensemble du rapport (Pr GILBERT BALLET). Au XVIIIᵉ siècle, F. HOFFMANN, ne pensait pas autrement : « Ne medicus judicium suum extra limites extendat, sed *rationem decidendi relinquat jureconsultis.* »

Les autres pensent que le rôle du médecin peut aller jusqu'à décider de la responsabilité du prévenu et admettent des degrés dans cette responsabilité ; une demi-responsabilité, ou encore une responsabilité atténuée (J. GRASSET).

A la médecine légale proprement dite se joint la médecine publique qui s'occupe d'hygiène et tend aujourd'hui à prendre une place plus grande dans l'état social. Les progrès des sciences biologiques ont d'ailleurs démontré qu'il

---

1. J. FALRET, fils de J.-P. FALRET (1796-1870), qui décrivit la *folie circulaire* (1851-1854) folie à double forme de BAILLARGER, folie intermittente de MAGNAN ; actuellement folie périodique.

y avait beaucoup de maladies évitables, que l'on pouvait
éviter par des moyens prophylactiques, ressortissant à l'hygiène. La déclaration des maladies contagieuses, les désinfections des locaux contaminés, l'isolement des malades,
les visites sanitaires dans les cas d'épidémies voisines; puis
la salubrité des logements, la surveillance des usines, des
fabriques rentrent dans cet ordre de moyens plus que
jamais mis en œuvre pour diminuer la mortalité et aussi la
dépopulation.

Enfin depuis quelques années il faut rattacher à la Médecine légale « *la Médecine des accidents* [1] » qui a pris un si
grand développement en France depuis la loi de 1898, et
qui a créé une sorte de crise dans le monde des praticiens.
Cette médecine nouvelle a, comme pour la responsabilité des
criminels, outrepassé les limites médicales en obligeant l'expert à fixer une indemnité « qui n'a rien de médical » ; et
qui en somme devrait surtout être fixée par le magistrat, et
sur laquelle cependant le médecin doit donner son appréciation.

En Allemagne, les corporations industrielles ont fondé
des hôpitaux pour la médecine des accidents où les blessés
sont traités militairement, administrativement et surtout
intensivement (intensive Heilbehandlung).

C'est de là que nous sont venus et le traitement ambula-
toire des fractures du membre inférieur et le traitement des
roideurs articulaires par la mécanothérapie. Un des types les
plus remarquables de ces hôpitaux est le Bergmannstrost
(la consolation du mineur), qui fut inauguré à Halle (Saxe)
en 1894.

L'ENSEIGNEMENT MÉDICAL.

Il n'est pas dans notre rôle, ni de notre compétence de

____

1. « Unfallheilkunde ».

traiter ici de la technique de l'Enseignement médical au
XIX⁰ siècle : nous en indiquerons seulement les tendances
générales.

Pendant plus de la moitié du siècle, il y eut deux tendances très accentuées et nettement séparées, comme nous
l'avons dit plus haut, représentées par l'École clinique et
l'École savante ou scientifique. La première pensait que
c'était surtout au lit du malade que le médecin devait apprendre sa profession ; la seconde, tout en tenant compte
du malade, pensait qu'il devait surtout puiser son instruction dans les travaux de laboratoire. Vers le milieu du siècle,
l'École clinique se laissa petit à petit pénétrer par les éléments adjuvants du laboratoire et sut en profiter. Survin-
rent les découvertes de Pasteur, et alors tout fut au laboratoire. Aujourd'hui, il semble bien qu'il se fasse une certaine
réaction, qu'on revienne à la clinique, à une clinique plus
scientifique que celle de Laennec et même que celle de
Charcot ou de Potain, parce que depuis quelques années
les sciences biologiques ont fait beaucoup de progrès. Cependant la clinique actuellement très compliquée doit tendre
à se simplifier.

Voici ce qu'en dit M. le professeur agrégé Rénon, dans
une conférence faite récemment à l'hôpital Necker[1], sur
« l'Esprit de la clinique moderne » :

« Le clinicien moderne n'opère *plus seul*, comme le clinicien ancien. Il observe *lui-même* le malade *en surface*.
Pour l'observer en *profondeur*, il lui faut toute une *équipe*
d'aides ; un *bactériologiste*, un *cytologue*, un *chimiste*, un
physicien nécessaire pour *électriser, radioscoper, radiogra-
phier* ; le traitement avec les différentes ressources actuelles
de la physiothérapie ne pourra être fait sans des *collaborateurs* souvent *nombreux*, etc. »

---

1. *Gazette médicale de Paris* du 1ᵉʳ avril 1910. Conférence du 4 mars
1910.

Meunier. — Histoire de la Médecine.   40

Ce passage contient la critique de cette nouvelle clinique qui demande *toute une équipe d'aides* pour le diagnostic; et de *nombreux collaborateurs* pour le traitement.

Cette nouvelle clinique peut servir à parfaire l'instruction d'un étudiant à la veille de passer sa thèse ; mais ne lui sera guère utile quand plus tard il sera aux prises avec les exigences de la clientèle et les difficultés de la vie; parce qu'il n'aura pas toujours sous la main un bactériologiste, un cytologue ou un physicien et que, fût-il lui-même tout cela, il n'aura pas le temps nécessaire pour faire avec opportunité toutes ces opérations de laboratoire.

Néanmoins, il ne faut pas croire que la clinique, tout en étant et en se disant scientifique, puisse rester impersonnelle, que le diagnostic, le pronostic et le traitement se feront mathémathiquement. Alors il n'y aurait plus de cliniciens, puisque tout le monde serait clinicien. Huchard écrivait récemment à ce sujet[1] : « Tout le monde peut être savant, c'est-à-dire savoir. Mais tout le monde n'est pas clinicien, parce que la *clinique* est *l'art* de la Médecine, et que tout le monde n'est pas artiste. Or la Médecine française doit rester clinique avant tout. »

Et, ajoute M. Rénon : « La clarté est le propre de la clinique française, la première clinique du monde. Ne nions pas notre supériorité : elle tient à la nature de notre race et à la libéralité de notre enseignement médical, qui permet à tous les élèves de suivre chaque jour les malades, ce qui n'existe pas à l'étranger. Cette clarté de la clinique française ne la sacrifions jamais. » C'est d'ailleurs celle que nous avons fait voir chez les Corvisart, les Laennec, les Bayle, les Louis, les Andral, les Grisolle, les Trousseau, les Charcot et les Potain. C'est cet esprit de clarté qui animait tous ces grands cliniciens, c'est lui encore qui doit être aujourd'hui la base de notre enseignement médical, avec, en plus, ce que les nouvelles découvertes scientifiques ont pu y

____
1. A M. Rénon.

ajouter de pratique. La clinique actuelle est et doit être scientifique; mais il ne faudrait cependant pas que l'esprit scientifique vînt voiler son esprit clinique; que la science y vînt prendre le pas sur l'art.

CONCLUSION.

Ce court exposé de la Médecine au XIXe siècle nous permet de conclure que, de 1800 à 1900, une médecine nouvelle, reliée cependant à la médecine des siècles précédents, s'est établie sur des bases vraiment rationnelles et scientifiques qui sont : l'Anatomie générale, l'Anatomie pathologique, l'Histologie, la Médecine expérimentale, la Biochimie et enfin la Microbiologie. C'est donc avec raison que VIRCHOW disait, en 1897, au Congrès de Moscou : « Notre science biologique contemporaine restera une conquête durable et inaliénable ». Jamais, en effet, à aucune époque de l'histoire de la Médecine, il ne s'était produit dans le domaine des sciences biologiques un pareil accroissement. Toutes les nations à culture scientifique un peu développée y ont d'ailleurs contribué; nous n'avons pas ici à faire la part de chacune; disons seulement que celle de la France n'est pas négligeable puisqu'elle peut mettre en avant les travaux et les découvertes de BICHAT, de LAENNEC, de CLAUDE BERNARD et de PASTEUR.

Et cette médecine d'hier est déjà aujourd'hui de l'ancienne médecine dont on pourrait dire, comme le faisait Hippocrate il y a deux mille cinq cents ans, « qu'elle était en possession de toute chose; en possession d'un principe et d'une méthode qu'elle avait trouvés; qu'avec ces guides de nombreuses découvertes ont été faites dans le cours des siècles et que *le reste se découvrira....* »

Car il ne faudrait pas prendre à la lettre ce qui a été dit, il n'y a pas très longtemps[1], sous la coupole et l'Institut de

1. 21 décembre 1909.

France, par l'auteur des *Désenchantées* : « Nous ne savons et ne saurons jamais rien de rien ; c'est le seul fait acquis. *La vraie science n'a même plus la prétention d'expliquer, qu'elle avait hier.* Chaque fois qu'un pauvre cerveau humain d'avant-garde découvre le pourquoi de quelque chose, c'est comme s'il réussissait à forcer une nouvelle porte de fer, mais pour n'ouvrir qu'un couloir plus effarant, plus sombre qui aboutit à une autre porte plus scellée et plus terrible. A mesure que nous avançons, le mystère, la nuit s'épaississent et l'horreur augmente. »

Et, cependant CLAUDE BERNARD parle bien aussi « de la *cause sourde* » et J. GRASSET « des *limites de la Biologie*. »

Et tout en restant dans les limites de la Biologie, récemment M. Charles DUCLAUX, préparateur à l'Institut Pasteur, dans son livre *la Chimie de la Matière vivante*, commence ainsi la Préface : « La seule manière vraiment scientifique de traiter la chimie de la Matière vivante consisterait à écrire au-dessous du titre « on ne sait rien », et à renvoyer la suite à une seconde édition, qui pourrait paraître dans vingt ou cinquante ans ». Assurément c'est une boutade ; car l'auteur nous y fait part d'aperçus nouveaux, très intéressants sur ce monde qu'est la cellule, où colloïdes, micelles et diastases pourraient bien être les agents mêmes de la vie ; de la vie dont rien ne dit que nous ne pourrons pas un jour déchiffrer l'énigme. Il a d'ailleurs été beaucoup fait pour cela depuis les origines de la Médecine et surtout pendant le siècle qui vient de finir.

Mais n'allons pas au-delà des limites de ce travail. Nous avons seulement voulu y tenter (car ce n'est qu'un essai) de montrer qu'en médecine tout se tenait depuis HIPPOCRATE jusqu'à PASTEUR et que les découvertes contemporaines ont éclairé d'un jour tout nouveau notre passé médical en donnant raison à d'anciennes hypothèses, qui n'avaient que le tort d'être trop exclusives.

Naturistes et vitalistes, en effet, humoristes et solidistes,

méthodiques, pneumatistes, iatro-chimistes et iatro-mécaniciens, fermentistes avaient bien vu, chacun dans leur système, certains aspects du problème biologique : mais ils
n'ont pas voulu se faire de concessions réciproques et chercher à se pénétrer. Aujourd'hui, les cloisons factices qui les
séparaient sont tombées et les travaux modernes ont permis
de réunir et de coordonner leurs conceptions. A la base,
c'est la nature, la vie, comme on l'entend actuellement ; ce
que Virchow appelle la continuité de la vie. Les agents pathogènes viennent-ils à exercer leur attaque sur les humeurs et
sur les solides, le système nerveux entre en scène (pneuma,
archée) et se défend en déterminant ici des actions mécaniques, là des actions chimiques ou encore des phénomènes
de resserrement et de relâchement. Quant à la doctrine de
l'infection, de la toxi-infection, elle est en germe dans la putridité d'Aristote (σηψις) et dans l'aphorisme d'Athénée d'Attalie qui rapportait toutes les fièvres à la putridité. Galien
n'admettra cette cause que pour quelques-unes. Au xvɪᵉ siècle, Fracastor définit la contagion une infection passant d'un
individu à un autre au moyen d'infiniment petits qu'il regarde comme causes des maladies contagieuses ; et Mercuriali nous dit que ces infiniment petits agissent à la façon
des poisons. Au xvɪɪᵉ siècle les fermentistes, à la tête desquels
il faut placer Van Helmont, puis Th. Willis, disent : le premier, que les maladies, comme la peste, sont causées par
un virus, agissant comme un poison, dont l'organe est un
ferment (hujus veneni organum fermentum) ; et qu'il ne se
fait pas dans l'organisme sain une seule modification qui
ne soit produite par un ferment : et le second, que c'est par
les ferments que nous naissons, que nous nous nourrissons
et aussi que nous nous mourons ; puisque à chaque maladie
se rattache un ferment spécial. « Nec tantum ratione fermentorum nascimur aut nutrimur, sed et morimur : quilibet
morbus virtute fermenti cujusdam suas excitat tragœdias. »
Et dans la thérapeutique des vieux auteurs qu'est-ce qui

domine? C'est toujours l'action antitoxique. La saignée, les purgations alvines n'agissaient et n'agissent pas autrement, comme on a pu le vérifier scientifiquement. Enfin le grand médicament des Anciens et des Modernes jusqu'au XVIIe siècle a été la fameuse Thériaque qui venait de l'Orient et qui, comme l'Elixir de MITHRIDATE, était prescrite non seulement contre les poisons d'origine végétale, les venins de certains animaux, mais encore et surtout contre les poisons des maladies.

Si nous insistons tant sur ce point ce n'est nullement pour penser diminuer en quoi que ce soit l'importance et l'originalité des découvertes contemporaines; c'est simplement pour faire remarquer que les doctrines actuelles, qui à leur apparition, il y a quelque trente ans, ont soulevé tant de prostestations parmi les savants et les médecins, n'avaient rien de contraire à la tradition, à l'orthodoxie médicale.

Disons donc, pour terminer avec BAGLIVI, qu'il ne faut pas opposer les Anciens aux Modernes, mais bien montrer, autant que cela peut se faire, le lien ininterrompu qui les unit. C'est, nous le répétons, ce que nous avons tenté ici, en parcourant les différentes étapes de l'Histoire de la Médecine et en faisant voir comment elles se relient entre elles par la communauté de leurs doctrines; notamment celles qui touchent aux humeurs, au sang, au foie, à la vie « de la matière vivante », qui viennent, après une longue période d'ostracisme, d'être en quelque sorte réhabilitées.

FIN

TABLE ALPHABÉTIQUE DES MATIÈRES

TABLE DES MATIÈRES

—

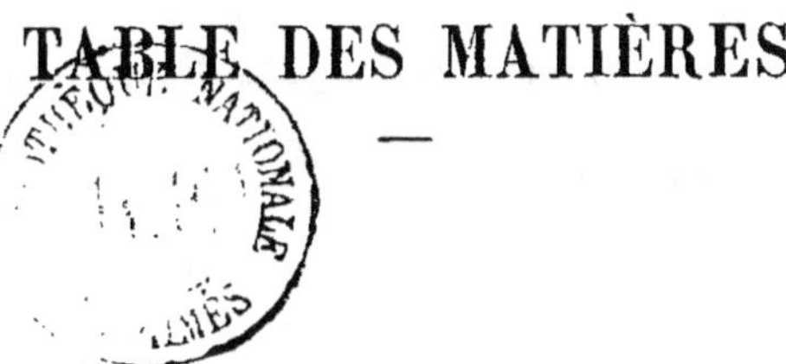

LIVRE III

La Médecine d'Hippocrate à Galien.

(460 av. J.-C. — 120 apr. J.-C.).

LIVRE IV

La Médecine depuis l'Epoque de Galien jusqu'au XVIe siècle.

LIVRE V

La Médecine au XVIe siècle.

LIVRE VI

La Médecine au XVIIe siècle.

LIVRE VII

La Médecine au XVIIIe siècle.

LIVRE VIII

La Médecine au XIXe siècle.

(1800-1900).

1re PARTIE (1800-1870)

LIVRE IX

La Médecine au XIX⁎ siècle.

2⁎ PARTIE (1870-1900).

FIN DE LA TABLE DES MATIÈRES

LA ROCHE-SUR-YON. — IMPRIMERIE CENTRALE DE L'OUEST